Total Pain in der Palliativen Geriatrie

Institut Neumünster

FGPG
FACHGESELLSCHAFT PALLIATIVE GERIATRIE

Total Pain in der Palliativen Geriatrie

Katharina Heimerl, Sabine Millius (Hrsg.)

Programmbereich Gesundheitsberufe

Katharina Heimerl
Sabine Millius
(Hrsg.)

Total Pain in der Palliativen Geriatrie

Vom Umgang mit dem existenziellen Schmerz im hohen Alter

Unter Mitarbeit von

Manfred Baumann
Carmen Birkholz
Karin Böck
Christoph Cina
Ursula Costa
Gert Dressel
Susanne Hirsmüller
Malcolm Johnson
Helen Kohlen
Marina Kojer
Roland Kunz
Erich Lehner
Andreas Lüdeke
Caterina Mosette
Dirk Müller
Eva Müller Eggenberger
Hannah Müller-Pein
Hedwig Neu
Ursa Neuhaus
Simon Peng-Keller
Franzisca Pilgram-Frühauf
Sabine Pleschberger
Angela Pototschnigg
Johanna Püringer
Elisabeth Reitinger
Michael Rogner
Gerda Schmidt
Margit Schröer
Patrick Schuchter
Claudia Sollberger
Verena C. Tatzer
Klaus Wegleitner
Paulina Wosko

hogrefe

Katharina Heimerl, Dr. med., Master of Public Health, Gesundheitswissenschaftlerin, Assoziierte Professorin am Institut für Pflegewissenschaft der Universität Wien.

Sabine Millius, Pflegefachfrau BSc HES-SO in Nursing, MAS Palliative Care (Universitätslehrgang), Fachverantwortliche Gesundheit & Lebensbegleitung, Institut Neumünster in Zollikerberg, Zürich.

Bibliografische Information der Deutschen Nationalbibliothek
Die Deutsche Nationalbibliothek verzeichnet diese Publikation in der Deutschen Nationalbibliografie; detaillierte bibliografische Daten sind im Internet über http://www.dnb.de abrufbar.

Anregungen und Zuschriften bitte an:
Hogrefe AG
Lektorat Gesundheitsberufe
z. Hd. Barbara Müller
Länggass-Strasse 76
3012 Bern
Schweiz
Tel. +41 31 300 45 00
info@hogrefe.ch
www.hogrefe.ch

Lektorat: Barbara Müller
Herstellung: Daniel Berger
Umschlagabbildung: Scott F. Van Manen, Getty Images
Umschlag: Claude Borer, Riehen
Satz: Claudia Wild, Konstanz
Druck und buchbinderische Verarbeitung: Multiprint Ltd., Kostinbrod
Printed in Bulgaria

1. Auflage 2024

(E-Book-ISBN_PDF 978-3-456-96220-7)
(E-Book-ISBN_EPUB 978-3-456-76220-3)
ISBN 978-3-456-86220-0
https://doi.org/10.1024/86220-000

Inhaltsübersicht

Inhaltsverzeichnis

Vorwort

Roland Kunz

Wer sich mit dem Thema Palliative Care beschäftigt, begegnet sehr schnell dem von Cicely Saunders geprägten Begriff des „Total Pain“. In unserer Sprache wird vom totalen oder globalen, vom umfassenden oder multidimensionalen Schmerz gesprochen. Eigentlich enthält der englische Begriff Pain bereits diese Mehrdimensionalität, findet man doch in den Wörterbüchern nebst dem Wort Schmerz als Übersetzungsvorschläge auch Begriffe wie Leid, Qual, Mühe, Kummer oder Strafe. Pain und unser deutscher Begriff Pein leiten sich vom lateinischen Poena ab, was Sühne, Busse, Strafe und Qual bedeutet. Dieser kleine sprachliche Exkurs erklärt bereits ein Stück weit das Konzept von Total Pain: es ist eine Erfahrung, die sehr viel mit persönlichen früheren und aktuellen Umständen, Verletzungen und lebensgeschichtlichen Ereignissen und deren Integration im Lebensvollzug zu tun hat.

Schmerz ist kein Befund wie ein erhöhter Blutdruck oder eine Blutarmut, die messbar sind, sondern ein individuelles Erleben, das nur der Betroffene beschreiben kann, das wir nicht objektivieren und quantifizieren können, höchstens erahnen. John Locke, der englische Philosoph und Arzt, brachte es im siebzehnten Jahrhundert auf den Punkt mit seiner Aussage „Freude und Schmerz lassen sich nicht beschreiben, man kann sie nur aus der Erfahrung kennenlernen“. Wir wissen nie genau, was unser Gegenüber spürt und erlebt, die heute häufig verwendeten Schmerzskalen reduzieren ein persönliches multidimensionales Erleben auf ein eindimensionales Resultat, das auf einer Linie zwischen eins und zehn eingeordnet wird. Das reicht nicht, um zu verstehen, was unser Gegenüber erlebt. Nur durch eine einfühlsame, verstehende Kommunikation können wir uns dem Schmerz eines anderen Menschen annähern, ihn ein Stück weit verstehen und mitfühlen. Dabei ist wichtig, dass wir nicht nur über den aktuell erlebten Schmerz und seine Intensität reden, sondern seine Bedeutung zu verstehen suchen, indem wir etwas über Lebensziele und Rückschläge, Unfertiges und Missglücktes, also über die persönliche Biografie erfahren.

In den letzten Jahrzehnten hat die Schmerztherapie in allen Bereichen der Medizin mehr Beachtung gefunden. Neue Analgetika wurden entwickelt, die Angst vor der Anwendung von Opiaten hat abgenommen, neue Anwendungsformen wie Pflaster haben auch die Verwendung bei Hochbetagten erleichtert. Zusammen mit der breiten Anwendung von Schmerzerfassungstools führte dies dazu, dass wir gerne glauben, jeder Schmerz sei mit dem richtigen Analgetikum auf null reduzierbar, wir müssten nur den richtigen Griff in den Medikamentenkasten tun. Oft werde ich konsiliarisch angefragt, was an einer Medikation zu ändern sei, wenn trotz verschiedener Versuche die Schmerzen nicht verschwunden sind. Dann läuten bei mir die Alarmglocken – man ist dem Glauben erlegen, der Schmerz sei ein rein körperliches Phänomen, das mit dem richtigen Medikament beseitigt werden kann. Dass jeder Schmerz ein Total Pain ist, wird im Alltag gerne vergessen. Auch ein alltäglicher Schmerz wie beispielsweise ein verstauchter Fuß ist ein umfassender Schmerz. Die Verletzung bringt meine Pläne durcheinander, ich ärgere mich über die Person, die eine Stolperfalle hinterlassen hat oder fürchte mich, dass der Fuß gebrochen sein könnte. Diese Umstände integriere ich in mein aktuelles Schmerzerleben.

Es gibt viele Bilder alter Menschen von berühmten Malern, die uns bewusst oder unbewusst ein Bild vom Total Pain vermitteln und uns erahnen lassen, dass diese Personen leiden, nicht nur an körperlichen Beschwerden, sondern auch an ihrer Lebensgeschichte und -situation. Diesen Darstellungen stehen die heutigen Bilder alter Menschen in der Werbung gegenüber: fitte Senior*innen, die Sport treiben und ihr Leben genießen. Sie vermitteln ein Soll-Bild des erfolgreichen Alterns in Selbstständigkeit und Leistungsfähigkeit. Zwangsläufig müssen die vielen Hochbetagten, die in Abhängigkeit und Pflegebedürftigkeit leben, ihre Defizite und ihre Lebenssituation umso schmerzhafter erleben. Hier helfen nicht Schmerzmittel, sondern unser Verständnis und unsere Bemühungen, in der aktuellen Situation wieder Selbstwirksamkeit und Nützlichkeit erfahren zu können, aber auch die überhöhten Erwartungen zu relativieren.

Die steigende Prävalenz chronischer Schmerzen im Alter ist nicht nur Folge von degenerativen Veränderungen, sondern von schwierigeren Lebensumständen und vom Wiederauftauchen erlebter Verletzungen im Lebensrückblick. Die zu beobachtende großzügigere Verschreibung von Analgetika – insbesondere auch von Opiaten – an geriatrische Patient*innen löst das Problem nicht, sofern das Total Pain Konzept nicht Teil jeder geriatrischen Versorgung wird, sowohl zu Hause wie in der Institution.

Die Beiträge in diesem Buch beleuchten die verschiedenen Facetten von Total Pain aus unterschiedlichen Blickwinkeln und zeigen anhand von eindrücklichen Beispielen, wie Total Pain sich in der Pflegepraxis präsentieren kann und wie wir ihm begegnen können.

Gestatten Sie mir zum Schluss noch einen wichtigen Hinweis. Obwohl in diesem Buch immer vom Total Pain gesprochen wird, dürfen wir nicht ausblenden, dass auch alle anderen physischen Symptome, die in der letzten Lebensphase die Lebensqualität beeinträchtigen können, ein „Total Symptom" sind. Übelkeit, Appetitlosigkeit oder Atemnot sind im selben Maße umfassende Symptome wie der Schmerz, denen wir nur durch den beschriebenen mehrdimensionalen Zugang gerecht werden können.

Zürich, 21. September 2022
Dr. Roland Kunz

Vorwort und Danksagung der Herausgeberinnen

So grundlegend das Konzept Total Pain für Palliative Care ist und so viel es auch in Lehrbüchern vorkommt, so erstaunlich wenig wird dazu geforscht[1]. Jedenfalls ist in allen diesen Zusammenhängen vom ganzheitlichen Schmerz von Menschen mit Tumorerkrankungen die Rede. Total Pain für hochbetagte Menschen unterscheidet sich von jenem für Patient*innen in Hospiz und Palliative Care und erfordert auch besondere (Er)kenntnisse. Auch wenn es sehr gute Fachliteratur zum Erkennen und Lindern von Schmerzen in der Palliativen Geriatrie gibt, so hat doch das Konzept von Total Pain für hochbetagte Menschen bisher in der Fachdiskussion zu wenig Aufmerksamkeit erhalten. Wir verdanken es der Pionierarbeit von Marina Kojer und Roland Kunz, dass der Blick auf den ganzheitlichen Schmerz alter Menschen gelenkt wird. Mit diesem Band soll ein Betrag dazu geleistet werden, diese Lücke weiter zu schließen.

Interdisziplinarität, in diesem Buch primär auf die wissenschaftlichen Disziplinen bezogen, und Interprofessionalität, hier als Zusammenarbeit verschiedener Professionen verstanden, bilden die Grundlage von Total Pain in der Palliativen Geriatrie. Diese Grundlage gilt als charakteristische Herangehensweise für Palliative Care, was mit diesem Band verdeutlicht wird.

Schmerz und Leiden sind hochkomplexe Themen. Wir streben in unserem Leben danach, Leiden zu verringern, Linderung von Schmerz ist ein wichtiges Ziel von Palliative Care. Total Pain legt den Fokus auf die spirituellen, existenziellen und sozialen Herausforderungen, vor denen Menschen am Lebensende oder mit schweren, fortschreitenden Erkrankungen und jene, die sie begleiten und betreuen, stehen. Was dies für die Betreuung hochaltriger Menschen bedeuten kann, versuchen wir in diesem Buch aufzuzeigen.

Das Buch zeichnet sich durch Praxisnähe und Reflexivität aus. Der erste Teil befasst sich einführend mit grundlegenden Aspekten von Total Pain in der Palliativen Geriatrie. In den anschließenden Kapiteln wird auf die unterschiedlichen Dimensionen von Schmerz eingegangen, wobei das Leiden der betroffenen Menschen in seinen spezifischen Ausprägungen im Vordergrund steht. Der abschließende Teil des Bandes handelt vom gelingenden Umgang mit Total Pain in der Palliativen Geriatrie und es werden lösungsorientierte Umsetzungsmöglichkeiten für die Praxis beschrieben.

Die Autor*innen sind Fachexpert*innen aus relevanten Disziplinen und Professionen und betrachten Total Pain in der Palliativen Geriatrie vor dem Hintergrund ihres jeweiligen Expert*innenwissens. Auch die Betroffenenperspektive ist vertreten. Die unterschiedlichen Betrachtungsweisen sollen zu einem ganzheitlichen Bild verhelfen, wobei der hochaltrige Mensch mit seiner Sichtweise im Mittelpunkt steht. Dies ist insbesondere in den „Geschichten aus der Praxis" der Fall, diese ergänzen immer wieder die fachlichen Inhalte und verdeutlichen sie.

Hinter uns liegen zwei Jahre der intensiven und bereichernden Arbeit als Herausgeberinnen. Aus ganz unterschiedlichen beruflichen

---

1 Eine Ausnahme bildet die Forscher*innengruppe um David Clark und Marian Krawczyk an der University of Glasgow.

Hintergründen kommend war diese Herausgeberinnenschaft geprägt durch wahrhaft interprofessionelle und interdisziplinäre Zusammenarbeit, in der wir viel voneinander lernen konnten.

Der Band ist aus einer institutionellen Zusammenarbeit entstanden: Die Kooperation zwischen dem Schweizer Institut Neumünster, das sich als ein interdisziplinäres Kompetenzzentrum für Entwicklung im Gesundheitswesen versteht und Teil der Stiftung Diakoniewerk Neumünster – Schweizerische Pflegerinnenschule in Zollikerberg, Zürich ist – einerseits – und der länderübergreifenden Fachgesellschaft Palliative Geriatrie, eine gemeinnützige Organisation aus Altenpfleger*innen Wissenschaftler*innen, Ärzt*innen, Hospiz- und Palliative Care-Fachkräften und Ehrenamtlichen. Sie wurde 2015 gegründet und setzt sich zum Ziel, den überregionalen Austausch im deutschsprachigen Raum und die Weiterentwicklung der Palliativen Geriatrie zu fördern.

Wir wurden als Herausgeberinnen auf dem Weg zu diesem Band tatkräftig unterstützt und möchten uns dafür sehr herzlich bedanken: Zuallererst bei Marina Kojer, die als Pionierin der Palliativen Geriatrie uns mit großer Sachkenntnis, Empathie, Erfahrung und Geduld immer wieder beraten, Texte kommentiert, beim Übersetzen unterstützt und so ihre Hand über diesen Band gehalten hat.

Danken wollen wir auch der Stiftung Diakoniewerk Neumünster – Schweizerische Pflegerinnenschule und dem Team des Instituts Neumünster, insbesondere der Institutsleiterin Eliane Pfister Lipp für die Förderung und Unterstützung dieses Buches sowie dem geschäftsführenden Vorstand der Fachgesellschaft Palliative Geriatrie (Dirk Müller, Roland Kunz, Ursa Neuhaus und Gerda Schmidt), die dieses Kooperationsprojekt unter anderem durch ihre Beiträge zu diesem Band bereichert und unterstützt haben. Wir bedanken uns sehr herzlich bei den Autor*innen für ihre Beiträge, mit denen sie das ganzheitliche Verständnis von Schmerz und Leid hochbetagter Menschen in diesem Band mitgestaltet haben.

Unser Dank gilt Ilona Wenger, die alle Texte sorgfältig korrigiert und lektoriert hat, ohne diese wichtige Qualitätssicherung wäre der Band undenkbar. Last but not least geht ein großer Dank an unsere Verlegerin Barbara Müller im Verlag Hogrefe, die das Publikationsprojekt mit vielfältigem Rat und großem Wohlwollen begleitet hat.

Wir wünschen Ihnen nun eine erkenntnisreiche, inspirierende Lektüre und anregende Gespräche – mögen daraus viele gute Ideen, Projekte und Umsetzungswege für hochaltrigen Menschen, die unter Total Pain leiden, entstehen.

Wien und Zürich, 30. April 2023
Katharina Heimerl und Sabine Millius

Teil 1:
Total Pain von hochbetagten Menschen. Einführung

1 Frau Gerber denkt über ihr Leben nach. Eine Geschichte zu Beginn

Marina Kojer

Ich bin 93 Jahre alt oder vielleicht schon 94? Ist doch egal. Die Zeit rinnt an mir vorbei. Wozu noch leben? ... Meine Hände tun mir weh. Die Fingergelenke sind schon lange geschwollen, knotig aufgetrieben. Mit den Jahren ist es immer schlimmer geworden. Ich kann die Finger nicht mehr richtig abbiegen. Nicht einmal einen Knopf kann ich mir selbst zumachen, ich muss mich anziehen lassen wie ein kleines Kind. Wozu das alles? Hat doch alles keinen Sinn mehr. Mein ganzes Leben hat keinen Sinn mehr ...

Dabei habe ich ein gutes Leben gehabt. Mein Mann ist schon lange tot. Es war keine Liebesehe, aber er war ein guter Mann. Wir haben immer zusammengehalten ... Wir haben viel gearbeitet, ich habe die Buchhaltung für unser kleines Gemischtwarengeschäft geführt und viele Stunden am Tag unsere Kunden bedient ... neben dem ganzen Haushalt und den Kindern. Schon bald nach dem Krieg ist es langsam bergauf gegangen. Unser Geschäft war in der ganzen Gegend sehr beliebt, wir haben viele Stammkunden gehabt. Sie sind über viele Jahre zu uns gekommen. Ich habe alle persönlich gekannt, auch ihre Sorgen und wie es der Familie geht. Es war eine gute Zeit ... Was ist geblieben? Nichts davon ist geblieben. Vorbei, alles vorbei ... für niemanden mehr wichtig. Die viele Arbeit, die Kraft, die Liebe, die wir da hineingesteckt haben. So etwas braucht heute keiner mehr. Es gibt jetzt die großen Supermärkte, wo keiner einen kennt, keiner mit einem spricht, keiner einen anschaut.

Sophie, meine Tochter, ist auch schon tot. Niemand, der es nicht selbst erlebt, hat kann sich vorstellen, wie das ist, wenn das eigene Kind stirbt. Warum musste sie schon mit 68 sterben und ich lebe noch immer? Wozu bin ich noch gut? Für wen bin ich noch wichtig? ... Mein Sohn ist jetzt schon länger in Pension. Ich sehe ihn nur selten. Er lebt seit Jahrzehnten mit seiner Frau in Tirol, das ist weit weg von Wien. Mit seinen Kindern habe ich nie sehr viel Kontakt gehabt. Sie sind meine Enkelkinder und ich kenne sie kaum. Mein Sohn zeigt mir Fotos, wenn er zu Besuch kommt, aber ich kann die Gesichter nicht richtig erkennen, meine Augen sind zu schwach.

Ich war das jüngste Kind in der Familie. Meine beiden Brüder und meine Schwester sind schon lange tot. Meine beiden Freundinnen leben auch nicht mehr. Ich habe fast nur mehr liebe Menschen auf dem Friedhof. Und mit den wenigen, die noch leben, Sohn, Enkel, Urenkel habe ich viel zu wenig Kontakt. Sie haben keine Zeit für mich. Sie leben ihr eigenes Leben. Eine langjährige Nachbarin, mit der ich mich auch immer recht gut verstanden habe, ist schon länger in einem Heim ... wie ich jetzt. Es gibt niemanden mehr, zu dem ich sagen kann: „Erinnerst Du Dich noch?" Das tut so weh.

Mein Rücken tut weh. Er ist auch ganz krumm. Es fällt mir schwer den Kopf lange Zeit oben zu halten, er sinkt immer wieder auf meine Brust. Die Ärztin sagt, meine Knochen sind schon brüchig, kaputt, ich habe Osteoporose ... Schmerzen, immer Schmerzen. Alles tut weh.
Die beiden Kinder meiner Tochter kommen mich manchmal besuchen. Das ist dann schön. Im Sommer führen sie mich im Rollstuhl in den Garten. Wenn sie da sind, geht es mir gut. Leider kommen meine Enkel nur sehr selten. Sie leben ihr eigenes Leben. Ich verstehe das.

Die beiden Kinder meiner Tochter kommen mich manchmal besuchen. Das ist dann schön. Im Sommer führen sie mich im Rollstuhl in den Garten. Wenn sie da sind, geht es mir gut. Leider kommen meine Enkel nur sehr selten. Sie leben ihr eigenes Leben. Ich verstehe das.

Als ich in das Heim übersiedeln musste, vor einem Jahr ... oder ist es schon länger her ... das war das Schlimmste. Mein Zuhause hat mir Sicherheit gegeben. Da war ich noch jemand. Jetzt bin ich nur mehr eine Heimbewohnerin, eine uralte, nutzlose Frau, die allen zur Last fällt. Meine Wohnung ... meine letzte kleine Heimat aufzugeben, darüber komme ich nicht hinweg. Wir haben Jahrzehnte dort gewohnt, mein Mann, die Kinder, zuletzt lange Zeit nur mehr ich. Nach dem Krieg war es schwer alles neu anzuschaffen. Jedes Möbelstück hatte seine Geschichte. Wir haben lange auf den großen Kleiderkasten gespart ... war das eine Freude, als wir es geschafft hatten! Der Tisch, um den wir bei den Mahlzeiten mit unseren Kindern gesessen sind ... So viele Erinnerungen. Marion, meine Enkelin sagt, dass das alles weg musste ... abgewohntes, altmodisches Zeug, das keiner mehr haben will ... jetzt kann ich mich nicht einmal mehr hinträumen ... „War ja doch nur mehr altes Gerümpel“, hat Marions Sohn Jakob, mein einziger Urenkel unlängst gesagt, er wollte mich trösten ... Trösten? Wir, der Franz und ich, haben dafür gearbeitet, gespart ... für die Jungen ist es altes Gerümpel ... wie ich auch.

Die Welt hat sich verändert. Alles ist so schnell, so hastig geworden. Ich verstehe die moderne Sprache nicht mehr. Ich empfinde sie als unhöflich, respektlos, kalt und nüchtern. Ich bin für niemanden mehr wichtig, ich bin nichts mehr wert. Ich bin doch für nichts mehr nütze, mache anderen nur Arbeit, koste Geld ... Ich bin eben für nichts mehr nütze und warte nur mehr auf den Tod ... Was soll ich noch hier? Ich bin eine unnütze Esserin, sonst nichts.

Dabei hätte ich so viel zu erzählen ... es gab kein Telefon, keinen Fernseher, kein Internet. Im Winter konnte nur ein Raum geheizt werden. An den Abenden wurde gespielt, gesungen, viel erzählt. Das war schön. Niemand hat etwas weggegeben, was noch zu brauchen war. Das Geld war knapp, aber die Menschen haben zusammengehalten und zusammengeholfen. Wir haben auch viel gelacht, damals ... Es war eine gute Zeit. Wer interessiert sich jetzt noch dafür?

Ich möchte so gerne für jemanden wichtig sein, noch immer gebraucht werden, noch immer für etwas gut sein ... ich wünsche mir so sehr, dass mich noch einmal jemand in den Arm nimmt ... trotz allem ... Aber niemand nimmt jetzt noch wirklich Anteil an mir, niemand interessiert sich für mein langes Leben, für alles, was in dieser Zeit geschehen ist, Freude und Leid ...

Wenn Schwester Ursula in mein Zimmer kommt, geht es mir besser. Ich glaube, sie hat mich gern und versteht mich. Manchmal hat sie ein bisschen Zeit, dann setzt sie sich kurz zu mir und ich erzähle ihr von früher ...

Meine Hände tun so weh. Sie sind jetzt wieder mehr geschwollen ... Und ich kann nicht einmal mehr allein aufs Klo gehen ... Der Rücken tut mir weh. Alles tut mir weh. Wenn ich das der Ärztin sage, schaut sie mich mitleidig an und ein bisschen von oben herab, als ob ich nicht mehr ganz richtig im Kopf wäre. „Ich gebe Ihnen ein paar Tropfen, dann geht es Ihnen gleich wieder besser“, sagt sie und tätschelt freundlich meine Wange. Ich mag das nicht ... Sie nimmt mich nicht ernst, weil ich alt, hilflos, mühsam und unnütz bin. Sie hat ja recht ... Ich bin nichts mehr wert, ich bin nur mehr eine Last ... ich gehöre schon lange weg ...

2 Total Pain. Das ganzheitliche Leiden von hochbetagten Menschen

Katharina Heimerl und Sabine Millius

2.1 Die Anfänge von Palliative Care

In einer Geschichte erzählt Cicely Saunders von ihrem Gespräch mit Ms. Hinson, einer Patientin im St. Joseph Hospice. Die Geschichte ist seither fast zur Legende geworden, Cicely Saunders erzählt sie immer wieder. Sie gilt als der Ursprung des Total Pain-Konzepts und vielen auch als die Geburtsstunde von Hospiz und Palliative Care. Für Cicely Saunders (2000) war die Beschäftigung mit Schmerz der Schlüssel zum Umgang mit anderen Problemen. Sie schloss daraus, dass es vielfache Interventionen und interdisziplinäre Zusammenarbeit braucht, um diese Probleme zu lösen (Clark, 1999; Seymour, 2012).

> „Eine Person gab mir mehr oder weniger die folgende Antwort, als ich ihr eine Frage zu ihren Schmerzen stellte, und in ihrer Antwort bringt sie die vier Hauptbedürfnisse zum Ausdruck, die wir in dieser Situation zu berücksichtigen versuchen. Sie sagte: ‚Nun, Frau Doktor, die Schmerzen begannen in meinem Rücken, aber jetzt scheint es, dass alles an mir nicht stimmt.' Sie schilderte verschiedene Symptome und Beschwerden und fuhr dann fort: ‚Mein Mann und mein Sohn waren wunderbar, aber sie waren in der Arbeit und hätten sich freinehmen müssen und hätten ihr Geld verloren. Ich hätte für die Pillen und Injektionen weinen können, obwohl ich wusste, dass ich es nicht sollte. Die ganze Welt schien gegen mich zu sein und niemand schien es zu verstehen.' Und dann hielt sie inne, bevor sie sagte: ‚Aber es ist so wunderbar, sich wieder sicher zu fühlen.' Ohne weitere Fragen zu stellen, hatte sie über ihre seelischen und körperlichen Leiden, über ihre sozialen Probleme und ihr spirituelles Bedürfnis nach Sicherheit gesprochen." (Saunders, 1964).[2]

Wie viele Tabus Cicely Saunders durch das Erzählen der Geschichte von Ms. Hinson gebrochen hat, können wir heute erfreulicher Weise nur mehr erahnen. Saunders hat – beginnend mit dieser Geschichte – eine langjährige Tradition in der Sterbebegleitung aufgegriffen, die in der Nachkriegszeit weitgehend in den Hintergrund getreten war. Aufbauend auf dem Konzept von Total Pain hat sie die Verwendung von Opioiden in der Schmerztherapie zu einer Zeit revolutioniert, als die Ansicht noch weithin verbreitet war, dass die Verabreichung solcher Medikamente zu Abhängigkeit und zu vorzeitigem Tod führen (Seymour, 2012).

Kein anderes Konzept nimmt das ganzheitliche Menschenbild von Palliative Care besser auf als Total Pain. *Total Pain* wurde daher zu einem Leitmotiv für Saunders, weil es zum Ausdruck bringt, dass der Schmerz im Endstadium – anders als der akute Schmerz, „eher eine Situation als ein Ereignis ist: Er ist immer mit dem Körper verbunden, findet aber im größeren Rahmen des Lebens des Patienten statt", formuliert Joe Wood (2021, S. 6).

---

2 Übersetzung aus dem Englischen durch die Autorinnen

Haltung und Kultur in Palliative Care – auch Organisationskultur – bauen idealer Weise auf diesem ganzheitlichen Verständnis vom Menschsein auf. In der Geschichte von Ms. Hinson werden erstmals die vielen Gesichter des Schmerzes (Kojer, 2022a) sichtbar: die psychische, die körperliche, die soziale und die spirituelle Dimension. Ms. Hinson sagt im Gespräch mit Cicely Saunders auch zwei Sätze, die weit über die vier einzelnen Dimensionen von Total Pain hinausweisen. Sie macht deutlich, dass Schmerz eine Erfahrung ist, die sowohl aus dem inneren Erleben („alles an mir stimmt nicht") als auch aus der Interaktion mit der Umgebung entsteht („die ganze Welt schien gegen mich zu sein"). Der Schmerz von Ms. Hinson betrifft sie als ganze Person und überwältigt sie, er ist existenziell, eben *total*. Diese beiden Sätze machen deutlich, dass es beim ganzheitlichen Schmerz um „alle aufrüttelnden Sorgen, alle mitmenschlichen Probleme und existenziellen Sinnfragen" (Müller, 2017, S. 407) geht, mit denen wir Menschen am Lebensende konfrontiert sind. Die Tatsache, dass das Leben zu Ende geht, schmerzt (Wood, 2020).

2.2 Geschichten erzählen und zuhören

Von Anfang an hat Cicely Saunders das Verständnis von ganzheitlichem Schmerz mit dem Erzählen von Geschichten und mit der Biografie verbunden (Clark, 2000). Die erzählten Patient*innengeschichten stehen für das vielleicht wichtigste Prinzip von Palliative Care: die Person und ihre Erfahrung von Krankheit stehen im Zentrum, viel mehr als nur der Körper und seine Manifestationen von Krankheit. Das Erzählen von Geschichten, das Narrative, ist jene Evidenz, die dieser Haltung entspricht (Wood, 2021). Auch die Ganzheitlichkeit des Schmerzes vermittelt sich am besten in Erzählungen, das macht nicht nur die Geschichte von Ms. Hinson klar. Das wird auch in der damals bahnbrechenden Publikation „On death and dying" (auf Deutsch „Interviews mit Sterbenden") deutlich, in der Elisabeth Kübler-Ross (1969) – neben Cicely Saunders eine der beiden Gründerinnen der modernen Hospizbewegung in Europa – von ihren zahlreichen Begegnungen mit Sterbenden erzählt, die teilweise langen Gespräche mit ihnen wörtlich wiedergibt und sie interpretiert. Diese Erzählungen stehen für (Mit)Menschlichkeit, für Empathie und für Respekt vor den Bedürfnissen der Betroffenen.

Cicely Saunders betont ganz besonders den Wert des Zuhörens für den Umgang mit Schmerzen, so erzählt sie von einem Patienten: „Der Schmerz schien wegzugehen, alleine durch das Reden." (Clark, 2014, o.SZ)[3]. Entscheidend ist, dass der Gesamtschmerz mit einem Sinn für die Erzählung und die Biografie verknüpft wird. Das unterstreicht die Bedeutung des Zuhörens und des Verständnisses für die Leidenserfahrung in einer vielschichtigen Weise. Betont werden soll hier, dass es sich – im Gegensatz zu den langen Interviews, die Elisabeth Kübler-Ross in ihrem Buch veröffentlicht – bei den Erzählungen, die Cicely Saunders nutzt, um Total Pain zu veranschaulichen, nicht um eigentliche Narrative handelt, sondern oft nur um Fragmente von Erzählungen (Wood, 2021), die am ehesten mit dem Konzept der „small stories" zu beschreiben sind (Bamberg & Georgakopoulou, 2008), also um kurze Erzählungen zu einem inhaltlichen Fokus, die einen bestimmten Ausschnitt aus der (Berufs)Biografie beleuchten und erläutern.

Erzählen zu können und gehört zu werden kann helfen, als einzigartiger Mensch gesehen und erkannt, im eigenen Schmerz wahrgenommen zu werden, wohltuende Resonanz zu spüren und Leiden zu lindern (Fachgesellschaft Palliative Geriatrie, 2021; Kohn, 2021). Besonders hochbetagte Menschen haben aufgrund körperlicher Einschränkungen, verringerter sozialer Teilhabe und Zugehörigkeit nur wenige bis keine Möglichkeiten, zu erzählen (Dressel et al., 2023). Dies, obwohl es für sie aufgrund des

3 Übersetzung durch die Autorinnen

hohen Alters und des nahenden Lebensendes um letzte Gelegenheiten geht, zu erzählen. Manchmal geht es auch darum, wichtige oder schmerzhaft erfahrene Lebenserkenntnisse an die jüngere Generation weiterzugeben. Das erfordert jedoch auch ein Gegenüber, das zuhört. Nicht selten bedeutet das für Betreuende und Begleitende in der Palliativen Geriatrie einem Menschen zugewandt zu bleiben, auch dann, wenn dieser klagt, über Alter, Verluste und über seinen schmerzenden Körper. Zugewandt zu bleiben auch dann, wenn Trauer und Verzweiflung die Betroffenen überwältigen, wenn sie sich in ihrer Einsamkeit verloren fühlen und die Frage nach dem Sinn unausweichlich im Raum steht. Dass sich die erzählende Person ernst genommen fühlt, auch wenn das zuhörende Gegenüber den Schmerz nicht spürt, vielleicht nicht einmal nachvollziehen kann, tröstet (Millius, 2021). Angelika Feichtner (2016) spricht in diesem Zusammenhang vom „Wert der Klagemauer". Sie beschreibt es als wirkmächtig, jemandem sein Leid klagen, seinen Gefühlen Ausdruck verleihen und diese so bewältigen zu können. Dafür braucht es einen Menschen, der „die Klage aushält und der zuhören kann, ohne zu werten" (Feichtner, 2016, S. 46). Um Zuzuhören braucht es keinen akademischen Grad, sondern in erster Linie eine Haltung von Zugewandtheit und Respekt (Dressel, 2020). Hochbetagten Menschen wirklich zuzuhören erfordert somit eine Haltung, die auf wertschätzenden Altersbildern gründet.

2.3 Total Pain – Überlegungen zur Übersetzung des Begriffs

Total Pain bedeutet *ganzheitlicher Schmerz*. Menschen, die mit belastenden Erzählungen über die Schrecken des Nationalsozialismus im zweiten Weltkrieg aufgewachsen sind, erinnert das deutsche Wort *total* zunächst an den *Totalen Krieg*. Manche assoziieren mit *total* auch das Totalitäre von menschenverachtenden Diktaturen. Eine ganz andere Bedeutung von total haben wir mit dem englischen Begriff *Total Pain* kennengelernt. Hier meint es „ohne Ausnahme alles umfassend" oder „in vollem Umfang" (Duden, 2022). „Total" verweist hier darauf, dass das Konzept von Respekt und Wertschätzung für die gesamte Persönlichkeit des Menschen getragen ist (Heimerl, 2021).

Der Begriff *Pain* ist vieldeutig und vieldimensional, mehr als das deutsche Wort *Schmerz*, mit dem Pain meist übersetzen wird. Beim Schmerz steht die körperliche Dimension im Vordergrund: Schmerz ist eine „durch Krankheit, Verletzung o. Ä. ausgelöste, sehr unangenehme körperliche Empfindung", schreibt das Wörterbuch Duden (2022). Auch die Weltschmerzorganisation, auf deren Definition wir weiter unten eingehen werden, versteht Schmerz vor allem in körperlicher Hinsicht. Schmerz wird in der Medizin klassischerweise als Warnfunktion gesehen, die darauf aufmerksam macht, dass eine Schädigung im Körper vorliegt oder droht. Schmerz fordert zum Handeln auf.

In bestimmten Redewendungen ist der Begriff *Schmerz* jedoch nicht nur auf den Körper bezogen, wir reden auch bei psychisch, sozial oder spirituell wehtuenden Zuständen von Schmerz: Herzschmerz, Weltschmerz, das tut mir in der Seele weh, ... Wenn wir von Schmerzen sprechen, die sich nicht rein auf den Körper beziehen, können wir vielleicht auch von einer Warnfunktion sprechen: sie machen uns darauf aufmerksam, dass etwas mit uns nicht stimmt, etwas aus dem Gleichgewicht ist.

Gleichzeitig bedeutet *Pain* laut Duden (2022) auch Schmerz im Sinn von „tiefer seelischer Bedrückung; Kummer" und „Leid", jener Aspekt des Schmerzes, der eine tiefe spirituelle Dimension enthält. Für den Duden (2022) hat *Leid* zwei Bedeutungen: „Tiefer seelischer Schmerz als Folge erfahrenen Unglücks einerseits und Unrecht, Böses, das jemandem zugefügt wird andererseits". Leid wird häufig im Zusammenhang mit unsäglich, unaussprechlich oder namenlos verwendet – ein Hinweis darauf, wie schwer es ist, die spirituelle, existenzielle Dimension des Leids in Worte zu fassen.

Schmerz im Sinne von Leid – oder Leiden als das Erleben von Leid (auf Englisch *suffering*) – erfahren wir auch ohne, dass ein Schaden am Körper vorliegt.

Das englische Wort *Pain* und das deutsche Wort *Pein* haben eine gemeinsame sprachliche Wurzel, und dieser Bedeutung wollen wir hier noch einmal nachspüren: Pein bedeutet „heftiges körperliches oder seelisches Unbehagen; etwas, was jemanden quält" (Duden, 2022). Synonyme sind Leid, Qual und Schmerz. Auch hier wird deutlich: Pain und Pein sind zwar zunächst körperlich zu verorten, aber die Seele leidet mit.

2.4 Immer eine persönliche Erfahrung

Schmerz (Pain) ist laut Definition der Weltschmerzorganisation „... ein unangenehmes Sinnes- und Gefühlserlebnis, das mit einer tatsächlichen oder potenziellen Gewebeschädigung verbunden ist oder dieser ähnelt. Wobei Schmerz immer eine persönliche Erfahrung ist, die in unterschiedlichem Maße multidimensional beeinflusst ist" (International Association for the Study of Pain [IASP], 2022). Erkenntnisse aus der Neuropsychologie stützen das multidimensionale Schmerzverständnis und weisen auf Zusammenhänge zwischen Nozizeption, Kognition, Emotion und sozialer Ebene hin (Ahles et al., 1983 zitiert in Eychmüller, 2015). In der Wissenschaft werden auch weitere Zusammenhänge zwischen psychologischen und sozialen Faktoren zur Wahrnehmung des Schmerzes diskutiert (Brown et al., 2008; Horlemann & Zieglgänsberger, 2009; Eisenberger et al., 2003).

Schmerzen sind subjektiv und trotz modernster Verfahren wie PET oder fMRI nicht beweisbar, im besten Fall ist eine vermehrte Aktivität in gewissen Hirnarealen bei diesen Untersuchungen zu sehen (Agosti, 2000). Margo Caffery (1968), Pflegewissenschaftlerin und Pionierin im Bereich Schmerzmanagement, definiert Schmerz so: „Schmerz ist das, was immer die erlebende Person sagt, dass es ist und existiert, wann und wo immer die Person sagt, dass er existiert"[4] und drückt damit aus, dass Schmerz eine radikal subjektive Erfahrung ist, die sich objektiven Messverfahren entzieht. Die Weltschmerzorganisation hat diesen Gedanken in ihre Definition von Schmerz mit aufgenommen, auch wenn sie die Aussage durch die Formulierung „sollte" im Vergleich zu Margo McCaffery abschwächt: „Die Schilderung einer Person über ihre Schmerzerfahrung sollte als solche akzeptiert und respektiert werden." (IASP, 2022).

Total Pain ist eine interprofessionelle Praxis der Sorge für Menschen, die an Schmerzen leiden, die die Person in ihrem ganzen Menschsein erfassen, alles durchdringen, sich in den Vordergrund drängen und danach rufen, gelindert zu werden. Zugleich geht es um eine Herangehensweise, um das Finden und Legitimieren von Wegen, die vielfältigen Situationen als Schmerz zu lesen und dafür empfänglich zu werden (Gunaratnam, 2012). Immer geht es auch um die Frage nach Sinn in der Erkrankung, im Schmerz und im Leben, inspiriert von Viktor Frankl (1972) (Krawczyk et al., 2018). Menschen mit lebensbegrenzenden Krankheiten berichten über ein außergewöhnlich hohes Maß an psychosozialem und existenziellem Leiden in Verbindung mit körperlichen Schmerzen. Marian Krawczyk (2019) nennt dieses Phänomen „kumulatives Leid".

2.5 Den Menschen in Dimensionen zerlegen?

Was sind nun die Grenzen des Total Pain-Konzepts? Der Mensch wird aus der Sichtweise des Palliative Care-Konzeptes nicht in Dimensio-

4 „It's whatever the experiencing person says it is, existing whenever and wherever the person says it does." Übersetzung aus dem englischen Original durch die Autorinnen

nen separiert, sondern diese Dimensionen sind miteinander verbunden und der Mensch wird als Ganzes gesehen. Die Linderung des multidimensionalen Leidens steht dabei vor dem diagnosebestimmenden Behandlungspfad. Die Unterteilung in die Dimensionen physisch, psychisch, sozial und spirituell kann helfen, Komplexes zu vereinfachen und zu strukturieren. Dabei gilt es, nicht zu vergessen, dass ein Mensch komplex ist. Giovanni Maio (2020) erinnert dringlich daran, dass es im Umgang mit kranken Menschen nicht um die Herstellung einer Sache geht, sondern dass es vielmehr Fähigkeiten braucht wie Reflexivität, Umgang mit Komplexität, ein professionelles Abwägen und auch Bewältigung von Unsicherheit. Das Leiden an den Folgen einer unheilbaren Diagnose, schweren Krankheit oder fortschreitenden Gebrechlichkeit hat daher immer eine Auswirkung auf den ganzen Menschen und nicht nur auf eine Dimension. Cicely Saunders war in ihrem späteren Leben darauf bedacht, darauf hinzuweisen, dass jede Unterteilung des Gesamtschmerzes in körperlichen, psychischen, sozialen, spirituellen und sogar personellen Schmerz eine künstliche Unterteilung einer „überwältigenden Gesamterfahrung" darstellt (Wood, 2021). Die vereinfachenden Darstellungen mit Hilfe der Dimensionen führen dazu, dass der Gesamtschmerz zerlegt wird und die Gesamtintegration nicht mehr gelingt (Krawczyk et al., 2018).

2.6 Hochaltrigkeit

Wen meinen wir mit hochaltrig? Wir können das hohe Alter kalendarisch festlegen, dann sprechen wir von Menschen über dem 80. Lebensjahr. Wir können auch, so wie Malcolm Johnson (2016) vom „vierten Lebensalter" sprechen, jener letzten Lebensphase, die durch Krankheit und Gebrechlichkeit und durch zunehmende Abhängigkeit gekennzeichnet ist.

Im hohen Alter überwiegen die Frauen gegenüber den Männern. In Deutschland waren im Jahr 2018 etwas über 2 Millionen Männer und 3,3 Millionen Frauen 80 Jahre und älter, das heißt, fast zwei Drittel aller Hochbetagten waren Frauen (Bundesinstitut für berufliche Bildung [bpb], 2022, eigene Berechnungen).

Menschen sind im hohen Alter körperlich verletzlich. Zunehmend häufiger erkranken Hochaltrige an Demenz, das macht sie „außerordentlich verletzlich" (Gastmans, 2013, S. 146). Das hohe Alter ist von kognitiven Verlusten geprägt, die Häufigkeit der Demenz steigt im Verlauf des Alters deutlich an. In der Altersgruppe 80 bis 84 Jahre waren in Europa im Jahr 2021 etwa 15 % betroffen, im Alter 85 bis 89 Jahre fast 23 % und bei jenen über 90 waren es 36 % (Deutsche Alzheimer Gesellschaft, 2022). In vielen Fällen bringt die Diagnose Entlastung – nicht nur für die Betroffenen, sondern für das gesamte Sorgenetz. Entlastend ist die Diagnose dann, wenn Begleitung zur Verfügung steht, im Sinne von „post-diagnostic support" (Innes & Kelly, 2016). Menschen mit Demenz brauchen in allen Phasen eine Umgebung, die sie versteht und akzeptiert als die, die sie sind. Persönliche Assistenz und demenzfreundliche Gemeinden und Organisationen fördern ihre soziale Teilhabe (Heimerl et al., 2018). Insbesondere Menschen mit fortgeschrittener Demenz brauchen Pflege und punktuelle medizinische Hilfe. Die Tatsache, dass die kognitiven Fähigkeiten verloren gehen, schmerzt die Betroffenen, aber auch ihre Angehörigen.

Verletzlichkeit und Reife (Kruse, 2017)

Die Gruppe der Hochaltrigen ist so heterogen, wie wir Menschen es insgesamt sind, auch in Bezug auf ihren Gesundheitszustand. In der Österreichischen Interdisziplinären Hochaltrigenstudie (ÖIAS) gab über die Hälfte der Befragten an, dass ihr Gesundheitszustand „gut" ist, ein Drittel meinte, ihr Gesundheitszustand sei „labil" und nur 10 % gaben an, „gebrechlich (frail)" zu sein. Frauen sind im Allgemeinen stärker von gesundheitlichen Einschränkungen betroffen als Männer, so die Studie. Dies hängt auch damit zusammen, dass der sozioökonomische Status den stärksten Einfluss auf Gesundheit im hohen Alter hat. Frauen sind (nicht nur) im hohen Alter sozioökonomisch schlechter gestellt als Männer (ÖPIA, 2015). Das hohe Alter zeichnet sich durch Multimorbidität, Polypharmazie und kognitive Verletzlichkeit aus, dies betrifft aber nur einen Teil der hochaltrigen Menschen. Die Österreichische Hochaltrigenstudie (ÖIHS) kommt zum Schluss, dass eine relativ große Gruppe von Männern und Frauen im hohen Alter mit vergleichsweise gutem Gesundheitszustand, hoher Selbständigkeit und autonomer Lebensführung leben. Dies steht im „Widerspruch zum vorherrschenden und überwiegend defizitorientierten Altersbild (Assoziation des hohen Alters mit Krankheit und Pflegebedürftigkeit)" (Österreichische Plattform für interdisziplinäre Alternsfragen [ÖPIA], 2015, S. 15).

Es muss nicht immer alles schrecklich sein im Alter. Im Umgang mit hochaltrigen Menschen begegnet uns nicht selten eine bewundernswerte Gelassenheit und teils Unbeschwertheit. Das hohe Alter ist als Lebensphase sowohl von körperlicher Verletzlichkeit als auch von seelisch-geistiger Reife geprägt, es „können sich in der inneren Auseinandersetzung mit Verletzlichkeit Reifeschritte vollziehen" (Kruse, 2017, S. V). Heinz Rüegger (2021) plädiert dafür „Ja" zu sagen zum hohen Alter und dies als Lebensphase anzuerkennen, als eine weitere der verschiedenen Lebensphasen, die wir als Menschen durchleben. Auch in dieser Lebensphase sind wir wieder mit spezifischen Aufgaben konfrontiert, wir können uns weiterentwickeln und zu der Person werden, die wir sind.

In einer Befragung meint die 82jährige Mieterin einer Alterswohnung dazu: „Ich denke, es ist auch eine Aufgabe vom Alter, dass man halt ... die einten Leute verliert."[5]

Das hohe Alter ermöglicht „eine neue Wertschätzung des Seins vor allem Tun. Dass menschliches Leben sich nicht durch die eigene Leistung rechtfertigt, sondern einen Wert im eigenen Sein als solchem besitzt ..." Rüegger (2021, S. 263). Er spricht vom „gelingenden Alter(n)". Eine Haltung von „Pro-Aging" anstatt „Anti-Aging" soll dabei helfen, positive Altersbilder zu entwickeln und den Fokus auch auf die Ressourcen und Gestaltungsmöglichkeiten im hohen Alter zu legen. Schmerzhafte Erfahrungen im hohen Alter werden dabei nicht negiert, sondern durch die vermehrte Konfrontation mit Grenzerfahrungen, Verlusten und der Endlichkeit des Lebens wird die Auseinandersetzung mit der Sinnfrage intensiviert (Rüegger, 2022). Dies kann neue Erkenntnisse und Reife bringen.

„Das ist jetzt die Erkenntnis, toleranter zu werden. Ich muss lernen, auch Menschen, die ganz anders sind, zu akzeptieren. Im Nachhinein denke ich oft, ich bin früher zu eingleisig gefahren. Und jetzt ist der Fächer größer", so beschreibt dies eine 86jährige Mieterin in derselben Befragung.

Palliative Geriatrie

Im Zentrum der Palliativen Geriatrie stehen die hochbetagten Menschen mit und ohne Demenz und ihre Angehörigen. Palliative Geriatrie ist ein bewusst interprofessioneller Betreuungsansatz „mit dem Ziel, multimorbiden hochbetagten Menschen mit und ohne Demenz bis zuletzt ein gutes Leben zu ermöglichen und ihren Angehörigen in schweren Zeiten beizustehen" (Fachgesellschaft Palliative Geriatrie [FGPG], 2020a).

Die Palliative Geriatrie ist an der Schnittstelle von Palliative Care und Geriatrie angesiedelt (Kunz, 2022b). Roland Kunz (2022a) bezeichnet sie als die „Haute Couture" der Pflege und

5 Diese Zitate stammen aus Interviews, die im Rahmen des Projektes „Soziale Einsamkeit im Alter. Erkennen, vorbeugen und lindern" durch das Institut Neumünster (2020) im Auftrag des Alterszentrums Hottingen kurz vor der Covid-19 Pandemie durchgeführt wurden. Online-Zugriff auf den Abschlussbericht siehe Literaturverzeichnis.

Medizin. Im Gegensatz zur „geriatric palliative medicine“, die von Mediziner*innen dominiert wird (Pautex et al., 2010), legt die Palliative Geriatrie den Schwerpunkt auf die interdisziplinäre und interprofessionelle Zusammenarbeit. Palliative Geriatrie ist ein relativ junges Fach, ihre Gründung geht auf die 1970er Jahre zurück (Kojer, 2022a). Seit 2015 wird das Anliegen im deutschsprachigen Raum von der Fachgesellschaft Palliative Geriatrie getragen.

Der Blick auf Patient*innen und ihre Angehörigen prägt nicht nur die Palliative Geriatrie, sondern auch das Total Pain-Konzept. Wenn ein Mensch leidet, leiden immer auch seine nächsten Angehörigen. Sie sind immer auch mitbetroffen. Total Pain ist in diesem Sinn auch der Schmerz eines Systems oder auch systemischer Schmerz. Steffen Eychmüller (2015) empfiehlt hier einen weiteren Ansatz von Cicely Saunders, die „Unit of Care“, bei der die Angehörigen zur Betreuungseinheit dazugehören, mit dem Total Pain-Konzept zu verknüpfen.

Auch die Sorge für die Sorgenden ist der Palliativen Geriatrie ein wichtiges Anliegen, dazu gehört es, sich für angemessene Rahmenbedingungen in Organisationen, die hochbetagte Menschen betreuen, aber auch gesamtgesellschaftlich einzusetzen (FGPG, 2020a).

2.7 Der Schmerz hochbetagter Menschen

Schmerz ist ein häufig auftretendes und auch gefürchtetes Symptom, in jedem Alter. Es ist davon auszugehen, dass alle Hochbetagten Bekanntschaft mit jeder Form von Schmerz gemacht haben, mit körperlichem, psychischem, sozialem und spirituellem Schmerz (FGPG, 2020b). Es gibt kaum hochbetagte Menschen, die keine Schmerzen haben (Ruth & Konrad, 2021). Schmerz ist für alte Menschen ein „Daseinsthema“ (Kruse, 2017) von mittlerer bis großer Bedeutung und es ist nachgewiesen, dass alte Menschen häufiger unter Schmerzen leiden als jüngere (Kunz, 2022c).

Die Schmerzerfassung und -therapie im hohen Alter hat ihre eigenen Herausforderungen, die einerseits darin liegen, dass die Kommunikation mit alten Menschen erschwert ist, insbesondere, wenn sie an Demenz erkrankt sind (Kunz, 2003). Andererseits macht die medikamentöse Therapie wegen der Wechselwirkungen mit den oft zahlreichen anderen Medikamenten, die sich im hohen Alter aufschichten, Probleme.

Menschen mit Demenz erfahren darüber hinaus Schmerzen, die für uns kaum vorstellbar sind, weil wir uns so schwer in ihre Situation hineindenken können. Sie erleben die Erkrankung und ihre oft unbegreifliche Umwelt als schmerzende Bedrohung, auch schmerzt es, dass sie sich nicht mehr ausdrücken können und sich nicht zurechtfinden. Sie fühlen sich oft hilflos und ausgeschlossen, erleben Respektlosigkeit und Demütigung (Kojer, 2022b) – alles das schmerzt in einer „totalen“ Weise.

Verschiedene Verlusterfahrungen, die oftmals die Lebensphase des hohen Alters begleiten, können hierbei einen Einfluss haben. Sei es die Selbständigkeit, die langsam verloren geht, das soziale Netz, das sich ausdünnt oder quälende Gedanken zur Sinnhaftigkeit des gelebten und aktuellen Lebens. Das bekannte Quartier verlassen zu müssen, um ein neues Zuhause zu finden, beispielsweise in einem Pflegeheim, oder die Furcht davor, dass der Körper nicht mehr mitmacht, wie man es gerne möchte, kann schmerzen. Wichtige Angehörige sterben oder werden selbst krank und fehlen, um in schmerzvollen Situationen jeglicher Art ihre früher unterstützende Rolle einzunehmen.

> „Ich kann tausend Kontakte haben, aber meine Frau kann niemand ersetzen“, meint der 89-jährige Bewohner eines Alterszentrums.

Diese verschiedenen Schmerzen müssen nicht zwingend bei jedem hochaltrigen Menschen auftreten, wenn sie jedoch da sind, bedürfen sie der Aufmerksamkeit durch die Betreuenden (Millius, 2021).

Biografischer Schmerz

Das vierte Lebensalter ist auch die Phase des Nachdenkens über das eigene Leben, in der wir das Leben rückwärts verstehen müssen, obwohl wir es vorwärts leben mussten, um ein Zitat von Kierkegaard[6] abzuwandeln. Dieser Lebensabschnitt ist geprägt von biografischem Schmerz, der entsteht, wenn wir Zeit haben über das gelebte Leben nachzudenken und gleichzeitig verstehen, dass wir begangenes und erlittenes Unrecht nicht mehr gut machen können (Johnson, 2016). Wir wollen in diesem Band unter anderem mit dem Blick auf die Palliative Geriatrie über den „biografischen Schmerz" (Johnson, 2016) als einen Ausdruck von spirituellem Schmerz (siehe u. a. Peng-Keller, 2017) nachdenken.

Das Anerkennen von biografischen Schmerzen und der empathische Umgang mit ihnen lässt sich als Prävention für den sogenannten „Bilanzsuizid" im Alter verstehen, der ein Zeichen allerhöchster Verzweiflung, sozusagen Total Pain in vollster Ausprägung ist (Müller-Pein & Lindner, 2020). Viele, bei weitem nicht alle, biografische Schmerzen können gelindert werden. Auch im hohen Alter kann es eine Versöhnung mit den Brüchen in der Biografie geben, vor allem dann, wenn alte Menschen mit ihren biografischen Schmerzen ernst genommen werden und wenn ihnen Sorgende begegnen, die ihnen zuhören (Kojer, 2022a; Johnson, 2016).

Körperlicher Schmerz und darüber hinaus

Solange der körperliche Schmerz nicht gelindert ist, ist es undenkbar, dass wir uns um den psychischen, sozialen oder spirituellen Schmerz kümmern. Das Lindern des körperlichen Schmerzes ist eine „absolute Notwendigkeit" (Seymour, 2012), hat absoluten Vorrang, gerade in der Palliativen Geriatrie (Kojer, 2022a, 2022b). Priorität hat es, dass die Sorgenden sich darum kümmern, dass die Schmerzen der Hochbetagten ein erträgliches Ausmaß haben.

Und umgekehrt: Das Verständnis von ganzheitlichem Schmerz ist eine Voraussetzung dafür, dass körperlicher Schmerz gelindert werden kann (Mehta & Chan, 2008). Eine rein medikalisierte Haltung, die unreflektiert umgesetzt wird, möchte Schmerzen einstellen (wie eine präzise Schweizer Uhr), möchte sie beherrschen (wie die Bürger*innen in einem totalen Regime) oder kontrollieren (wie einen Blutdruck, der entgleist ist), mit dem Ziel der Schmerzfreiheit. Doch trotz all unseren engagiertesten Bemühungen, werden Schmerz und Leiden wohl immer Teil unseres Lebens sein, wie auch der Tod Teil unseres Lebens ist. In Palliative Care und in der Palliativen Geriatrie geht es darum, Schmerzen zu lindern und zu verhindern, dass sie unerträglich werden. Es gibt Situationen, bei denen Schmerzfreiheit im engeren Sinn nur um den Preis von hohen Medikamentendosierungen, die das Bewusstsein trüben oder andere starken Nebenwirkungen zeigen, zu erreichen ist. Die Trübung des Bewusstseins macht es dann schwer bis unmöglich, mit der Ganzheitlichkeit der Schmerzen umzugehen, psychischen, sozialen, spirituellen oder biografischen Schmerz zu bearbeiten. Einer solche Tabuisierung von Leid, die Leid generell als untolerierbar konzeptualisiert (Streeck, 2020), kann und soll aus unserer Sicht nicht Ziel des Umgangs mit Total Pain sein.

Was es bedeutet, wenn alte Menschen – aber nicht nur sie – auf ihre körperlichen Aspekte allein reduziert werden, zeigt uns die derzeitige Corona-Krise. Die Fokussierung auf *virologische Gesundheit* legt Maßnahmen nahe, die die psychische, soziale und spirituelle Dimension des Menschseins vernachlässigen. Auch Einsamkeit tut weh. Diese Erfahrung mussten sowohl Bewohner*innen als auch Angehörige und Mitarbeiter*innen in der Altenhilfe anlässlich der Maßnahmen gegen COVID-19 machen. Menschen im Pflegeheim, die über Wochen keinen Besuch bekommen dürfen, leiden nicht nur psychisch, sondern auch ihr kognitiver und ihr kör-

6 Zitiert nach Rentsch (2013)

perlicher Zustand werden schlechter. Die Einsamkeit als Ausdruck von sozialem Schmerz erfasst hochbetagte Menschen und insbesondere Menschen mit Demenz als ganze Persönlichkeit, in allen ihren Dimensionen.

2.8 Total Pain und Sorge

Wir sind als Menschen grundsätzlich aufeinander angewiesen, das ist eine der Kernaussagen der Care-Ethik (Conradi, 2001). Schmerzen, seien es heftige oder leise bohrende, chronische oder akute, machen uns auf unsere Verwiesenheit aufmerksam. Viele hochbetagte Menschen haben gelernt, mit ihren Schmerzen umzugehen, wissen, was sie entlastet. Aber in nicht wenigen schmerzhaften Situationen sind sie darauf angewiesen, dass ihnen jemand zuhört, ihre Schmerzen versteht und ernst nimmt, statt sich auf den Standpunkt zu stellen, dass Schmerzen im Alter unvermeidlich sind.

Diese Verwiesenheit auf die Sorge durch andere gilt vor allem dann, wenn alte Menschen wahrnehmen, dass ihre kognitiven Fähigkeiten abnehmen, eine Situation, die mit psychischem, sozialem und auch spirituellem Schmerz verbunden ist. Sorge, als ein Ausdruck des Umgangs mit der Angewiesenheit, ist nicht ausschließlich als Umsorgt-Werden zu verstehen:

„Dabei ist auch mit Blick auf Sorgebeziehungen im hohen Alter hervorzuheben, wie wichtig ein Geben und Nehmen von Hilfe und Unterstützung für die Akzeptanz erfahrener Sorge ist. Die fehlende Möglichkeit, die empfangene Sorge zu erwidern, macht es schwer, Sorge anzunehmen." (Kruse, 2017, S. 39)

Menschen mit und ohne Demenz bis in ihr hohes Alter soziale Teilhabe zu ermöglichen, ist damit eine wichtige gesellschaftliche Aufgabe von Sorge (Heimerl et al., 2019) und eng verbunden mit der sozialen und spirituellen Seite von Total Pain. Das Entwickeln wertschätzender Altersbilder und das gemeinsame, intergenerationale Beschreiten neuer Wege mit hochbetagten Menschen mit und ohne kognitive Einschränkung könnte so manchem Total Pain vorbeugen oder ihn lindern und einem guten Miteinander bis ins hohe Alter auch für uns selbst und die nächste Generation förderlich sein.

Literatur

Agosti, R.M. (2000). Schmerzarbeit am runden Tisch. *Unimagazin. Die Zeitschrift der Universität Zürich. Schmerz und Leiden. Körper und Seele in Not, 04*, 17–20.

Bamberg, M. & Georgakopoulou, A. (2008). Small stories as a new perspective in narrative and identity analysis. *Text & Talk, 28*(3), 377–396. https://doi.org/10.1515/TEXT.2008.018

Brown, C.A., Seymour, B., Boyle, Y., El-Deredy, W. & Jones, A.K.P. (2008). Modulation of pain ratings by expectation and uncertainty: Behavioral characteristics and antisipatory neural correlates. *Pain, 135*, 240–250. https://doi.org/10.1016/j.pain.2007.05.022

Bundeszentrale für politische Bildung (bpb). (2022). *Bevölkerung nach Altersgruppen und Geschlecht*. Zugriff am 19.08.2022 unter https://www.bpb.de/kurz-knapp/zahlen-und-fakten/soziale-situation-in-deutschland/61538/bevoelkerung-nach-altersgruppen-und-geschlecht/

Clark, D. (1999). ‚Total pain', disciplinary power and the body in the work of Cicely Saunders, 1958–1967. *Social Science & Medicine, 49*, 727–736. https://doi.org/10.1016/S0277-9536(99)00098-2

Clark, D. (2000). Total pain: the work of Cicely Saunders and the hospice movement. *American Pain Society Bulletin, 10*(4), 13–15.

Clark, D. (2014). *‚Total pain': the work of Cicely Saunders and the maturing of a concept*. Verfügbar unter http://endoflifestudies.academicblogs.co.uk/total-pain-the-work-of-cicely-saunders-and-the-maturing-of-a-concept/#_ednref6

Conradi, E. (2001). *Take Care. Grundlagen einer Ethik der Achtsamkeit*. Campus Verlag.

Deutsche Alzheimer Gesellschaft. (2022). *Informationsblatt 1. Die Häufigkeit von Demenzerkrankungen*. Zugriff am 14.09.2022 unter https://www.deutsche-alzheimer.de/demenz-wissen/die-alzheimer-krankheit

Dressel, G. (2020). „Schreiben, Erzählen und Zuhören. Elemente einer Sorgekultur". In G. Dressel, E.

Aue, G. Müller, B. Pichler & E. Reitinger (Hrsg.), *Who cares? Geschichten übers Sorgen, Betreuen und Pflegen* (S. 159–168). Hospiz verlag.

Dressel, G., Kohn, J. & Schnelle, J. (Hrsg.). (2023). *Erzählcafés. Einblicke in Praxis und Theorie*. Beltz Juventa.

Duden. (2022). *Wörterbuch*. Verfügbar unter https://www.duden.de/woerterbuch

Eisenberger, N. I., Lieberman, M. D. & Williams, K. P. (2003). Does Rejection Hurt? A fMRI Study of Social Exclusion. *Science, 302*, 290–292. https://doi.org/10.1126/science.1089134

Eychmüller, S. (2015). Schmerzen. In H. Neuenschwander & C. Cina (Hrsg.), *Handbuch Palliativmedizin* (S. 51–87). Hogrefe.

Fachgesellschaft Palliative Geriatrie (FGPG). (2020a). *Palliative Geriatrie*. Grundsatzpapier. Verfügbar unter https://www.fgpg.eu/grundsatzpapiere/

Fachgesellschaft Palliative Geriatrie (FGPG). (2020b). *Total Pain in der Palliativen Geriatrie*. Grundsatzpapier. Verfügbar unter https://www.fgpg.eu/grundsatzpapiere/

Fachgesellschaft Palliative Geriatrie (FGPG). (2021). *Bildung in der Palliativen Geriatrie – was sollte gelehrt und gelernt werden?* Grundsatzpapier. Verfügbar unter https://www.fgpg.eu/grundsatzpapiere/

Feichtner, A. (2016). *Palliativpflege in der Praxis. Wissen und Anwendungen*. Facultas.

Frankl, V. (1972). *Der Mensch auf der Suche nach Sinn*. Klett.

Gastmans, C. (2013). Dignity-enhancing nursing care: A foundational ethical framework. *Nursing Ethics, 20*(2), 142–149. https://doi.org/10.1177/0969733012473772

Gunaratnam, Y. (2012). Learning to be affected: social suffering and total pain at life's borders. *The Sociological Review, 60*(S1), 108–123. https://doi.org/10.1111/j.1467-954X.2012.02119.x

Heimerl, K. (2021). Auch Einsamkeit tut weh. Total Pain in der Palliativen Geriatrie. *Fachzeitschrift Palliative Geriatrie, 1*, 6–9.

Heimerl, K., Pichler, B., Plunger, P., Tatzer, V. C. & Reitinger, E. (2019). Partizipation von Menschen mit Demenz fördert ihre Gesundheit. In D. Gebhard & E. Mir (Hrsg.), *Gesundheitsförderung und Prävention für Menschen mit Demenz* (S. 105–122). Springer. https://doi.org/10.1007/978-3-662-58130-8_7

Heimerl, K., Plunger, P., Zechner, E. & Wegleitner, K. (2018). ‚Sorgende Gemeinden' – Demenzfreundliche Kommunen. Ansätze für eine gemeinsame Gestaltung gerechter Lebensbedingungen im Alter. In Fonds Gesundes Österreich (Hrsg.), *Faire Chancen gesund zu altern* (S. 193–204). FGÖ.

Horlemann, J. & Zieglgänsberger, W. (2009). Schmerzverarbeitung, Schmerzgedächtnis und Schlafqualität. Processing, remembering and quality of sleep. *Deutsche Medizinische Wochenschrift, 134*, 127–131. https://doi.org/10.1055/s-0029-1222588

International Association for the Study of Pain (IASP). (2022). Verfügbar unter https://www.iasp-pain.org/

Innes, A. & Kelly, F. (2016). Facilitating independence: The benefits of a post-diagnostic support project for people with dementia. *Dementia, 15*(2), 162–80. https://doi.org/10.1177/1471301214520780

Institut Neumünster. (2020). *Soziale Einsamkeit im Alter. Erkennen, vorbeugen und lindern*. Verfügbar unter https://www.institut-neumuenster.ch/soziale-einsamkeit-im-alter

Johnson, M. (2016). Spirituality, Biographical Review and Biographical Pain at the End of Life in Old Age. In M. Johnson & J. Walker (Hrsg.), *Spiritual Dimensions of Ageing* (S. 198–214). University Press. https://doi.org/10.1017/9781316136157.013

Kohn, J. (2021). Biografiearbeit. Die heilende Wirkung des Erzählens. *Pflegen: palliativ, 50*(2), 12–14.

Kojer, M. (2022a). Müssen alte Menschen Schmerzen haben? In M. Kojer (Hrsg.), *Alt, krank und verwirrt. Einführung in die Palliative Geriatrie* (S. 222–233). Kohlhammer.

Kojer, M. (2022b). Schmerz hat viele Gesichter. In M. Kojer, M. Schmidl & K. Heimerl (Hrsg.), *Demenz und Palliative Geriatrie in der Praxis* (S. 47–52). Springer. https://doi.org/10.1007/978-3-662-63164-5_6

Krawczyk, M. (2019). *A new approach to suffering in life-limiting illness: Total pain, the brain-gut axis, and the human microbiome*. Verfügbar unter http://endoflifestudies.academicblogs.co.uk/total-pain-the-brain-gut-axis-and-the-human-microbiome/

Krawczyk, M., Wood, J. & Clark, D. (2018). Total pain: origins, current practice, and future directions. *Omsorg: The Norwegian Journal of Palliative Care, 2018*(2).

Kruse, A. (2017). *Lebensphase hohes Alter: Verletzlichkeit und Reife*. Springer. https://doi.org/10.1007/978-3-662-50415-4

Kübler-Ross, E. (1969). *On death and dying*. MacMillan.

Kunz, R. (2003). Palliative Care für Patienten mit fortgeschrittener Demenz: Values Based statt Evidence Based Practice. *Zeitschrift für Gerontologie und Geriatrie, 36*, 355–359. https://doi.org/10.1007/s00391-003-0167-0

Kunz, R. (2022a). Palliative Geriatrie als Haute Couture aus Medizin und Pflege. In M. Kojer, M. Schmidl & K. Heimerl (Hrsg.), *Demenz und Pallia-*

tive Geriatrie in der Praxis (S. 81–89). Springer. https://doi.org/10.1007/978-3-662-63164-5_8

Kunz, R. (2022b). *Das 1x1 der Palliativen Geriatrie. Praxistipps für Pflegende und Ärzt*innen.* Hospiz verlag.

Kunz, R. (2022c). Schmerzmanagement bei älteren und kognitiv beeinträchtigten Menschen. In M. Kojer, M. Schmidl & K. Heimerl (Hrsg.), *Demenz und Palliative Geriatrie in der Praxis* (S. 53–80). Springer. https://doi.org/10.1007/978-3-662-63164-5_7

Maio, G. (2020). *Den Kranken Menschen verstehen. Für eine Medizin der Zuwendung.* Herder.

McCaffery, M. (1968). *Nursing practice theories related to cognition, bodily pain, and man-environment interactions.* Los Angeles: University of California Print. Verfügbar unter https://voice.ons.org/news-and-views/remembering-margo-mccafferys-contributions-to-pain-management

Mehta, A. & Chan, L.S. (2008). Understanding of the Concept of „Total Pain". A Prerequisite for Pain Control. *Journal of Hospice and palliative Nursing, 10*(1), 26–32. https://doi.org/10.1097/01.NJH.0000306714.50539.1a

Millius, S. (2021). Schmerz und Leiden im Alter. Können wir alles Leiden lindern? *Fachzeitschrift für Palliative Geriatrie, 01,* 13–16.

Müller, M. (2017). Total Pain. In B. Steffen-Bürgi, E. Schärer-Santschi, D. Staudacher & S. Monteverde (Hrsg.), *Lehrbuch Palliative Care* (S. 406–413). Hogrefe.

Müller-Pein, H. & Lindner, R. (2020). Suizid im Alter. In K. Aner & U. Karl (Hrsg.), *Handbuch Soziale Arbeit und Alter.* (2. Aufl., S. 533–554)1. Springer Fachmedien. https://doi.org/10.1007/978-3-658-26624-0_48

Österreichische Plattform für interdisziplinäre Alternsfragen (ÖPIA). (2015). *Österreichische Hochaltrigenstudie (ÖIHS).* Wien. Verfügbar unter http://www.oepia.at/hochaltrigkeit/?page_id=17

Pautex, S., Curiale, V., Pfisterer, M., Rexach, L., Ribbe, M. & Van Den Noortgate, N. (2010). A common definition of geriatric palliative medicine. *Journal of the American Geriatrics Society, 58*(4), 790–791. https://doi.org/10.1111/j.1532-5415.2010.02791.x

Peng-Keller, S. (2017). Spiritual Pain. Annäherung an einen Schlüsselbegriff interprofessioneller Spiritual Care. *Spiritual Care, 6*(3), 295–302.

Rentsch, T. (2013). Alt werden – alt sein. Philosophische Ethik der späten Lebenszeit. In T. Rentsch, H.-P. Zimmermann & A. Kruse (Hrsg.), *Altern in unserer Zeit. Späte Lebensphasen zwischen Vitalität und Endlichkeit* (S. 163–170). Campus.

Ruth, K. & Konrad, A. (2021). Bauchgefühl, Alles und Immer. Ein Gespräch zwischen „alter Häsin" und „jungem Hüpfer". *Fachzeitschrift Palliative Geriatrie, 7*(1), 21–24.

Rüegger, H. (2021). Ars senescendi: Gelingendes Altern als Lebenskunst. *Wege zum Menschen, 73,* 256–264. https://doi.org/10.13109/weme.2021.73.3.256

Rüegger, H. (2022). Vom Umgang mit Sinn und Sinnlosigkeit im hohen Alter. In B. Schrage & P. Bromkamp (Hrsg.), *Unterwegs mit leichtem Gepäck. Altersheimseelsorge* (S. 32–46). eos.

Saunders, C. (2000). The evolution of palliative care. *Patient Education and Counseling, 41,* 7–3. https://doi.org/10.1016/S0738-3991(00)00110-5

Saunders, C. (1964, February 14). Care of patients suffering from terminal illness at St Joseph's Hospice, Hackney, London. *Nursing Mirror,* vii-x. Zugriff am 06.02.2022 unter http://endoflifestudies.academicblogs.co.uk/total-pain-the-work-of-cicely-saunders-and-the-maturing-of-a-concept/#_edn6am

Seymour, J. (2012). Looking back, looking forward: the evolution of palliative and end-of-life care in England. *Mortality, 17*(1), 1–17. https://doi.org/10.1080/13576275.2012.651843

Streeck, N. (2020). Death without distress? The taboo of suffering in palliative care. *Medicine, Health Care and Philosophy, 23,* 343–351. https://doi.org/10.1007/s11019-019-09921-7

Wood, J. (2020). ‚Total Pain', *Extinction, and the End of the World.* Availibale from http://endoflifestudies.academicblogs.co.uk/total-pain-extinction-and-the-end-of-the-world/

Wood, J. (2021). Cicely Saunders, ‚total pain' and emotional evidence at the end of life. *Medical Humanities, 0,* 1–11.

3 Schmerz und Kommunikation

Marina Kojer

Der fortschreitende Alterungsprozess konfrontiert die Betroffenen auf oft schmerzhafte Weise mit ihren körperlichen, geistigen und seelischen Grenzen. Alternde Menschen können diese Grenzen zwar bis zu einem gewissen Grad beeinflussen oder hinausschieben, aber sie können sie nicht aufheben. Schmerzen und andere quälende Beschwerden, zunehmende Leistungseinbußen, Verlusterlebnisse, Ängste und Sinnkrisen belasten den letzten Lebensabschnitt. Gleichzeitig steht immer weniger körperliche und seelische Kraft zur Verfügung, um mit diesen Belastungen zurechtzukommen. Selbstwertgefühl und Selbstbewusstsein nehmen ab, im Gegenzug steigen Verunsicherung, Verletzlichkeit und die Bangigkeit, als Mensch nicht mehr zu genügen. „Die Vermeidung von Verlusten wird mit zunehmendem Alter gegenüber der Verwirklichung von potenziellen Gewinnen immer wichtiger“ (Kruse, 2017, S. 29).

Die Maschen des sozialen Netzes werden weiter, wenn immer mehr Menschen im Umfeld sterben. Gleichzeitig wird der eigene Aktionsradius kleiner. Je älter man wird, desto bedeutsamer werden hilfreiche Mitmenschen für die eigene Sicherheit, für körperliches Wohlbefinden und seelische Balance. In ihrem letzten, unterschiedlich langen Lebensabschnitt sind fast alle Hochbetagten weitgehend von der Hilfe anderer abhängig.

Ob das vierte Lebensalter nur als eine Zeit des schmerzlichen Niedergangs oder – trotz aller Erschwernisse – als wertvoller Lebensabschnitt erlebt wird, hängt zum Teil von der Persönlichkeit der Betroffenen sowie von Gnade oder Ungnade der fortschreitenden Alterungsprozesse ab. Eine entscheidende Rolle für alle Hochbetagten und ganz besonders für Demenzkranke kommt der menschlichen Umwelt zu. Gute, verständnisvolle und stützende Kommunikation mit Bezugspersonen und mit Betreuenden aller Berufsgruppen gewinnt zunehmend an Bedeutung; ihr Wert kann gar nicht hoch genug eingeschätzt werden. Menschen im hohen Alter werden allmählich langsamer, sie können Informationen nicht mehr so schnell verarbeiten, sich nicht mehr lange konzentrieren und sie machen häufiger Fehler. Wie ihre Umgebung darauf reagiert, übt einen entscheidenden Einfluss auf Selbstwertgefühl und Lebensqualität aus. Im Gelingen oder Misslingen einer angemessenen Kommunikation äußern sich unter anderem Vorhandensein beziehungsweise Fehlen von Respekt, Wertschätzung, Zuwendung, Verständnis und Mitgefühl.

Merke

Aus den Augen ihrer Begleiter*innen lesen Betagte und Hochbetagte den Stellenwert, den sie (noch) in dieser Welt haben.

3.1 Total Pain bei zerebral intakten Hochbetagten

Niemand bleibt auf dem Weg ins hohe Alter vollständig von körperlichen, seelischen, sozialen und spirituellen Schmerzen verschont. Wie sehr Total Pain das Leben beeinträchtigt oder bestimmt, ist von Mensch zu Mensch verschieden. Doch die Vulnerabilität der Betroffenen nimmt durch chronisch fortschreitende Erkrankungen und Verluste in allen wesentlichen Bereichen stetig zu. Je schwächer Körper und Geist werden, je hilfsbedürftiger ein Mensch ist, desto wehrloser und verletzlicher wird er. Immer schmerzlicher und bitterer werden Respektlosigkeit, mangelnde Wertschätzung, Ungeduld, Taktlosigkeit und fehlende Empathie erlebt. Kränkende und missachtende Verhaltensweisen verstärken die Angst, dem Leben nicht mehr gewachsen, wertlos und für andere nur mehr eine Last zu sein.

Physische Schmerzen

Die meisten Schmerzen entstehen im Gefolge der für das hohe Alter charakteristischen Multimorbidität, sie sind daher nicht die Ausnahme, sondern die Regel. In Art und Stärke wechselnde Schmerzen werden zu selbstverständlichen Begleitern des täglichen Lebens. Da die meisten chronischen Erkrankungen nicht kurativ behandelt werden können, gewinnt die ausreichende Linderung von Beschwerden immer mehr an Bedeutung.

Nur die Betroffenen selbst können beurteilen, wie weh etwas tut und wie wichtig es für ihr Wohlbefinden ist, den Schmerz zu lindern. Starke Schmerzen, die Hochbetagten einen erheblichen Teil ihrer schwindenden Kräfte rauben, sollten immer rasch behandelt werden. Sie zehren die Lebensfreude auf, blockieren noch vorhandene Kapazitäten und lassen Tage und Nächte zur Qual werden.

> **Merke**
>
> Starke Schmerzen lassen sich nicht wegreden, wegstreicheln oder mit psychotherapeutischen oder spirituellen Bewältigungsstrategien meistern, sie müssen so schnell wie möglich angemessen behandelt werden!

Häufige Schmerzursachen (vgl. Kojer, 2021; Kunz, 2022a)

- Abnützungserscheinungen an Wirbelsäule und Gelenken bilden im hohen Alter die häufigsten Schmerzursachen. Der zunehmende Verlust an Muskelmasse und Muskelkraft verstärkt den Schmerz.
- Osteoporose verursacht vor allem bei Frauen äußerst schmerzhafte Wirbeleinbrüche. Schreitet die Erkrankung fort, kommt es schon nach *harmlosen* Stürzen zu Schenkelhals- und Oberarmfrakturen.
- Neuropathien können quälende Schmerzen auslösen. Sie treten z. B. bei Langzeitdiabetiker*innen, nach Schlaganfällen, nach Gürtelrose oder durch chronischen Alkoholmissbrauch auf.
- Sauerstoffmangel im Gewebe löst bei koronarer Herzkrankheit, peripheren arteriellen Verschlusserkrankungen (PAVK) oder massiven Durchblutungsstörungen im Bereich des Darms (Angina abdominalis) stärkste Schmerzen aus.

Bei multimorbiden Hochbetagten liegt häufig mehr als nur eine Schmerzursache vor. Das erschwert Diagnose und Therapie und führt nicht selten dazu, dass wechselnde Schmerzäußerungen nicht ernst genug genommen werden.

Die Schmerzen alter und hochbetagter Menschen werden noch immer zu selten erkannt, anerkannt und behandelt (exemplarisch Ferrell, 2004; Achterberg et al., 2010; Kunz, 2017, 2022 und Müller-Eggenberger in diesem Band). Alte Menschen klagen oft selbst dann nicht, wenn sie durch ihre Schmerzen deutlich in ihrer Beweglichkeit beeinträchtigt sind, oder wenn die Schmerzen sie stark ermüden und ihnen das Leben in jeder Hinsicht schwer machen. Viele Hochbetagte halten ihre Schmerzen für schicksalsbedingt oder gottgewollt, manche hoffen auch, sich mit der Zeit daran zu gewöhnen. Aber an starke Schmerzen gewöhnt man sich nie, ganz im Gegenteil, sie nehmen unbehandelt weiter an Intensität zu und können das Leben so sehr beherrschen, dass nichts mehr daneben Platz hat.

Dass alte Menschen nicht (mehr) über ihre Schmerzen klagen, liegt u.a. daran, dass ihre Schmerzäußerungen häufig auf taube Ohren stießen und von der Umwelt nicht ernst genug genommen wurden. Noch immer meinen sogar manche Ärztinnen und Ärzte, dass alte Menschen eben Schmerzen haben und lernen müssen, damit zu leben.

Seelische und soziale Schmerzen

Soziale Schmerzen sind im hohen Alter kaum ganz von den seelischen Schmerzen zu trennen, denn Leistungseinbußen, Verlusterlebnisse und Ängste sind der Motor, der den Weg in die zunehmende Isolierung und Vereinsamung bahnt. Zudem wird der Kontakt zu Hochbetagten oft mühsam und das führt nicht selten dazu, dass die Betroffenen allmählich im sozialen Abseits landen und vergessen werden.

- *Leistungseinbußen.* Es tut weh zu erkennen, dass körperliche Leistungen, Fähigkeiten und Fertigkeiten abnehmen. Alltagsverrichtungen werden zum Problem, das Gedächtnis lässt nach, ein Wort ist plötzlich nicht mehr zu finden. In vielen Belangen können alte Menschen sich immer weniger auf sich selbst verlassen.
- *Verlusterlebnisse.* Mit den Jahren häufen sich die Abschiede von geliebten Menschen. Großeltern und Eltern sterben, später sterben auch Ehepartnerinnen und -partner, Geschwister, Freundinnen, Freunde, Bekannte, u.U. sogar die eigenen Kinder. Besuche der Enkelkinder werden seltener. Für viele sehr alte Menschen gibt es niemanden mehr, auf den sie warten könnten. Die eigene Wohnung und altvertraute Dinge vermitteln noch einen Rest von Sicherheit und Geborgenheit. Beim Umzug in ein Heim geht auch dieser letzte Hort der Sicherheit verloren.
- *Ängste.* Im hohen Alter vergeht kaum ein Tag ohne Angst: Angst noch mehr an Selbstständigkeit zu verlieren, Angst zu stürzen und nicht allein aufstehen zu können („wann wird mich jemand finden?"), Angst davor, von zu Hause weg zu müssen ... Schwerhörigkeit, Verlangsamung und Vergesslichkeit lösen Schamgefühle aus und verstärken die Angst, nicht mehr geachtet und für voll genommen zu werden. Hochbetagte fürchten die vor ihnen liegende Lebensspanne oft mehr als den nahenden Tod.

Spirituelle Schmerzen

Sie manifestieren sich im hohen Alter oft in einem überwältigenden Sinnlosigkeitsgefühl – dem existenziellen Vakuum, wie Viktor Frankl (2007) es nennt. Typischer Ausdruck dieser Schmerzen sind Sätze wie „Ich bin nichts mehr wert", „ich bin nur eine nutzlose Esserin", „ich bin nur mehr eine Last", „mein Leben hat keinen Sinn mehr".

Jeder Mensch, auch jeder sehr alte, multimorbide Mensch, hat den Wunsch seine Tage als sinnerfüllt zu erleben. Spirituelle Schmerzen Hochbetagter wären ebenso wie seelische und soziale oft schon dadurch vermeidbar, dass wesentliche Kontaktpersonen achtsamer und einfühlsamer mit den Betroffenen kommunizieren. Wie gründlich Desinteresse und Gedankenlosigkeit den Lebensmut und Lebenswillen eines alten Menschen zerstören können, zeigt das Beispiel einer Patientin, deren Geschichte mir über Jahrzehnte in Erinnerung geblieben ist.

Frau Emma hat aufgegeben

Frau Emma wurde nach einer operativ versorgten Schenkelhalsfraktur direkt aus dem Krankenhaus in unser Pflegeheim überstellt. Von der orthopädischen Station erhielten wir den lapidaren Aktenvermerk nicht mobilisierbar. Frau Emma kam liegend, wirkte apathisch und war völlig anspruchslos. Es dauerte eine Weile, ehe es mir gelang, ihr Vertrauen zu gewinnen. Erst als Frau Emma sah, dass ich sie tatsächlich respektierte, vertraute sie mir an, welche Last auf ihrer Seele lag. „Der Herr Doktor im Krankenhaus hat gesagt, dass ich nie mehr aus dem Bett kommen kann". Man hätte dort zwar zuerst einige Mobilisierungsversuche unternommen, es aber bald aufgegeben, weil „halt auch meine Knie nichts mehr wert sind". Nach einer kleinen Pause fügte sie bitter hinzu: „Der Herr Doktor meint, es hat bei mir alles keinen Sinn mehr. Ich bin eben ein Pflegefall." Ich saß still neben ihr und hielt ihre Hand. Frau Emma schaute mich an und sagte verzweifelt: „Mein Leben hat so doch keinen Sinn mehr". Was konnte ich sagen, was konnten wir als Team tun, um ihr wieder Mut zu machen, eine neue Lebensperspektive zu eröffnen?

3.2 Heilsame Kommunikation mit zerebral intakten Hochbetagten

Merke

Wenn ein hochbetagter, verunsicherter und ängstlicher Mensch sein Leid klagt, kommt der Ärztin, dem Arzt nicht nur in ihrer*seiner fachlichen Kompetenz eine Schlüsselrolle zu. Eine gute, vertrauensvolle Beziehung herzustellen, ist die entscheidende Voraussetzung für die Linderung von Total Pain.

Frau Emma fasst neuen Mut!

Frau Emma war trotz der schweren Kniegelenksarthrosen bis zu ihrer Schenkelhalsfraktur selbstständig mobil gewesen. Laut Röntgenbefund sollte das gebrochene Bein normal belastbar sein. Es war eigentlich nicht einzusehen, warum sie ihr Leben im Bett zubringen sollte! „Würden Sie gerne wieder gehen?", fragte ich nach einer kleinen Pause. „Natürlich! Ich würde alles dafür geben!", rief sie mit ungewohnter Lebhaftigkeit, fügte aber gleich resigniert hinzu „... aber es geht ja nicht". „Ich hoffe, dass wir es gemeinsam schaffen, wenn Sie es wirklich wollen", sagte ich, schaute Frau Emma dabei fest in die Augen und drückte ihre Hand. „Ich glaube, es kann gelingen, wenn sie mit ihrer ganzen Kraft mitmachen. Wir werden alle mithelfen, das verspreche ich Ihnen". „Ich habe immer schon einen starken Willen gehabt!", sagte Frau Emma stolz. „Glauben Sie denn, dass ich es wirklich schaffen könnte?"
„Ja, das glaube ich!", sagte ich mit fester Stimme. Dann fügte ich hinzu: „Der Herr Doktor im Krankenhaus hat nicht gewusst, dass sie einen so starken Willen haben und bereit sind für ihr Ziel zu kämpfen. Aber er hat Sie ja auch nicht so gut gekannt, wie ich."
Frau Emma wurde nach anfänglicher Euphorie zwar wieder skeptisch, wollte es aber doch versuchen. Um ihr stärkere Schmerzen zu ersparen und die schmerzbedingte Bewegungshemmung so gut es geht zu vermeiden, verordnete ich eine angemessene Schmerztherapie. Die Physiotherapeutin kam täglich und machte mit Frau Emma Bewegungsübungen. Zur allseitigen Freude stellten sich schon bald kleine Erfolge ein, die die alte Dame zum Weitermachen motivierten. Jeder kleine Fortschritt wurde vom ganzen Team belobt und beklatscht. Alle Pflegenden versammelten sich, um zu bestaunen, wie gut Frau Emma z.B. schon mit den Füßen kreisen oder die Knie beugen und strecken konnte. Alle applaudierten laut, als sie freudestrahlend, von beiden Seiten gestützt, mehr an ihren Begleiterinnen hängend als gehend, ihre ersten Schritte machte. Es war ein mühsamer, langer Weg, der nicht ganz ohne Rückschläge verlief, aber schließlich von durchschlagendem Erfolg gekrönt war: Frau Emma konnte mit ihrem Rollator selbstständig erst kurze, später auch längere Wege zurücklegen. Welche Freude – und was für ein persönlicher Triumph!
Mit fortschreitender Mobilisierung verwandelte sich die stille, völlig passive Frau, die wir zu Beginn kennengelernt hatten, allmählich in einen anderen Menschen. Von ihrer Apathie war bald nichts mehr übriggeblieben. Ihr Interesse an der Umwelt erwachte. Die anfangs schweigsame Frau Emma wurde nun richtig gesprächig, plauderte und lachte mit ihren Mitpatientinnen, mit den Pflegekräften und mit mir. Sie half überall mit und versuchte anderen zu helfen, wann immer sich die Gelegen-

heit bot. Bald hatte sie so viel zu tun, dass ich sie bitten musste, ihren Tätigkeitsdrang etwas einzuschränken und mir zumindest für die Zeit der Visite einige Minuten ihrer Zeit zu schenken.

Das hat Frau Emma geholfen

- Die Ärztin respektiert mich
- Sie nimmt sich Zeit für mich.
- Sie hört mir mitfühlend zu.
- Sie nimmt meine Äußerungen ernst.
- Sie zweifelt nicht an meinen Aussagen und versucht nicht zu beschwichtigen.
- Ich spüre, dass sie mir wirklich helfen will.
- Ich habe Vertrauen zu ihr und kann wieder Mut fassen.

Die erforderliche Haltung der Ärztin bzw. des Arztes unterscheidet sich nicht von der Haltung der Pflegekräfte oder anderer Betreuerinnen und Betreuer. Entscheidend ist stets, dass die Sorgenden sich nicht nur in ihrer beruflichen oder familiären Rolle, sondern immer auch als mitfühlende Menschen einbringen und genau darauf achten, welche Reaktionen ihre verbalen oder nonverbalen Äußerungen auslösen.

Vertrauensbildende Maßnahmen

Merke

Heilsame Kommunikation kann – unabhängig von Alter, Krankheit, Hinfälligkeit und/oder Demenz des Gegenübers – nur auf Augenhöhe und nur zu den Konditionen der Betroffenen gelingen.

Wird diese Grundbedingung ausreichend berücksichtigt, können viele Probleme vermieden werden, die gegenseitiges Verstehen verhindern und das Wachsen von Vertrauen im Keim ersticken (vgl. Kojer, 2017, S. 108). Einige Beispiele:

- Sehr alte Menschen sind langsamer. Das ungebremste Tempo Jüngerer im Sprechen und Handeln verunsichert sie, daher bemühen sie sich ihr *Versagen* zu kaschieren (z. B. indem sie auf alle Fragen mit „ja" antworten).
- Seh- und Hörschwierigkeiten, die die Betroffenen aus Scham nicht zu äußern wagen, vergrößern die sich anbahnende Kluft zwischen ihnen und ihrem Gegenüber.
- Veränderte Sprach- und Höflichkeitsformen stoßen vor allem alte Damen häufig vor den Kopf. Z. B. ist „Hallo" für sie kein Gruß, sondern eine Respektlosigkeit, aus der sie schließen, dass sie, weil sie alt sind, nicht mehr geachtet werden.

Die Betroffenen spüren selbst, dass ihnen nicht alle früher selbstverständlichen Ressourcen zur Verfügung stehen. Unsicherheit, Scham und Selbstzweifel verhindern, dass Probleme angesprochen und zukünftig vermieden werden.

Die wesentliche Voraussetzung für den Aufbau einer vertrauensvollen Beziehung ist die Gewissheit, als Mensch wahr- und ernstgenommen zu werden. Schon bei der ersten Begegnung werden dafür die Weichen gestellt. Pflegekraft, Ärztin oder Arzt, die – wenn auch aus gutem Grund – durch ihre Köpersprache mitteilen, dass sie mit dem Kopf ganz woanders sind und eigentlich keine Zeit haben, weisen Hilfesuchende schon beim Kennenlernen zurück und machen sie mutlos. Dagegen zeigen Blickkontakt und ein freundliches Lächeln, dass man als Person wahrgenommen wird. Die kurze Zeit ist gut investiert! Sie ebnet den Weg in eine gute Beziehung und macht oft erst zielführende Maßnahmen möglich. Palliative Geriatrie soll die „Haute Couture aus Medizin und Pflege" sein (Kunz, 2022b). An diesem Anspruch haben wir uns zu orientieren.

3.3 Total Pain bei demenzkranken Hochbetagten

Physische Schmerzen erkennen bei Menschen mit Demenz

Die Schmerzen Demenzkranker unterscheiden sich in Art und Intensität nicht von den Schmerzen ihrer zerebral intakten Altersgenossen, sie werden nur viel seltener erkannt und ausreichend behandelt (Morrison & Siu, 2000; De Souto Barreto et al., 2013; Husebø et al., 2016; Tsai et al., 2018; Schmidl, 2021). Menschen mit Demenz sind in allen Belangen desorientiert. Sie können ihre Eindrücke nicht zuordnen, ihre Schmerzen nicht orten, ihre Wünsche und Bedürfnisse nicht formulieren. Wer die üblichen Kommunikationsroutinen nicht bedienen kann, wird mit seinen Leiden oft allein gelassen. Es liegt in der Verantwortung der Betreuenden, Zugangswege zu suchen, Auffälligkeiten in Körpersprache und Verhalten nicht vorschnell als Symptome der Demenz abzutun, sondern auf ihren Mitteilungscharakter zu achten.

Merke

Alles Fachwissen bleibt vergeblich, solange Schmerzen, quälende Beschwerden, Bedürfnisse und Wünsche nicht erkannt werden.

Um diesem Missstand abzuhelfen, wurden in den letzten Jahrzehnten Verhaltensbeobachtungsinstrumente entwickelt, die die Aufmerksamkeit vermehrt auf ein mögliches Schmerzgeschehen lenken sollen. Das hat zu Verbesserungen geführt, doch die sicherste Methode, die Schmerzen Demenzkranker zu erkennen, ist und bleibt die gelingende Kommunikation mit den Betroffenen. Ein engagiertes, gut beobachtendes Team, das gelernt hat, mit Menschen mit Demenz zu kommunizieren, braucht keinen Test, um Schmerzen zu erkennen.

Nichtkörperliche Schmerzen bei Menschen mit Demenz

Das Leid Demenzkranker lässt sich nur sehr mühsam eindeutig einer der bekannten Kategorien *seelisch, sozial oder spirituell* zuordnen. Wollen wir die Schmerzen der Betroffenen begreifen, stoßen wir bald an unsere Grenzen, denn wir waren noch nie hochbetagt und dement. Auf Grund langjähriger Erfahrung wage ich dennoch, auf einige Quellen zu schließen, die den umfassenden Lebensschmerz Demenzkranker speisen:

Schmerzliche Begebenheiten aus der Vergangenheit
Häufig tauchen prägende Erlebnisse aus jüngeren Jahren wieder auf, die, über Jahrzehnte verdrängt, nun endlich ausgelebt werden. Ausgelöst werden sie zumeist durch ein Schlüsselerlebnis aus der Gegenwart. Wie den Betroffenen geholfen werden kann, erörtert Hedwig Neu in dem Kapitel „Validation nach Naomi Feil als Beitrag zur Schmerzerkennung und Schmerzlinderung“ in diesem Band.

Mitmenschliches Versagen[7].
Eine zweite große Gruppe von Schmerzursachen hat ihren Ursprung in Unverständnis, Achtlosigkeit, Gedankenlosigkeit, mangelnder Empathie und Überforderung der betreuenden Personen (Kojer, 2022). Einige Beispiele:

1. Der Schmerz, nicht verstanden, mit Ängsten und Nöten allein gelassen zu werden.

> Herrn S. quält etwas. Vielleicht tut ihm etwas weh, vielleicht muss er auf die Toilette, vielleicht versucht er seinen Willen mitzuteilen. Er schaut die Pflegekraft flehend an und sagt: „a … a … a … dedededede“. Die Pflegende antwortet darauf freundlich und begütigend: „Aber, aber, ist schon gut“, und fährt in ihrer Arbeit fort. Herr S. versucht es noch einmal und noch einmal – vergeblich. Ihm bleibt nur die Flucht nach innen. Er macht die Augen zu.

2. Der Schmerz der unbegreiflichen Bedrohung.

> Frau M. sitzt vor sich hindämmernd im Rollstuhl. Ein Pfleger kommt von hinten, sagt: „Gleich kommt das Mittagessen“, und schiebt

7 Mitmenschliches Versagen entsteht häufig, weil die Betreuenden nicht gelernt haben, mit Menschen mit Demenz zu kommunizieren. Die beste mir bekannte Methode, unangebrachtes und verletzendes Verhalten zu vermeiden, ist die Validation nach Naomi Feil.

den Rollstuhl an den Tisch. Frau M., an der die Worte vorbeigegangen sind, fährt erschrocken auf, als sich der Boden unter ihr zu bewegen anfängt. Sie beginnt zu schreien; ihre Hände greifen angstvoll und fahrig ins Leere. Noch Stunden später wirkt sie unruhig und verängstigt.

3. Der Schmerz, respektlos und demütigend behandelt zu werden.

Mittagessen. Einige, wenige Pflegekräfte sind bemüht, allen zu helfen, die nicht allein essen können. Eine gehetzte Pflegekraft gibt Frau L. im Stehen mit einem großen Löffel ihre Breikost ein. Sie sagt: „Mund aufmachen!“ Frau L. gehorcht. Viel zu viel von dem Brei landet auf einmal in ihrem Mund. Sie schaut die Pflegende verzweifelt an. Die sagt ungeduldig: „Schlucken!“ Frau L. dreht den Kopf weg und lässt den Brei aus dem Mund rinnen.

4. Der Schmerz, sich nicht mehr zurechtzufinden.

Frau B. kennt sich nicht aus. Sie irrt ratlos über den Gang. Eine Pflegekraft eilt an ihr vorbei, ohne sie zu beachten; es ist gerade viel zu tun. Niemand ist da, der ihr ein wenig Sicherheit geben könnte. Frau B. öffnet eine Tür. Die Bewohnerin des Zimmers schreit aufgebracht: „Verschwind'!“ Frau B. spürt die Feindseligkeit und zuckt zusammen. Sie weiß nicht weiter.

„Erst indem wir uns gegenseitig als Menschen erkennen und anerkennen (...) erleben wir uns als Menschen.“ (Bauer, 2006, S. 115)

Frau Annemarie wirkte nach ihrer Aufnahme im Pflegeheim verunsichert, verkrampft und ganz in sich gekehrt. Da das ganze Team in Validation geschult war, begann sie sich bald wohlzufühlen. Eines Tages sagte sie lächelnd zu einer Pflegekraft: „Danke, dass Du mich aus meiner Fremde herausgeholt hast.“

Wie schlimm muss es für Betroffene sein, die für immer *in der Fremde* leben müssen?!

Durch Respekt und Wertschätzung, einfühlsame Beobachtung, Verständnis, Geduld und Mitgefühl gelingt es auch ohne vollständige Ausbildung in Validation, die meisten schweren Fehler zu vermeiden, die den Betroffenen unnötiges Leid zufügen.

3.4 Heilsame Kommunikation mit Menschen mit Demenz

Wird keine gemeinsame Verständigungsebene gefunden, bleiben Äußerungen und Reaktionen Demenzkranker für die Betreuenden fremd und werden oft nur als Störfaktoren wahrgenommen. „Mit der sprachlichen Distanz geht auch die ethische Distanz einher, die die Flucht aus der Wirklichkeit des Leides des anderen ermöglicht“ (Gottschlich, 1998, S. 52). Daher werden Verhaltensauffälligkeiten (herausforderndes Verhalten) wie Unruhe, Schreien, ständiges Rufen oder Abwehr („Aggression“) häufig nur als typische Symptome der Demenz gesehen und mit der Gabe „beruhigender“ Medikamente beantwortet.

Merke

Um heilsam mit Menschen mit Demenz zu kommunizieren, müssen wir die fast in Vergessenheit geratene Kunst des Sich-Einlassens wieder erlernen und zulassen, dass uns fremdes Leid auch dann berührt, wenn wir es nicht verstehen.

Menschen mit schwerer Demenz erleben die Welt ausschließlich auf der Gefühlsebene. Nur auf dieser Ebene können wir sie erreichen. Die Bedeutung der Sprache tritt zunehmend in den

Hintergrund, je weiter die Demenz fortschreitet. Worte hören auf, Inhalte zu transportieren; Tonfall und Stimme vermitteln Haltung und Gefühl der Sprechenden. Berührungen und körperliche Nähe ersetzen die Sprache allmählich ganz. Unsere beseelten Hände werden zu den wichtigsten Kommunikatorinnen. Mit ihrer Hilfe gelingt es, auch Menschen mit sehr weit fortgeschrittener Demenz zu erreichen.

Wesentliche Bedingungen heilsamer Kommunikation

- *Respekt und Wertschätzung ohne Wenn und Aber.* Menschen mit Demenz haben sehr feine Antennen, sie spüren sofort, wenn jemand sie für Mangelwesen hält, geringschätzt und auf sie herabsieht.
- *Bedingungslose Akzeptanz.* Die Betroffenen können nur so sein, wie sie durch ihre Krankheit geworden sind. Sie belehren zu wollen (z. B. „Das habe ich Ihnen schon dreimal gesagt!") ist nicht nur sinnlos, sondern auch kränkend und verunsichernd.
- *Bedürfnisse erkennen und gezielt darauf reagieren.* Es gilt, verbal und nonverbal angemessen zu reagieren, je nachdem, ob die alte Frau ihre Mutter sucht oder auf ihre Kinder wartet, ob sie sich nach Geborgenheit sehnt oder sich nützlich machen möchte.
- *Recht auf die eigene Realität.* Demenzkranke „um der Wahrheit willen" nach der Realität orientieren zu wollen (z.B. „Ihr Mann ist schon lange tot!") ist kontraproduktiv und vergrößert ihr Leid.
- *Keine falsche Freundlichkeit.* Menschen mit Demenz sind sehr sensibel; sie erkennen sofort, ob sich jemand ihnen wirklich zuwendet oder nur so tut.
- *Nicht wie Kinder behandeln.* Die Betroffenen sind Menschen, die ein langes Leben mit Freud und Leid hinter sich haben. Betreuende sind nicht dazu berufen, ihre Lehrer und Erzieher zu sein.
- *Keine schnellen Lösungen anbieten* (z. B. „nicht traurig sein, es wird schon wieder", „Sie brauchen keine Angst zu haben"). Vielmehr ist es hilfreich, Schmerz und Leid, Angst und Unsicherheit für eine kleine Weile mitzutragen, auch wenn wir die Ursache nicht kennen.
- *Nicht nur auf Worte verlassen.* Menschen mit weit fortgeschrittener Demenz brauchen Berührung, große Nähe und Körperkontakt.
- *Nicht unterschätzen.* Ihre hohe Sensibilität befähigt die Betroffenen zu intuitivem, emotionalem Verstehen. Abschätzige Bemerkungen wie „das begreift sie nicht mehr" verletzen sie.

Begegnungen mit Menschen mit Demenz

Mitfühlen heißt erahnen, was die/der Andere fühlt und sich von dieser Ahnung leiten lassen. Heilsame Kommunikation ist nicht an bestimmte Worte, Gesten und Berührungen geknüpft und lässt sich daher am besten durch Beispiele verdeutlichen.

Begegnung vor dem Einschlafen

Frau Hermine, 101 Jahre alt, hatte sich trotz ihres hohen Alters und einer mäßig weit fortgeschrittenen Demenz rasch und problemlos im Pflegeheim eingelebt. Nur abends, wenn sie schlafen sollte, wurde sie unruhig, begann erst mit lauter Stimme zu beten, bald darauf gellend zu schreien. Bekam sie ein Schlafmittel, schlief sie den ganzen nächsten Vormittag und war auch für den Rest des Tages sehr müde. Das Team war ratlos. Ich war in dem Heim seit kurzer Zeit als ehrenamtliche Mitarbeiterin tätig und beschloss mir selbst ein Bild zu machen.

Am nächsten Abend stand ich vor der Zimmertür und hörte, wie Frau Hermine lautstark anfing den Rosenkranz zu beten. „Gegrüßet seist Du Maria voll der Gnade ..." Hier stockte ihre Stimme, sie wusste nicht mehr weiter. Nach einigen Sekunden fuhr sie mit noch größerer Lautstärke fort: „Heilige Maria Mutter Gottes ..." – Pause. Dann nochmals von vorne: „Gegrüßet seist Du Maria voll der Gnade ..." – Pause. Noch lauter, mit hörbarer Verzweiflung „Heilige Maria Mutter Gottes ...". Ich betrat

das Zimmer, begrüßte Frau Hermine, setzte mich zu ihr und fragte leise: „Sollen wir miteinander beten?" Sie nickte. Ich achtete beim Beten darauf, alte Formen zu verwenden, die ihr vertraut waren. Jetzt fielen Frau Hermine auch die Worte wieder ein. Wir beteten dreimal hintereinander das „Gegrüßet seist Du Maria". Dann wurden die Augenlider von Frau Hermine schwer und sie schlief ein. Die Dunkelheit hatte der alten Frau wohl Angst gemacht und sie suchte – wie sicher schon oft in ihrem langen Leben – Schutz und Geborgenheit bei der Muttergottes.
Wir beteten auch an den nächsten Abenden miteinander. Danach schlief Frau Hermine auch ohne dieses Ritual ruhig ein.

Begegnung ohne Worte[8]
Frau Maria lag regungslos, mit geschlossenen Augen und zusammengepresstem Mund im Bett. Sie wirkte weit weg, wie im Leid versteinert. Ich setzte mich zu ihr, begrüßte sie mit ihrem Namen und berührte sie an der Schulter. Keine Reaktion. Nun rückte ich ganz nahe zu ihr, umfasste mit sanftem Druck ihre verkrampften Schultern und rief mit warmer, liebevoller Stimme in kurzen Abständen ihren Namen „Maria ... Maria ... Maria ...". Dabei konzentrierte ich mich mit aller Kraft auf die hochbetagte, wie in Verlassenheit erstarrte Frau. Sie sollte spüren, dass sie nicht mehr allein war, dass ich ganz bei ihr war und ihr Leid mitempfand. „Maria ... Maria ... Maria".
Allmählich wurden Frau Marias Schultern unter meinen Händen weicher. Ich war ihr jetzt sehr nahe, durch meine (professionelle) Liebe mit ihr verbunden. Ohne den Körperkontakt zu unterbrechen, bewegte sich meine linke Hand langsam über ihren Hals nach oben, bis sie schließlich sanft und zärtlich ihre Wange umfing. Nach kurzer Zeit nahm ich wahr, dass meine Hand schwerer wurde: Frau Maria hatte ihren Kopf in meine Handfläche geschmiegt. Ihr Gesicht war jetzt ganz entspannt.

3.5 Fazit

Total Pain, der Schmerz, der alle Dimensionen des Daseins erfasst, ein Schmerz, der längst zur Farbe geworden ist, die die Tage angenommen haben, fordert von den Helfenden mehr als fachliche Kompetenz. Ohne innere Beteiligung fehlt unserem Tun *die Seele*, aus der das tiefe innere Verständnis für die Not eines Du erwächst. Der Pfad, der uns dorthin zu führen vermag, ist die gelingende (verbale und/oder nonverbale) Kommunikation. „Die Medizin der Zukunft wird eine kommunikative Medizin sein (...). Die Grundlage einer kommunikativen Medizin aber ist das Mitgefühl" (Gottschlich, 2007, S. 19). Das gilt in gleichem Ausmaß für Pflege, Therapie und Begleitung.

Gute Kommunikation ist der Humus, auf dem Vertrauen und tragfähige Beziehungen wachsen können. Da sein und zuhören, sprechen und berühren sind die wirkmächtigsten *Heilmittel*, um Mitmenschen aus ihrer inneren Not zu helfen. Dieser wertvolle Schatz darf in unserer temporeichen, nüchternen und faktenorientierten Welt nicht verlorengehen!

Literatur

Achterberg, W.P., Gambassi, G., Finne-Soveri, H., Liperoti, R., Noro, A., Frijters, D.H.M., Cherubini, A., Dell'Aquila, G. & Ribbe, M.W. (2010). Pain in European long-term-care facilities: Cross national study in Finland, Italy and the Netherlands. *Pain, 148*(11), 70–74. https://doi.org/10.1016/j.pain.2009.10.008

Bauer, J. (2006). *Warum ich fühle, was du fühlst*. Heyne.

De Souto Barreto, P., Lapeyre-Mestre, M., Vellas, B. & Rolland, Y. (2013). Potential underuse of analgesics for recognized pain in nursing home residents with dementia: A cross-sectional study. *Pain, 154*, 2427–2431. https://doi.org/10.1016/j.pain.2013.07.017

Ferrell, B.A. (2004). The management of pain in longtime-care. *The Clinical Journal of Pain, 20*(4), 240–243. https://doi.org/10.1097/00002508-200407000-00005

Frankl, V. (2007). *Ärztliche Seelsorge: Grundlagen der Logotherapie und Existenzanalyse*. dtv.

8 Die Geschichte erschien 2019 in der Fachzeitschrift für Palliative Geriatrie.

Gottschlich, M. (1998). *Sprachloses Leid*. Springer. https://doi.org/10.1007/978-3-7091-9477-5

Gottschlich, M. (2007). *Medizin und Mitgefühl*. Böhlau.

Husebø, B., Achterberg, W. & Flo, E. (2016). Identifying and Managing pain in People with Alzheimer's Disease and Other Types of Dementia: A Systematic Review. *CNS Drugs, 30*(6), 153–162. https://doi.org/10.1007/s40263-016-0342-7

Kojer, M. (2017). Kommunikation und respektvoller Umgang mit älteren Menschen. In G. Pinter, R. Likar, O. Kada, H. Janig, W. Schippinger & K. Cernic (Hrsg.), *Der ältere Mensch im klinischen Alltag*. Kohlhammer.

Kojer, M. (2021). Müssen alte Menschen Schmerzen haben? In M. Kojer (Hrsg.), *Alt, krank und verwirrt* (S. 112–113). Kohlhammer.

Kojer, M. (2022). Schmerz hat viele Gesichter. In M. Kojer, M. Schmidl & K. Heimerl (Hrsg.), *Demenz und Palliative Geriatrie in der Praxis* (S. 47–52). Springer. https://doi.org/10.1007/978-3-662-63164-5_6

Kruse, A. (2017). *Lebensphase hohes Alter: Verletzlichkeit und Reife*. Springer. https://doi.org/10.1007/978-3-662-50415-4

Kunz, R. (2017). Schmerztherapie in der Geriatrie. In B. Steffen-Bürgi, E. Schärer Santschi, D. Staudacher & S. Monteverde (Hrsg.), *Lehrbuch Palliative Care* (S. 231–239). Hogrefe.

Kunz, R. (2022a). Schmerzmanagement beim älteren und kognitiv beeinträchtigten Menschen. In M. Kojer, M. Schmidl & K. Heimerl (Hrsg.), *Demenz und Palliative Geriatrie in der Praxis* (S. 53–80). Springer. https://doi.org/10.1007/978-3-662-63164-5_7

Kunz, R. (2022b). Palliative Geriatrie als Haute Couture aus Medizin und Pflege. In M. Kojer, M. Schmidl & K. Heimerl (Hrsg.), *Demenz und Palliative Geriatrie in der Praxis* (S. 81–92). Springer. https://doi.org/10.1007/978-3-662-63164-5_8

Morrison, R.S. & Siu, A.L. (2000). A comparison of pain and its treatment in advanced dementia and cognitively intact patients with a hip fracture. *Pain Symptom Management, 19*, 240–248. https://doi.org/10.1016/S0885-3924(00)00113-5

Schmidl, M. (2021). Schmerzerkennung bei Demenzkranken. In M. Kojer (Hrsg.), *Alt, krank und verwirrt* (S. 244–250). Kohlhammer.

Tsai, I.P., Jeong, S. & Hunter, S. (2018). Pain Assessment and Management for Older Patients With Dementia in Hospitals: An Integrative Literature Review. *Pain Management Nursing, 19*(1), 54–71. https://doi.org/10.1016/j.pmn.2017.10.001

4 Total Pain und die Perspektive der Care-Ethik

Helen Kohler und Manfred Baumann

Der Schmerz als Erlebnis ist mehrdimensional und braucht stets eine individuelle Ergründung. Meist bleibt er auch ein Geheimnis. Dem vielfältigen Spektrum seiner Wirkungen entspricht die Skala der Empfindungen, d.h. was der Schmerz mit uns macht und bei uns auslöst. Wir kennen den hämmernden Schmerz bei einer Verletzung am Finger oder den pochenden Schmerz bei Kopfschmerzen. Die Sprache belegt, wie variabel die Empfänglichkeit unserer Sinne ist. Wir kennen auch den Trennungsschmerz und den Schmerz der Enttäuschung sowie den Liebeskummer und den Schmerz der Trauer. Auch wenn keine physischen Schmerzen, keine Gewebsverletzungen zugrunde liegen, kann er so groß sein, dass wir den Schmerz auch körperlich erleben.

Auch Schmerzäußerungen, wie beispielsweise lautes Klagen oder Schreien, aber auch Weinen sind vielfältig und oft kulturell geprägt. Ebenso unterschiedlich sind die Reaktionen auf Schmerzäußerungen und die Vorstellungen von gesellschaftlichen Normierungen. 1759 vertrat beispielsweise vertrat Adam Smith (2004) die Auffassung, dass öffentlich gezeigter Schmerz den Anstand verletze. In seinem Werk „Theory of Moral Sentiments" erklärt er, dass nichts unanständiger und eines Mannes unwürdiger sei, als wenn er den Schmerz, auch den allerheftigsten, nicht mit Geduld ertragen könne, sondern weine und schreie. Mit dieser Vorstellung werden Menschen um die Möglichkeit einer Schmerzerleichterung gebracht, die auch u.a. für das Trauern nötig ist.

Der Schmerz als Lebensbegleiter hat sich Menschen zu allen Zeiten aufgedrängt und eine Auseinandersetzung gefordert. Er spielt eine Rolle in den unterschiedlichsten Disziplinen wie Philosophie, Theologie und Medizin, aber auch in der fiktionalen Literatur wie in der darstellenden Kunst. Allerdings hat der Umgang mit Schmerz seine eigene Geschichte.

Im Feld von Palliative Care hat Schmerz eine zentrale Position. Schmerz ist eines der häufigsten und belastendsten Symptomen von schwerkranken Menschen (Saunders, 1999, S. 12). Dass immer der ganze Mensch in all den Dimensionen seines Mensch-Seins leidet, ist uns durch die Hospiz- und Palliative Care-Bewegung in ihren Anfängen von Cicely Saunders deutlich ins Bewusstsein gebracht worden. Dass die Antwort auf das als Total Pain zu verstehende Schmerzerleben eine umfassende ganzheitliche Sorge ist, kann in der Care-Ethik ihre ethische Begründung finden. Nach der Darstellung des Konzepts von Total Pain möchten wir dieses aus Care-ethischer Perspektive betrachten und begründen.

4.1 Thematische Annäherung über eine Fallgeschichte

Eine Mitarbeiterin des ambulanten Hospizdienstes wird ans Bett einer Sterbenden in einem Pflegeheim gerufen. Die Pflegenden berichten, dass die Bewohnerin unter Schmerzen am ganzen Körper, unter einer starken Unruhe und großen Ängsten leide. Die

Schmerzmedikation sei durch das SAPV[9]-Team angepasst worden. Die Situation habe sich auch schon verbessert, aber gerade jetzt sei sie wieder sehr unruhig, klage über Schmerzen und wolle ständig aufstehen. Ihr Mann sei bei ihr. Sie wünschen sich eine ehrenamtliche Begleitung zur Entlastung der Frau und des Mannes sowie zu ihrer eigenen Entlastung. Als sie das Zimmer betritt, steht der Mann am Fenster, die Frau versucht gerade, sich an die Bettkante zu setzen. Ihr Blick ist unruhig. Die Beine und Hände sind unruhig. Nach der Begrüßung nimmt sie sich einen Stuhl und setzt sich ans Bett der Frau. Der Ehemann möchte sich nicht setzen, er wirkt starr, verzweifelt, traurig. Sie fragt die Frau: „Was wünschen Sie sich von uns?“ Es entsteht eine lange Pause. Die Frau antwortet nicht. Sie hält die Stille aus. Der Ehemann wird unruhig, die Frau selbst wirkt etwas ruhiger. Auf einmal wiederholt die Frau: „Was ich mir wünsche?“ Ihr Blick wird ruhiger. Sie sagt: „Ich bin sehr schwach. Ich kann nicht mehr raus aus dem Bett. Zumindest nicht allein. Aber ich will Ihnen etwas zeigen.“ Sie deutet auf den Tisch an der Wand, auf der eine Plastiktüte liegt. Sie bittet ihren Mann, ein Buch aus der Tüte zu holen. Der Mann bringt ein dünnes Büchlein zu seiner Frau und legt es vor sie auf den Nachttisch. „Schauen Sie da mal rein. Das ist mein Leben.“ Sie nimmt das Büchlein in die Hand und schaut auf den Einband. Dort steht, dass das Büchlein während des letzten Aufenthalts der Frau auf einer Palliativstation entstanden war. Ein Therapeut hatte dort Gespräche mit ihr geführt – Gespräche über ihr gelebtes Leben angesichts der Gewissheit, dass ihre Lebenszeit begrenzt sein würde. Sie sollte aus ihrer eigenen Sicht ihr Leben würdigen dürfen. Das Gespräch wurde anschließend verschriftlicht und war von nun an ihr Vermächtnis an die Menschen, die sie zurücklassen würde. Zurücklassen musste. Sie bleibt an einer Frage hängen: „Was möchten Sie Ihrem Mann mit auf den Weg geben?“ Und sie hatte geantwortet: „Dass ich ihn noch einmal heiraten würde.“ Sie fragt, ob ihr Mann das gelesen hatte. Sie verneint. Sie fragt, ob sie das laut lesen dürfe. Die Frau stimmt zu. Sie liest diese Stelle laut vor und der Mann beginnt zu weinen. Seine Trauer darüber, dass er seine Frau verlieren würde, darf Raum bekommen. Mit dem Weinen wird er ruhiger und auch seine Frau ist plötzlich ganz ruhig. Später berichten die Pflegenden und die ehrenamtliche Begleiterin, dass es immer wieder zu Schmerzkrisen in Verbindung mit starken Unruhezuständen gekommen sei, dass aber die veränderte Schmerzmedikation bei Durchbruchschmerzen und Gespräche über die Verzweiflung und Trauer der Eheleute oder oft auch das ruhige Sitzen am Bett, ohne zu sprechen, die Frau meist rasch ruhiger werden ließ.

9 SAPV = Spezialisierte ambulante Palliativversorgung in Deutschland

4.2 Total Pain

Saunders entdeckte in der Begleitung von Menschen am Ende ihres Lebens, dass das Erleben von (oft unerträglichen) Schmerzen durch das Zusammenspiel mehrerer Dimensionen des menschlichen Lebens bedingt ist. „1948 lernte sie David Tasma kennen, einen polnischen Juden, der das Warschauer Ghetto überlebt hatte und mit knapp 40 Jahren unheilbar an Krebs erkrankt war.“ (Rach, 2018) Sie begleitete ihn bis zum Tod und konnte auch bei ihm die verschiedenen Dimensionen seines Schmerzes erleben: die Furcht vorm Alleinsein (soziale Dimension), die Furcht, Dinge nicht zu Ende bringen zu können (psychische Dimension), die Furcht, dass Menschen ihn nicht aushalten könnten, wenn er alles in Frage stellte (spirituelle Dimension), verstärkten seine körperlichen Schmerzen (körperliche Dimension).

„Cicely Saunders wurde klar, dass David Tasmas Schmerzen nicht nur physische, sondern auch psychische, soziale und spirituelle Ursachen hatten. Und dass es nicht damit getan war, ihn wie damals üblich mit einem Cocktail von Opiaten zu betäuben. Er brauchte viel mehr als ein komfortables Krankenbett und eine gute Symptomkontrolle. Er brauchte Kontakt mit seinen Mitmenschen und die Möglichkeit, darüber reden zu können, was ihn im Innersten bewegte." (Rach, 2018)

Saunders Konzept des Total Pain nimmt den Menschen als physisch-psychisch-sozial-spirituelle Einheit in den Blick und betrachtet deshalb vier Dimensionen des Schmerzes: physische Ursachen und Wirkungen (körperlicher Schmerz), emotionale Einflüsse wie Ängste und Rückzug (emotionaler Schmerz), soziale Faktoren, wie beispielsweise Konflikte zwischen Personen, finanzielle Nöte oder Einsamkeit (sozialer Schmerz) sowie spirituelle Aspekte, wie beispielsweise die Nichtakzeptanz des eigenen Todes oder Fragen von Hoffnungs- und Sinnlosigkeit am Ende des Lebens. Schmerz kann als Folge der Nichterfüllung des spirituellen Bedürfnisses nach Sicherheit, Sinn und Selbstwert entstehen oder verstärkt werden (spiritueller Schmerz). Es liegt nahe, dass Saunders mehrdimensionale Auffassung von Schmerz, gefasst mit dem Begriff Total Pain, ein Ergebnis ihrer multiprofessionellen Erfahrungen und Betrachtungsweisen als Krankenschwester, Ärztin und Sozialarbeiterin ist.

Das Konzept des Total Pain wurde 1964 so definiert: „Es umfasst nicht nur körperliche Symptome, sondern auch mentalen Stress und soziale oder spirituelle Probleme" (Saunders, 2001, S. 432). Da Schmerz als multidimensionales Geschehen den ganzen Menschen umfasst, beginnt die Schmerzbehandlung also mit einer Haltung, die den leidenden Menschen in seiner biografischen Einzigartigkeit wahr- und ernstnimmt. Das berücksichtigt und anerkennt auch die kulturelle Verschiedenheit, die sich im Empfinden, in Vorstellungen von Sterben, Tod und Schmerz sowie im Sprechen, Stöhnen, Weinen oder Schweigen als Ausdruck von Schmerz manifestiert.

Unsere Haltung beinhaltet die Wahrnehmung von Vorstellungen, die andere oder wir selbst von Menschen in unterschiedlichen Altersphasen haben, wie beispielsweise von Kindern oder hochbetagten Menschen, oder von Rahmenbedingungen, innerhalb derer hochbetagte Menschen betreut werden.

„Noch immer werden körperliche Schmerzen sehr alter Menschen vielfach für ‚normal' gehalten (‚Was wollen Sie in Ihrem Alter?'), seelische und soziale Schmerzen ignoriert und die Existenz spiritueller Schmerzen den Betroffenen nicht zugetraut." (FGPG, 2020, S. 2)

Diese Haltung geht stets einher mit dem Wissen, mit Fähigkeiten und Fertigkeiten in der Diagnostik und Behandlung eines multidimensionalen Schmerzgeschehens. Nur so kann es gelingen, dem (manchmal unerträglichen) Schmerzerleben zu begegnen, das den ganzen Menschen wahr- und ernstnimmt. Haltung und Wissen bedingen einander. Der Umgang mit medikamentösen und nichtmedikamentösen Maßnahmen erfordert entsprechendes Wissen und Erfahrung (Makhlouf et al., 2020, S. 234) – denn: Schmerz als multidimensionales Geschehen kann auf unterschiedlichen Ebenen beeinflusst werden.

Emotionaler Schmerz

Menschen müssen am Ende ihres Lebens mit Verlusten und mit ihrer Trauer angesichts dieser Verluste zurechtkommen. Es ist der Verlust körperlicher und kognitiver Fähigkeiten, der Verlust der Kontrolle wichtiger Körperfunktionen (beispielsweise mit der Folge einer Inkontinenz), der Verlust der Mobilität, des Wirkungskreises, die zunehmende Einschränkung des Bewegungsradius, der Verlust der Integrität des eigenen Erscheinungsbildes (Sonden, die hinein- oder hinausgehen mit dem Sichtbarmachen entsprechender Ausscheidungen), aber auch der Verlust wichtiger Beziehungen, wenn Freund*innen und Verwandte sich womöglich zurückziehen, außerdem der Verlust der Arbeit, wichtiger Hobbies, der Fähigkeit, einen Bleistift zu halten und also nicht mehr zeichnen oder schreiben und sich folglich ausdrücken zu können. Die Menschen verlieren am Ende ihres Lebens zumindest einen Teil ihrer Selbstständigkeit, sie sind fortan auf Hilfe beim Essen oder bei der Körperpflege angewiesen. Die Schutz- und Schamgrenzen verschieben sich, was vielen Menschen unglaubliche Mühe macht. Sie verlieren geliebte Menschen, ihre nachbarschaftliche Einbettung, das eigene Zuhause und damit eventuell auch persönliche Routinen und Rituale. Mit der Diagnosestellung beginnt womöglich die Trauer – die eigene und die der anderen – um den Verlust des Lebens. Hochaltrige Menschen haben möglicherweise erhebliches Leid erfahren verbunden mit traumatisch wirksamen biografischen Erfahrungen wie Krieg, Vertreibung und Hunger. Diese Erfahrungen können sich auf das Schmerzerleben verstärkend auswirken oder das Schmerzerleben kann dazu führen, dass verdrängte Bilder nach oben kommen.

Lässt man Menschen mit Behinderungen von ihrem Leben erzählen, dann drehen sich ihre Geschichten um Schmerzerfahrungen (Hummel, 2022). Die Untersuchung von Ramona Hummel zeigt, dass es die Beziehungen sind, die den Zusammenhang von Schmerz, Behinderung und Gefühlen, u. a. von Angst und Wut, erklären. Die Schmerzerfahrungen im Lebenslauf von Menschen, die mit Behinderungen leben, sind in Beziehungsgeschichten eingewebt.

Konkrete Verlustsituationen können emotionale Schmerzen auslösen wie auch die Furcht vor der ungewissen Zukunft. Hier kommt es nun darauf an, welche Bilder und Erfahrungen in uns wirksam sind – Bilder und Erfahrungen, die uns vertrauen lassen, dass ein Leben in Würde bis zuletzt möglich sein kann, oder Bilder und Erfahrungen, die uns verunsichern und zweifeln lassen, dass das, was wir erleben werden, gut aushaltbar sein kann für uns.

Sozialer Schmerz

„Emotionale und soziale Probleme verschlimmern [...] häufig die Schmerzen, und es entwickelt sich ein richtiger Teufelskreis, in dem der körperliche Schmerz zu Angst und Depressionen führt. Diese wiederum erniedrigen die Schmerzschwelle. Die mangelnde Kommunikation zwischen Patient, Familie und Personal ist oft Schlüssel zu dem Problem." (Baines, 1999, S. 43)

Das ist in der oben beschriebenen Fallgeschichte deutlich geworden. Emotionale und soziale Schmerzen bedingen einander. Der Verlust wichtiger Menschen oder Umgebungen kann das Gefühl von Vereinsamung oder Einsamkeit hervorrufen oder verstärken. Der Verlust wichtiger Rollen in der Arbeit und in der Familie mindert das Gefühl, selbstwirksam und also bedeutend sein zu können. Eine wichtige Aufgabe von Palliative Care ist deshalb, die eigene Wahrnehmung für Rollenbilder zu schärfen und Menschen im Bewahren oder Verabschieden von Rollen zu begleiten. Wenn ein Ehemann über viele Jahre seines Angewiesenseins auf Pflege für den*die Partner*in in seinen Augen zum Menschen geworden ist, der der Sorge bedarf, wird er möglicherweise nicht mehr oder kaum mehr in seiner Rolle als Ehemann wahrgenommen. Diese Rolle wieder stärker ins Bewusstsein der Partner*innen zu bringen und erlebbar zu machen, kann für beide überraschend sein – schmerzhaft und tröstlich zugleich.

In den sozialen Schmerz hineingenommen sind die An- und Zugehörigen, die mit Beginn der Erkrankung bzw. Diagnosestellung mit dem Verlust ihrer Partner*innen, Eltern, Geschwister oder Freund*innen konfrontiert sind. Auch sie verlieren Freund*innen und Verwandte, auch sie erfahren berufliche Einschränkungen, Belastungen, Herausforderungen und Verluste. Auch sie erleben den Verlust körperlicher und kognitiver Funktionen und Fähigkeiten als Herausforderung, auch sie erleben den Verlust der Sicherheit der Rollen, in denen ihnen der*die andere Partner*in war. Diese Verluste bedingen eine antizipierte Trauer längst vor dem tatsächlichen Verlust des*r Partner*in durch dessen*deren Tod. An- und Zugehörige „leiden an körperlicher Überforderung, zunehmender sozialer Isolierung, Rat- und Hoffnungslosigkeit" (FGPG, 2020, S. 5).

Spiritueller Schmerz

Soziale, emotionale und spirituelle Schmerzen bedingen einander ebenfalls und können zu Beginn einer schweren Erkrankung über lange Zeit im Vordergrund stehen – verbunden mit der Furcht, die Kontrolle über das eigene Leben zu verlieren. Aufgrund der Verluste, aufgrund von Trauer und des eigenen Rückzugs können Gefühle von Verzweiflung, Hoffnungslosigkeit und Sinnlosigkeit entstehen – manche Menschen fühlen sich unnütz, wertlos und als eine Last. Das schmerzt.

„Einige werden starke Gefühle des Versagens und der Schuld [...] entwickeln. [...] Andere fühlen, dass das Leben für sie zutiefst sinnlos ist [...] Eine kleine Zahl von Patienten hat Angst vor dem, was nach dem Tod geschieht. Religiöse Patienten [...] können in der Todeskrankheit schmerzliche Zweifel bekommen. Alle diese spirituellen Faktoren können Angst und Schlaflosigkeit verursachen und die Schmerzen verschlimmern." (Baines, 1999, S. 44)

Manche werden getragen von ihren spirituellen Vorstellungen – sie geben ihnen Hoffnung, Kraft, Zuversicht, Mut, Gelassenheit und Sicherheit. Andere beginnen zu zweifeln, sie verlieren Hoffnung und Zuversicht, Ängste brechen auf. Das Gefühl, in der eigenen Hoffnungslosigkeit nicht verstanden zu werden, kann zu Gefühlen tiefster Verlassenheit und völliger Hilflosigkeit führen.

„Hilfreich ist eine Haltung der Betreuenden, die Spiritualität nicht nur als einen von vier Teilbereichen menschlichen Leidens sieht, sondern als Kern des menschlichen Seins versteht. Hochbetagte erleben spirituellen Schmerz verstärkt, gleichzeitig fällt es ihnen oft schwer ihn auszudrücken. Spirituelle Unterstützung ist Aufgabe des interdisziplinären Teams. Die Seelsorge als spezialisierte Spiritual Care [...] ist Teil davon und ist dazu aufgerufen auf ihre Art für die Seele hochbetagter Menschen zu sorgen." (FGPG, 2020, S. 4)

4.3 Care-Ethik

Im Paradigma der Care-Ethik geht es um konkrete Menschen, ihre Lebenswelten und Beziehungen. Aus einer care-ethischen Perspektive ist Abhängigkeit kein Makel, sondern gehört zum Mensch-Sein. Damit rücken u.a. Kinder, (schwer-) kranke, gebrechliche und sterbende Menschen in ein anderes Licht. Care-Ethik verleiht den Betroffenen eine Stimme, auch die des Schmerzes, und fragt nach Verantwortlichkeiten für Strukturen, Prozesse und Verfahren, die bedingen, dass Stimmen der Verletzlichkeit und des Schmerzes gehört werden. Situativen, sozialen und historischen Kontexten wird Rechnung getragen und Emotionen werden nicht außer Acht gelassen (Kohlen, 2018).

Joan Tronto (1993) hat ein praxisorientiertes Modell der engagierten Sorge entwickelt. Auch wenn die folgenden Phasen und ethischen Dimensionen in der Praxis miteinander verwoben sind, so ist die Differenzierung theoretisch hilfreich, Care als einen gehaltvollen und umfassenden Prozess zu verstehen. Ausgangspunkt ist, dass Menschen bedürftig sein können und es einen achtsamen Umgang erfordert, Bedürfnisse wahrzunehmen, zu beobachten und auch zu erfragen (caring about); sie fordern auf zu einer entsprechenden Aktivität. Tronto bemerkt: „Es geht darum, anzuerkennen, dass ein Bedürfnis existiert und dass auf dieses Bedürfnis reagiert werden sollte[10]" (Tronto, 1993, S. 106).

Dies bedeutet, die Perspektive einer Patientin oder eines Patienten einzunehmen und für die identifizierten Bedürfnisse Verantwortung zu übernehmen sowie nachzudenken, d.h. als Pflegefachperson zu wissen, wie eine Unterstützung für die konkrete Person aussehen kann (Phase 1: *caring about*). Für die nächste Phase

10 Übersetzung durch die Autor*innen

(Phase 2: *caring for)* ist die Wahrnehmung der eigenen Handlungsmächtigkeit erforderlich. Im Anschluss vollzieht sich das eigentliche Versorgen, d.h. die Umsetzung pflegerischer Aktivitäten (Phase 3: *care giving*). Dies beinhaltet körperliche Aktivitäten und das In-Kontakt-Treten mit dem bedürftigen und zu pflegenden Menschen. Schließlich folgt eine Reaktion auf die Aktivitäten (Phase 4: *care receiving*). Patient*innen zeigen, ob und wenn ja, inwiefern die Aktivitäten für sie gelungen sind.

In der Praxis laufen diese Phasen nicht ohne Konflikte und Machtdynamiken ab. In den Praxisfeldern des Gesundheitswesens gehört die asymmetrische Machtbeziehung zwischen Care-Gebenden und Care-Empfangenden zur Alltagsrealität. Zwischen denjenigen, die Hilfe anbieten, und denjenigen, die auf Hilfe und Unterstützung angewiesen sind bzw. diese empfangen, besteht in der Regel ein grundsätzliches am Gesundheitsstatus und an Fachkompetenz gebundenes Ungleichgewicht. Denn Care-Gebende und Care-Empfangende treffen sich als Ungleiche in Bezug auf ihre Gesundheit bzw. Krankheit und Fachkompetenz. Pflegefachpersonen verfügen in der Regel über mehr professionelle Kompetenz als die Care-Empfangenden, z.B. Patient*innen im Krankenhaus, die in der Regel von kompetenten Tätigkeiten, einschließlich Kommunikation und technischen Handhabungen, abhängig sind. Es entsteht ein Ungleichgewicht an Kompetenz bzw. Wissen und Macht. Neben der beschriebenen grundsätzlichen Ungleichheit, die wesentlich zu einem Machtungleichgewicht in der Praxis von Pflege und Medizin beiträgt, kommen weitere Ungleichheiten zum Tragen. Diese weiteren, diversen Ungleichheiten basieren insbesondere auf unterschiedlichen Biografien und sozialen Hintergründen, Alter, Geschlecht, Ethnizität wie auch Hautfarbe. Dies ist ein weiteres Merkmal der Care-Ethik seit den 1990er Jahren, nämlich die Einnahme eines Standpunktes, von dem aus Konflikte und Machtungleichheiten in den Blick genommen werden, die eine Relevanz für Lösungsfindungsprozesse haben.

4.4 Total Pain aus der Perspektive der Care-Ethik

Im Zentrum des lindernden Umgangs mit Total Pain steht der Aufbau einer vertrauensvollen Beziehung. In einer solchen Beziehung haben Achtsamkeit und Verantwortlichkeit für den anderen und für sich selbst Raum – in der Balance von Sorge und Selbstsorge und in der Achtsamkeit auf die Motivation meines Handelns. Professionell Sorgende können nicht alle Schmerzen in ihrer Multidimensionalität lindern. Manchmal müssen Betroffene, An- und Zugehörige und auch Mitarbeiter*innen ein gewisses Maß an *erträglichen* Schmerzen mittragen. Es ist dann wichtig und hilfreich, über Schmerzen und Nöte und was ertragen werden muss sowie über damit verbundene Emotionen offen sprechen zu dürfen und zu können. „Sterbenskranke sind ängstlich und unruhig. Ihr Leben ist bedroht. Wir sollten ihnen zugestehen, dass sie unruhig sind.“ (Engelke, 2015, S. 166)

Was aus Care-ethischer Perspektive der Umgang mit leidenden Menschen bedeutet und wie der Umgang nach dem Konzept von Total Pain ethisch begründet werden kann, soll im Folgenden anhand der Phasen nach Tronto veranschaulicht und begründet werden.

Caring about: Wenn wir mit Patient*innen über deren Schmerz- und Leidsituationen sprechen oder wenn wir Zeichen von Schmerz und Leid wahrnehmen, steht am Anfang unserer Begegnung unsere Ansprechbarkeit für sie. Sind wir (jetzt) achtsam und nehmen ihre Bedürfnisse wahr? Die einfühlsame Beobachtung beinhaltet eine besondere Achtsamkeit auf Schmerzzeichen und auf ein multidimensionales Schmerzgeschehen, u.a. die Schmerzursachen und sich gegenseitig verstärkende Faktoren.

Folge der Offenheit für andere ist das *Caring for*, allerdings aus ethischer Sicht, nicht ohne die Frage, ob wir die Verantwortung, u.a. auf der Basis unserer Kompetenz, übernehmen können. Verfügen wir beispielsweise über das Know-How der Schmerztherapie, lassen wir uns auf sie ein und nehmen die Verantwortung an?

Es geht um das Wissen um indirekte Schmerzzeichen – das gilt grundsätzlich, v.a. aber bei Menschen, die sich nicht mehr äußern und also ihren Schmerz nicht mehr verbal ausdrücken können. Zu den indirekten Schmerzzeichen zählen „Schlafstörungen, sozialer Rückzug, Aggressivität und Abwehrverhalten, Apathie und Indifferenz" (FGPG, 2020, S. 4).

Im Umgang mit dem Leid unseres Gegenübers sind wir achtsam und verantwortlich, auch für uns selbst, indem wir prüfen, welche Gefühle und Motivationen in uns dominant sind: Wollen wir, damit es uns besser geht, die Not der anderen am liebsten auflösen? Leiden wir mit ihnen mit und machen ihre Not zu unserer Not und verlieren dabei das Gefühl für unsere eigenen schützenden Grenzen und für die Grenzen der anderen? Gerade wenn geäußert wird, dass Schmerzen bzw. das Leiden unerträglich sind, sind wir verantwortlich dafür, genau hinzuhören, was der oder die Andere wirklich möchte, welcher Wunsch sich hinter einem Todeswunsch verbirgt, was die An- und Zugehörigen brauchen, was uns selbst Not macht und unter Druck bringt.

Daraus entsteht das *Care giving*, das sorgende (sprechende) Handeln. Care-giving umfasst das Tun, die praktische Umsetzung der Kompetenzen zur möglichen Erfüllung der Bedürfnisse, d.h. in diesem Kontext der Schmerzlinderung.

Das beinhaltet weiterhin eine von Vertrauen und Wertschätzung getragene Kommunikation (verbal und nonverbal) mit den Betroffenen, mit den Zu- und Angehörigen, innerhalb des Teams und zwischen den beteiligten Berufsgruppen. Für die Philosophin Corine Pelluchon ist eine wertschätzende Haltung die Bedingung wertschätzender Kommunikation.

„Die Konfrontation mit der Verwundbarkeit des anderen und das Annehmen unserer eigenen sind die Voraussetzung für die Wertschätzung und das, was aus unserem Gefühl, vom Schicksal eines anderen betroffen zu sein, ein Handeln werden lässt, das ihm zu seinem eigenen Guten verhelfen will. Die Wertschätzung ist die Bedingung der Verantwortlichkeit. Doch das Verhältnis zum anderen, besonders wenn sein Leben in unserer Hand liegt, ist auch eine Gelegenheit, Macht über ihn auszuüben. Die Wertschätzung verlangt daher, dass wir uns der Versuchung, die die Herrschaft darstellt, bewusst sind." (Pelluchon, 2019, S. 135)

Der care-ethische Ansatz lädt uns dazu ein, Machtverhältnisse zu reflektieren und Missbrauch zu verhindern.

Darüber hinaus gilt es im Sinne der Care-Ethik die Kompetenzen zu sichern, d.h. das Palliative Care-Konzept aufrecht zu erhalten: Der Umgang mit ganzheitlichem Schmerz erfordert ein multiprofessionelles und interdisziplinäres Team aus Haupt- und Ehrenamtlichen – mit entsprechendem Know-How und Zeit für Zuwendung, damit Sorge für beide Seiten gelingen und Resonanz in der Zuwendung entstehen kann (Baumann & Kohlen, 2018).

Im Konzept des Total Pain bekommen Menschen Raum, um ihr Leben selbst würdigen zu können. Würde wird in Beziehungen bewahrt, die sich darauf einlassen, andere von ihren Bedürfnissen und von ihrem Leben her zu betrachten. Trauer um das eigene Leben braucht Raum. Trauer, die Raum bekommt, wie wir es in der beschriebenen Fallgeschichte erkennen können, kann Menschen manchmal ruhiger werden lassen.

Der Umgang mit Menschen nach dem Konzept des Total Pain erfordert entsprechende institutionelle Rahmenbedingungen und eine institutionelle und gesellschaftlich getragene und gewollte Kultur, die sich an den Zielen von Palliative Care orientiert: zum guten Leben bis zuletzt unterstützend beizutragen durch die Förderung einer palliativen Haltung und durch die Förderung palliativen Wissens, Fähigkeiten und Fertigkeiten.

Im *Care-receiving* wird bedacht, ob und wie andere auf unsere Sorge reagieren. Das konnte in der oben beschriebenen Begegnung erlebt werden. Als Gegenüber haben wir uns einladen lassen in eine vertrauensvolle Beziehung, die getragen ist von gegenseitiger Wertschätzung und Respekt. Sprechendes Handeln wird in Achtsamkeit für andere in Gang gebracht. Kommunikation in palliativen Settings ist an eine Haltung gebunden, die sich fragen lässt: wer sind wir als Begleiter*innen im Rahmen einer Begleitung? Was sind die Bedürfnisse der anderen, was sind unsere? Wie kann ich sie gut unterscheiden, damit wir unsere Bedürfnisse nicht zu denen der anderen machen und umgekehrt?

4.5 Resümee

Der Schmerz als Erlebnis ist mehrdimensional wie auch der care-ethische Ansatz nach Tronto. Saunders erkannte in der Begleitung von Menschen, die mit ihrem Lebensende konfrontiert waren, dass das Erleben von Schmerzen über die physische Dimension hinausgeht und mit emotionalen, sozialen und spirituellen Fragen verwoben ist. Im Paradigma der Care-Ethik sind einzelne Menschen nicht von ihren emotionalen, sozialen und spirituellen Bedürfnissen zu trennen. Entscheidungsfindungsprozesse, die beispielsweise das Lebensende betreffen, sind nicht von den damit verbundenen Emotionen zu trennen. Die Lebenswelten und Beziehungen konkreter Menschen an konkreten Orten sind bedeutsam für die Erkundung von Schmerzen. Dabei spielen Fragen des Geschlechts, des Alters und Erfahrungen in diversen soziokulturellen Strukturen eine Rolle. Beispielsweise befinden sich häufig hochbetagte Menschen in besonderen Situationen der Einsamkeit und Isolation. Ihre soziale Situation hat Einfluss auf ihre Schmerzerfahrungen und die Möglichkeit ihnen Ausdruck zu verleihen. Schmerzerfahrungen können im Rahmen der Care-Ethik ihren Ausdruck finden, allerdings ist ein Gegenüber nötig. Denn Ankerpunkt einer mehrdimensionalen Schmerzlinderung ist eine vertrauensvolle Beziehung. In einer vertrauensvollen Beziehung finden Achtsamkeit, Verantwortlichkeit und Resonanz, d. h. im Sinne der care-ethischen Dimensionen nach Tronto – für und mit den anderen sowie für sich selbst Raum.

Literatur

Baines, M. (1999). Den totalen Schmerz bekämpfen. In C. Saunders (Hrsg.), *Hospiz und Begleitung im Schmerz. Wie wir sinnlose Apparatemedizin und einsames Sterben vermeiden können* (S. 41–54). Herder.

Baumann, M. & Kohlen, H. (2018). „Zeit des Bezogenseins" als Merkmal einer sorgeethisch begründeten palliativen Praxis. In L. Bergemann, C. Hack & A. Frewer (Hrsg.), *Entschleunigung als Therapie? Zeit der Achtsamkeit in der Medizin. Jahrbuch Ethik in der Klinik* (Band 11, S. 95–118). Königshausen & Neumann.

Engelke, E. (2015). *Die Wahrheit über das Sterben. Wie wir besser damit umgehen.* Rowohlt Taschenbuch Verlag.

Fachgesellschaft Palliative Geriatrie (FGPG). (2020). *Total Pain in der palliativen Geriatrie. Grundsatzpapier.* Verfügbar unter https://www.fgpg.eu/wp-content/uploads/2020/11/20201103_Total-Pain-in-der-Palliativen-Geriatrie_EndV_20200909.pdf

Hummel, R. C. M. (2022). *Wie schmerzhafte Erfahrungen Biographien prägen. Eine Studie zur Verletzlichkeit in der Behindertenhilfe.* Mabuse Verlag.

Kohlen, H. (2018). Geschlechtergerechte Sorgearbeit im Horizont der Care-Ethik. In M. U. Gassner, J. von Hayek, A. Manzei & F. Steger (Hrsg.), *Geschlecht und Gesundheit. Gesundheitsforschung. Interdisziplinäre Perspektiven* (Band 11, S. 253–285). Nomos Verlag. https://doi.org/10.5771/9783845293875-253

Makhlouf, S. M., Pini, S., Shenaz, A. & Bennett, M. I. (2020). Managing Pain in People with Cancer—a Systematic Review of the Attitudes and Knowledge of Professionals, Patients, Caregivers and Public. *Journal of Cancer Education*, 35/2020, 214–240. https://doi.org/10.1007/s13187-019-01548-9

Pelluchon, C. (2019). *Ethik der Wertschätzung. Tugenden für eine ungewisse Welt.* Wissenschaftliche Buchgesellschaft.

Rach, R. (2018). *100. Geburtstag von Cicely Saunders. Begründerin der Hospizbewegung (22.06.2018).* Zugriff am 18.06.2022 unter https://www.deutschlandfunk.de/100-geburtstag-von-cicely-saunders-begruenderin-der-100.html

Saunders, C. (1999). Einleitung. In C. Saunders (Hrsg.), *Hospiz und Begleitung im Schmerz. Wie wir sinnlose Apparatemedizin und einsames Sterben vermeiden können* (S. 11–14). Herder.

Saunders, C. (2001). The Evolution of Palliative Care. *Journal of the Royal Society of Medicine, 94*(09), 430–432. https://doi.org/10.1177/014107680109400904

Smith, A. (2004). *Theory of Moral Sentiments. Cambridge Texts in the History of Philosophy*. Cambridge University Press.

Tronto, J. (1993). *Moral Boundaries. A Political Argument for an Ethics of Care*. Routledge.

5 Geschlecht, Alter und Schmerz. Weshalb es wichtig ist darüber nachzudenken

Elisabeth Reitinger und Erich Lehner

„Schmerz hat viele Gesichter" (Kojer, 2022, S. 47). Im hohen Alter erhalten Schmerzen – physischer Schmerz, seelischer (psychischer) Schmerz, sozialer Schmerz und spiritueller Schmerz – besondere Bedeutung. Oft nehmen sie zu und sind in ihrer Vielfalt eingebunden in die Lebenserfahrungen, soziale Beziehungen, körperliche Fähigkeiten und ihre Einschränkungen, Grundhaltungen dem Leben gegenüber und auch dem näherkommenden Lebensende, dem Sterben, dem Tod und was danach kommen mag. Die Vulnerabilität steigt.

Geschlechterzugehörigkeit und Gender bestimmen das gesamte Leben – meist sogar schon vor der Geburt – bis zum Ende – und oft darüber hinaus, mit. Geschlecht(er) sind soziale Konstruktionen. Im Alltag werden Menschen fast immer auf ein Geschlecht festgelegt: Wir unterscheiden *zweidimensional* zwischen Frauen und Männern. Alltagstheorien beschreiben, wie *das Männliche* und *das Weibliche* ist und wie es sein soll. Das, was Frauen und Männer tun, wird unterschiedlich wahrgenommen und bewertet. Die Geschlechter-Differenz erscheint als ein Strukturmerkmal unserer Gesellschaft. Heteronormative Ordnung bestimmt darüber hinaus die Erwartungen in Bezug auf (sexuelles) Begehren, Paarbeziehungen und traditionelle Familienbilder – und damit auch, wer für wen wie zu sorgen hat, sich kümmert. Auch wenn sich in den letzten Jahren viel bewegt hat in Bezug auf die Erweiterung der Binarität hin zu *queeren*, *non-binären*, *transgender* und anderen *dritten* Gender-Formen, nach wie vor dominiert Zweigeschlechtlichkeit das gesellschaftliche Leben und auch die Lebenslagen, die durch Geschlechtszugehörigkeit (mit-) geprägt werden.

Auch wenn wir im vorliegenden Beitrag vor allem die binäre Geschlechterordnung näher thematisieren, wollen wir Geschlechterstereotypien nicht unreflektiert verstärken und auch keine von der Wahrnehmung unabhängige *Natur des Menschen* postulieren, die sich zwingendermaßen in einer zweigeschlechtlichen Ordnung zeigt. Vielmehr schließen wir uns Lorber an, wenn sie schreibt:

„Es gibt nichts wesenhaft Weibliches oder Männliches beim Menschen, keine essentielle Weiblichkeit oder Männlichkeit, aber sobald ein gender zugewiesen ist, werden die Individuen von der sozialen Ordnung nach stark vergeschlechtlichten Normen und Erwartungen konstruiert und auf sie festgelegt" (Lorber, 2003, S. 70).

Das Leben im hohen Alter ist gekennzeichnet durch reiche Lebenserfahrungen, aber auch Verluste und ungewollten Veränderungen. Bezogen auf die Lebenslagen im Alter(n) untersucht Gertrud Backes (z. B. Backes, 2007, 153 ff.) die Dimension Geschlecht vor gesellschaftlichem Hintergrund. Neben den für Frauen und Männer ähnlichen Erfahrungen wie reichhaltigen Lebensgeschichten und Verlusten werden auch geschlechterspezifische Unterschiede beschrieben. Unter den derzeitigen historischen und biografischen Bedingungen bedeutet Altwerden und Altsein für Frauen ein zweifaches Risiko für ihre Lebenslagen. Bei heute hochaltrigen Frauen sind die strukturell drohenden sozialen Probleme stärker ausgeprägt als bei heute hochaltrigen Männern. Armut, Erwerbslosigkeit und auch Angewiesensein auf die Hilfe durch Personen außerhalb der Familie treten häufiger auf. Dies ist zum einen zurückzuführen auf geschlechterspezifisch zumeist diskontinuierliche Erwerbsverläufe sowie einen geringeren beruflichen Status. Da Frauen eine höhere Lebenserwartung haben und gleichzeitig stärker von chronischen Erkrankungen betroffen sind, entstehen psychosoziale Notlagen und Pflegebedürftigkeit, die seltener innerhalb der eigenen Familie aufgefangen werden können. Diese höheren Alter(n)srisiken zeigen sich vor allem bei Frauen, bei denen eine Kumulation von Benachteiligungen während des Lebensverlaufs stattgefunden hat. Lebenslagen von Männern im hohen Alter sind stärker durch den Verlust der Erwerbsarbeit beeinträchtigt und in bestimmten Lebenssituationen sind sie eher von Einsamkeit bedroht:

„Insgesamt zeigt sich, dass weibliches Alter(n) derzeit in unserer Gesellschaft widersprüchlicher, ambivalenter und sozial problematischer als männliches ist. Das bedeutet andere und im Prinzip mehr Beeinträchtigungen, aber auch andere und häufig vielfältigere subjektive Bewältigungsformen" (Backes, 2007, S. 155).

In Forschung und Praxis von Hospiz und Palliative Care ist die Auseinandersetzung mit Fragen nach Gender nach wie vor die Ausnahme. So schreiben Merryn Gott (et al., 2020) noch im Jahr 2020:

„Obwohl es viele Facetten der sozialen Identität gibt, die im Kontext von Palliative Care hinterfragt werden müssen – und deren Überschneidungen nicht ignoriert werden dürfen, wie weiter unten erörtert wird –, werden wir uns hier vor allem auf die geschlechterbezogenen Aspekte von Tod und Sterben konzentrieren. Wir werden darlegen, dass Gender in der Forschung, -praxis und -politik von Palliative Care systematisch und weitgehend unbewusst vernachlässigt wurde. Und das, obwohl es bedeutende, wenn auch bisher nicht erfasste Belege dafür gibt, dass Gender fast alle Aspekte der Bedürfnisse, Erfahrungen und der Care am Lebensende beeinflusst. Die sozialen Situationen von Frauen und Männern unterscheiden sich oft und überschneiden sich auf komplexe Weise mit den biologisch bedingten Geschlechtsunterschieden."[11]

Im vorliegenden Beitrag möchten wir daher Fragen und Themen, die wir in Zusammenhang mit Gender und Total Pain in der Palliativen Geriatrie sehen, näher beleuchten. Da es sich um ein noch wenig systematisch untersuchtes Feld handelt, setzten wir bestimmte Schwerpunkte, die in der Forschung bereits näher beschrieben werden. Einen zentralen Stellenwert nimmt Körperlichkeit (wir verwenden dafür auch das englische Wort *embodiment*) und die sich verändernde Körperlichkeit ein. Spiritualität stellen wir in direkten Zusammenhang, um eine der wesentlichen *weiblichen* Zugänge schon in der Verbindung von Körper, Sinnlichkeit, embodiment und seelisch-geistigen, aber auch transzendentalen Erfahrungen zu verdeutlichen. Wesentlich sind auch die schon länger und detaillierter erforschten Zusammenhänge zwischen Schmerzerleben und Gender. Hier können Unterschiede zwischen den Geschlechtern beschrieben werden und auch Fragen nach Ursachen der Unterschiede werden diskutiert. Ähnliches kann auch im Zusammenhang mit Trauer und Depression gesagt werden. Auch hier sind geschlechterspezifische Unterschiede beobachtbar und für Fragen nach *Total Pain* von hoher Relevanz.

5.1 Körperlichkeit und Spiritualität

Sowohl im Älterwerden als vielmehr noch am Lebensende, in der letzten Lebensphase, beim Sterben, behält und erhält der Körper ganz zentrale Bedeutung. Sigrid Beyer (2008) kommt in ihrer Forschungsarbeit zu „Frauen im Sterben –

11 Hervorhebung und Übersetzung durch die Autor*innen

Gender und Palliative Care" zu dem Ergebnis, dass der fragile und im Sterben fragiler werdende Körper im Mittelpunkt steht im bevorstehenden Verlust des Lebens und der Welt (S. 27). Die Ausweglosigkeit des zu Ende gehenden Lebens und die Abschiede, die Frauenkörper erfahren von Schönheit, von Beziehungen, körperlicher Integrität, die Bedeutung von Gefühlen und die je individuellen Lebensgeschichten und Sterbeprozesse sind auch verbunden mit unterschiedlichen Schmerzen.

Als zentrale Ergebniskategorie verweist der Körper auch immer auf andere Dimensionen. Das Aussehen, Attraktivität und körperliche Integrität bleiben für viele Frauen – unabhängig von ihrem Alter – auch am Lebensende von hoher Bedeutung. Dazu gehört beispielsweise das Haarewaschen und gepflegte Nägel oder auch Kleidung, die viel zur Erhaltung der Identität beitragen. Hierzu sind die Untersuchungen von Julia Twigg mit Kolleginnen (z. B. Buse & Twigg, 2015) bemerkenswert. Sie arbeiten heraus, dass Kleidung und die Art, sich zu kleiden bis ins hohe Alter und auch im Leben von Menschen mit Demenz von hoher Signifikanz sind. Für Menschen mit Demenz – vor allem auch Frauen – beinhalten Kleidung die damit verbundenen Erinnerungen, die Verkörperung und Verdinglichung der Lebensgeschichte und unterschiedlicher Erfahrungen:

„(...) die anhaltende Bedeutung von Bekleidung im Leben von Menschen mit Demenz zeigt, wie Kleidungsstücke, die verschiedene Lebensgeschichten und Erinnerungen verkörpern, weiterhin Teil der Art und Weise sind, wie ältere Menschen mit Demenz ihre Identität ausdrücken. Indem sie die Rolle der Kleidung in diesem Kontext hervorhebt, trägt die Studie daher dazu bei, dass der Körper und die Verkörperung (Downs, ‚Embodiment', 368) zunehmend Bedeutung für das Verständnis von Demenz erhalten. Damit trägt sie auch zu neuen Denkweisen über Demenz bei und wirft ein neues Licht auf das alltägliche Leben und die Erfahrungen von Menschen, die mit dieser Krankheit leben" (Buse & Twigg, 2015, S. 90).

Der fragiler werdende Körper bringt auch veränderte Beziehungen mit sich. Oft finden sich Frauen in vielfältigen Beziehungsnetzen, die sich im Älterwerden und vor allem auch in der letzten Lebensphase, dem Sterben, verändern können. Als einen wesentlichen Aspekt beschreibt Sigrid Beyer (2008, S. 63f.) Frauenfreundschaften als wichtige Beziehungsform. In der letzten Lebensphase können diese intensiviert werden und diese Zeit begleiten, mittragen und mitgestalten. Auch Generationenunterschiede werden deutlich erfahrbar. Immer wieder kommt es auch dazu, dass in bestimmten Beziehungen auch mehr Distanz entsteht und körperlicher Rückzug aus Sicht der Frauen angemessen erscheint. Dies ist vor allem auch im Umgang mit Berührungen und Sexualität zu beachten.

Auch über den Körper – die Sinne, aber auch den Geist und die Emotionen – werden Fragen der Spiritualität ersichtlich. Welchen Sinn hat das Leiden, hat eine Krankheit, hat das Leben und vor allem auch: das Sterben? Vor allem in existenziell bedrohten Phasen gewinnt die Auseinandersetzung mit dem Sinn des Lebens an Bedeutung. Bei hochbetagten Frauen spielen religiöse Zugehörigkeit und der Glaube oft noch eine wichtige Rolle. Wenn auf die Frage „Wozu?" keine Antwort mehr möglich ist und die Frage „Warum ich?" zu sehr quält, können spirituelle Schmerzen zu großem Leid führen. Umgekehrt hilft es auch jüngeren Frauen, sich selbst als spirituelles Wesen zu begreifen und ein Vertrauen in das *große Ganze* haben zu können. Trotz allem. Diese Erkenntnisse treffen möglicherweise auch für Männer zu, in der detaillierten Beschreibung und inhaltlichen Fülle untersuchte Sigrid Beyer (2008) in ihrer Studie Frauen.

Demgegenüber wirken die Imperative einer traditionellen Männlichkeit wie Autonomie, Durchsetzungsvermögen und Dominanz bis ins hohe Alter, ja bis ins Sterben hinein auf manche Männer. So trat besonders bei Männern in einer eigenen Studie (Reitinger & Lehner, 2010) zu Gender im Altenheim die Kontinuität der Berufs- und Ernährerrolle für die Männer zum

Vorschein. In einer australischen Studie bekennt ein Mann kurz vor seinem Tod:

„Ich kann das vielleicht nur aus männlicher Sicht sagen, denn ich weiß, dass wir Männer [...] alle sehr stolz auf unsere eigene Unabhängigkeit sind, auf unsere eigenen Fähigkeiten, uns selbst durchs Leben zu bringen, ein Dach über dem Kopf zu haben und unsere Kinder gut ernährt, beschützt und behütet großzuziehen, und so weiter. Ein eigenes Zuhause zu besitzen, bedeutet so etwas, wie ein fester Bestandteil der Gemeinschaft zu sein. Es ist also sehr, sehr schwer, wenn es dazu kommt, dass wir beginnen, gebrechlich werden" (Broom & Cavanagh, 2010, S. 872).

Es scheint, dass die berufliche Tätigkeit bzw. das, was in einem Leben geschaffen wurde, die Leistung, die man erbracht, den Status und die unabhängige Position, die man erworben hat, die kontinuierliche Basis der männlichen Identität bis ins hohe Alter, bis ins Sterben hinein darstellen. Sie zu verlieren löst bei vielen Männern tiefe Trauerprozesse aus.

5.2 Schmerzerleben von Frauen und Männern

Seit der ersten Überblicksarbeit von Anita Unruh (1996) zu Schmerz und Gender zeigt sich in vielen nachfolgenden Einzeluntersuchungen, Reviews und Meta-Analysen immer wieder das gleiche Muster. Schmerz kommt in fast allen seinen Formen bei Frauen häufiger vor als bei Männern. So berichteten in einer Untersuchung von Gerdle et al. (2008) eine im Vergleich zu Männern überwiegend größere Zahl an Frauen Schmerzen in zehn ausgewählten Regionen[12] des Körpers innerhalb der letzten Woche verspürt zu haben. Frauen erleiden nach chirurgischen und anderen invasiven Eingriffen ein größeres Ausmaß an Schmerzen. Auch das Risiko an einem chronischen Schmerzsyndrom zu erkranken ist bei Frauen ungleich größer als bei Männern. Manche chronische Schmerzzustände wie Endometriose, Vulvodynie oder Menstruationsschmerzen treten nur bei Frauen auf. Andere wie das chronisches Fatigue-Syndrom, Fibromyalgia, Kiefergelenkserkrankungen oder interstitielle Zystitis (chronische, abakterielle Blasenentzündung) können zwar bei beiden Geschlechtern auftreten, betreffen jedoch in 80 % der behandlungsbedürftigen Fällen Frauen. Schließlich dominieren in jenen Schmerzsyndromen, die am weitesten verbreitet sind, wie Migräne, chronischer Spannungskopfschmerz, Schmerzen im unteren Rücken, Nackenschmerzen und Knieschmerzen, Frauen. Es gibt natürlich männerspezifische Schmerzleiden wie chronische Prostatitis, Schmerzzustände, in denen Männer dominieren, wie die Gicht bzw. ein für Männer typisches Schmerzbild wie den Clusterkopfschmerz, aber sie treten im Vergleich zu den bisher genannten Schmerzzuständen generell weniger häufig auf (Mogil, 2012, S. 859; Fillingim et al., 2009, S. 447–455). Inkonsistent ist die Studienlage in Bezug auf die Stärke der Schmerzen. Manche Studien zeigen stärkere Schmerzen bei Männern, andere wieder bei Frauen. Eine eindeutige Interpretation dieser Befundlage erfordert noch weitere Studien (Bartley & Fillingim, 2013, S. 53). Schließlich konnte auch bei experimentell herbeigeführten Schmerzen geschlechtsspezifische Unterschiede festgestellt werden. In Experimenten mit gesunden Proband*innen erwiesen sich bei künstlich induziertem akuten Schmerz die Schmerzschwelle und die Schmerztoleranz bei Frauen niedriger als bei Männern (Mogil, 2012, S. 560 f.; trotz kritischer Anfragen: Racine et al., 2012, S. 613; Icenhour et al., 2015, S. 16). Frauen haben demnach eine größere Schmerzsensitivität.

Von großem Interesse ist nun die Frage, wodurch diese Unterschiede zustande kommen. Wenngleich eine eindeutige Antwort auf diese Frage noch aussteht, besteht jedoch ein Kon-

12 Kopf, Schulterbereich, Bereich des Kreuzes, Brust, Ober- und Unterbauch, linker und rechter Arm, linkes und rechtes Bein

sens, dass eine angemessene Erklärung des Schmerzgeschehens nur in einer Zusammenschau von biologischen, psychischen und sozialen Faktoren erfolgen kann. Denn „psychologische und psychosoziale Faktoren [entfalten] ihre Effekte über biologische Mechanismen, und biologische Zustände können wiederum auf psychologische und psychosoziale Prozesse einwirken" (Zimmer, 2004, S. 207).

Auf der biologischen Ebene spielen die Sexualhormone Östrogen und Testosteron eine große Rolle. Allerdings ist ihre Wirkweise komplex (Bartley & Fillingim, 2013, S. 55; Icenhour et al., 2015, S. 17f.). Auf der psychosozialen Ebene stellt sich zunächst die Frage, welchen Einfluss Persönlichkeitsmerkmale auf das Empfinden von Schmerz hat. Katherine L. Applegate et al. (2005) konnten mittels einer Langzeitstudie aufzeigen, dass höhere feminine Werte auf einer Männlichkeits-Weiblichkeits-Skala 30 Jahre später eine höhere Zahl von chronischen Schmerzerkrankungen unter Männern zur Folge hatte. In derselben Untersuchung wurde auch die persönliche Sensitivität, die traditionellerweise Frauen zugeschrieben wird, gemessen. Hohe Sensitivitätswerte hatten bei beiden Geschlechtern eine höhere Zahl von chronischen Schmerzerkrankungen zur Folge. Gregory Pool et al. (2007) beschrieben, wie sehr das Bild des idealen Mannes und der idealen Frau mit der Überzeugung verbunden ist, dass der Mann mehr Schmerzen aushalten sollte als die Frau. Einfluss auf das Schmerzerleben hatte diese Überzeugung jedoch nur bei jenen Männern, die sich mit der idealen Männlichkeit am meisten identifizierten.

In diesem Zusammenhang aufschlussreich sind auch unterschiedliche Coping-Strategien bei Männern und Frauen. Während Männer eher Ablenkung bevorzugen, wenden Frauen eine Vielzahl von Copingstrategien an, wie z. B. soziale Unterstützung, positive Selbst-Statements, emotionsorientiertes Coping, kognitive Reinterpretation, Entspannungstechniken u. v. a. Festgestellt wurde auch, dass Frauen im Schmerzgeschehen eher dazu neigen, zu katastrophisieren (Bartley & Fillingim, 2013, S. 55). Ging man bisher davon aus, dass Frauen sich im Schmerzgeschehen mehr auf die interpersonalen und emotionalen Aspekte einer Situation – also im Sinne eines emotionsorientierten Copings – konzentrieren, während Männer eher instrumentelle und problemlösende Strategien verfolgen (Zimmer, 2004), so ist aufgrund einer neueren Untersuchung Zurückhaltung geboten. Hier vergrößerte das Fokussieren auf die emotionalen Komponenten des Schmerzgeschehens bei Frauen den Schmerz, während Männer kurzfristig vom direkten Fokussieren des Schmerzes profitierten (Keogh & Herdenfeldt, 2002).

Von großem Interesse ist die Frage, welchen Einfluss Geschlecht auf Schmerz in interpersonalen Begegnungen hat. So fand eine Studie heraus, dass Frauen eher mit Sedativa behandelt wurden, während Männer mehr Analgetika bekamen. Eine umfassende Review zu dieser Thematik zeigte jedoch, dass Frauen und Männer in der Tat unterschiedlich behandelt wurden. Diese Unterschiedlichkeit wirkte jedoch manchmal zum Vorteil von Frauen und ein anderes Mal zum Vorteil von Männern (Bartley & Fillingim, 2013, S. 55). Dennoch dürfte das Geschlecht in derartigen Behandlungsprozessen einen großen Einfluss haben. So wurden in einer schwedischen Untersuchung Ärzt*innen zu einer Fallvignette befragt. Allen Untersuchungsteilnehmenden wurde als Fall eine Person mit Nackenschmerzen verbunden mit einer angespannten Familiensituation zur Beurteilung vorgelegt. Unterschiedlich war nur das Geschlecht der leidenden Person. Für eine Gruppe der Ärzt*innen handelte es sich um einen Busfahrer, für die andere um eine Busfahrerin. Im Falle der Busfahrerin wurden von den Ärzt*innen eher nichtspezifische somatische Diagnosen und psychosoziale Fragen gestellt, Medikamente verordnet und zu Physiotherapie und Orthopädie weitergeschickt. Im Falle des Busfahrers wurden verstärkt Laboruntersuchungen angeordnet (Hamberg, 2002). Eine andere Untersuchung, die ebenfalls mit Fallvignetten arbeitete, zeigte bei den ersten therapeutischen Entscheidungen keine geschlechtsspezifischen Unterschiede. Sie traten aber im weiteren Vorgehen auf. Ärzt*innen verschrieben bei hypothetischen Nierensteinschmerzen weißen Patient*innen doppelt so viele Opiate wie afro-amerikanischen Patient*innen und bei hypothetischen Kreuzschmerzen Männern doppelt so viel Opioide wie Frauen. In beiden Fällen zeigten weibliche Ärztinnen das umgekehrte Muster (Weisse et al., 2001).

Die Bedeutung von Geschlecht in der Betreuungsdyade können auch Untersuchungen mit künstlich induzierten Schmerzen aufzeigen. In diesen experimentellen Schmerzuntersuchungen zeigte sich, dass sowohl männliche als auch weibliche Proband*innen von größerer Schmerzintensität berichteten, wenn es sich um eine Versuchsleiterin handelte, und von niedrigerer Schmerzintensität, wenn der Versuchsleiter männlich war (Keogh, 2006). Dies bestätigt auch eine Untersuchung von Per M. Aslaksen et al. (2007). Hier wurden auch biologische Schmerzparameter wie Herzrate und Hautwiderstand gemessen, die allerdings keine Unterschiede zeigten. Offensichtlich handelt es sich bei dem Versuchsleiter*innen-Effekt um ein psychosoziales Konstrukt. Mittlerweile wurden die Studien wiederholt durchgeführt mit differierenden Ergebnissen. Ein Muster war, dass die Schmerzsensitivität niedriger war, wenn die Versuchsleitung dem anderen Geschlecht angehörte, als die Proband*innen. In manchen Studien traf dieser Effekt auf Frauen und Männer zu, bei anderen entweder auf Frauen oder auf Männer. Eine Studie fand, dass beide Geschlechter eine höhere Schmerzschwelle hatten, wenn die Versuchsleitung männlich war. Auch wenn für eine genauere Interpretation noch Forschungsbedarf besteht, so zeigt es den Einfluss von Geschlecht innerhalb der Betreuungsdyade in Bezug auf Schmerz sehr deutlich. Demnach lädt Weiblichkeit vermehrt dazu ein, Schmerzen zu äußern, während Männlichkeit als Signal zur Zurückhaltung von Schmerzen wirkt.

5.3 Schmerzhafte Trauerprozesse

„Trauer ist regelmäßig die Reaktion auf den Verlust einer geliebten Person oder einer an ihre Stelle gerückten Abstraktion wie Vaterland, Freiheit, ein Ideal usw.“, schreibt Sigmund Freud (1975, S. 197) in seiner richtungsweisenden Abhandlung über „Trauer und Melancholie“. Trauer ist eine regelmäßige, wir würden sagen, normale, natürliche und spontane Reaktion auf einen Verlust. Und, wie Freud weiter ausführt, tritt sie nicht nur dann auf, wenn ein geliebter Mensch stirbt, sie kann unterschiedliche Verlusterlebnisse als Anlass haben. Jedes Verlusterlebnis, jeder Abschied und jede Trennung kann Trauer hervorrufen. Erika Schärer-Santschi (2012, 12ff.) weist sehr eindringlich darauf hin, dass im Bereich der Palliative Care schon die Diagnose einer lebensbedrohlichen Erkrankung sowohl für die betroffene Person als auch für die An- und Zugehörigen einen tiefen Einschnitt darstellt. Sie müssen auf verschiedene Art und Weise mit Verlusten zurechtkommen. In der gleichen Weise stellen das Abnehmen der körperlichen und geistigen Fähigkeiten und die eingeschränkte Mobilität Verluste dar. Auch der soziale Rückzug von Menschen, die sich auch ohne lebensbedrohliche Erkrankung nur aufgrund ihres hohen Alters dem Tod nähern, stellt sowohl für sie selbst als auch für ihre soziale Umgebung eine Herausforderung dar, die es trauernd zu bewältigen gilt. Trauer kann prä-, peri- und postmortal auftreten, bei Sterbenden und bei deren An- und Zugehörigen.

Trauer kann sehr schmerzhaft sein. So sehr, dass sich die Frage nach dem Sinn der Trauer aufdrängt, verbunden mit der Überlegung, ob es nicht klüger wäre sie mittels Ablenkung oder Medikamenten auszuschalten. Auf diese Fragen lässt sich mit Erkenntnissen der psychologischen Forschung antworten. Sie weisen für die Trauer und den Kummer, die ja die vorherrschenden Gefühle in einem Trauergeschehen sind, eine wichtige Funktion nach. Nach Bonnano „fördert Kummer die Konzentration und begünstigt gründlicheres und reflektierteres Denken." (Bonnano, 2012, Kindle-Positionen 1916–1917) In aufwändigen Experimenten konnte gezeigt werden, dass Menschen, die vorübergehend in Traurigkeit versetzt werden, sich Details besser merken. So neigen Menschen, nachdem sie ein eher düsteres Stück von Gustav Mahler gehört haben, zu weit weniger Erinnerungsverfälschungen. Menschen, die in den Zustand der Trauer versetzt werden, sind genauer in der Beurteilung ihrer Leistung und Fähigkeiten. Sie sind auch weit aufmerksamer und weniger voreingenommen anderen gegenüber. Der Kummer innerhalb eines Trauergeschehens hat also eine wichtige Funktion. Er ist ein wichtiges Hilfsmittel, um mit dem Verlust fertig zu werden. Er hilft den Betroffenen, innezuhalten,

„sich über ihren Verlust klar zu werden, Bilanz zu ziehen und zu akzeptieren, was nicht mehr rückgängig zu machen ist. Er hilft Menschen, sich auf ein neues Leben ohne [dem, was verloren gegangen ist bzw. ohne dem, was verloren zu gehen droht, EL] einzustellen." (Bonnano, 2012, Kindle-Positionen 1916–1917)

Kummer hat darüber hinaus auch eine weitere Funktion. Er bewirkt einen traurigen Gesichtsausdruck. Er weckt dadurch bei anderen Menschen Mitgefühl und Hilfsbereitschaft. Kummer ist ein Mittel, um Hilfe zu aktivieren (Bonnano, 2012).

Trauer ist ein zutiefst individuelles Geschehen, in dem jeder Mensch seinen eigenen Weg geht. Dennoch entsteht im Alltag der Eindruck, dass Frauen mehr als Männer trauern. Dieser Eindruck wird auch von Studien, die allein Depression und Angst als Parameter für Trauer erfassen, zunächst erhärtet. Wird jedoch auch der exzessive Genuss von Alkohol als Parameter für Trauer, in dem Männer weit höhere Werte als Frauen erreichen, miteinbezogen, dann unterscheiden sich die Geschlechter im Ausmaß an Trauer nur geringfügig. Unterschiede zeigen sich in der Form der Trauer. Anette Kersting beschreibt sie bei Eltern, die den Tod ihres Kindes verkraften müssen. Während Frauen ein größeres Bedürfnis zeigen, über den Tod des Kindes zu sprechen und ihren Schmerz auszudrücken, sind Männer mit dem Gespräch und dem Ausdruck ihrer Gefühle eher zurückhaltend. Oft erhöhen sie ihr Arbeitsengagement. Die Zurückhaltung ihres Partners, über den Verlust zu sprechen, kann von Frauen leicht als Ausdruck mangelnder Emotionalität und Empathie fehlinterpretiert werden. Dagegen fühlen sich Männer oft durch die Intensität und Dauer der Trauerreaktionen ihrer Partnerinnen verunsichert. Um ihre Partnerinnen nicht zusätzlich zu belasten, versuchen sie, ihre eigenen Gefühle zu kontrollieren. So wird eine offene Kommunikation vermieden, um dem Partner und der Partnerin keinen weiteren Schmerz zuzufügen (Kersting, 2005, S. 130 f.).

In diesem Zusammenhang ist auch eine Erkenntnis aus der Depressionsforschung wichtig. Hier zeigte sich, dass depressive Symptome von Männern nicht dieselben sind wie jene von Frauen.

„Männliche Depressivität kann sich in einem aggressiven, antisozialen, ‚psychopathischen' klinischen Bild und/oder in einem Suchtverhalten manifestieren, das nicht als Depression erkannt wird" (Rutz, 2010, S. 46)

Es bedarf deshalb einer gendersensiblen Diagnostik, um diese vom gängigen Bild abweichende Form der Depression auch als solche zu erkennen. Dazu kommt, dass die Depression bei Männern offenbar mit einem erhöhten Suizidrisiko einhergeht (Möller-Leimkühler & Kaspar, 2010, S. 154). Ein erhebliches Risiko für Suizid besteht, wenn die Partnerin verstirbt. Witwer haben ein 3,3-fach erhöhtes Suizidrisiko (Fung & Chan, 2010, S. 2120). Trauer bis hin zu depressiven Zuständen können sich bei Männern in aggressivem Agieren bis hin zu Autoaggression äußern.

Demgegenüber beschreibt Sally Cline (1997) die Situation von Frauen in Bezug auf Trauer folgendermaßen: „Frauen stecken in dieser Gesellschaft in einer Art von Zwickmühle. Ihre Sozialisation bereitet sie darauf vor, die meiste Zeit ihres Lebens andere zu betreuen und zu bemuttern und gefühlsbetont zu sein. Es wird erwartet, daß [sic] sie sich ungeachtet ihres Alters wie überempfindliche Mädchen aufführen. Doch wenn schließlich die Zeit des Betreuens vorbei ist, ihre Gefühlsregungen am stärksten und ihre Verletzlichkeit am intensivsten ist, dann wird von ihnen erwartet, es nicht zu zeigen" (S. 12).

Auch kulturelle Unterschiede sind für das Trauern von großer Bedeutung, das Wehklagen griechischer Frauen, das laut und dramatisch einen Abschied und Verlust durch Sterben und Tod begleitet, ist ein bekanntes Beispiel dafür (Cline, 1997, S. 14).

All diese möglichen Unterschiede im Trauern der Geschlechter lassen sich in zwei Modelle von Trauer einordnen, die eine weite Perspektive für unterschiedliche und vielfältige Trauerverläufe eröffnen. Im ersten Modell unterscheiden Terry L. Martin und Kenneth J. Doka zwischen zwei Mustern von Trauer, die *intuitive* und die *instrumentelle* Trauer. Intuitiv Trauernde erfahren die Trauer über den Verlust als tiefe schmerzvolle Gefühle. Stärke und Trost erfahren sie aus dem Sprechen über die Gefühle mit anderen. Dieses Muster wird eher mit Frauen assoziiert, dennoch gibt es auch intuitiv trauernde Männer. Instrumentell Trauernde fühlen sich wohler, wenn sie ihren Verlust intellektuell bearbeiten können. Sie befassen sich mit der Trauer eher kognitiv und mit geringen Affektniveaus. Auch zögern sie eher, über ihre Gefühle zu sprechen. Das heißt nun nicht, dass instrumentell Trauernde keine Gefühle verspüren. Auch für sie ist der Affekt der Trauer schmerzlich erlebbar. Während für intuitiv Trauernde Gefühle kräftig pulsierend oder in einem Bild ausgedrückt als „intensive Farben" (Martin & Doka, 2000, S. 41) erlebt werden, nehmen Gefühle für instrumentell Trauernde eher „Pastelltöne" an. Instrumentelle Trauer ist eher mit Männlichkeit verbunden, dennoch können auch Frauen instrumentell trauern. Daneben kommen beide Muster auch in Mischformen vor (Martin & Doka, 2000, S. 35 f., 40 f.).

Ein zweites Modell, das „duale Prozessmodell der Bewältigung von Verlusterfahrungen"[13] stammt von Margaret Stroebe und Henk Schut (2010, S. 277). Das Modell geht davon aus, dass Trauernde mit zwei Herausforderungen zurechtkommen müssen. Sie müssen einerseits den „Verlust" bewältigen und andererseits ein neues Leben ohne den Verstorbenen bzw. ohne den Verlust „wiederherstellen". In der Verlust-Orientierung wenden sich Menschen dem Verlustgeschehen zu, beschäftigen sich mit der Erinnerung, empfinden den Schmerz und drücken ihn aus. In der „Wiederherstellungsorientierung" wendet sich die trauernde Person jenen Dingen zu, die ihr der Verlust aufgezwungen hat. Sie muss sich an eine Welt ohne den Verstorbenen anpassen. Sie muss möglicherweise Dinge tun bzw. erst erlernen, die bisher der oder die Verstorbene gemacht haben, sie muss neue Kontakte knüpfen, neue Rollen und Verhaltensmuster übernehmen. Ein von Krankheit gezeichneter oder im Sterben liegender Mensch steht dann trotz dieser einschränkenden Umstände in einem Alltag, in dem es gilt, dennoch eine gewisse Normalität herzustellen. Wichtig ist anzuerkennen, dass es also Menschen gibt, die sich in der Trauer dem Verlustgeschehen bewusst zuwenden und sich damit auseinandersetzen. Es gibt aber auch andere, die den Erinnerungen und dem Verlusterleben ausweichen, wobei das Ausweichen durchaus auch nur ein Vorübergehendes im Sinne des Ausruhens sein kann. Die zentrale Idee des Modells ist die des Oszillierens. Wenngleich auch hier der Gruppe der Frauen das Verlustmodell näher liegt, während sich die Gruppe der Männer eher an der Wiederherstellung ausrichten, muss doch betont werden, dass sich Menschen in beiden Orientierungen und dem damit verbundenen „Auseinandersetzen" und „Ausweichen" je

13 Dies ist die von Müller und Willmann (2016, S. 41) vorgeschlagene deutsche Übersetzung der von Stroebe und Schut (2010) stammenden englischen Bezeichnung.

nach Persönlichkeit und situativen Umständen hin und her bewegen. Sie sind nicht einfach ausschließlich einem Pol zuzuordnen.

Zusammenfassend lässt sich sagen, ein gelungener Trauerprozess kann von hoch emotional-expressiv bis hin zu geringen emotionalen Äußerungen sein und er braucht weiters eine individuelle Balance zwischen dem Hinwenden zum Verlustgeschehen und dem aktiven Zuwenden zu neuen Aufgaben. Innerhalb dieser weiten Perspektiven lassen sich alle individuellen Trauerverläufe auch mit geschlechterspezifischen Schwerpunkten verorten. Bezogen auf das hohe Alter ist vor allem festzuhalten, dass die Verluste auf allen Ebenen mehr und häufiger werden und die Kapazitäten für eine aktive Neuorientierung tendenziell abnehmen.

5.4 Nachdenklich werden: geschlechtersensibel, reflexiv, aber auch kritisch

Diese Befunde – so widersprüchlich und vielschichtig sie auch sind – zeigen jedenfalls eines: Die Kategorie Gender hat für Schmerz, vor allem den umfassenden Schmerz, im hohen Alter Bedeutung. Und damit auch für Palliative Geriatrie. Diese Bedeutung ist ernst zu nehmen. Doch was kann das für das konkrete Tun bedeuten? Wenn es darum geht, die Betreuung, Pflege und auch Therapie in der Palliativen Geriatrie mit Blick auf *Total Pain* geschlechtersensibel, reflexiv und auch kritisch zu bewegen, dann hilft der Blick auf geschlechtersensible „Palliative Kultur" (Heimerl, 2008).

Um geschlechtersensibel zu werden, braucht es: Veränderungen in Richtung Palliative Care-Haltung, Palliative Care-Wissen und -Kompetenz, implizite und explizite Werte der Organisation sowie entsprechende Kommunikationsstrukturen und Entscheidungsprozesse (Reitinger et al., 2017). Werden in diesen vier Dimensionen geschlechtersensible Aspekte aufgenommen, dann kann dies folgendermaßen umgesetzt werden:

Palliative Care-Haltung, die Betroffenenorientierung ernst nimmt, begibt sich auf die Suche nach geschlechterrelevanten Erlebnissen, Wünschen und Bedürfnissen der hochbetagten Frauen und Männer. Das bedeutet auch, dass die Betreuenden das eigene gewordene Sein als Frau oder Mann reflektieren. Der Widerspruch zwischen *Festschreiben* im Sinne eines *Doing Gender* und eines *Raum-Gebens* im geschlechtersensibel werden, ist darin zu balancieren.

Wissen und Kompetenz in Palliativer Geriatrie umfasst damit auch Gender-Kompetenz, diese beginnt bei einer kritischen Reflexion der eigenen Geschlechterstereotypien, im Wissen über entsprechende Strukturen und medizinische, pflegerische oder aus anderen Disziplinen kommende Erkenntnisse in Bezug auf Gender sowie im angemessenen geschlechtersensiblen konkreten Umgang in Betreuungssituationen. Beispielsweise: erhalten Frauen im Vergleich zu Männern ausreichend Schmerzmittel? Implizite und explizite Werte innerhalb der Organisation sind auf einen geschlechtergerechten Umgang mit Sprache, Tätigkeiten und Segregation von Arbeitsaufgaben, wie z. B. Körperarbeit zu hinterfragen.

Kommunikationsstrukturen und Entscheidungsprozesse sind daraufhin zu überprüfen, ob Teilnahme und Teilhabe aller Beteiligten gleich möglich sind. Geschlechtersensibler Umgang in Team-Besprechungen, Moderation, die auf gleichmäßig verteilte Wortbeiträge achtet oder das Bewusstmachen von unterschiedlichen Bewertungen von Bedürfnissen, Zielen oder Wünschen je nachdem, wer spricht, sind erste Schritte in Richtung höhere Aufmerksamkeit. Machtstrukturen, die aufgrund von Geschlechterzugehörigkeit bestehen, bringen oft für jene, die in der unterlegenen Position leben und arbeiten viel Schmerz mit sich: So wie Frau S. in der Erzählung von Marina Kojer (2022, S. 52), die sagt, nachdem sie erfolglos versucht hat, sich gegen eine demütigende Verhaltensweise zu wehren: „Ich könnt' den ganzen Tag weinen, aber ich fang' gar nicht erst an." Gendersensibel werden bedeutet auch, kritisch zu werden in diesem Zusammenhang und Machtstrukturen zu hinterfragen.

Literatur

Applegate, K.L., Keefe, F.J., Siegler, I.C., Bradley, L.A., McKee, D.C., Cooper, K-. S. & Riordan, P. (2005). Does personality at college entry predict number of reported pain conditions at mid-life? A longitudinal study. *The Journal of Pain, 6*(2), 92–97. https://doi.org/10.1016/j.jpain.2004.11.001

Aslaksen, P.M., Myrbakk, I.N., Moifodt, R.S. & Flaten, M.A. (2007). The effect of experimentel gender on autonomic and subjective response pain stimuli. *Pain, 129*(3), 260–268.

Backes, G. (2007). Geschlechter – Lebenslagen – Altern. In U. Pasero, G.M. Backes & K.R. Schroeter (Hrsg.), *Altern in Gesellschaft. Ageing - Diversity - Inclusion*. (S. 151–183). Springer VS. https://doi.org/10.1007/978-3-531-90416-0_7

Bartley, E.J. & Fillingim, R.B. (2013). Sex differences in pain: a brief review of clinical and experimental findings. *British Journal of Anaesthesia, 111*(1), 52–58. https://doi.org/10.1093/bja/aet127

Beyer, S. (2008). *Frauen im Sterben. Gender und Palliative Care*. Lambertus.

Bonnano, G.A. (2012). *Die andere Seite der Trauer: Verlustschmerz und Trauma aus eigener Kraft überwinden* (German Edition) Edition sirius, Aisthesis-Verlag.

Broom, A. & Cavenagh, J. (2010). Masculinity, moralities and being cared for: An exploration of experiences of living and dying in a hospice. *Social Science & Medicine, 71*, 869–876. https://doi.org/10.1016/j.socscimed.2010.05.026

Buse, C. & Twigg, J. (2015). Clothing, Embodied Identity, and Dementia: Maintaining the Self through Dress. *Age, Culture, Humanities: An Interdisciplinary Journal, 2*, 71–96. https://doi.org/10.7146/ageculturehumanities.v2i.130611

Cline, S. (1997). *Frauen sterben anders. Wie wir im Leben den Tod bewältigen*. Gustav Lübbe Verlag.

Fillingim, R.B., King, C.D., Ribeiro-Dasilva, M.C., Rahim-Williams, B. & Riley, J.L. (2009). Sex, Gender, and Pain: A Review of Recent Clinical and Experimental Findings. *Journal of Pain, 10*(5), 447–485. https://doi.org/10.1016/j.jpain.2008.12.001

Freud, S. (1975). *Trauer und Melancholie. Psychologie des Unbewussten* (Studienausgabe Band III, S. 197–212). Verlag Fischer.

Fung, Y.-L. & Chan, Z C.Y. (2010). A systematic review of suicidal behaviour in old age: a gender Perspective. *Journal of Clinical Nursing, 20*, 2109–2124. https://doi.org/10.1111/j.1365-2702.2010.03649.x

Gerdle, B., Bjork, J., Coster, L., Henriksson, K.G., Henriksson, C. & Bengtsson, A. (2008). Prevalence of widespread pain and associations with work status: a population study. *BMC Musculoskeletal Disorders, 9*, 102. https://doi.org/10.1186/1471-2474-9-102

Gott, M., Morgan, T. & Williams, L. (2020). Gender and palliative care: a call to arms. *Palliative Care & Social Practice, 14*, 1–15. https://doi.org/10.1177/2632352420957997

Hamberg, K. (2002). Gender Bias in Physicians' Management of Neck Pain: A Study of the Answer in a Swedish National Examination. *Journal of Women's health & Gender-Based Medicine, 11*(7), 653–666. https://doi.org/10.1089/152460902760360595

Heimerl, K. (2008). *Orte zum Leben – Orte zum Sterben. Palliative Care in Organisationen umsetzen*. Lambertus.

Icenhour, A., Elsenbruch, S. & Benson, S. (2015). Biologische und psychosoziale Einflussfaktoren auf geschlechterbezogene Unterschiede beim Schmerz. *GENDER, 2*, 11–28. https://doi.org/10.3224/gender.v7i2.19310

Keogh, E. (2006). Sex and gender differences in pain: a selective review of biological and psychosocial factors. *The Journal of Men's Health and Gender, 3*(3), 236–243. https://doi.org/10.1016/j.jmhg.2006.03.006

Keogh, E. & Herdenfeldt, M. (2002). Gender, Coping and the Perception of Pain. *Pain, 97*, 195–201. https://doi.org/10.1016/S0304-3959(01)00427-4

Kersting, A. (2005). Trauern Frauen anders als Männer? Geschlechtsspezifische Unterschiede im Trauerverhalten nach dem Verlust eines Kindes. *Psychotherapeut, 50*, 129–132. https://doi.org/10.1007/s00278-005-0418-1

Kojer, M. (2022). Schmerz hat viele Gesichter. In M. Kojer, M. Schmidl & K. Heimerl (Hrsg.), *Demenz und Palliative Geriatrie in der Praxis. Heilsame Betreuung unheilbar demenzkranker Menschen* (S. 47–52). Springer. https://doi.org/10.1007/978-3-662-63164-5_6

Lorber, J. (2003). „Die Nacht zu seinem Tag": Die soziale Konstruktion von Gender. In J. Lorber (Hrsg.), *Gender-Paradoxien*. (S. 55–83). Leske und Budrich.

Martin, T.L. & Doka, K.J. (2000). *Men Don't Cry ... Women Do. Transcending Gender Stereotypes of Grief.* Routledge.

Mogil, J.S. (2012). Sex differences in pain and pain inhibition: multiple explanations of a controversial phenomenon. *Nature Reviews Neuroscience, 13*, 859–866. https://doi.org/10.1038/nrn3360

Möller-Leimkühler, A.M. & Kaspar, S. (2010). Psychische und Verhaltensstörungen. In M. Stiehler & D. Bardehler (Hrsg.), *Erster Deutscher Männergesundheitsbericht.* (S. 135–159.) W. Zuckschwerdt Verlag.

Müller, H. & Willmann, H. (2016). *Trauer: Forschung und Praxis verbinden. Zusammenhänge verstehen und nutzen.* Vandenhoek & Rupprecht. https://doi.org/10.13109/9783666402609

Pool, G.J., Schwegler, A.F., Theodore, B.R. & Fuchs, P.N. (2007). Role of gender norms and group identification on hypothetical and experimental pain tolerance. *Pain, 129*(1–2), 122–129. https://doi.org/10.1016/j.pain.2006.10.008

Racine, M., Tousignant-Laflamme, Y., Kloda, L.A., Dion, D., Dupuis, G. & Choiniere, M. (2012). A systematic literature review of 10 years of research on sex/gender and experimental pain perception—part 1: are there really differences between women and men? *Pain, 153*, 602–618. https://doi.org/10.1016/j.pain.2011.11.025

Reitinger, E. & Lehner, E. (2010). *Gender in der stationären Altenpflege und -betreuung.* Abschlussbericht zum Forschungsprojekt. Gefördert von der Österreichischen Forschungsgesellschaft (FFG) im Rahmen des Bridge Programms und dem Land Tirol, Wien.

Reitinger, E., Heimerl, K., Lehner, E., Lindner, D. & Wappelshammer, E. (2017). *Geschlechtersensibel werden. Nachdenken über Gender im Umgang mit Menschen mit Demenz.* Wien: Bundesministerium für Gesundheit und Frauen.

Rutz, W. (2010). Depression und Suizidalität bei Männern in Europa: Ein Problem männlichen psychischen Leidens und männlicher Suizidalität. *Journal für Neurologie Neurochirurgie und Psychiatrie, 11*(3), 46.

Schärer-Santschi, E. (2012). Trauer in Palliative Care. In E. Schärer-Santschi (Hrsg.), *Trauern. Trauernde Menschen in Palliative Care und Pflege begleiten* (S. 21–31). Hans Huber.

Stroebe, M. & Schut, H. (2010). The Dual Process Modell of Coping with Bereavement: a Decade On. *OMEGA, 61*(4), 273–289. https://doi.org/10.2190/OM.61.4.b

Unruh, A. (1996). Gender Variation in Clinical Pain Experience. *Pain, 65*, 123–167. https://doi.org/10.1016/0304-3959(95)00214-6

Weisse, C.S., Sorum, P.C., Sanders, K.N. & Syat, B.L. (2001). Do gender and race affect decisions about pain management? *Journal of General Internal Medicine, 16*, 211–217. https://doi.org/10.1046/j.1525-1497.2001.016004211.x

Zimmer, C. (2004). Schmerz und Geschlecht. In H.D. Basler, C. Franz, B. Kröner-Herwig & H.P. Rehfisch (Hrsg.), *Psychologische Schmerztherapie* (S. 203–215). Springer-Verlag. https://doi.org/10.1007/978-3-662-09587-4_11

6 Lernen und Lehren zu Total Pain in der Palliativen Geriatrie mit Hilfe von Geschichten. Der narrative Ansatz

Ursa Neuhaus

Das Leiden anderer Menschen zu lindern ist eine Grundgeste der Menschlichkeit und ist Teil der in der Palliativen Geriatrie auszuübenden Fähigkeiten. Wie das Leiden im Praxisalltag konkret gelindert werden kann, ist und bleibt herausfordernd. Umso bedeutsamer ist die Frage, wie diese Fähigkeit so zu lehren ist, dass sie lernbar und ein Teil des lebenslangen Lernens bleibt. Welche Konsequenzen ergeben sich für das Lernen und die Lehre bei Total Pain?

6.1 Sieben Kompetenzen in der Palliativen Geriatrie

Im Grundsatzpapier *Bildung in der Palliativen Geriatrie. Was sollte gelehrt und gelernt werden?* (Fachgesellschaft Palliative Geriatrie, 2021) sind Prinzipien für das heutige und zukünftige Lernen beschrieben. Um Lerninhalte und Lernmöglichkeiten zu erarbeiten sowie die Fachpersonen auf die praktische Begleitung von hochbetagten und vulnerablen Menschen vorzubereiten, muss auf eine doppelte Handlungslogik aufgebaut werden. Es braucht neben den theoriegeleiteten Handlungskompetenzen auch den individuellen und verstehenden Blick auf den Menschen (Winter, 2021). Die eigene Betroffenheit und das Sich-berühren-Lassen sind für die individuelle Sichtweise und das Verstehen einer Situation weitere Aspekte. Mit welchen Methoden kann dies beim Lernen und Lehren unterstützt werden und welche Fähigkeiten müssen geübt werden, damit das Leiden anderer uns zum Handeln bringt?

Den Lernbedarf für alle an der palliativen Betreuung und Therapie beteiligten Berufsgruppen (Pflegende, Ärzte und Ärztinnen, Betreuende) und pflegenden Angehörigen können wir mit sieben Kompetenzen beschreiben:

- Empathisch in Beziehung treten
- Sich die Fachkenntnisse in Bezug auf das Leiden aneignen
- Die notwendigen therapeutischen und pflegerischen Maßnahmen korrekt durchführen
- Wertschätzend und respektvoll den leidenden Menschen begleiten
- Die Selbstbestimmung und Autonomie des leidenden Menschen unterstützen
- Das spirituelle Leben einbeziehen
- Zusammen mit dem interprofessionellen Team das Leiden lindern.

Für das Vermitteln von Fachkenntnissen und Interventionen bestehen in der Berufspädagogik und Erwachsenenbildung bereits viele bewährte Methoden. Schwieriger ist das Unterrichten der sogenannten weichen Kompetenzen, die mit der Haltung eines Menschen in Zusammenhang stehen. Es sind die Fähigkeiten empathisch sein sowie Werteschätzung und Respekt ausüben. Weiter gilt es auch Methoden zu finden, die die moralische und spirituelle Urteilsbildung entwickeln lassen. Erst damit wird es möglich Selbstbestimmung und Autonomie bzw. spirituelle Bedürfnisse bei einem leidenden Menschen zu erfassen.

Bereits der griechische Philosoph Aristoteles (Flyvberg, 2001) unterschied zwischen Erkenntnissen aus der Wissenschaft (episteme), dem Können und Wissen in der Handlung (techne), und der praktischen Weisheit (phronesis). Mit Erkenntnissen aus der Theorie können wir eine Situation verstehen und dadurch analysieren. Mit dem Können und dem Wissen ist es möglich, Interventionen zu planen und diese auszuführen. Jedoch erst die praktische Weisheit zeigt auf, ob eine Handlung die bestmögliche für diesen Moment und die Betroffenen in der Situation ist. Wie kann die praktische Weisheit gelehrt bzw. erlernt werden?

6.2 Lernen aus Geschichten über Total Pain in der Palliativen Geriatrie

Auf der Suche nach geeigneten Methoden und im Gespräch mit Lehrpersonen innerhalb der Palliativen Geriatrie kamen wir immer wieder auf die Geschichten, die von Lernenden oder auch Lehrenden erzählt werden, als Grundlage für ein ganzheitliches Lernen zurück. Bereits am Beginn der Entwicklung des Konzepts von Total Pain stand eine Geschichte, die Cicley Saunders erzählte – die Geschichte von Ms. Hinson (Saunders, 2000; vgl. Heimerl & Millius in diesem Band), sie erzählte sie immer und immer wieder. Auch die Palliative Geriatrie ist von Anfang an begleitet von Geschichten, die Marina Kojer und das Team der *Abteilung für palliativmedizinische Geriatrie* im Wiener *Geriatriezentrum am Wienerwald* über die Patient*innen erzählen, die sie begleitet haben (Kojer, 2022). Geschichten können Schätze heben (Fachgesellschaft Palliative Geriatrie, 2021) und die Kenntnisse an das eigene Erleben anschließen. Letztendlich war es der Satz des Philosophen Bernhard Waldenfels: „Die Welt des Alltags gehört jedem und keinem" (2005, S. 153), der meinen Fokus lenkte. In seinem Buch In den Netzen der Lebenswelt (2005) sucht er nach dem roten Faden im Labyrinth des Alltags. Denn alltägliche Strukturen sind nebelhaft und bevor wir uns mit der Struktur beschäftigen können, verschwinden diese im Nebel bzw. in der Anonymität des Alltags. Geschichten aus dem Pflegealltag sind oft durch die Komplexität und Unbestimmtheit geprägt. Daher sind Instrumente in der Bildung zum Lernen des Weges aus dem Labyrinth wichtig.

Um besser zu verstehen, wie das Erzählen von Geschichten das Lernen fördert, vertiefte ich mich in die Philosophie der Geschichte nach Wilhelm Schapp (2015) und die Erkenntnisse aus der Sozialpsychologie von Kenneth J. Gergen (1998). Weitere Theorien wie Joseph Campbells Bestreben, den C.G. Jung'schen Ansatz auf das Erzählen zu beziehen (Kruse, 2020), verfolgte ich nicht weiter. Der Ansatz zentriert sich auf mythologische Erzähltheorien. Auch die narrativen Theorien der Psychotherapie stehen für das Lernen und Lehren in der Aus-, Fort- und Weiterbildung nicht unbedingt im Zentrum. Denn diese gehen davon aus, dass das Problem eines Menschen hinter den Geschichten zu finden sei und beziehen sich auf spezifische psychotherapeutische Maßnahmen.

Letztendlich ist das Erzählen eine sehr alte Tradition und älter als die Schrift. Jeder Mensch kann erzählen, Erinnerungen werden wach, Traditionen, Rituale und Wissen können weitergeleitet werden (Flyvbjerg 2001; Gergen, 1998). Warum soll die Bildung dieses Können nicht nutzen?

6.3 „In Geschichten verstrickt" (Wilhelm Schapp)

Der Philosoph Wilhelm Schapp, der Vater der Geschichtenphilosophie und Schüler von Edmund Husserl, suchte mit der phänomenologischen Methode nach der Bedeutung von Geschichten. Seine drei Bücher, *Philosophie der Geschichten* (1959), *In Geschichten verstrickt – Zum Sein von Mensch und Ding* (1953) und *Metaphysik der Naturwissenschaft* (1965) sind die Grundwerke seiner philosophischen Untersuchung. Eigene Erlebnisse und Erfahrungen von Schapp bilden auf eindrückliche Weise die Basis seiner Philosophie. Er nimmt die Leser*innen mit in die Welt der Geschichten und beleuchtet Winkel um Winkel. Einen kurzen Überblick über die wichtigsten Inhalte seiner Philosophie soll die anschließende Diskussion zur Bedeutung von Geschichten im Lehren und Lernen von Total Pain stützen. Im Folgenden wird versucht, die Philosophie von Schapp zu verdeutlichen. Jedoch kann dies nur ein Fragment sein und soll die Leser*innen zum Selbststudium ermutigen.

„Wir Menschen sind immer in Geschichten verstrickt. Zu jeder Geschichte gehört ein darin Verstrickter. Geschichte und In-Geschichten-verstrickt-sein gehören so eng zusammen, dass man beides vielleicht nicht einmal in Gedanken trennen kann." (Schapp, 2012, S. 1)

Mit diesen Worten beginnt Schapp seine Philosophie. Der Mensch ist demnach mit seiner Geburt in Geschichten verstrickt. Er bezeichnet die Geschichten auch als Urphänomene oder Urgebilde, die urhafter sind als die Wissenschaft (2015, S. 26). In phänomenologischen Erkundungen geht er den Geschichten von Menschen nach und zeigt auf, dass das Sein eines Menschen ohne Geschichten keinen Sinn machen würde. Eine Person hat ohne Geschichten keine Identität und keine Biografie.

Für Schapp (2012, S. 94) ist entscheidend, dass eigentlich eine Geschichte gar nicht durch Merkmale u. a. analysiert und auf ein Konstrukt reduziert werden kann. „Wenn wir richtig sehen, knüpft nicht etwa eine Geschichte an die andere an, ist auch nicht jede Geschichte gleichsam ein Tropfen in einem Meer von Geschichten, sondern jede Geschichte steht mit anderen Geschichten und vielleicht mit allen Geschichten in diesem lebendigen Zusammenhang, ..." Geschichten sind demnach im Leben eines Menschen nicht wegzudenken. Anders formuliert könnte man auch sagen, dass „der Mensch stets an der Spitze seiner Geschichten marschiert" (Schapp, 2012, S. 107). „Dort, wo ein Mensch ist, ist eine Geschichte ...", schreibt Karen Joisten (in Schapp, 2012, S. 9) im Vorwort. Geschichten bilden also den lebendigen Zusammenhang eines Menschen.

Trotzdem sollen einzelne Phänomene einer Geschichte, wie Schapp sie ausführt, hervorgehoben werden (Schapp, 2012). Eine Geschichte hat eigentlich weder einen Anfang noch ein Ende, denn alle Geschichten hängen dynamisch zusammen. In jeder Geschichte können eine oder mehrere Vorgeschichten gefunden werden. Auch der Hintergrund, auf dem eine Geschichte sich ereignet, ist vielfältig. Entweder zeigt sich der Horizont deutlich oder er bleibt im Halbdunkel versteckt. Es gibt eigene, fremde und Wir-Geschichten. Der Mensch ist in seine eigenen Geschichten durch seine Geburt verstrickt und gleichzeitig hängen diese mit den Geschichten anderer zusammen. Schapp betont die Bedeutung der „... Zugehörigkeit zur Kerngeschichte ..." (2012, S. 120). Die Kerngeschichte ist das Leben und die Biografie eines Menschen. In dieser zeigen sich die individuellen Werte, die Lebensaufgabe und der Sinn des Lebens eines Menschen. Kerngeschichten anderer Menschen sind fremde Geschichten, die beim Zusammentreffen zusammenfließen. Also ist ein Mensch immer in der Geschichte verstrickt, einmal mehr und einmal weniger.

Eine Geschichte wäre keine Geschichte, wenn es nicht auch eine Verbindung zur Außenwelt gäbe. Denn Geschichten sind Erzählungen über Ereignisse der realen Welt. In dieser spielen konkrete Gegenstände eine wichtige Rolle. Schapp findet diese in den Objekten bzw. in den „Wozudingen" (2012, S. 11 ff.). Diese sind immer von einem Menschen geschaffene Objekte, wie z. B. Kleider, ein Paar Schuhe, ein Buch, ein Bild oder ein Spazierstock. Sie sind aus einem bestimmten Material geschaffen. Doch wie kann die Außenwelt als Ganzes in der Geschichte auftauchen? Es ist die sichtbare und tastbare Welt, die wir in Geschichten erleben und erfassen und die zur Geschichte gehört. Wenn wir zum Beispiel die Geschichte von der spazierenden alten Frau mit einem Gehstock erzählt bekommen, dann beginnen wir unmittelbar mit der Interpretation der Geschichte. Der Gehstock gibt uns den Hinweis, dass die Frau höchstwahrscheinlich eine Gehbehinderung aufweist. Diese kann jedoch nicht so schlimm sein, denn sie ist immer noch am Spazieren. Eine Geschichte umfasst demnach immer die Menschen, die darin verstrickt sind, sowie die Außenwelt. Geschichten haben es in sich, dass die zeitliche Reihenfolge oftmals durcheinandergerät. Zeitliche Ereignisse können zusammengeschoben oder auseinandergerissen werden. In Geschichten können wir uns vor- und rückwärts bewegen oder auch stillstehen. Die Zeit ist relativ, doch immer wird der Bogen in Richtung Ende gespannt. Wir werden zum Beispiel ungeduldig, wenn die oder der Erzählende über eine längere Zeit nicht zu einem Ende findet.

Schlussfolgernd können wir sagen, dass durch das Erzählen einer Geschichte der Mensch bereits in die Geschichte verstrickt ist. Dadurch wird es möglich, die Ereignisse einer Geschichte zu erfassen. Im Verstrickt-Sein zeigt sich also auch das Potenzial, eine empathische Empfindung zu erleben. Dieses unmittelbare Drin-Sein in der Geschichte kann uns jedoch auch tief berühren, so dass wir durch das Verstrickt-Sein Teil der Geschichte bzw. der vielen Geschichten sind und werden. Durch Geschichten und gerade durch die *Wozudinge* können wir den Menschen immer vertiefter kennen lernen. Die Identität eines Menschen zeigt sich in und durch die Objekte des Alltags.

6.4 Geschichten erzählen – eine narrative Psychologie

Welche Auswirkungen hat das Erzählen auf die Ausbildung moralischer Identität und auf die Entstehung von historischem Bewusstsein? Diese Fragen verfolgte Kenneth J. Gergen, ein amerikanischer Sozialpsychologe, und skizziert eine sozialkonstruktive Betrachtungsweise von Erzählungen (1998). Er entwickelte eine narrative Psychologie, indem er die Grundlagen und die soziale Funktion einer Erzählung beschreibt und daraus die Entstehung der moralischen Identität aufzeigt.

Eine Grundlage für Erzählungen ist für Gergen die „wohlgeformte Erzählung“ (1998, S. 172ff.) als idealtypische Erzählung. Aus einer Literaturrecherche fasst er sechs Merkmale und Formen einer Erzählung zusammen und beschreibt diese wie folgt: Eine verständliche Erzählung muss zunächst auf ein Ziel im Sinne eines werthaltigen Endpunktes ausgerichtet sein. Dieser und der ihm innewohnende Wert aus dem Leben werden durch den Erzählenden bestimmt. Weiter braucht es eine Auswahl von Ereignissen, die für den Endpunkt relevant sind. Entscheidend sind die Anzahl und die Auswahl der Situationen, die für den Schluss der Geschichte zu berücksichtigen sind. Eine wohlgegliederte Ordnung der Ereignisse erhöht das Verständnis. Diese kann linear sein oder die tatsächliche Reihenfolge abbilden. Auch die Stabilität bzw. die Instabilität einer Identität der Protagonistin bzw. des Protagonisten ist in einer wohlgeformten Erzählung von Bedeutung. Eine dauerhafte oder kohärente Identität über die Zeit hinweg ermöglicht dem Zuhörenden das Verstehen. Ist die Identität einer Person in Veränderung, so ist auch diese aufzuzeigen. Die Ereignisse einer Erzählung sollen in wechselseitiger Abhängigkeit voneinander dargestellt werden, damit die Zuhörenden kausale Verknüpfungen erkennen können. Letztendlich zeichnet wohlgeformte Erzählungen aus, dass der Anfang wie auch der Schluss beschrieben werden.

Wie bildet sich die Identität durch die Erzählung? Gergen (1998) beschreibt diese Frage aus der Perspektive des Erzählenden. Erzählen ist dazu da, um anderen Menschen werthaltige Ereignisse aus dem Leben verständlich zu machen. Das Erzählte verändert sich mit der Zeit, denn die Erzählende bzw. der Erzähler wird dabei von soziokulturellen Aspekten beeinflusst. In der Erzählung ist die Wahrheit nicht explizit zu finden. Sie wird erst durch den kulturellen Hintergrund und aus dem Kontext der Geschichte erkennbar. Im Alltag werden Erzählungen gebraucht, um soziale Funktionen aufrecht zu erhalten. Die Identität eines Menschen wird deutlicher, mögliche Verbesserungspotenziale werden ermittelt und die Aufmerksamkeit auf eine Situation verstärkt sich. Eine Erzählung ist mehr als nur Kommunikation. Sie ist selbst Bestandteil eines Kommunikationsmusters mit einem Aufbau und einer Dramaturgie. Die Erzählung hält somit auch die kulturelle Tradition lebendig. Entscheidend für die Identitätsbildung ist das Sich-Erinnern. Die eigene Biografie oder Geschichten anderer Menschen zu erzählen bedeutet, sich zu erinnern, Erfahrungen auszutauschen und sich in der Erzählung als Person wieder zu finden, sich zu identifizieren. Der Sozialkonstruktivismus, auf den Gergen aufbaut, geht davon aus, dass das menschliche Gedächtnis ein bestimmter geistiger Prozess ist, der überhaupt erst die Identität ermöglicht. Gelebte Erzählungen sind eingebunden in soziale Beziehungen und weisen bestimmte Muster auf. Sie sind für die Identität von großer Bedeutung, da die Emotionalität miteingeschlossen wird. Gefühle sind jedoch nicht aus sich selbst erklärbar. Erst in der Auseinandersetzung mit einem anderen Menschen können wir die eigenen Gefühle in der Gegenüberstellung differenzieren.

Gergen (1998, S. 195) sucht weiter nach den Faktoren, die die Moralität eines Menschen beeinflussen. Wie werden Werte geschaffen? Er beschreibt, dass „narrative Selbstthematisierungen (oder kurz: Selbst-Narrative) im Alltagsleben als ein Mittel zur Bildung und Erhaltung von Werten benutzt werden – sowohl vom Wert, den man selbst darstellt, als auch vom Wert, den die anderen Protagonisten verkörpern." (1998, S. 195)

Erlebte Geschichten zu erzählen, bringt eine Person dazu, das eigene Selbst als ein achtbares und erkennendes Individuum darzustellen. Dabei spielt es keine Rolle, ob die Person sich als Heldin oder Schurkin zeigt. Bedeutsam sind die Werte, die aus der Erzählung entstehen. Somit können sich kulturelle Werte zeigen, die sich durch das Erzählen neu erschaffen oder umwandeln können. Man kann also von einer moralischen Identität ausgehen, die auch Grundlage für eine moralische Gemeinschaft ist. In den Erzählungen werden meistens verschiedenste Protagonist*innen erwähnt, die Einfluss auf den Verlauf der Geschichte nehmen und somit auch auf die Werte. Diese können bestätigt oder in Frage gestellt werden. Dabei kommt es zu einer wechselseitigen Abhängigkeit und neue Werte können geschaffen werden. Eine Geschichte zu erzählen, bedeutet jedoch auch, an der Tradition teilzuhaben und diese aufrecht zu erhalten.

Schlussfolgernd können wir sagen, dass die wohlgeformte Erzählung als eine idealtypische Erzählung eine Grundlage für die moralische Identitätsbildung ist. Die Erzählenden selbst werden sich ihrer eigenen Werte bewusst und erleben, dass sich diese im Laufe der Zeit auch verändern. Soziokulturelle Werte werden in die Geschichte eingebunden und auch wenn die Wahrheit nicht unmittelbar erkennbar ist, sucht der*die Erzählende sie doch. Durch biografische Erzählungen werden Erinnerung wach, Gefühle steigen hoch und eine Wechselbeziehung zwischen den Erzählenden und den Zuhörenden entsteht. Eine moralische Sensibilisierung ist dadurch möglich.

6.5 Konsequenzen für das Lernen und Lehren zu Total Pain in der Palliativen Geriatrie

Geschichten erzählen als Unterrichtsmethode bedeutet, dass das Leben der leidenden Menschen mit ihrer Biografie einen Weg in den didaktischen Lern- und Lehrraum gefunden hat. Durch das Verstrickt-Sein und die Betroffenheit wird es möglich, dass die Leidensgeschichte sowie die Einstellung des leidenden Menschen ersichtlich werden. Aus dem Verständnis für die Situation heraus zeichnen sich Maßmahnen ab, die den Betroffenen in der Situation auch nützlich und hilfreich sein werden. Weiter führt das Geschichten-Erzählen dazu, dass unvollständige Geschichte gelöst werden wollen. Die Suche nach möglichen Lösungen wird durch die Geschichten selbst angeregt. Vor- und Nachgeschichten werden gesucht, um eine zusammenhängende Geschichte zu finden.

Die Erkenntnisse aus der Auseinandersetzung mit der Verstrickung in Geschichten nach Schapp und der narrativen Psychologie nach Gergen werden nun in Bezug zu den vier anfangs beschriebenen weichen Kompetenzen gesetzt.

6.6 In Geschichten verstrickt

Das Erzählen von Geschichten durch die Lernenden wie auch die Lehrenden veranlasst, dass die Sprechenden wie auch die Zuhörenden Teil einer Geschichte werden. Im Verstrickt-Sein kann die Fähigkeit *empathisch in Beziehung zu treten* geübt werden. Denn die Lernenden werden in ihrer Psyche tief berührt. Ob sie das Berührt-Werden zulassen oder sich wehren, ist eine didaktische Frage und hängt von der Auswahl der Geschichten ab. Entscheidend ist, wie die Geschichten im Sinne einer wohlgeformten Erzählung nach Gergen erzählt werden. Denn in die Geschichte verstrickt zu sein bedeutet Mitgefühl und Einfühlungsvermögen zu leben sowie sich in die Lage anderer Personen hineinzuversetzen und ihre Gefühle zu verstehen. Weiter können sich durch das Verstrickt-Sein Werte verweben oder auch trennen. Eine Sensibilisierungsphase entsteht und dadurch kann sich eine *wertschätzende und respektvolle Haltung* gegenüber dem leidenden Menschen entwickeln. Das Erkennen von Werten ist auch eine Voraussetzung, um moralische Werte eines anderen Menschen erkennen zu können. Erst dadurch ist es möglich, dass Lernende die *Selbstbestimmung und Autonomie leidender Menschen unterstützen* können.

Ein wichtiger Punkt sind die *Wozudinge*, die Schapp formuliert. Sind es nicht oft die kleinen und großen Gegenstände eines Menschen, die für die Betreuenden im Praxisalltag einen Ausgangspunkt für ein Gespräch geben und bedeutsame Informationen zur Biografie aufzeigen? Mit biografischen Erzählungen können sich Identität, Werte und Normen eines Menschen zeigen. Dadurch können Lernende die Fähigkeit üben, die *Selbstbestimmung und Autonomie des leidenden Menschen zu unterstützten.*

Nach Schapp haben die Geschichten keinen Anfang und kein Ende und trotzdem müssen im Praxisalltag mit leidenden Menschen einzelne Ereignisse aus der Gesamtgeschichte eines Menschen herausgelöst werden, ganz so wie Ciecely Saunders die Geschichte von Ms. Hinson aus einem längeren Gespräch herauslöst. Dies erklärt, warum nach einer gefundenen Lösung dennoch ein Gefühl von Unzulänglichkeit zurückbleiben kann: Es kann eben nicht die große Lebensgeschichte eines Menschen gelöst werden. Üben die Lernenden auch ungelöste Geschichten zu verstehen und mitzufühlen, dann entwickeln sie die Fähigkeiten, *wertschätzend und respektvoll den leidenden Menschen zu begleitenden* sowie auf die *Selbstbestimmung und Autonomie* und die *spirituellen Bedürfnisse* zu achten. Das Erfassen der Komplexität einer Geschichte zeigt auf unmittelbare Weise, dass eine Lösung nur *zusammen mit dem interprofessionellen Team* gefunden werden kann.

Was lehrt uns Kenneth J. Gergen? Seine idealtypische wohlgeformte Erzählung zeigt sich kaum im Praxisalltag der Begleitung eines leidenden Menschen. Erzählungen über das Leiden sind unvollständig, Werte verstecken sich, es gibt nur wenige kausale Verknüpfungen und keine Begrenzungszeichen. Doch die Merkmale und Formen können eine Unterstützung in der Suche nach Lösungen sein. Sie können anregen, weitere Fragen zu stellen und ein bestmögliches Ergebnis für die Situation zu finden. Ein wichtiger Hinweis für Gespräche in der Lehre und für das Lernen ist, dass die Wahrheit beim Erzählen sich nicht explizit zeigen kann. Sie versteckt sich im Erzählten und kann erst durch den kulturellen Hintergrund und aus dem Kontext, also den Einflussfaktoren heraus, verstanden werden.

Im Nachdenken für eine gute Lösung einer komplexen Situation gilt es demnach, dass das praktische Denken mit schnellen Lösungen für einige Zeit zurückzuhalten ist, damit sich im Hintergrund der Kontext zeigen kann.

Die Werte können so expliziter werden und eine Stimmung der moralischen Sensibilisierung kann entstehen. Durch das Erzählen und die narrative Selbstthematisierung kann eine Person vorgestellt werden und ihre Identität kann sich darin zeigen. Jedoch auch der oder die Erzählende zeigt ihre Identität. Diese gegenseitige Wahrnehmung der Identitäten kann *empathische Gefühle unterstützen und fördern*. Auch Gergen beschreibt, dass sich durch das Erzählen die Biografie eines Menschen zeigt. Eine *wertschätzende und respektvolle Haltung* durch das unmittelbare Sich-Erkennen wird möglich. Auch können Bereiche gefunden werden, die für den leidenden Menschen und seine *spirituellen Bedürfnisse* von besonderer Bedeutung sind. Durch das Erzählen ist es demnach möglich, dass sich die moralische Identität eines Menschen durch die Sensibilisierung entwickelt.

Geschichten sowie das Erzählen von Geschichten unterstützen die Möglichkeit, dass auch in der Aus-, Fort- und Weiterbildung *die praktische Weisheit*, die phronesis, reflektiert und weiterentwickelt wird. Die praktische Weisheit ist für den Alltag von großer Bedeutung und ermöglicht, dass Leiden gelindert wird.

Das Lehren und Lernen über das, was Total Pain bedeutet, ist Teil des Curriculums der Palliativen Geriatrie und ergänzt dieses. Die Fachgesellschaft Palliative Geriatrie (FGPG) (2022) erarbeitete ein Rahmencurriculum(siehe Kasten).

Die Konsequenzen für das Lernen und Lehren zum Thema Total Pain können demnach auch auf das gesamte Curriculum der Palliativen Geriatrie übertragen werden.

Die Themen des Curriculums Palliative Geriatrie

Drei inhaltliche Säulen sind der Ausgangspunkt:

1. *Haltung, Beziehung und Kommunikation*
2. *Selbstbestimmung und Autonomie*
3. *Total Pain*

Die konkreten Themen sind: Kommunikation und Beziehung, Total Pain, Ethik und Selbstbestimmung/Autonomie, Ernährung und ablehnendes Essverhalten, Alltagsgestaltung, Sterbebegleitung, Abschied/Rituale und Trauer, Angehörigenarbeit, interdisziplinäre und setting-übergreifende Zusammenarbeit.
Quelle: Fachgesellschaft Palliative Geriatrie (FGPG) (2022)

6.7 Desiderata

Erlebte Geschichten zu erzählen ermöglicht, dass Menschen sich berühren lassen, eine Beziehung vertiefen und damit eine ganzheitliche Sichtweise für einen Menschen entwickeln. Der Mensch wird dadurch immer mehr Mensch. Darum sollten wir in der Aus-, Fort- und Weiterbildung das Erzählen von Geschichten immer mehr und mehr für ein lebenslanges Lernen nutzen.

Literatur

Fachgesellschaft Palliative Geriatrie (FGPG). (2021). *Grundsatzpapier – Bildung in der Pallliativen Geriatrie. Was sollte gelehrt und gelernt werden?* Verfügbar unter https://www.fgpg.eu/Grundsatzpapiere.

Fachgesellschaft Palliative Geriatrie (FGPG). (2022). *Rahmencurriculum Palliative Geriatrie*. (Unveröffentlichtes Manuskript).

Flyvbjerg, B. (2001). *Making Social Science Matter. Why social inquiry fails and how it can suceed again.* Cambridge University Press. https://doi.org/10.1017/CBO9780511810503

Gergen, K.J. (1998). Erzählung, moralische Identität und historisches Bewusstsein. Eine sozialkonstruktionistische Darstellung. In J. Straub (Hrsg.), *Erzählung, Identität und historisches Bewusstsein* (S. 170–202). Suhrkamp.

Kojer, M. (Hrsg.) (2022). *Alt, krank und verwirrt. Einführung in die Palliative Geriatrie* (4. Aufl.). Kohlhammer. https://doi.org/10.1007/978-3-662-63164-5

Kruse, O. (2020). *Story telling. Kunst und Technik des Erzählens*. Autorenhaus Verlag GmbH.

Saunders, C. (2000). The evolution of palliative care. *Patient Education and Counseling, 41*, 7–13. https://doi.org/10.1016/S0738-3991(00)00110-5

Schapp, W. (2012). *In Geschichten verstrickt. Zum Sein von Mensch und Ding* (5. Aufl.). Klostermann.

Schapp, W. (2015). *Philosophie der Geschichten* (3. Aufl.). Klostermann. https://doi.org/10.5771/9783465142287

Waldenfels, B. (2005). *In den Netzen der Lebenswelt*. Suhrkamp.

Winter, C. (2021). *Was Bildung in der Palliativen Geriatrie sein könnte*. Evangelische Hochschule Nürnberg. (Unveröffentlichtes Manuskript).

Teil 2: Einsamkeit und Trauer

7 Das Wunder von Paulinendorf. Eine Geschichte aus der Praxis

Karin Böck

Gut in Erinnerung geblieben ist mir unsere erste Begegnung im Haus des Ehepaares F. in Paulinendorf. Herr F. sprach kein Wort, aber als ich ging, stand er auf und half mir in den Mantel. Ich vermeinte ein angedeutetes Lächeln zu sehen, als ich mich bedankte, mit dem Hinweis, dass mir diese kleine Geste viel bedeutet.

Ich arbeitete damals als diplomierte Krankenpflegeperson in der ambulanten Pflege. Gekommen war ich auf Bitte der Schwiegertochter, Frau M., Herr F. sollte ein paar Tage ins Krankenhaus für eine Herzoperation. Seine Gattin litt zu diesem Zeitpunkt bereits an einer leichten Demenz. Es wurde vereinbart, dass ich einmal am Tag kommen würde. Frau F. stimmte zu: „Damit sie (gemeint war die Schwiegertochter) ihren Frieden hat." Herr F. gab seine Zustimmung nicht.

Herr F. kam früher als gedacht nach einer gelungenen Operation nach Hause. Er weigerte sich auf Rehabilitation zu fahren, denn die Ärzt*innen hätten vermerkt: „Er sei ein Wunder." Er erholte sich überraschend schnell und bald fuhr er wieder mit seinem alten Waffenrad durchs Dorf. So kannten ihn alle: Der hilfsbereite Herrn F., der auch das Klappern an meinem Fahrrad reparierte – einfach so nebenbei, während ich mit seiner Frau sprach.

Da Frau F. meine Besuche liebgewonnen hatte, kam ich fortan einmal in der Woche zur Pflegeberatung und dosierte die Medikamente für eine Woche in den Dispenser. Beim Kommen und Gehen bewunderte ich Blumen und gegebenenfalls Gemüse und Obst im Garten zu unserer gemeinsamen Freude. Die dementielle Erkrankung schritt voran, aber Frau F. manövrierte sich mit einer Leichtigkeit durch alle Unwegsamkeiten oder Ungereimtheiten ihres Lebens – fast immer mit Charme und einem Lächeln.

Für Frau M., die Schwiegertochter, wurde die Betreuung zunehmend herausfordernd. Frau F. ging die Dorfstraße entlang in einer Kleiderschürze, auf der Speisereste klebten. Ihrer Inkontinenz begegnete sie mit Baumwolltüchern statt mit Einlagen. Waren diese feucht, gelangten sie nicht immer in den dafür vorgesehenen Kübel. Einmal war ich so unvorsichtig und setzte mich auf ihren Sitzplatz. Beim Aufstehen bemerkte ich eine seltsame Feuchtigkeit auf meinem Gesäß. Dabei fielen mir die Einmal-Betteinlagen ein und wie hilfreich sie sind, um Sitze, unter anderem Autositze auf der Heimfahrt, zu schützen. Der Messbesuch am Sonntag war für Frau F. sehr wichtig. Sie kam meist knapp zu spät, erzählte mir der Pfarrer, aber das war immer so. Verändert hatte sich, dass sie immer wieder Unterstützung benötigte, um nach Hause zu finden. Herr F. begleitete sie nie und verbot ihr bald darauf diese sonntäglichen Besuche. Begründet hat er es mir gegenüber nicht. Vermutlich schämte er sich für seine Frau. Frau F. klagte nicht.

Wenn ich Frau F. fragte, ob sie Unterstützung im Haushalt benötigt, zeigte sie mir ihren wohlgeordneten, nach frischer Wäsche und Lavendel duftenden Wäschekasten. „Nicht notwendig", strahlte sie mich an, „das schaffe ich schon noch!" Ich jedoch wusste, dass dies das Werk ihrer Schwiegertochter war. Herr F. lehnte jede weitere Unterstützung – von wem auch immer – ab.

Die Schwiegertochter erlebte zunehmend Unverständnis aus der Nachbarschaft, fühlte sich unter Druck gesetzt und begann immer mehr im Haushalt zu übernehmen. Das stieß auf den Unwillen von Frau F., aber besonders auf Ablehnung von Herrn F. Er protestierte verbal aggressiv. Manchmal legte er sich ins Bett und stand erst wieder auf, als seine Schwiegertochter gegangen war. „Weshalb mischt die sich da ein!", empörte er sich. Ich verstand beide, Herrn F. und Frau M. Eine akute Gefährdung des Ehepaars F. lag nach meiner Einschätzung nicht vor. Meine Versuche, für die Sicht der alten Leute bei Sohn und Schwiegertochter Verständnis zu wecken, scheiterten. Sohn und Schwiegertochter versuchten alles, damit im Dorf nicht der Eindruck entstehen konnte, dass die zwei alten Menschen vernachlässigt wurden. Der Rasen war gemäht, die Blumenrabatten enthielten kein Unkraut, die Fenster waren geputzt, das Essen wurde vom nahegelegenen Gasthaus geliefert. Es lag immer genug saubere Wäsche bereit. Dank bekamen sie dafür keinen.

Trotz begleitender Medikamente verschlechterte sich die Demenz von Frau F. rasch. Herr F. war objektiv immer weniger in der Lage für seine Frau zu sorgen. Frau F. lebte immer mehr im Hier und Jetzt. Sie vergaß, dass sie heute schon gefrühstückt hatte, zog ihre Jacke verkehrt an oder wollte den Sohn von der Schule abholen. In seiner Hilflosigkeit drohte ihr Mann ihr oft mit lautstarken Worten, die auch durch die geschlossenen Fenster bis auf die Straße hinaus zu hören waren.

Herr F. benötigte mittlerweile für die Bewältigung des Alltags alle seine Kräfte. Das Fahrrad blieb im Keller. Seine Knieschmerzen nahmen zu. Der Hausarzt verschrieb Schmerzmedikamente, die unzureichend halfen. Topfenwickel linderten kurzzeitig den Schmerz. Seine Haltung veränderte sich. Er sank in sich zusammen. Für mich war er bildlich in die Knie gegangen, weil die Aufgaben und Herausforderung zu viel wurden. In dieser Zeit übernahm sein Sohn die Erwachsenenvertretung für seine Mutter.

Einzig der Enkelsohn war in gutem Kontakt mit seinem Großvater. Dessen kleine Tochter zauberte immer ein Lächeln auf seine Lippen. Beide nahmen die Großeltern so, wie sie waren. Dadurch setzten sie den Großvater nicht unter Druck.

Als sich das Kurzzeitgedächtnis von Herrn F. deutlich verschlechterte und die Anschuldigungen an Sohn und Schwiegertochter skurril und nicht nachvollziehbar wurden, begleitete der Sohn seinen Vater zum Neurologen und kam mit der überraschenden Erkenntnis zurück, dass dieser bereits vor einem dreiviertel Jahr auch bei Herrn F. eine Demenz diagnostiziert hatte. Dass Herr F. das so lange verschwiegen hatte oder nicht wahrhaben wollte, hat uns alle überrascht. Im Nachhinein erinnerte ich mich an seinen Satz, „in meinem Kopf stimmt etwas nicht". Dass er selbst den Neurologen konsultierte, das hatte ihm niemand von uns zugetraut.

Sein Sohn stellte für beide einen Pflegeheimantrag, den Herr F. auch unterschrieb. Eine Aufnahme wurde sehr kurzfristig ermöglicht, aber Herr F. weigerte sich, mit seiner Frau jetzt schon im Pflegewohnhaus einzuziehen. „Wenn wir später einen Platz brauchen, organisiert mir den die Frau Böck," meinte er mit erstaunlicher Zuversicht. Auch einem Umzug seiner Frau ins nahegelegene Pflegeheim stimmte er nicht zu. Er drohte mit Suizid, sollte sie ihm weggenommen werden. Der Hausarzt diagnostizierte, dass Herr F. entscheidungsfähig war. Er empfahl Herrn F. die Unterstützung durch eine 24h-Betreuerin. Um das Risiko des Suizids zu minimieren, sollte die Dachbodentür zugenagelt werden. Beides lehnt Herr F. ab.

Eines Abends riefen Nachbar*innen die Polizei, weil Frau F. dorthin geflüchtet war. Sie fühlte sich bedroht von ihrem Mann. Die Polizei kam, schätzte die Situation ein und übergab die Verantwortung für die Mutter dem Sohn. In dieser Nacht schlief sie im Haus des Sohnes. Sie verließ es frühmorgens und ging gut zurück zu ihrem Mann.

Es kam zu weiteren Polizeieinsätzen, unter anderem, weil Herr F. die Schwiegertochter mit einem Sessel bedroht und verletzt hatte. Sie zeigte ihn an und betrat das Haus der Schwiegereltern nicht mehr. Herrn F. wurden beruhigende Medikamente verschrieben. Sie halfen kurzzeitig. Es blieb unklar, ob Herr F. sie regelmäßig einnahm.

Ich selbst fühlte mich nie gefährdet. Das häusliche Chaos nahm ich mit Gelassenheit, hatte ich doch als ambulante Pflegende schon so viel Unordnung gesehen. Herrn F.s Auftrag an mich war nach wie vor, die Medikamente für seine Frau zu dosieren. Ich gab mir selbst den Auftrag, ihm zuzuhören. Wir sprachen über seine Herausforderungen und über das, was ihm in der Betreuung seiner Frau gut gelang. „Mir kann keiner helfen“, war jedoch jedes Mal seine Feststellung, sobald wir das Gespräch beendeten. Seine Knieschmerzen, Beschwerden der Lendenwirbelsäule und fast täglich auftretende Kopfschmerzen ordnete er selbst seiner Überforderung zu: „Ist ja kein Wunder!“

Als Frau F. stürzte und sich den Oberschenkelhals brach, kam sie ins Krankenhaus und von dort ins Pflegewohnhaus. Herr F. besuchte seine Frau ein ganzes Jahr lang nicht. Seine dementielle Erkrankung verschlechterte sich kaum, aber seine Mobilität nahm ab. Mit seiner Frau verlor er auch seine Aufgabe. Gehen war nur noch über sehr kurze Strecken möglich, als Herr F. für sich einen Pflegeheimantrag unterschrieb. Am Tag des Umzugs rief er mich an und verabschiedete sich. „Einsamkeit tut weh“, sagte er zu mir, „das Schlimmste aber ist die Abhängigkeit.“ Diese Klarheit in der Entscheidung hat alle überrascht.

Im Pflegewohnhaus hatte er zuerst ein Einzelzimmer, bevor er mit seiner Frau in ein kleines Appartement zog. Es kam erneut zu aggressiven Anschuldigungen gegenüber seiner Frau und dem Pflegepersonal. Eine medikamentöse Therapie und wahrscheinlich die Eingewöhnung brachten Erleichterung, d.h. er wurde ruhiger. Nach ihrem Tod nahm die Mobilitätseinschränkung weiter zu. Trotzdem wollte er fast täglich kürzer oder länger in die Kapelle des Pflegewohnhauses geschoben werden. Er gab keine Erklärung dafür. Den Tod seiner Frau überlebt er ein ganzes Jahr.

Indem ich die Geschichte von Herrn F. erzähle, verneige ich mich vor einem Menschen, der bis zuletzt um seine Rolle und Selbstachtung gekämpft hatte, teilweise mit Mitteln, die nicht angemessen waren. Er hatte erhobenen Hauptes selbstbestimmt sein Haus verlassen – ein weiteres Wunder von Paulinendorf.

8 Der Einsamkeit im hohen Alter und im Sterben begegnen

Sabine Millius

8.1 Begegnung mit dem Schmerz der Einsamkeit in der Palliativen Geriatrie

„Eben, jetzt bin ich ganz eingeschränkt, weil ich nicht mehr raus kann. Also am Anfang ging ich natürlich jeden Tag spazieren. Habe auch geschaut, dass ich mehr Kontakt zu anderen Leuten habe im Dorf. Und jetzt seit zwei Jahren etwa, wo die Schmerzen so stark sind, ziehe ich mich zurück. Weil ich ja nie weiß, wie es geht. Ich hätte nie gedacht, dass ich mal so lebe. Am Morgen auf, schauen, ob ich hochkomme, Frühstück machen, wieder ins Bett sitzen, schauen bis die Schmerzmittel wirken. Dann habe ich sicher jeden zweiten Tag jemanden, der anruft oder rasch vorbeikommt. Die Bekannten, die ich habe, zu denen kann ich jetzt nicht mehr. Immobilität beschäftigt mich furchtbar. Wenn mich jemand anruft und sagt, komm doch zu uns vorbei, du kannst ja ein Taxi nehmen, da sage ich ja, aber ihr seid im vierten Stock oben und habt keinen Lift. Das beschäftigt mich. Andererseits muss ich ein Gegengewicht finden. Etwas, worüber ich mich hier drin, in der Wohnung freue. Ich muss einfach schauen, dass die Außenwelt zu mir reinkommt. Und, es tut mir komischerweise nicht mal mehr fest weh. Und jetzt, nachdem die Kräfte nachgelassen haben und die Antriebslosigkeit etwas stärker ist, empfinde ich das als weniger schmerzhaft." (86-jährige Mieterin in einem Alterszentrum[14])

Diese Dame beschreibt eindrücklich, wie sich ihre körperlichen Schmerzen und die Mobilitätseinschränkung auf ihre Möglichkeiten, soziale Beziehungen zu pflegen und auf ihre Lebensqualität auswirken. Sie verwendet die Begriffe *schmerzhaft* und *weh tun* im Zusammenhang mit dem drohenden Verlust ihres Kontaktes zur „Außenwelt" und sucht nach Lösungen für diese Situation. Einsamkeit und der damit einhergehende gefühlte Verlust an Lebensqualität können weh tun. Dieser soziale Schmerz ist eine Facette des ganzheitlichen Total Pain-Konzeptes. Es gilt herauszufinden, inwieweit das Leiden unter Einsamkeitsgefühlen die individuelle Lebensqualität von hochaltrigen Menschen beeinträchtigt und was dem entgegengesetzt werden kann. Was wird unter Einsamkeit verstanden und was kann hilfreich sein, um der Einsamkeit im hohen Alter und im Sterben zu begegnen? Diesen Fragen wird im nachfolgenden Text literaturgestützt nachgegangen, illustriert mit Zitaten und Erfahrungen aus der Praxis der Autorin.

Laut der Schweizerischen Gesundheitsbefragung des Bundesamtes für Statistik BFS aus dem Jahr 2017, bei der 21.171 Menschen ab 15 Jahren befragt wurden, sind Frauen häufiger von Einsamkeitsgefühlen betroffen als Männer. Dieser Unterschied ist über die gesamte Lebensspanne hinweg beobachtbar. Menschen mit Migrationshintergrund gaben häufiger an, unter Einsamkeit zu leiden als Menschen ohne

---

14 Die Zitate in diesem Text stammen aus Interviews, die im Rahmen des Projektes „Soziale Einsamkeit im Alter. Erkennen, vorbeugen und lindern" durch das Institut Neumünster (2020) im Auftrag des Alterszentrums Hottingen kurz vor der Covid-19 Pandemie durchgeführt wurden. Online-Zugriff siehe Literaturverzeichnis.

Migrationshintergrund. Jüngere Menschen berichteten laut der Befragung öfter über Einsamkeitsgefühle als ältere Menschen. Bei den über 75-Jährigen gaben insgesamt 29 % an, manchmal unter Einsamkeitsgefühlen zu leiden, 3,6 % gaben an, ziemlich häufig diese Gefühle zu haben (BFS, 2019; Schuler et al., 2020).

Die Datenlage zu Einsamkeit bei hochaltrigen Menschen ist gering. Gemäß dem Kurzbericht über Einsamkeit in der Hochaltrigkeit und dem Projekt *Hohes Alter Deutschland D80+* wird jedoch über eine Häufung von Einsamkeit der über 80-Jährigen, besonders der über 90-jährigen Menschen berichtet (Kaspar et al., 2022). Diese Daten sind mit dem Pandemiegeschehen Ende 2020 und Anfangs 2021 im Hinterkopf zu betrachten. Allgemein werden in der Forschung zu Einsamkeit die über 85-Jährigen häufig nicht spezifisch erfasst.

Das Empfinden von Einsamkeit ist nicht an das Vorhandensein einer schweren, unheilbaren Krankheit oder ans hohe Alter geknüpft, sondern kann auch jüngere, gesunde Menschen treffen. Das kann einem intergenerationalen Verständnis von Einsamkeitsgefühlen bei hochaltrigen Menschen zweifellos förderlich sein.

Begegnungen mit dem Schmerz der Einsamkeit in verschiedenen Settings der Palliativen Geriatrie sind vielfältig. Zwei Beispiele, die ich aus meinem Alltag als Pflegefachfrau spontan mit der Einsamkeit von hochaltrigen Menschen verknüpfe, sind eine alleinstehende 90-jährige Dame, deren einzig verbliebener sozialer Kontakt die Spitex[15]-Pflegende ist. Auf diese Begegnung wartet die Dame jeweils den ganzen Tag. Oder ein 88-jähriger Heimbewohner, der sich die meiste Zeit des Tages in sein Zimmer zurückzieht und dessen einziger Sohn einmal im Monat vorbeikommt.

Einsamkeit wird in der Fachliteratur als subjektiv wahrgenommene Diskrepanz zwischen den gewünschten sozialen Beziehungen und den tatsächlich vorliegenden sozialen Beziehungen beschrieben. Dieses Missverhältnis kann sich sowohl auf die Quantität als auch auf die Qualität der sozialen Kontakte beziehen. Die Definition geht auf die Psychologieprofessor*innen Peplau und Perlman (1981) zurück und bietet die Grundlage der aktuellen Einsamkeitsforschung. Einsamkeit ist ein höchst subjektives, als schmerzhaft empfundenes Phänomen und geht nicht zwingend einher mit objektiv wahrnehmbarer Isolation (Peplau & Perlman, 1981). Einsamkeit ist somit ein Gefühl, das von der Person abhängig ist und ihre persönlichen sozialen Bedürfnisse einbezieht. Die Lücke zwischen Wunsch und Wirklichkeit bestimmt das Einsamkeitsempfinden.

Die Begriffe *Einsamkeit* und *soziale Isolation* werden voneinander unterschieden. Soziale Isolation bezieht sich auf das vollständige oder nahezu vollständige Fehlen von sozialen Kontakten. Wenn dieses frei gewählt ist, sich für die Person stimmig anfühlt, muss dies kein Gefühl von Einsamkeit auslösen. Demgegenüber kann sich ein Mensch trotz Vorhandensein von vielen sozialen Kontakten einsam fühlen (Perissinotto et al., 2019). Man stelle sich einen älteren Herrn vor, alleine auf einer Bank an einem Teich sitzend, inmitten der Natur. Rundherum ist keine Menschenseele zu sehen. Ein paar Enten, die sich auf dem Wasser tummeln. Ob sich dieser ältere Herr wohl einsam fühlt? Manch einer wird sagen: Ja, er sitzt ja dort ganz allein. Ein anderer findet eher: Nein, absolut nicht, er genießt dort die Ruhe und Verbundenheit mit der Natur. Der ältere Herr auf der Bank kann als einziger selbst beantworten, ob er sich einsam fühlt. *Einsamkeit* und *Alleinsein* sind folglich nicht die gleichen Phänomene. *Alleinsein* bringt nicht zwangsläufig einen Leidensdruck mit sich, *Einsamkeit* hingegen schon.

„Alleinsein kann sehr positiv sein", meinte eine 82-jährige Mieterin in einem Alterszentrum. Diese Aussage scheint nach genauerer Auseinandersetzung mit dem Begriff der Einsamkeit gar nicht mehr so paradox. Neigt der Mensch doch auch dazu, sich bewusst sozial zurückzuziehen, sich Zeit für sich, für innere Ein-

---

15 Spitex steht für spitalexterne Pflege und bezeichnet die ambulante Pflege in der Schweiz

kehr und Reflexion zu nehmen. Nicht selten geschieht dies an Wendepunkten des Lebens und während Krisensituationen. Long und Averill (2003) benennen als positive Aspekte des Alleinseins unter anderem Freiheit, Kreativität, Selbsttransformation und Spiritualität. Der Mensch scheint ein Bedürfnis nach Gemeinschaft, aber auch nach Alleinsein zu haben.

Weiter wird in der Fachliteratur zwischen emotionaler und sozialer Einsamkeit unterschieden. Bei der emotionalen Einsamkeit wird das Fehlen einer nahen Bezugsperson schmerzlich vermisst, wohingegen es bei der sozialen Einsamkeit um den gefühlten Mangel an sozialer Integration, um ein mangelndes Zugehörigkeitsgefühl zu einem Netzwerk und um mangelnde soziale Einbettung geht (de Jong Gierveld & Tesch-Römer, 2012).

„Aber eben, mit meiner zweiten Frau hatte ich es sehr gut und entsprechend schlimm ist es, wenn sie jetzt nicht mehr ist. Ich brauche hundert Leute, um meine Frau zu ersetzen. Was mache ich mit diesen Stunden mutterseelenalleine? Dort ist meine Einsamkeit. Wenn ich auf der Straße laufe, treffe ich meistens irgendjemanden an. Also ich habe schon einen recht guten Bekanntenkreis in diesem Sinne. Aber die ersetzen mir meine Frau natürlich einfach nicht", meint ein 80-jähriger Herr über sein Einsamkeitsempfinden und beschreibt dabei seinen Schmerz der emotionalen Einsamkeit.

8.2 Gesundheitliche Auswirkungen von Einsamkeit

Alltagssprachlich betrachtet bezieht sich Schmerz nicht nur auf körperliches Leiden. Wir sprechen auch bei psychischem, sozialem und spirituellem Leid von Schmerzen. Es gibt da beispielsweise den *Herzschmerz*, den *Schmerz des Verrats* oder den *Seelenschmerz*. Laut Volksmund kann nicht nur der Körper weh tun. Auch wissenschaftlich betrachtet sind Schmerzen hochkomplex und vielschichtig. Studien zeigen, dass durch körperliche Schmerzen das gleiche neuronale Netzwerk im Gehirn aktiviert wird wie durch das Erleben von sozialer Ablehnung, nämlich der anteriore Gyrus cinguli (Eisenberger et al., 2003). Körperliche und psychosoziale Schmerzen sind im Gehirn miteinander verknüpft und scheinen sich gegenseitig zu beeinflussen (Spitzer, 2018; Eisenberger et al., 2010). Einsamkeit schmerzt.

Verschiedene Untersuchungen zeigen, dass Einsamkeit auch direkte Auswirkungen auf die psychische und körperliche Gesundheit hat. Im systematischen Review von Petitte et al. (2015) wird Einsamkeit als biopsychosozialer Stressor benannt, der mit mehreren chronischen Erkrankungen in Verbindung steht wie Herzkrankheiten, Hypertonie, Schlaganfall, Adipositas, Diabetes und Lungenkrankheiten. Petitte et al. (2015) gehen davon aus, dass bei bereits vorliegenden chronischen Erkrankungen die Verminderung von Einsamkeit zu einer Reduktion von Komplikationen und einer Verbesserung der Lebensqualität führen kann. Chronischer Stress, verursacht durch chronische Einsamkeit, ist ein erheblicher Faktor für negative Auswirkungen auf die Gesundheit (Spitzer, 2018).

Auch die psychische Komponente bei Einsamkeit ist erheblich. Länger andauerndes Leiden unter Einsamkeit begünstigt die Entstehung einer Depression. Depressionen und Einsamkeit können sich wechselseitig beeinflussen und sich auf das Wohlbefinden Erwachsener im höheren Alter negativ auswirken (Cacioppo et al., 2006).

Studien weisen auf folgende zentrale Erkenntnisse bei der Einsamkeitsdynamik hin: bei Menschen, die sich einsam fühlen, entsteht häufig ein negatives Wahrnehmungsmuster. Sie empfinden dabei ihr soziales Umfeld als bedrohlich und ablehnend ihnen gegenüber, oft schon bereits vor der tatsächlichen Begegnung. Die verzerrte Wahrnehmung wird negativ in der Erinnerung abgespeichert und führt zu einem Teufelskreis aus Misstrauen, Rückzug, sozialer Isolation und verstärkt dabei das Einsamkeitsempfinden (Cacioppo & Hawkley, 2009).

Fehlende soziale Kontakte im hohen Alter können auch direkte Auswirkungen auf die Gesundheit und Total Pain haben. Wenn sich eine gesundheitliche Krise anbahnt und soziale Kontakte fehlen, fehlt auch jemand, der darauf aufmerksam machen kann. Als Beispiel dafür steht der 85-jährige Herr Maurer[16], dessen einziger Besuch die Spitex ist. Eines Morgens beim Aufstehen vergisst er, sein Armband mit dem Notfallknopf anzuziehen. Als er durch das Wohnzimmer geht, stürzt er über den Teppich und kann aufgrund starker Schmerzen an seiner rechten Hüfte nicht mehr aufstehen. Der hochbetagte Herr liegt nun die nächsten zwölf Stunden mit Schmerzen und dann auch noch eingenässt am Boden. Er wartet mit einem Gefühl von Hilflosigkeit und Verzweiflung, bis die Spitex-Pflegeperson wieder zum Einsatz kommt. Diese Situation wirkt sich auf die psychische Gesundheit von Herrn Maurer aus, er entwickelt Ängste vor der Mobilisation und vor dem Alleinsein, er schämt sich dafür, in welcher Verfassung ihn die Pflegeperson aufgefunden hat. Aufgrund der bei seinem Sturz hinzugezogenen Fraktur am Bein leidet er außerdem immer wieder unter Schmerzen, die ihm sehr zu schaffen machen.

Es ist fraglich, wie offen über Einsamkeit gesprochen wird. „Man sagt natürlich nicht: ‚du, ich bin einsam'", meinte eine 92-jährige Dame im Gespräch. Eine andere sagte: „Ich will nicht, dass man das meint, niemand muss das von mir wissen, dass ich einsam bin."

Einsamkeit, ein gesellschaftliches Tabuthema, mit Auswirkungen auf die körperliche und psychische Gesundheit und einem hohen, subjektiven Anteil lässt die Komplexität und Herausforderungen dieses Phänomens erahnen.

16 Der Name ist ein Pseudonym

8.3 Einsamkeit im hohen Alter und im Sterben

An welchem Bild des hohen Alters orientieren wir uns? Ist es ein tendenziell abwertendes Bild hochbetagten Menschen gegenüber, wie es heute manchmal in der westlichen Gesellschaft beobachtbar ist? Oder ziehen wir ein gelingendes Alter und Altern auch als Lebenskunst in Betracht, eine *ars senescendi* wie Rüegger (2021) dies nennt? In seinen Ausführungen beschreibt er das hohe Alter als eine für den Menschen bedeutsame Lebensphase mit Möglichkeiten zur Entfaltung, Reife und Wachstum. Dabei könne auf Ressourcen zurückgegriffen werden, über die ein jüngerer Mensch nicht verfügt. Er weist auf verschiedene Aspekte, wie beispielsweise in der Biografie gemachte Erfahrungen, erprobte Bewältigungsstrategien oder eine größere Gelassenheit im Alter hin. Diese Haltung gegenüber hochbetagten Menschen lehnt sich an ein ganzheitliches Menschenbild an und führt zu einer partizipativen Herangehensweise, was ein Anliegen der Palliativen Geriatrie darstellt. Ein Bild, sei es auf gesellschaftlicher wie auch auf professioneller Ebene, von der Lebensphase des hohen Alters, das verstärkt auf Wertschätzung und Partizipation gründet, könnte dem *sozialen Sterben* entgegenwirken. Dieses wird in der Fachliteratur beschrieben als der soziale Ausschluss und das Absprechen von sozialer Teilhabe. Soziales Sterben wird unter anderem im Alter beobachtet (Fuchs-Heinritz, 2010). Dabei geht es nicht um den körperlichen Sterbeprozess an sich, sondern um den Ausschluss aus der Gemeinschaft, um die soziale Exklusion.

Ein weiterer Aspekt von Einsamkeit im hohen Alter und während des Sterbens ist das einsame Sterben. Vielleicht ist die erste Assoziation beim Gedanken an einsames Sterben im hohen Alter diejenige an einen hochbetagten Menschen, wie Herr Schneider[17], der zurückgezogen in einer großen anonymen Wohnsiedlung

17 Der Name ist ein Pseudonym

lebt und dort allein und scheinbar von allen vergessen stirbt. Ein überquellender Briefkasten als Hinweis, dass etwas mit Herrn Schneider nicht stimmen könnte, veranlasst die Nachbarin im unteren Stock, die Polizei zu rufen. Diese erklärt nach Überprüfung der Wohnung, der Leichnam liege seit einigen Tagen bereits dort. Ob Herr Schneider wohl während des Sterbens unter Einsamkeitsgefühlen litt?

Einsam kann auch in Gesundheitseinrichtungen gestorben werden. Der bekannte Soziologe Norbert Elias verweist bereits in den 1980er Jahren auf den unpersönlichen Charakter von Institutionen und deren schematische Abläufe, die zur Vereinsamung Sterbender beitragen könnten. Zudem beschreibt er eine Überforderung von Angehörigen, die sich durch eine Unsicherheit im Umgang mit sterbenden Menschen und im körperlichen Kontakt zeigt, was zu einer Distanzierung vom Sterbenden führen kann. Dem Menschen in den letzten Lebenstagen und -stunden das Gefühl zu vermitteln, er sei nicht mehr bedeutungsvoll, ihm Geborgenheit und Nähe vorzuenthalten, darin sieht Elias (1982) die Einsamkeit der Sterbenden. Innere Prozesse wie das Gefühl von allen Menschen, zu denen man sich im Leben verbunden fühlte, allein gelassen zu werden, der Umstand, dass der Sterbeprozess mit niemandem geteilt werden kann oder die schmerzhafte Vorstellung, dass die eigene, nur sich selbst bekannte Welt für immer verschwindet, beschreibt er als weitere Faktoren, die das einsame Sterben fördern.

Brauchen sterbende Menschen jemanden, der immer da ist? Erfahrungen aus der Praxis zeigen: es braucht vermutlich beides, Phasen des Alleinseins und der Gemeinschaftlichkeit. Kruse (2021) weist auf Erkenntnisse hin, dass sterbende Menschen Phasen für sich allein und Phasen des Kontakts mit persönlich bedeutsamen Bezugspersonen benötigen. Menschen, die von Angehörigen rund um die Uhr umsorgt und betreut werden, sterben erstaunlicherweise manchmal genau dann, wenn diese für einige wenige Minuten das Zimmer verlassen. Andere Erfahrungen zeigen, dass der Todeszeitpunkt dann eintritt, nachdem bestimmte Angehörige am Sterbebett eingetroffen sind, mögen sie auch von weit her angereist sein. Auch wird es immer Menschen geben, die alleine sterben oder dies möchten.

Viele ältere Menschen sind während der COVID-19-Pandemie auf Intensivstationen oder in Pflegeheimen unter massiver Besuchseinschränkung gestorben (vgl. Lüdeke & Heimerl in diesem Band). Nicht alle Familienmitglieder und Angehörigen, die dies wünschten, konnten in der Sterbephase dabei sein. Dies bringt bedenkenswerte Aspekte mit sich: Das gemeinschaftliche Beistehen, einander und dem sterbenden Menschen, und das Abschiednehmen ist unter diesen Bedingungen nicht machbar. Das Führen von letzten Gesprächen über bedeutsame Dinge wurde durch die Besuchseinschränkung erschwert. Es wird davon ausgegangen, dass dies Einsamkeitsgefühle bei den sterbenden älteren Menschen begünstigt hat und sich auch negativ auf den Trauerprozess der Angehörigen auswirkt (Strang et al., 2020).

Wenn Einzigartigkeit ein Merkmal des Menschseins ist, dann gibt es „den" hochaltrigen Menschen nicht und das gleiche Ereignis muss nicht bei jedem hochbetagten Menschen zwingend zum Schmerz der Einsamkeit führen. Es gibt jedoch Ereignisse und Veränderungen, die im hohen Alter gehäuft auftreten und Risikofaktoren für Einsamkeit sind. Obwohl Menschen mit wenigen sozialen Kontakten nicht zwangsläufig unter Einsamkeit leiden, erhöht soziale Isolation die Wahrscheinlichkeit, dass Einsamkeitsgefühle entstehen (Hafen, 2018). Dahlberg et al. (2022) zeigen in ihrer systematischen Übersichtsarbeit weitere Risikofaktoren auf. Untersucht wurden Studien, bei denen es um Menschen älter als 60 Jahre ging. **Tabelle 8-1** zeigt hier einige Beispiele.

Es ist davon auszugehen, dass im hohen Alter verschiedene dieser Probleme gleichzeitig auftreten. Schwerhörigkeit oder Sehschwäche können die Kommunikation beeinträchtigen und den Betroffenen dazu verleiten, sich ver-

Tabelle 8-1: Risikofaktoren für Einsamkeit im hohen Alter (nach Dahlberg et al., 2022, eigene Darstellung)

Faktoren	Ereignisse und Veränderungen im hohen Alter
Demografische Faktoren	weibliches Geschlecht, Alter
Soziale Faktoren	Verlust von Freund*innen durch Krankheit oder Tod, Verwitwung, reduzierte Teilnahme an sozialen Aktivitäten
Gesundheitsbezogene Faktoren	Abnahme der Mobilität, Fatigue, beeinträchtige Funktionen des täglichen Lebens
Psychologische Faktoren	Depression, depressive Stimmungslage, verstärktes Gefühl nutzlos zu sein
Sozio-ökonomische Faktoren	finanzielle Schwierigkeiten

mehrt zurückzuziehen. Die Mobilität nimmt ab und eine Gehhilfe ist erforderlich. Die Nutzung des öffentlichen Verkehrs wird zur Herausforderung und die Ampel am Fußgängerübergang schaltet zu schnell auf Rot. Der Führerschein wurde bereits endgültig abgegeben. Fast alle Angehörigen, Freund*innen und vielleicht auch Kinder sind gestorben. Vielleicht ist die Wohnung nicht mehr bezahlbar, was einen Wohnungswechsel in eine andere Nachbarschaft mit sich bringen kann. Rollen in bestehenden Beziehungen ändern sich durch Krankheit. Im Dokumentationsfilm *Einsamkeit hat viele Gesichter* (Familien- und Frauengesundheit & FFG-Videoproduktion, 2021) erzählt Herr Senn eindrücklich von der Veränderung im Zusammenleben mit seiner an Demenz erkrankten Frau: „Ich möchte mit meiner demenzkranken Frau über etwas reden, was ich im Radio gehört habe, oder ein Problem besprechen, aber das geht halt einfach nicht mehr“ und beschreibt damit seine gefühlte soziale Isolation trotz Partnerschaft.

Diese Beispiele veranschaulichen, dass die Lebensphase des hohen Alters von Veränderungen und Verlusterfahrung geprägt sind, die schmerzhaft sind und der Entstehung von Einsamkeit förderlich sein können. Entscheidend ist auch hier die subjektive Komponente. Wenn in der neuen Umgebung beispielsweise die gefühlte Diskrepanz zwischen gewünschten und gefühlten sozialen Beziehungen kleiner ist als in der alten Umgebung, kann ein Wohnungswechsel im hohen Alter unter Umständen auch einer Einsamkeit entgegenwirken. Es bleibt die Herausforderung, wie hochaltrige Menschen Beziehungen trotz Veränderungen gemäß den persönlichen Bedürfnissen gestalten und leben können.

Das Total Pain-Konzept kann durch den ganzheitlichen Ansatz der Palliativen Geriatrie eine Grundlage bieten, den multidimensionalen Einflussfaktoren und der Komplexität von Einsamkeitsgefühlen von hochbetagten Menschen umfassend zu begegnen. Der soziale Schmerz findet bei diesem Konzept Beachtung. Auch werden Zusammenhänge zwischen physischer und psychischer Gesundheit erkannt und aufgenommen. Fragen nach dem Sinn im hohen Alter, die mit dem Gefühl von sozialer Exklusion zusammenhängen, können angegangen werden.

8.4 Empfehlungen im Umgang mit der Einsamkeit in der Palliativen Geriatrie: erkennen, anerkennen und lindern

Die gewonnenen Erkenntnisse gilt es nun für medizinische, pflegerische und betreuerische Tätigkeiten in der Palliativen Geriatrie aufzunehmen und Maßnahmen abzuleiten, um den Schmerz der Einsamkeit im hohen Alter zu erkennen, anzuerkennen, ihm vorzubeugen und ihn zu lindern.

Erkennen und Anerkennen

Aufgrund der hohen subjektiven Komponente und der Tabuisierung von Einsamkeit muss davon ausgegangen werden, dass nicht alle einsamen, hochaltrigen Menschen erfasst werden können. Ein erster Schritt kann sein, Einsamkeit bei hochbetagten Menschen zu erkennen und anzuerkennen. Da der Leidensdruck eng an die entsprechende Person gebunden ist, ist es wichtig, aufmerksam zu sein und das Thema feinfühlig anzusprechen. Unterstützend dabei sind Kenntnisse über die multidimensionale und die psychische Dynamik von Einsamkeit.

Hinweise für Einsamkeit
Depression oder depressive Zeichen
(zunehmende) Einschränkungen im Alltag, in der Mobilisation oder Kommunikation
(zunehmende) Schmerzen
Rückzug
Misstrauen
soziale Isolation
Umzug an einen neuen Ort
negative Lebensereignisse
reduzierte Möglichkeit, Menschen zu treffen
Affektive Zeichen: Leid, Verzweiflung
Antriebslosigkeit
Agitation, Nervosität
Versteckte Äußerungen zu Einsamkeit: „heutzutage hat doch keiner mehr Zeit“
Entwicklung von gesundheitsschädigendem Verhalten (z. B. Alkoholmissbrauch)
negative Erfahrungen im Umgang mit anderen Personen
Befürchtungen von negativen Erfahrungen im Umgang mit anderen Personen, negative Wahrnehmungsmuster

Das Auftreten der beschriebenen Faktoren wie Abnahme des sozialen Netzwerks, eigene gesundheitliche Beschwerden, psychologische Faktoren und finanzielle Schwierigkeiten sollten hellhörig werden lassen, da sie Einsamkeitsgefühle verursachen können. Laut Schalek und Stefan (2018) ist bei manchen Zeichen unklar, ob sie auf Einsamkeit hinweisen oder ob sie deren Ursache sind. Eine depressive Stimmungslage kann etwa ein Risikofaktor sein, Einsamkeitsgefühle zu entwickeln. Sie kann aber auch gleichzeitig ein Zeichen dafür sein, dass sich dieser Mensch bereits einsam fühlt. Die Liste im Kasten links zeigt eine Auswahl von solchen Hinweisen. Sie sprechen nicht zwingend für Einsamkeit, können aber darauf hinweisen.

Das Auftreten dieser Faktoren als Indiz für vorhandene Einsamkeitsgefühle ebenso wie konkrete Äußerungen darüber, sich allein zu fühlen, sollten von den medizinisch-pflegerischen und betreuerischen Fachpersonen ernst genommen werden. Sie sollten dazu veranlassen, das Thema sensibel aufzunehmen und im Gespräch zu klären, ob Einsamkeit vorliegt. Auch gilt es anzuerkennen, dass jeder Mensch unterschiedlich mit Einsamkeitsgefühlen umgeht. Besonders hochbetagte Menschen bringen oft aufgrund ihrer vielfältigen Lebenserfahrungen einen Wissensschatz mit. Diesen gilt es zu berücksichtigen und einzubeziehen im Umgang mit ihrer eigenen Einsamkeit.

Vorbeugen und Lindern

In einer Meta-Analyse werden von Masi et al. (2011) folgende vier Interventionen zur Verminderung von Einsamkeit beschrieben:

- Stärkung sozialer Kompetenzen
- Stärkung der sozialen Begleitung
- Erweiterung von Möglichkeiten für soziale Kontakte
- Änderung maladaptiver sozialer Kognition

Einige Praxisbeispiele für konkrete Maßnahmen in diesen vier Interventionsbereichen zeigt folgende Auflistung (**Tabelle 8-2**):

Tabelle 8-2: Interventionen zur Linderung von Einsamkeit im hohen Alter (eigene Darstellung angelehnt an Millius et al., 2020 und Masi et al., 2011)

Interventionsbereich	Konkrete Maßnahmen
Stärkung sozialer Kompetenzen	• Beschaffung von Hilfsmitteln bei Schwerhörigkeit oder Sehschwäche • Beschaffung von Hilfsmitteln zur Mobilisation • zum dabei sein bei gemeinsamen Aktivitäten ermuntern • gemeinsame Aktivitäten durchführen (z. B. kochen, einkaufen) • persönliche und/oder psychologische Beratung und Unterstützung • Strukturen schaffen, in denen Partizipation von hochaltrigen Menschen umgesetzt werden kann
Stärkung der sozialen Begleitung	• Regelmäßig in Kontakt treten • Anrufe durch Bezugspersonen, Fachpersonen des interprofessionellen Betreuungsteams oder durch ehrenamtlichen Telefondienst • ermuntern, solche Anrufe auch in der nachbarschaftlichen Gemeinschaft untereinander durchzuführen • Besuchsdienst durch Freiwillige • Caring Community identifizieren und stärken • Unterstützung bei der Anwendung von digitalen Kommunikationshilfen • Angehörige miteinbeziehen, auf Ängste und Unsicherheiten eingehen im Umgang mit hochaltrigen (sterbenden) Menschen • Niederschwellige Angebote sozialer Begleitung an Alltagsorten von hochaltrigen Menschen bereitstellen • Öffentlichkeitsarbeit, um Fragen in der Gesellschaft zum Umgang mit sterbenden oder an Demenz erkrankten Menschen miteinander zu diskutieren
Erweiterung von Möglichkeiten für soziale Kontakte	• Gruppenaktivitäten anbieten • Erzählcafés organisieren • Räume und Umgebungen schaffen (auch in Institutionen), in denen Beziehung und soziale Begegnung stattfinden kann • Besuchszeiten und Anzahl der Besucher*innen flexibel gestalten • Förderung von Caring Communities • Entwicklung von wertschätzenden Altersbildern fördern
Änderung maladaptiver sozialer Kognition	• Zugehörigkeitsgefühl stärken • Motivieren, ermuntern, loben, Befürchtungen ernst nehmen • Bezugspflegemodell anwenden • Coping und Stressmanagement verbessern • Kohärenzsinn und Selbstwirksamkeitsempfinden stärken • Psychologische und psychotherapeutische Betreuung für hochaltrige Menschen anbieten, auch in Altersinstitutionen • Öffentlichkeitsarbeit und Sensibilisierung von Mitarbeitenden im Gesundheitswesen über die psychodynamische Komponente von Einsamkeit

Auch wenn viele Angebote für Gruppenaktivitäten vorhanden sind, ist davon auszugehen, dass es schwierig wird die Menschen zu erreichen, deren soziale Kognition bereits maladaptiv geprägt ist. Da Menschen mit ausgeprägten Einsamkeitsgefühlen aufgrund einer verzerrten Wahrnehmung ihr soziales Umfeld oftmals als negativ und bedrohlich empfinden, ist es sinnvoll an diesen Punkt anzuknüpfen, denn oftmals sind gerade diese Menschen schwierig zu erreichen, auch wenn viele Angebote vorhanden wären. Masi et al. (2011) weisen darauf hin, dass die Änderung maladaptiver sozialer Kognition jene der vier genannten Interventionen ist, die am effizientesten wirkt.

Auch Cohen-Mansfield et al. (2018) weisen auf die Notwendigkeit hin, die soziale Selbstwirksamkeit von einsamen älteren Menschen zu stärken. Ihre Studie, die Einzel- und Gruppeninterventionen bei einsamen Menschen über 65 Jahre kombiniert, zeigte eine Verringerung des Einsamkeitsgrades bei den Teilnehmenden. Es wurden dabei individuelle Hindernisse in persönlicher Beratung eruiert und Vorschläge für Gruppenaktivitäten und soziale Aktivitäten in der Umgebung gemacht sowie Gruppensitzungen angeboten.

Das Vorhandensein von Möglichkeiten für soziale Kontakte ist dennoch unabdingbar. Für die Palliative Geriatrie wie auch für die Politik, für Fachpersonen und auch für die breite gesellschaftliche Ebene bedeutet dies, Raum und Räume sowie Möglichkeiten für soziale Begegnung verfügbar zu machen in Städten, Quartieren, Dörfern, in Gesundheitsinstitutionen und nicht zuletzt an Orten, an denen hochbetagte Menschen ihre letzte Lebensphase verbringen. Ziel ist es, Raum zu schaffen für ein Miteinander, für Orte des Lebens und der Begegnung, statt hochaltrige und sterbende Menschen auszugrenzen. Auch im Hinblick auf eine Vorbeugung von sozialem und einsamem Sterben hochbetagter Menschen sind wir gefordert, diesen Ansatz miteinander weiterzudenken.

8.5 Ausblick: Sorgekultur und interprofessionelle Zusammenarbeit gegen Einsamkeit im Alter

Einsamkeit ist ein persönliches, schmerzvolles Empfinden, bei dem das Bedürfnis nach sozialen Kontakten nicht mit dem tatsächlich Erlebten übereinstimmt. Das kann die Lebensqualität von hochaltrigen Menschen negativ beeinflussen.

Der Begriff des *Alleinseins* wird von *Einsamkeit* abgegrenzt. Das Alleinsein kann durchaus positiv empfunden werden. Demgegenüber kann eine gefühlte soziale Isolation, wenn dieses Gefühl fortbesteht, negative gesundheitliche Auswirkungen haben. Die Einsamkeit ist ein höchst subjektives Phänomen und daher von außen nur schwer erfassbar. In der Literatur werden mögliche ursächliche Faktoren, Hinweise und Risikofaktoren diskutiert, die auf Einsamkeit hinweisen können. Aufgrund der hohen subjektiven Komponente kann Einsamkeit nur von der betroffenen Person selbst erfasst werden. Fachpersonen, freiwillig Tätige und wir als Mitmenschen sind gefordert, diese im persönlichen Gespräch feinfühlig anzusprechen. Diese Herangehensweise entspricht dem betroffenenorientierten und partizipativen Grundsatz in der Palliativen Geriatrie.

Einsamkeit ist keine Krankheit, sondern ein komplexes Phänomen, das krankmachen kann und in einer Wechselwirkung mit Schmerz steht. Cicely Saunders plädiert in ihrem Total Pain Konzept aus den 1960er Jahren dafür, Schmerz als ganzheitliches Geschehen zu definieren. Auch heutige Erkenntnisse aus den neurobiologischen Wissenschaften weisen auf die gegenseitige Beeinflussung der verschiedenen Dimensionen hin. Es liegt nahe, verschiedene sich ergänzende und auf unterschiedliche Dimensionen ansetzende Unterstützungsangebote anzubieten. Eine interprofessionelle Zusammenarbeit, aber auch ein nachbarschaftliches Miteinander im Sinne einer gelebten Sorgekultur und eine Caring Community, bei der ermutigt wird, Einsamkeitsgefühle anzusprechen und Erfahrungen auszutauschen, könnten Beispiele dafür sein. Wissenschaftliche Erkenntnisse zeigen, dass das alleinige Verfügbar-Machen von sozialen Kontakten oftmals nicht ausreicht, um Einsamkeit zu lindern. Es ist wesentlich, allfällige negative Wahrnehmungen und Kognitionen, die mit Einsamkeit in einem *circulus vitiosus* agieren, gemeinsam zu verändern und positive Erfahrungen spürbar zu machen.

Die Palliative Geriatrie ist gefordert, sich mit den Phänomenen des sozialen Sterbens und mit dem einsamen Sterben von hochbetagten Menschen zu befassen. Als zukünftige Herausforderungen sind die Erfassung von Einsamkeit bei Menschen mit einer fortgeschrittenen dementiellen Erkrankung auszumachen, aber auch die Weiterentwicklung gelebter, wertschätzender Altersbilder. Dazu braucht es neue Versorgungsmodelle, die dabei helfen, diese Erkenntnisse umzusetzen. Ganzheitliche, integrative Versorgungsmodelle, die auch von achtsamer Zuwendung, Beziehung und Partizipation getragen werden, können dem Schmerz der Einsamkeit im hohen Alter möglichst umsichtig begegnen. Es braucht dafür jedoch nicht nur Fachpersonen, sondern auch eine gesellschaftliche Verantwortung im Sinne einer Caring Community.

Literatur

Bundesamt für Statistik (BFS). (2019, Februar). *Einsamkeitsgefühle. Schweizerische Gesundheitsbefragung*. Zugriff am 25.04.2022 unter https://www.bfs.admin.ch/bfs/de/home/statistiken/kataloge-datenbanken/tabellen.assetdetail.7586250.html

Cacioppo, J. T. & Hawkley, L. C. (2009). Perceived social isolation and cognition. *Trends in Cognitive Science, 13*(10), 447–454. https://doi.org/10.1016/j.tics.2009.06.005

Cacioppo, J. T., Hughes, M. E., Waite, L. J., Hawkley, L. C. & Thisted, R. A. (2006). Loneliness as a Specific Risk for Depressive Symptoms: Cross-Sectional and Longitutdinal Analysis. *Psychology and Aging, 21*(1), 140–151. https://doi.org/10.1037/0882-7974.21.1.140

Cohen-Mansfield, J., Hazan, H., Lerman, Y., Shalom, V., Birkenfeld, S. & Cohen, R. (2018). Efficacy of the I-SOCIAL intervention for loneliness in old age: Lessons from a randomized controlled trial. *Journal of Psychiatric Research, 99*, 69–75. https://doi.org/10.1016/j.jpsychires.2018.01.014

Dahlberg, L., McKee, K. J., Frank, A. & Naseer, M. (2022). A systematic review of longitudinal risk factors for loneliness in older adults. *Aging & Mental Health, 26*(2), 225–249. https://doi.org/10.1080/13607863.2021.1876638

De Jong Gierveld, J. & Tesch-Römer, C. (2012). Loneliness in old age in Eastern and Western European societies: theoretical perspectives. *European Journal of Ageing, 09*, 285–295. https://doi.org/10.1007/s10433-012-0248-2

Eisenberger, N. I., Lieberman, M. D. & Williams, K. P. (2003). Does Rejection Hurt? A fMRI Study of Social Exclusion. *Science, 302*, 290–292. https://doi.org/10.1126/science.1089134

Eisenberger, N. I., Inagaki, T. K., Mashal, N. M. & Irvin, M. R. (2010). Inflammation and social experience: An inflammatory challenge induces feelings of social disconnection in addition to depressed mood. *Brain, Behavior, and Immunity, 24*, 558–563. https://doi.org/10.1016/j.bbi.2009.12.009

Elias, N. (1982). *Über die Einsamkeit der Sterbenden*. Suhrkamp.

Familien- und Frauengesundheit & FFG Videoproduktion (Hrsg.). (2021). *Einsamkeit hat viele Gesichter. Herausforderungen beim Älterwerden. Luzern*. Verfügbar unter https://www.einsamkeit-gesichter.ch/film-broschuere

Fuchs-Heinritz, W. (2010). Sozialer Tod. In H. Wittwer, D. Schäfer & A. Frewer (Hrsg.), *Sterben und Tod. Ein interdisziplinäres Handbuch* (S. 133–136). J. B. Metzler.

Hafen, M. (2018). Soziale Isolation – Folgen, Ursachen und Handlungsansätze. In T. Hax-Schoppenhorst (Hrsg.), *Das Einsamkeitsbuch. Wie Gesundheitsberufe einsame Menschen verstehen, unterstützen und integrieren können* (S. 34–44). Hogrefe.

Institut Neumünster. (2020). *Soziale Einsamkeit im Alter. Erkennen, vorbeugen und lindern*. Verfügbar unter: https://www.institut-neumuenster.ch/soziale-einsamkeit-im-alter

Kaspar, R., Wenner, J. & Tesch-Römer, C. (2022). *Einsamkeit in der Hochaltrigkeit* (D80 + Kurzberichte, 4). Köln: Bundesministerium für Familie, Senioren, Frauen und Jugend, Universität zu Köln, Cologne Center for Ethics, Rights, Economics and

Social Sciences of Health (ceres), Deutsches Zentrum für Altersfragen.

Kruse, A. (2021). *Vom Leben und Sterben im Alter. Wie wir das Lebensende gestalten können*. Kohlhammer.

Long, C.R. & Averill, J.R. (2003). Solitude: An Exploration of Benefits of Being Alone. *Journal for the Theory of Social Behaviour, 33*(1), 21–44. https://doi.org/10.1111/1468-5914.00204

Masi, C.M., Chen, H.-Y., Hawkley, L.C. & Cacioppo, J.T. (2011). A Meta-Analysis of Interventions to Reduce Loneliness. *Personality and Social Psychology Review, 15*(3), 219–266. https://doi.org/10.1177/1088868310377394

Millius, S., Pfister Lipp, E. & Grünenfelder, A. (2020). Einsamkeit im Alter als subjektives Leid. Wie erkennen, vorbeugen und lindern? *NOVAcura, 51*(9), 19–23.

Peplau, L.A. & Perlman, D. (1981). Toward a Social Psychology of Loneliness. In S. Duck & R. Gilmore (Hrsg.), *Personal Relationships in Disorder* (S. 31–56). Academic Press.

Perissinotto, C., Holt-Lunstad, J., Periyakoil, V.S. & Covinsky, K. (2019). A practical Approach to Assessing and Mitigating Loneliness and Isolation in Older Adults. *The American Geriatrics Society, 4*(67), 657–662. https://doi.org/10.1111/jgs.15746

Petitte, T., Mallow, J., Barnes, E., Petrone, A., Barr, T. & Theeke, L. (2015). A Systematic Review of Loneliness and Common Chronic Physical Conditions in Adults. *Open Psychology Journal, 8*(2) 113–132. https://doi.org/10.2174/1874350101508010113

Rüegger, H. (2021). Ars senescendi: Gelingendes Altern als Lebenskunst. *Wege zum Menschen, 73*, 256–264. https://doi.org/10.13109/weme.2021.73.3.256

Schalek, K. & Stefan, H. (2018). Einsamkeit – Ein (un)bekanntes Phänomen in der Pflege. In T. Hax-Schoppenhorst (Hrsg.), *Das Einsamkeits-Buch. Wie Gesundheitsberufe einsame Menschen verstehen, unterstützen und integrieren können* (S. 378–388). Hogrefe.

Schuler, D., Tuch, A. & Peter, C. (2020). *Psychische Gesundheit in der Schweiz. Monitoring 2020* (Obsan Bericht 15/2020). Schweizerisches Gesundheitsobservatorium.

Spitzer, M. (2018). *Einsamkeit die unerkannte Krankheit. Schmerzhaft, ansteckend, tödlich*. Droemer.

Strang, P., Bergström, J., Martinsson, L. & Lundström, S. (2020). Dying From COVID-19: Loneliness, End-of-Life Discussions, and Support for Patients and Their Families in Nursing Homes and Hospitals. A National Register Study. *Journal of Pain and Symptom Management, 60*(4), e2–e13.

9 Verluste und Trauer im hohen Alter

Susanne Hirsmüller und Margit Schröer

9.1 Hohes Alter – „Was alle werden wollen, aber keiner sein will"

Vorbemerkung: In diesem Artikel verwenden wir die Begriffe *Hochaltrige* für Menschen ab 80 Jahren inklusive der *Langlebigen* über 95 Jahre. In der Fachliteratur werden verschiedene Einteilungen benutzt, so definiert z. B. Höpflinger (2011): „Hochaltrig sind Menschen, die länger leben als 2 Drittel ihrer Geburtskohorte."

Die Gruppe der Hochaltrigen ist weltweit die am stärksten wachsende Bevölkerungsgruppe. Dabei haben Menschen mit höherer Bildung bzw. sozialem Status und guten Lebensbedingungen eine größere Chance, bei besserer Gesundheit alt zu werden. Die inter- und intraindividuelle Schwankungsbreiten von Fähig- und Fertigkeiten sind in diesem Alter jedoch sehr hoch. D. h. je älter Menschen werden, umso weniger genügt die Angabe des chronologischen Alters, um eine Person zu charakterisieren.

Das hohe Alter wird immer noch weitgehend negativ bzw. defizitorientiert bewertet und häufig nur mit Gebrechlichkeit, Hilfsbedürftigkeit, Abhängigkeit, Fremdbestimmung und Kontrollverlust in Verbindung gebracht. Dieses negativ konnotierte Menschenbild ist jedoch eine *Pathologisierungsfalle*, die auch in vielen Köpfen von professionell Tätigen in Medizin, Pflege und Sozialer Arbeit sitzt.

Hochaltrige Menschen sind jedoch nicht zwangsläufig hilfs- und pflegebedürftig, sie verfügen jedoch über weniger Kompensationsmöglichkeiten als jüngere und weisen daher eine erhöhte Vulnerabilität auf. Beim Lesen von Studien zur Hochaltrigkeit muss berücksichtigt werden, dass diese eine positive Selektion vornehmen, da überwiegend besonders resiliente oder gesunde Menschen so alt werden, während schwer und chronisch Kranke sowie gebrechliche Menschen früher sterben.

Ende 2019 waren in Deutschland 76 % aller Menschen im Alter zwischen 90 und 95 Jahren pflegebedürftig (Statistisches Bundesamt, 2022), in der Heidelberger Hundertjährigen-Studie wurde eine Pflegequote von 83 % ermittelt, 50 % von ihnen lebten in Pflegeheimen (Petzold et al., 2011).

Im Hinblick auf das Thema Verluste und Trauer ist der Beziehungsstatus der untersuchten Personen von Interesse: hochaltrige Männer, die zu Hause leben, haben oft noch oder erneut eine Partnerin, Frauen sind oft verwitwet und leben in einem Ein-Personen-Haushalt. 33 % der Männer sind nach dem Tod des Partners eine neue Partnerschaft eingegangen, aber nur 14 % der Frauen (Generali Deutschland AG, 2017, S. 237).

Spätestens jetzt gerät die Auseinandersetzung mit Verlusten in den Fokus, wenn die alten Menschen erkennen, dass sie nicht mehr körperlich fit und selbständig, sondern in zunehmend mehr Bereichen auf Unterstützung und schließlich Pflege angewiesen sind. Jetzt werden zwangsläufig Anpassungen des Alltagslebens notwendig. Viele Gleichaltrige sind dann bereits verstorben und laufend kommen weitere dazu. Bewohnerinnen von Alten- und Pflegeheimen leben dort zum großen Teil mit nur wenigen Außenkontakten.

Erstaunlich ist das sogenannte „Alterszufriedenheits-Paradoxon“, das zahlreiche Autoren beschreiben (u.a. Rüegger, 2021; Neise et al., 2019): trotz der objektiven Verschlechterung der Lebenssituation in unterschiedlichen Bereichen (physische und kognitive Funktionseinbußen, ggf. Aufgabe des selbständigen Wohnens und Zunahme des Unterstützungsbedarfs) bleibt die subjektive Bewertung – also das subjektive Wohlbefinden – oft weitgehend stabil bzw. verbessert sich sogar im Vergleich zum mittleren Lebensalter (mit dessen beruflichen und sozialen Anforderungen). Erklärt wird dieser Umstand durch die Nutzung von Bewältigungsformen (*SOK*) und Abwärtsvergleichen mit Personen, denen es schlechter geht oder mit der eigenen Vergangenheit (z.B. im oder nach dem Krieg). Das Modell der selektiven Optimierung und Kompensation *SOK* stellt drei Faktoren heraus, mit denen es Menschen gelingt realen Einschränkungen entgegenzuwirken und sich dennoch subjektiv zufrieden zu fühlen: a) *Selektion* – Eingrenzung des Raumes möglicher Alternativen und Konzentration auf begrenzte Ressourcen sowie eine beschränkte Anzahl von Zielen und b) *Optimierung* – Erwerb neuer und Üben vorhandener Mittel zur Zielerreichung sowie c) *Kompensation* – Prozesse der Aufrechterhaltung des Funktionsniveaus angesichts von Verlusten, Erwerb und Einsatz von (Hilfs-)Mitteln (Maercker, 2015; Baltes & Baltes, 1990). Rott (2011) führt aus: obwohl die psychischen Ressourcen im hohen Alter abnehmen, wird das subjektive Wohlbefinden von den hochaltrigen Menschen selbst noch sehr hoch und stabil eingeschätzt wird. So fühlen sich 54% nicht unglücklicher als früher, 71% fühlen sich die meiste Zeit glücklich. Mit dieser positiven Lebenseinstellung werden gesundheitliche und kognitive Verschlechterungen kompensiert und der Wert des eigenen Lebens positiv beurteilt. Bezüglich der positiven Lebensbewertung zählen bei den über 80-Jährigen eher soziale als gesundheitliche Faktoren. Obwohl das Lebensende näherkommt, wird das Leben weiterhin bejaht und der Tod nicht herbeigesehnt. So wurde bei der Ermittlung zentraler Lebensthemen von nur 3% der 70- bis 84-jährigen und 9% der 85- bis 103-jährigen Befragten das Nachdenken über Tod und Sterben angegeben, es war die seltenste von 19 Kategorien, wie z.B. Alltagsablauf, Lebensrückblick, Gesundheit (Freund, 2000).

9.2 Besondere Situation hochaltriger und langlebiger Menschen

Die historischen Ereignisse in Europa zwischen ca. 1930 und den 1950er Jahren prägten die Kindheit und Jugend der heutigen Hochaltrigen. Das bedeutet, dass die meisten von ihnen Opfer und oder Täter waren, also Schmerzliches erlitten und/oder Schlimmes getan haben. Menschen, die im Jahr 2022 über 90 Jahre alt sind, haben den 2. Weltkrieg als Teenager miterlebt, Menschen, die zwischen 80 und 90 Jahre alt sind, wurden während des 2. Weltkriegs geboren. Der Einfluss des Krieges auf ihr ganzes Leben mit ständiger Angst, Hunger, nationalsozialistischer Vergangenheit, Repressionen, Vertreibung, verpassten Lebenschancen, als auch die Anzahl erlittener Verluste ist bei vielen von ihnen sehr groß. Kojer und Heimerl (2009) weisen darauf hin, dass mit jedem Altersjahr die körperliche, psychische und intellektuelle Kompensationsfähigkeit weiter abnimmt, während die vieldimensionale Leidenslast wächst, Verlusterlebnisse zunehmen und außerdem das soziale Netz immer löchriger wird. In diesem Zusammenhang ist die Art der erlittenen Verluste und Traumata von erheblicher Bedeutung für die spätere Auseinandersetzung der Betroffenen mit diesen Themen im hohen Alter wie das folgende Beispiel zeigt:

„Ein 86-jähriger früherer Bankdirektor klagt über Schlafstörungen, die er erst seit kurzer Zeit hat. Im Gespräch ist zu erfahren, dass erbis jetzt noch vielfältige Schreibarbeiten erledigt habe, die er jetzt aber, wegen zunehmender Sehschwäche nicht mehr erledigen könne. Im Traum erlebe er furchtbare Kriegserlebnisse, die er hatte und wache schweißgebadet auf, habe entsetzliche Angst und komme dann nicht mehr zur Ruhe. Er habe Jahrzehnte an den Krieg gar nicht mehr gedacht, vermutlich vor lauter Arbeit." (Hirsch, 2011, S. 156).

Erschwerend kommt hinzu, dass in der neueren Trauerforschung davon ausgegangen wird, „dass die Umstände – besonders bei durch Mord, Terroranschlägen oder anderen ‚von Menschen verursachten' Todesereignissen (‚man made disasters') – zu einer Komplizierung der Trauerreaktion führen können." (Znoj, 2019, S. 58).

Für die Generation der heute über 85-Jährigen waren diese, zum Teil über Jahre erlebten Gewalttaten so alltäglich, dass nur wenige nicht davon betroffen waren. Dies und die Vertuschung eigener Beteiligung führten nach dem Krieg dazu, dass kaum jemand über die eigenen Erlebnisse und Traumata sprechen wollte oder konnte. Diese Haltung war so weitreichend und zog sich durch alle Bevölkerungsschichten, dass sich dafür (nach dem Psychoanalytiker-Ehepaar Alexander und Margarete Mitscherlich) 1967 ein eigener Terminus eingebürgert hat: *Die Unfähigkeit zu trauern*. In den Lebenserinnerungen seiner Mutter beschreibt der Philosoph Wiebecke (2021) ein für die damalige Zeit typisches Phänomen:

„Neben diesem Stolz, die brutalen Lebensprüfungen von damals überstanden zu haben, entwickelt sich bei meiner Mutter aber nun erst im hohen Alter ein geschärftes Bewusstsein dafür, welche Verwundungen diese frühen Jahre im eigenen Leben angerichtet haben. Nicht aufrecht und tapfer, sondern früh gebeugt." (Wiebecke, 2021, S. 16f.)

Das verdeutlichen auch zwei Zitate des heute 94-jährigen Günther Lucks:

„ [...] weitere verkohlte Leichen, die grausamen Bilder brannten sich in mein Hirn ein, ohne dass sie mich damals wirklich entsetzten. Aber sie blieben in mir, wie archiviert ... und sie entfalteten ihre wahre Wirkung später, bis heute." (Lucks & Stutte, 2020, S. 144)

und er beschreibt das radikale Ende seiner Kindheit:

„Das 14-jährige Kind ist zusammen mit Hermann [seinem Bruder] in jener Bombennacht gestorben. Schlagartig und über Nacht bin ich in jener Nacht erwachsen geworden, musste erwachsen werden ... Ich habe für lange Zeit das Lachen verlernt ... ich war traumatisiert ... war das ganze Volk traumatisiert. ... Die Menschen wurden mit ihrer psychischen Last alleingelassen. ... Ganze Generationen von Menschen verdrängten, begruben, überspielten Erlebtes." (Lucks & Stutte, 2020, S. 189)

Millionen Menschen betraf der Verlust ihrer Heimat im Zusammenhang mit Krieg und Vertreibung.

Besonders weitreichende Auswirkung auf das weitere Geschick der Überlebenden hatte für sie der Verlust von Kohärenz, den sie während des nationalsozialistischen Terrorregimes und nach dessen Zusammenbruch erlitten: sowohl das eigene Leben und soziale Umfeld als auch der größere gesamtgeschichtliche Zusammenhang verloren für viele ihre Handhabbarkeit, Verstehbarkeit und Sinnhaftigkeit.

Zusammenfassend lässt sich sagen, dass jeder Alterungsprozess ein beständiges Abschiednehmen und Loslassen ist (Tropper, 2002) und dass, wenn sich die Verluste häufen, betroffene Menschen kaum noch zur Ruhe kommen. Wie Perlen an einer langen Kette reihen sich alle kleinen und großen Trauererlebnisse aneinander und der letzte Wunsch, das Alter in Selbständigkeit und Selbstbestimmung zu genießen, erfüllt sich oft nicht.

9.3 Verluste und Trauer in späten Lebensjahren

alt geworden

immer wieder
die bilder von früher
im kopf
manche wiegen leicht, erfreuen
wie die vom spielen
andere sind so schwer, bedrücken
wie von den toten,
die noch so lebendig sind
in mir
was kommt noch ...
freund hei
(Margit Schröer, 2023)

Das Wort Verlust wird oft mit dem Tod nahestehender Menschen gleichgesetzt, umfasst jedoch bei Menschen im hohen Alter viel mehr, da ihre erlittenen Verluste vielfältig und auch vielzählig sind. Für sie sind Verluste in allen Lebensbereichen Normalität.

Zusätzlich zur beschriebenen biografischen *Last*, die die Hochaltrigen mitbringen, kommen die sich häufenden Verluste von wichtigen Bezugspersonen, je älter Menschen werden. Die Generali Altersstudie hat festgestellt, dass 70 % der 65-bis 85-Jährigen bereits den Verlust enger Freunde und 27 % den Tod des eigenen Partners oder Partnerin erlebt haben. Bei den 80- bis 85-Jährigen steigen diese Zahlen auf 82 % (Tod enger Freunde) bzw. 50 % (Partnerin oder Partner). Von den über 4.000 befragten Menschen gaben 31 % der 65- bis 85-Jährigen an, den Tod des Partners oder der Partnerin noch nicht verarbeitet und überwunden zu haben. Nicht selten haben Menschen im hohen Alter bereits ihre eigenen Kinder überlebt. Es gibt keine Zahlenangaben, jedoch ist bekannt, dass der Tod von Kindern als unendlich schmerzhaft erlebt wird und tiefes Leid verursacht. Wenn Lebenspartnerinnen, Kinder und andere nahestehende Menschen verstorben sind, wird die Lebensqualität und der Lebenssinn dauerhaft beeinträchtigt, es fehlen die vertrauten und *eingespielten* Gesprächspartner, es gibt keinen Menschen mehr, mit dem man sich austauschen kann über die gemeinsame Vergangenheit „Weißt du noch ...".

Neben diesen schweren Verlusten haben viele in ihrem Leben bereits zahlreiche kleine Abschiede nehmen müssen: Hoffnungen, Träume, Lebensziele, Beziehungen sind zerbrochen und haben *Wunden und Narben* hinterlassen.

Jetzt kommen weitere Abschiede und Verluste aufgrund des hohen Alters hinzu: die Gesundheit insgesamt, die körperliche und manchmal auch kognitive Leistungsfähigkeit, Einschränkungen der sensorischen Wahrnehmungen, die Abnahme der Belastbarkeit sowie der Mobilität. Viele dieser Einschränkungen werden für das Selbstwertgefühl und Identität kränkend, beschämend und insgesamt belastend erlebt. Alte Menschen beobachten zudem, dass sie bestimmte Tätigkeiten und Hobbys nicht mehr ausführen können („Jetzt kann ich nie mehr Auto fahren, weil meine Augen so schlecht geworden sind ..., nie mehr schwimmen gehen" ...) was zu einem schmerzhaften Prozess des Akzeptierens führen kann. Dazu tritt die Sorge und Angst vor weiteren Einbußen wie dem Verlust der Autonomie und der möglichen Abhängigkeit von der Unterstützung und Pflege durch andere Menschen, evtl. sogar in einer stationären Langzeitpflegeeinrichtung. Dies bedeutet den Verlust der Heimat im hohen Alter, wenn die eigenen vier Wände die Geborgenheit und Intimsphäre boten und mit vielen persönlichen Erinnerungen verbunden sind. Dazu fehlt evtl. die vertraute Umgebung (wenn die Pflegeeinrichtung nicht im gewohnten Quartier liegt), wo sie unter Umständen mehrere Jahrzehnte gelebt haben. Wenn in diesem Zusammenhang auch noch ein liebgewonnenes Haustier (oft letzter, vertrauter Begleiter und Partner(ersatz) abgegeben werden muss, wiegt die Trauer noch schwerer und nachhaltig.

All diese Verluste wirken verstärkend auf die bereits vorhandenen Ängste und lösen weitere vor der Zukunft aus, so dass versucht wird, am Gewohnten, Vertrautem so lange wie möglich festzuhalten. Wenn dann durch eine schwere, akute Erkrankung oder einen Unfall (z. B. Sturz) ein Klinikaufenthalt und anschließend die sofortige Heimaufnahme notwendig wird, kann dies ein (erneutes) Trauma bei den davon Betroffenen auslösen. Sie können nicht mehr eigenständig liebgewonnene, mit besonderen Erinnerungen verbundene Dinge aussuchen und an ihrem neuen Lebensort mitnehmen. Solche traumatischen Erlebnisse, aber alle anderen Verluste, die das Leben und insbesondere dieses Alter mit sich bringt und die Trauer darüber bleiben in den Heimen oft unbeachtet und werden nicht in Gesprächen aufgefangen, da hierfür weder genügend geschulte Fachkräfte noch Zeit zur Verfügung stehen. Das kann die Gefühle der Einsamkeit, der Verlassenheit, des Verlustes von Selbstwertgefühl („Ich bin nichts mehr wert ..., keiner kennt mich und mein Leben hier ..., ich bin von meinem Leben und oft auch von den wenigen lieben Menschen, die ich noch habe, abgeschnitten ...“ sind hierfür typische Aussagen) weiter verstärken, so dass ein Leben unter diesen und weiteren einschränkenden Bedingungen als sinnlos empfunden wird. Sie fühlen sich hilflos und ohnmächtig den institutionellen Strukturen ausgeliefert, abgegeben, vergessen („Keiner interessiert sich mehr für mich ... hier kann man nur noch auf den Tod warten ...“) Dazu kommen noch weitere Belastungen durch das Miterleben des Sterbens anderer Heimbewohner, was sich in der Corona-Pandemie zahlenmäßig massiv verstärkt hat. Die Situation führte fast zur völligen Isolation der Heimbewohnerinnen mit den bekannten gravierenden negativen Folgen für sie und ihre Angehörigen. Diese zahlreichen und immer schneller eintretenden, z. T. einschneidenden Verluste in diesen Einrichtungen können nicht mehr ausgeglichen und kompensiert werden. Außerdem entfiel in der Pandemie eine Abschieds- und Trauerkultur in sehr vielen Heimen, die zumindest Aspekte der gemeinsamen Verabschiedung und des Darüber-Sprechens aufgreifen kann.

9.4 Trauer – Versuch einer Annäherung

Die Trauerexpertin Schärer-Santschi unterscheidet zwischen einem „Alltagswissen“ über Trauer, welches alle Menschen haben, und dem aktuell vorhandenen „wissenschaftlichen Wissen“. Sie betont, dass beide Formen notwendig sind, um das Phänomen Trauer in seiner Prozesshaftigkeit zu verstehen und vor allem, um trauernden Menschen beistehen zu können: „Jeder Mensch in Trauer ist für sich und für andere ein Geheimnis“ (Schärer-Santschi, 2019, S. 48). Sie definiert Trauer als „natürliche Reaktion auf den Verlust einer nahestehenden Person oder eines Objekts [ideeller Werte], dem wir uns verbunden fühlen. Insofern ist Trauer keine Störung im psychopathologischen Sinne. Wird der Trauerschmerz ‚zu groß‘ und kommen damit problematische Bewältigungsstrategien zum Zug, kann die Trauer zur Störung werden.“ (Znoj, 2019, S. 62) Allerdings stellt die Dauer der Trauer dabei kein entscheidendes Kriterium dar.

Im Laufe des Lebens sind von allen Menschen unterschiedliche und vielfältige Abschiede und Verluste zu verkraften. Um das Phänomen Trauer zu verstehen, ist es zuerst erforderlich sich vorzustellen, dass um sehr Vieles getrauert wird, nicht nur um den Verlust geliebter Menschen durch den Tod, sondern z. B. auch um verpasste berufliche Chancen, nicht erreichte Lebensziele, wie z. B. Kinderlosigkeit, gescheiterte Beziehungen, Heimat, Haustiere u. v. a. m. Wenn sich Verluste in kurzer Zeit häufen, kann man eine Potenzierung der Trauer und eine drastische Verschlechterung der biopsychosozialen und spirituellen Gesamtsituation der Betroffenen im Sinne des Total Pain beobachten.

Hochaltrig zu werden macht dünnhäutig und vulnerabel, Trauer zu durchleben, macht ebenso vulnerabel, also könnte man von einer doppelten Vulnerabilität sprechen.

Laut Specht-Tomann ist deshalb eine besonders einfühlsame Begleitung erforderlich, ohne die Bedeutung zu übersehen, „dass Trauer als elementares Lebensgefühl den Menschen letztlich hilft, die Schattenseiten des Lebens anzunehmen." (Specht-Tomann, 2015, S. 33)

In den letzten 100 Jahren sind (seit Freud, 1991 [2017]) zahlreiche Forschungen zum Trauererleben durchgeführt und daraus folgend diverse Theorien und *Modelle* entwickelt worden:

- Bereits Freud wies darauf hin, dass Trauer keine Krankheit sei, von ihm stammt der Begriff der „Trauerarbeit".
- Die Relevanz der (Art der) Beziehung steht bei den Bindungstheorien (u.a. Bowlby, 2006) und den sogenannten *continuing bonds* im Vordergrund.
- beim biologischen Modell (McKinney, 1975) werden Prozesse, wie sie z.B. auch bei Tieren beobachtet werden können, untersucht und in den Stressmodellen die Nähe von Trauer zu psychischen Störungen wie *Posttraumatischer Belastungsstörung* oder *Depression* beschrieben.
- Sogenannte *Copingmodelle* befassen sich vor allem mit dem Bewältigungsverhalten der Trauernden. Hierzu zählen das duale Prozessmodell (Stroebe & Schut, 1999) und die Forschungen von Bonanno (2012). Trauer beinhaltet nach Bonannos langjährigen internationalen Forschungen einen Wachstumsprozess, der es vielen Menschen ermöglicht, sich von Verlusten – auch sehr belastenden – zu erholen. Trauer sei der Ausdruck natürlicher Resilienz von Menschen jeglichen Alters.

In der jüngeren Zeit gibt es zwei Schwerpunkte der Trauerforschung: einerseits den Versuch der Pathologisierung der Trauer – wie sie z.B. durch die Aufnahme von Trauer in den DSM 5 (Diagnostic and Statistical Manual of Mental Disorders) nahegelegt wird – zu widersprechen, da Trauer keine Krankheit ist, sondern eine natürliche Reaktion auf einen relevanten Verlust. Andererseits wird versucht, die sogenannte *Trauerstörung* oder *komplizierte Trauer* als behandlungsbedürftige Sonderform der Trauer schärfer zu definieren und korrekt zu diagnostizieren, um den Betroffenen auch eine adäquate Behandlung zur Verfügung stellen und deren Kosten über Krankenkassen abrechnen zu können.

Als Risikofaktoren für die Entwicklung solch einer komplizierten Trauer werden multiple Verluste sowie gewaltsame oder traumatische Todesumstände gewertet, wie z.B. im Zusammenhang mit Krieg und Vertreibung sowie vorbestehende psychische Erkrankungen.

Auf zwei Trauermodelle möchten wir hier etwas näher eingehen, da sie uns im Zusammenhang mit Verlusten von Hochaltrigen von besonderer Relevanz erscheinen: das duale Prozessmodell nach Stroebe und Schut (1999) und die von William Worden (2011) formulierten vier Traueraufgaben.

Das duale Prozessmodell nach Stroebe und Schut stellte in den 90er Jahren des vorigen Jahrhunderts eine neue Sichtweise vor: Trauer sollte nicht mehr „bearbeitet", „bewältigt" oder „durchgestanden" werden. Der trauernde Mensch wechselt in seinem Verhalten zwischen zwei unterschiedlichen Modi – einerseits dem verlustorientierten und andererseits dem wiederherstellungsorientierten – hin- und her, was als *oszillieren* bezeichnet wird. Im *verlustorientierten Modus* stehen im Erleben, in den Gedanken, Gefühlen und Handlungen des Trauernden sowie in fast allen Ereignissen Trauer und Schmerz im Vordergrund. Im *wiederherstellungsorientierten Modus* dagegen „erlauben" sich die Trauernden – sei es auch nur für kurze Zeit – in Gedanken oder Handlungen in ihrem täglichen Leben weiterzumachen und dadurch eine vorübergehende Pause von Trauer und Schmerz zu erlangen. Ohne dieses auf Wiederherstellung ausgerichtete Verhalten wären Menschen laut Stroebe und Schut auf Dauer unfähig, sich um sich selbst und ihr alltägliches Leben adäquat weiter zu kümmern.

Bereits 1986 beschrieb der amerikanische Arzt und Trauerforscher Worden vier Aufgaben, die jeder Trauernde auf seinem Weg in ein neues Leben ohne den Verstorbenen und durch die Trauer zu bewältigen habe:

1) *Den Verlust als Realität akzeptieren* – selbst wenn Menschen beim Sterben der Nahestehenden dabei waren, fällt es ihnen oft schwer, diesen Verlust tatsächlich zu akzeptieren, was jedoch nicht bedeutet, ihn auch gutzuheißen. Dies benötigt Zeit und zahlreiche kleinere oder größere Schritte (Trauerfeier, Bestattung, Erleben wichtiger Ereignisse ohne den Partner u.v.m.).
2) *Den Schmerz des Verlustes erfahren und verarbeiten* – das Erleben des Gefühlschaos (Wut, Angst, Verzweiflung, Sehnsucht, Schuld, Kummer, Einsamkeit, Dankbarkeit, Liebe, Leere, Ohnmacht) kostet viel Kraft. In dieser Zeit sind Trauernde häufig zusätzlich mit (psycho-)somatischen Beschwerden belastet.
3) *Sich an die Welt ohne die verstorbene Person anpassen lernen* – erst mit der Zeit wird Trauernden immer deutlicher, was mit der verstorbenen Person alles unwiederbringlich verloren gegangen ist. Sie müssen lernen, vieles nun anders und/oder allein zu machen. Im günstigen Fall zeigen sich nun nach und nach auch neue Lebensmöglichkeiten und Chancen
4) *Die Beziehung zur verstorbenen Person neu definieren* – hier geht es darum, die Erinnerungen an die verstorbene Person zu bewahren und dennoch Platz für Neues zu schaffen.

Palliative Care umfasst definitionsgemäß auch die Trauerbegleitung und empfiehlt im Hinblick auf die dargestellten Traueraufgaben: ad 1) Herstellung von Rahmenbedingungen, die es Angehörigen ermöglichen, den Sterbeprozess zu begleiten und vom Verstorbenen Abschied nehmen zu können (was während der Corona-Pandemie vielfach nicht möglich war), ad 2) Trauernde ohne Wertung oder normative Vorgaben Raum für ihr Trauererleben zu schaffen und über die Vielfältigkeit unterschiedlicher Trauerverläufe zu informieren, ad 3) einen guten Beginn des Trauerprozesses zu unterstützen und bei Bedarf an spezialisierte Trauerangebote weiter zu vermitteln. Dabei liegt der Prozess der Neudefinition der Beziehung in der Regel außerhalb des palliativen Betreuungszeitraums (Paul & Müller, 2017).

Eindrücklich und einfühlsam umschreibt die Philosophin und Trauerbegleiterin Brathuhn (2022) die tiefen Gefühle nach dem Tod eines geliebten Menschen: „Trauer ist da, wo Sinnhaftes, Sinnstiftendes, Wertvolles und Wesentliches verlorengegangen ist. Beim Verlust des Lebenspartners kommt es zum ‚Zerriss der Wir-Welt‘. Nach dem Verlust eines geliebten Menschen bleibt das Ich ohne sein geliebtes Du konturlos, verletzt, zutiefst verunsichert und voller Fragen zurück.“

Brathuhn nennt Trauer daher auch eine „Wertantwort“ auf einen Verlust (Brathuhn, 2022). Trauer ist dabei kein rein passives Geschehen, denn der erlittene Verlust verlangt vom Trauernden eine Vielzahl von Entscheidungen und auch Mut, um den schmerzhaften und unberechenbaren Trauerweg zu gehen.

Der Verlust eines geliebten Menschen stürzt Trauernde in ein Gefühlschaos von kaum aushaltbarer Leere, Starre, Nicht-wahrhaben-Wollen oder Nicht-wahrhaben-Können und löst gleichzeitig Widerstand, Ablehnung und Aufbegehren aus. Dem Zurückgebliebenen begegnet überall das Nicht(s) – nichts wird je wieder so sein, wie vor dem Tod, *nie mehr* sind die alles überschattenden Worte.

Für professionell Tätige, die mit hochaltrigen Menschen arbeiten, ist die Anerkennung der zahlreichen erlittenen Verluste und der damit einhergehenden Trauer unabdingbar für eine gelingende *Arbeitsbeziehung*. Für sie ist daher auch die Unterscheidung zwischen *normal* und *pathologisch* im Hinblick auf die Trauer wichtig. Schärer-Santschi (2019) nutzt dazu einen Vergleich zur Angst: „Angst zu haben, ist für die meisten Menschen ein normales Gefühl. Angst tritt in Situationen auf, in denen sie begründet ist und uns zu vorsichtigem Handeln mahnt. Angst kann jedoch störend sein, wenn sie in Situationen auftritt, die, zumindest von anderen Menschen, als ‚irrational' betrachtet werden, wie im Fall eines Phobikers, der vor harmlosen Spinnen oder Insekten in Angstschweiß ausbricht und das Gefühl hat, sterben zu müssen." (Znoj, 2019, S. 62) und weist gleichzeitig darauf hin, dass eine begründete Trauer nicht behandlungsbedürftig ist.

9.5 Möglichkeiten der Begleitung oder Unterstützung

Aufgrund der dargestellten Zusammenhänge stellt sich die Frage, wie hochaltrige und langlebige Menschen in ihrer Trauer unterstützt und begleitet werden können und wessen Aufgabe dies ist. Denn das Alter ist nicht nur ein individueller, sondern auch ein gesellschaftlicher Auftrag (Generali Deutschland AG, 2017, S. 7). Daher sind alle Professionen, die mit hochaltrigen Menschen arbeiten als auch ehrenamtliche Begleiterinnen aufgerufen, sich mit diesem Thema auseinander zu setzen.

Trauer ist laut Schärer-Santschi (2019) ein Anpassungsprozess, der weder durch therapeutische Techniken noch durch Medikamente abgekürzt werden kann. „Erst wenn dieser misslingt und sich in der Folge eine psychische Störung einstellt, ist eine supportive Intervention sinnvoll. Da es in der Trauer um eine Integration des Verlusts in die eigene Biografie geht, scheidet eine rein medikamentös-biologische Intervention als endgültige Therapie aus." (Znoj, 2019, S. 61) Darüber hinaus gibt es keine wissenschaftlich erhärteten Daten, die belegen, dass der Trauerprozess zum Beispiel durch bestimmte Rituale oder therapeutische Maßnahmen entscheidend gelindert oder verkürzt werden kann. Trauer und Tod gehören zur Erfahrung aller Menschen (Schärer-Santschi, 2019), besonders für Hochaltrige und Langlebige.

Zunächst geht es hier um ein Umdenken in der Einstellung zum hohen Alter, denn im Kopf von Begleitenden und Behandelnden hat sich aufgrund der selektiven Wahrnehmung Hochaltriger häufig ein einseitig-negatives Bild des Alters und alter Menschen festgesetzt, da sie in ihrer Tätigkeit meist nur hilfs- und pflegebedürftige alte Menschen erleben. Dies beeinflusst dann jede weitere Begegnung mit ihnen. Hier relativiert Kruse (2017) die These: das Leben sei ein „Sein zum Tode" (Heidegger, 1963), in dem er darauf aufmerksam macht, dass das Alter dagegen auch als unendlicher Entwicklungsprozess bis zum Tod gesehen werden kann, denn auch bei Hochaltrigen sind immer Entwicklungspotenziale vorhanden. Er beschreibt unter anderem folgende subjektiv erlebten „Gewinne" des Alters: a) die Fähigkeit, sich an Dingen zu freuen, denen man früher – vor allem während der Berufstätigkeit – nur geringere Bedeutung beigemessen hat und deshalb wenig Zeit widmen konnte, b) ein geringeres Maß an beruflichen und familiären Verpflichtungen sowie ein höheres Maß an Freiheit in Bezug auf die eigene Lebensgestaltung, c) ein Maß an Erfahrungen im Umgang mit Anforderungen des Lebens und darauf gründende Kompetenz im Umgang mit diesen Anforderungen, d) die Veränderung des Anspruchsniveaus in Bezug auf jene Bedingungen, die für ein zufriedenstellendes Leben erfüllt sein müssen, e) die Aufrechterhaltung einer positiven und bejahenden Lebenseinstellung trotz erfahrener Einbußen und Verluste, f) die Möglichkeit, vermehrt reflektierte Erfahrung und Wissen an nachfolgende Generationen weiterzugeben (Kruse, 2017, S. 27f.).

Diese Fähigkeit zur Anpassung u.a. durch Reduzierung des Anspruchsniveaus und der Erwartungshaltung sowie dem Ziehen von Abwärtsvergleichen, ist für ein subjektiv empfundenes Gefühl von Zufriedenheit (vgl. Wohlfühl-Paradoxon, s.o.) mitentscheidend und kann in diesem Sinne als *Lebenskunst* bezeichnet werden. In diesem Zusammenhang gilt es auch zu beachten, dass Verzweiflung nicht automatisch zu jedem hochaltrigen Menschen dazugehört, sondern ein Hinweis auf eine psychische Erkrankung wie Depression sein kann.

Denn diese Generation wurde dazu erzogen, nicht zu klagen.

In der Begleitung und Behandlung sollten also stets beide Perspektiven verbunden werden: die Vulnerabilitätsaspekte im hohen Alter ebenso wie die geschilderten Potenziale (vgl. SOK, s.o.). Dies ermöglicht die individuelle Hinwendung zur Person, ohne in typischen *Altersklischees* verhaftet zu bleiben. Zu den Aufgaben des Alters gehört auch der Erhalt der eigenen Identität, die Akzeptanz des Alleinlebens mit Krankheiten und Behinderungen bei zunehmender Distanz zur Umwelt und das Zulassen von ständig erforderlichen Trauerprozessen (Hirsch, 2011). Daneben ist es hilfreich, den Humor und Lebenswitz zu erhalten, um in schwierigen Situationen gelegentlich einen Perspektivwechsel zu ermöglichen.

Es gilt für die Trauer einen Resonanzraum zu schaffen, indem Verluste angesprochen werden können und – falls möglich und gewünscht – gemeinsam getrauert werden kann. Denn nicht anerkannte oder nicht gelebte Trauer tragen zum Total Pain bei. Ziele einer möglichen Begleitung oder Behandlung können das Akzeptieren des so gelebten Lebens und das Aussöhnen mit nicht erreichten Visionen sein. Biografiearbeit, das Sammeln und Erinnern hilfreicher Bilder und Symbole verhelfen zur Identitätsvergewisserung und der Stärkung von Kohärenz. Ziel sollte sein, das eigene Leben – falls möglich – mit Dankbarkeit zu verbinden und eine Sinngebung dort zu versuchen, wo es noch Brüche und Unverstandenes gibt. Die professionell Begleitenden müssen jedoch auch Klagen und Sterbewünsche aushalten und auf diese adäquat im Gespräch eingehen können.

Dazu schlägt Tropper (2002) folgende Fragen zur Reflexion des vergangenen Lebens und zum Blick auf die noch verbleibende Zeit vor: Welche Verluste habe ich erlitten? Wer hat mich verletzt? Wer hat mich verlassen? Wer fehlt mir – immer noch? Wer und was hat mir bisher in der Trauer geholfen? Wo habe ich Unterstützung erhalten?

Es gibt dich

[...]
Du fielest,
aber du fällst nicht.
Augen fangen dich auf.
Es gibt dich
weil Augen dich wollen,
dich ansehen und sagen
dass es dich gibt.
(Hilde Domin, 1999)

Trauer und Verluste im hohen Alter werden häufig (auch von den Betroffenen selbst) entweder als *ganz normal* abgetan und in ihren Auswirkungen auf die Lebensqualität hochaltriger Menschen wenig beachtet oder vorschnell pathologisiert, ohne jedoch adäquate Reaktionen oder Angebote bereit zu stellen. Daher benötigt die palliative Geriatrie ein besonderes Augenmerk für die Individualität der betroffenen Personen sowie einen weiteren Ausbau von Forschung und Fortbildung in diesem Bereich.

Literatur

Baltes, P. & Baltes, M. (1990). Psychological perspectives on successful aging: The model of selective optimization with compensation. In P. Baltes & M. Baltes (Hrsg.), *Successful aging: Perspectives from the behavioral sciences* (S. 1–34). Cambridge University Press. https://doi.org/10.1017/CBO9780511665684.003

Bonanno, G. A. (2012). *Die andere Seite der Trauer. Verlustschmerz und Trauma aus eigener Kraft überwinden.* Aisthesis Verlag GmbH & Co.

Bowlby, J. (2006). *Verlust: Trauer und Depression.* Ernst Reinhardt Verlag.

Brathuhn, S. (2022) *i. D. Trauer – das Wesentliche leben.* Vandenhoeck & Ruprecht.

Domin, H. (1999). *Vielleicht eine Lilie.* Präsenzverlag.

Freud, S. (1991 [2017]). *Trauer und Melancholie. Gesammelte Werke* (Band 10). Fischer Verlag.

Freund, A. (2000). Das Selbst im hohen Alter. In W. Greve (Hrsg.), *Psychologie des Selbst* (S. 115–129). Beltz.

Generali Deutschland AG. (2017). *Generali Altersstudie – Wie ältere Menschen in Deutschland denken und leben*. Springer.

Heidegger, M. (1963). *Sein und Zeit*. Max Niemeyer Verlag.

Hirsch, R. (2011). Psychotherapie mit Hochbetagten. In H.G. Petzold., E. Horn & L. Müller (Hrsg.), *Hochaltrigkeit. Herausforderung für persönliche Lebensführung und biopsychosoziale Arbeit* (S. 147–163). VS Verlag. https://doi.org/10.1007/978-3-531-92740-4_9

Höpflinger, F. (2011). Die Hochaltrigen – eine neue Größe im Gefüge der Intergenerationalität. In H.G. Petzold., E. Horn & L. Müller (Hrsg.), *Hochaltrigkeit. Herausforderung für persönliche Lebensführung und biopsychosoziale Arbeit* (S. 37–54). VS Verlag. https://doi.org/10.1007/978-3-531-92740-4_3

Kojer, M. & Heimerl, K. (2009). Palliative Care ist ein Zugang für hochbetagte Menschen – Ein erweiterter Blick auf die WHO-Definition von Palliative Care. *Zeitschrift für Palliativmedizin, 10*, 154–161. https://doi.org/10.1055/s-0029-1220406

Kruse, A. (2017). *Lebensphase hohes Alter: Verletzlichkeit und Reife*. Springer. https://doi.org/10.1007/978-3-662-50415-4

Lucks, G. & Stutte, H. (2020). *10 Tage im Juli. Wie ich den Bombenkrieg auf Hamburg überlebte*. Rowohlt.

McKinney, W.T. (1975). Overview of recent research in depression. *Arch Gen Psychiatry, 32*, 285–294. https://doi.org/10.1001/archpsyc.1975.01760210019001

Neise, M., Janhsen, A., Geithner, L., Schmitz, W. & Kaspar, R. (2019). Lebensqualitäten in der Hochaltrigkeit. In K. Hank, F. Schulz-Nieswandt, M. Wagner & S. Zank (Hrsg.), *Alternsforschung* (S. 581–604). Nomos. https://doi.org/10.5771/9783845276687-581

Paul, C. & Müller, M. (2017). Trauerprozesse verstehen und begleiten. In B. Steffen-Bürgi, E. Schärer-Santschi, D. Staudacher & S. Monteverde (Hrsg.), *Lehrbuch Palliative Care* (3. Aufl., S. 468–477). Hogrefe.

Petzold, H.G., Horn, E. & Müller, L. (Hrsg.) (2011). *Hochaltrigkeit. Herausforderung für persönliche Lebensführung und biopsychosoziale Arbeit*. VS Verlag. https://doi.org/10.1007/978-3-531-92740-4

Rott, C. (2011). Zwischen Vitalität und Pflegebedürftigkeit: Stärken und Schwächen des hohen Alters. In H.G. Petzold, E. Horn & L. Müller (Hrsg.), *Hochaltrigkeit. Herausforderung für persönliche Lebensführung und biopsychosoziale Arbeit* (S. 55–74). VS Verlag. https://doi.org/10.1007/978-3-531-92740-4_4

Rüegger, H. (2021). Vom Umgang mit Sinn und Sinnlosigkeit im hohen Alter. In B. Schrage & P. Bromkamp (Hrsg.), *Unterwegs mit leichtem Gepäck* (S. 32–46). EOS Verlag.

Schärer-Santschi, E. (2019). *Trauern – Trauernde Menschen in Palliative Care und Pflege begleiten*. Hogrefe.

Specht-Tomann, M. (2015). *Ganzheitliche Pflege von alten Menschen*. Springer. https://doi.org/10.1007/978-3-662-47505-8

Statistisches Bundesamt. (2022). *Mehr Pflegebedürftige*. Verfügbar unter https://www.destatis.de/DE/Themen/Querschnitt/Demografischer-Wandel/Hintergruende-Auswirkungen/demografie-pflege.html

Stroebe, M. & Schut, H. (1999). The dual process model of coping with bereavement: Rationale and description. *Death Studies, 23*, 197–224. https://doi.org/10.1080/074811899201046

Tropper, D. (2002). *In Würde altern. Pflege und Begleitung älterer Menschen*. Patmos.

Worden, W. (2011). *Beratung und Therapie in Trauerfällen. Ein Handbuch* (4. Aufl.). Huber.

Znoj, H. (2019). Trauer und Wissenschaft – Theorien und Modelle. In E. Schärer-Santschi (Hrsg.), *Trauern – Trauernde Menschen in Palliative Care und Pflege begleiten* (S. 49–62). Hogrefe.

Weiterführende Literatur

Maerker, A. (2015). *Alterspsychotherapie und klinische Gerontopsychologie*. Springer. https://doi.org/10.1007/978-3-642-54723-2

Wiebicke, J. (2021). *Sieben Heringe – Meine Mutter, das Schweigen der Kriegskinder und das Sprechen vor dem Sterben*. Kiepenheuer & Witsch.

10 Suizidalität im hohen Lebensalter

Hannah Müller-Pein

In den letzten Jahren nahmen sich in Deutschland jährlich etwa 9.000–10.000 Menschen das Leben. Rund 3.500 von ihnen waren älter als 65 Jahre. Suizidalität ist ein gesundheitspolitisches Problem, das insbesondere bei älteren Menschen häufig unterschätzt wird, obwohl Suizide mit dem Alter zunehmen. Dem Wunsch, nicht mehr leben zu wollen, geht oft eine eingeengte, ausweglos erscheinende Lebenssituation voraus. Die innerpsychischen Prozesse bei der Entwicklung von Suizidalität sind komplex und ihre Ursachen meist multifaktoriell. Das Konzept von Total Pain trägt dazu bei, ältere Menschen in Lebenskrisen ganzheitlich zu verstehen und Risikofaktoren für einen Suizid dementsprechend einzuordnen. Das Wissen um vulnerable Gruppen sowie Risiko- und Schutzfaktoren stellt die Grundlage für eine gelingende Suizidprävention – auch im hohen Lebensalter – dar.

10.1 Epidemiologie

Unter Suizidalität versteht man „die Summe aller Denk- und Verhaltensweisen von Menschen oder Gruppen von Menschen, die in Gedanken durch aktives Handeln, Handeln lassen oder passives Unterlassen den eigenen Tod anstreben bzw. als mögliches Ergebnis einer Handlung in Kauf nehmen" (Wolfersdorf, 2000).

2020 starben in Deutschland 9.206 Menschen durch Suizid, damit betrug die Suizidrate 11,1 Suizide pro 100.000 Einwohnende. Bei Männern belief sie sich 2020 auf 16,9 und bei Frauen auf 5,4. Da die Todesursachenstatistik auf der Auswertung der Totenscheine beruht und diese lediglich die Geschlechter *männlich* und *weiblich* erfassen, können keine Angaben zu Menschen gemacht werden, die sich nicht dem binären System zuordnen.

2020 entfiel etwa die Hälfte (48 %) aller Suizide auf Menschen jenseits des 60. Lebensjahres. Das *ungarische Muster* bezeichnet die Zunahme von vollendeten Suiziden im hohen Lebensalter. Es wurde in Ungarn zuerst beobachtet und lässt sich seit den frühen 1950er Jahren auch in Deutschland feststellen. Das durchschnittliche Sterbealter durch einen Suizid nimmt zu, und lag in Deutschland 2020 bei 58,7 Jahren, im Jahr 1998 waren es noch 53,2 Jahre. Insbesondere bei Männern steigt die Suizidrate mit dem Alter erheblich und liegt deutlich über jener von Frauen. So lag im Jahr 2020 die Suizidrate bei Männern zwischen 65 und 70 Jahren bei 23,3 (Frauen 5,6) und bei Männern zwischen 85 und 90 Jahren bei 73,0 (Frauen 12,6) (Müller-Pein, 2021). Bei diesen Zahlen sind die Angehörigen und weitere Betroffene noch nicht berücksichtigt. Von jedem Suizid bzw. Suizidversuch sind laut WHO im Durchschnitt mindestens sechs Angehörige betroffen, die häufig dann auch selbst Hilfe benötigen. Betroffen sind auch diejenigen, die in ihren beruflichen Kontext mit Suizid konfrontiert werden: die Ärzteschaft, Pflegepersonal, therapeutisches Personal, Ehrenamtliche, Angehörige von Polizei, Feuerwehr und viele mehr.

Gerade im höheren Lebensalter ist neben der offiziellen Statistik auch die Dunkelziffer zu berücksichtigen. Indirekte suizidale Handlungen werden von der amtlichen Statistik nicht erfasst.

Dazu gehören beispielsweise riskantes Verhalten im Straßenverkehr oder Nichtbefolgung ärztlicher Anordnungen, wie falsche Dosierung bzw. Absetzen von Medikation (Schaller & Erlemeier, 2014). In der Todesursachenstatistik wird außerdem häufig die vorangegangene somatische Erkrankung festgehalten, nicht aber das suizidale Handeln, welches unter Umständen zu dieser Erkrankung führte.

Suizidversuche werden nicht systematisch erfasst. Die Weltgesundheitsorganisation WHO schätzt, dass auf jeden Suizid etwa zehn bis zwanzig Suizidversuche kommen. Anders sieht es im hohen Lebensalter aus: für die Gruppe der über 60-Jährigen wurde in einer Studie die Rate von 1,7 Suizidversuche auf einen Suizid bei den männlichen Personen und ein Verhältnis von 3,2:1 bei den Frauen berechnet (Schmidtke et al., 2009). Diese Relationen legen nahe, dass Suizidversuche bei älteren Menschen deutlich häufiger letal enden als in der jüngeren Bevölkerung. Dies kann auch mit den verwendeten Methoden zusammenhängen: Ältere Menschen und insbesondere ältere Männer wenden häufiger *harte Methoden* wie das Erhängen, Erschießen und *Sprung aus Höhe* an. Darüber hinaus kann auch die physische Konstitution dazu beitragen, dass ein Suizidversuch nicht überlebt wird.

10.2 Risikofaktoren

Eine suizidale Krise ist der Ausdruck von Hoffnungs- und Perspektivlosigkeit, was dazu führen kann, dass Betroffene keinen anderen Ausweg als den Suizid sehen. Mit diesem sogenannten *Tunnelblick* lassen sich in der suizidalen Krise keine Alternativen erkennen. Suizidalität unterliegt immer einer individuellen und komplexen innerpsychischen Dynamik und lässt sich selten auf nur einen Auslöser oder eine Ursache zurückführen. In der Vergangenheit wurden Risikofaktoren identifiziert, die zur Entwicklung von Suizidalität beitragen können. Diese Risikofaktoren lassen sich den einzelnen Dimensionen von Total Pain zuordnen, weshalb das Konzept bei der Darstellung berücksichtigt wird. Vorab ist es aber notwendig anzumerken, dass Veränderungen, die mit dem Alter, mit Verlusten und mit Multimorbidität einhergehen, keinesfalls zwingend zu psychischer Dekompensation und Suizidalität führen müssen. Jedoch können diese in Verbindung mit lebensgeschichtlichen Faktoren in suizidalem Erleben münden. Hierzu zählen insbesondere Gewalterfahrungen, frühe Verlusterfahrungen und unbewältigte psychische Entwicklungsanforderungen. Erleiden Menschen in jungen Jahren Verluste, die sie nicht bewältigen, kann dies dazu führen, dass im späteren Leben eine innere Lebensunfähigkeit erlebt wird, die bis hin zu Suizidalität führen kann. Werden die Entwicklungsschritte einer zunehmenden Eigenständigkeit jedoch im Laufe eines Lebens ausreichend gemacht, steigt die Wahrscheinlichkeit, Verlusterfahrungen im Alter ohne schwere *Einbrüche* zu bewältigen.

Körperlicher Schmerz – Körperliche Risikofaktoren

Obwohl beim Vorliegen von Suizidalität häufig zuerst psychische Faktoren beleuchtet werden, können auch körperliche Erkrankungen Risikofaktoren darstellen. Insbesondere mit Suizidalität assoziiert sind Schmerzsyndrome, Herz- und Niereninsuffizienz, obstruktive Lungenerkrankungen, hirnorganische Anfallsleiden, Inkontinenz und Karzinome (Lindner, 2019). Wie auch im Konzept von Total Pain müssen hier die erheblichen psychosozialen Folgen der Erkrankungen berücksichtigt werden. Demenz hingegen, die bei älteren Menschen häufig diagnostiziert wird, findet sich nur selten in der Anamnese von Personen, die durch Suizid verstorben sind. Das Risiko für Suizidalität ist bei der Demenz kurz nach Diagnosestellung am höchsten (Supprian, 2019). Gleiches gilt für Krebserkrankungen.

Seelischer Schmerz – Seelische/psychische Risikofaktoren
Von den Menschen aller Altersgruppen, die sich suizidieren, sind nach aktueller Studienlage bis zu 90 % in der Vorgeschichte bereits psychisch erkrankt, die meisten von ihnen litten unter einer Depression (Wolfersdorf et al., 2015). Bei älteren Menschen ist etwa jeder Vierte von einer psychischen Erkrankung betroffen, wobei die affektiven Störungen hier überwiegen (Lindner et al., 2014). Darüber hinaus gibt es bei suizidalen älteren Menschen eine Häufung von erlebter körperlicher und sexueller Gewalt, wie auch emotionaler Vernachlässigung in der Vorgeschichte. Diese destruktiven Beziehungserfahrungen können in Kombination mit einer unbewältigten Entwicklungsanforderung und unzureichender Verarbeitung zur Suizidalität führen (Briggs et al., 2012). Manche daraus resultierenden psychischen Symptome, wie beispielsweise Hoffnungslosigkeit, Wahnvorstellungen und Schlafstörungen erhöhen das Risiko für suizidale Handlungen (Lindner et al., 2021).

Sozialer Schmerz – Soziale Risikofaktoren
Das hohe Lebensalter geht mit vielen Verlusten einher. Manche davon betreffen den körperlichen Bereich, wie der Verlust von Vitalität und Gesundheit. Eine Vielzahl von Verlusten findet sich darüber hinaus in der sozialen Dimension. Zu den sozialen Verlusten zählen unter anderem Todesfälle von geliebten Menschen aus partnerschaftlichen, freundschaftlichen und familiären Beziehungen Allgemein ist eine mangelnde soziale Integration ein Risikofaktor für Suizidalität. Mit dem Eintritt in das Rentenalter müssen viele ältere Menschen nicht nur finanzielle Einschränkungen erleben, sondern auch das Wegfallen kollegialer Beziehungen, sozialer Eingebundenheit sowie den Verlust einer tagesstrukturierenden Aufgabe. Mit dem Umzug in eine altersgerechte Wohnform gehen auch die Verluste von Selbständigkeit und vertrauter Umgebung einher. Diese Komponenten, die man in der Summe als soziale Verluste bezeichnen kann, stellen wesentliche Risikofaktoren für Suizidalität im hohen Lebensalter dar. Dies gilt besonders dann, wenn die aktuellen Verluste alte Menschen betreffen, deren lebenslang erworbene Bewältigungsneigung auf radikale Lösungen im Sinne eines final-tödlichen Handelns angelegt ist.

Spiritueller Schmerz – Spirituelle Risikofaktoren
Mit den oben genannten Verlusten können auch spirituelle Schmerzen verbunden sein. Die *Sinnfrage* drängt sich vielen Menschen im hohen Lebensalter auf, beispielsweise durch den Mangel an sozialen Beziehungen und damit verbundener Einsamkeit, wie auch durch das Fehlen einer sinnstiftenden Aufgabe. Spiritualität an sich und auch Religion können besonders im Alter einen hohen Stellenwert einnehmen und damit als ein Schutzfaktor dienen (Sperling, 2014). Glaube ist häufig verbunden mit einem strukturierenden Denksystem, welches eher als Schutzfaktor bei Suizidalität fungieren kann. Zu beachten ist jedoch, dass manche religiösen Überzeugungen auch dazu führen, dass Betroffene sich keine Hilfe bei suizidalen Gedanken suchen, da manche religiösen Einstellungen eher zur Stigmatisierung von Personen mit Suizidgedanken beitragen (WHO, 2014).

Dieser Blick auf die Rolle von Religion im Umgang mit Suizid macht deutlich, dass Suizidalität ein multifaktorielles Geschehen ist, das von vielen, sehr individuellen Einflüssen abhängt. Es unterstreicht aber auch das Vorhandensein von potenziellen Schutzfaktoren, welche im Folgenden aufgeführt werden.

10.3 Schutzfaktoren

Schutzfaktoren leisten einen wesentlichen Beitrag zur Bewältigung von Stress- und Risikosituationen, wie sie das hohe Alter hervorbringen kann. Sie dienen als eine Art Puffer vor Schädigungen, die durch Risikobedingungen entstehen können (WHO, 2014). Schutzfaktoren werden nach internen und externen Schutzfaktoren unterschieden. Interne Schutzfaktoren finden sich in der Person selbst. Sie können allerdings situativ oder chronisch durch äußere Gegebenheiten reduziert werden. Externe Schutzfaktoren stehen in Verbindung mit dem sozialen Umfeld sowie öffentlichen Maßnahmen, sodass diese durch gesellschaftliche Bemühungen, wie auch durch Medien unterstützen werden können (AG Alte Menschen, 2015).

Interne Schutzfaktoren

Zu den internen Schutzfaktoren zählen beispielweise eine positiv ausgeprägte Lebenseinstellung und das Erleben von Selbstwirksamkeit. Unter Selbstwirksamkeit versteht man die Einstellung, dass Situationen von einem selbst positiv beeinflusst werden können. Zudem können eine positive Bewältigungsstrategie und ein subjektives Wohlbefinden schützend sein (WHO, 2014). Allerdings können auch Personen, die über diese Schutzfaktoren verfügen, Krisen und Verluste so heftig erleben, dass zumindest zwischenzeitlich suizidale Gedanken auftreten können. Die Fähigkeit, angemessen und flexibel mit belastenden Situationen und den damit einhergehenden Anforderungen umzugehen, stellt einen weiteren Schutzfaktor dar. Welche Vorstellung die Menschen vom eigenen Prozess des Alterns und des Alters an sich haben, spielt eine entscheidende Rolle. Es steht außer Frage, dass das Altern mit Einschränkungen verbunden ist. Diese zu reflektieren und darin auch mögliche Chancen wahrzunehmen, kann ebenfalls protektiv wirken. Eine kreative und selbstbewusste Auseinandersetzung mit der Endlichkeit und der potenziellen Autonomieeinbuße unterstützt die Fähigkeit, Alter auch als Gewinn zu erleben, was daher ein stabilisierender Faktor ist.

Externe Schutzfaktoren

Die Unterstützung durch das soziale Umfeld und das Erleben von und in sozialen Beziehungen, stellen die wichtigsten Schutzfaktoren dar, denn „der Zugang zu emotionaler Unterstützung zum richtigen Zeitpunkt kann Suizide verhindern“ (WHO, 2014, S. 45). Gerade im hohen Alter und insbesondere für Menschen, die eine stärkere Abhängigkeit zeigen, sind soziale Beziehungen essenziell. Diese Beziehungen vermitteln das Gefühl, eingebunden zu sein und gebraucht zu werden. Im hohen Lebensalter kann es notwendig werden, soziale Netzwerke umzustrukturieren, neu aufzubauen oder zu reaktivieren. Auch die Teilnahme am gesellschaftlichen wie politischen Leben kann als externer Schutzfaktor wirksam sein, da dieser sozialer Isolation und damit Einsamkeit vorbeugt. Basierend auf dem Wissen um Risiko- und Schutzfaktoren lassen sich nun suizidpräventive Maßnahmen skizzieren.

10.4 Suizidprävention

Gerade in Hinblick auf die Suizidprävention im höheren Lebensalter ist es zunächst notwendig, eine weit verbreitete Haltung aufzudecken, die sich auch im sogenannten *Wording* widerspiegelt. Wenn sich hochbetagte Menschen das Leben nehmen, werden sehr viel häufiger Begriffe wie „Freitod“ oder auch „Bilanzsuizid“ verwendet. Beide Begrifflichkeiten implizieren, dass die Betroffenen wohlüberlegt gehandelt haben und freiwillig eine rationale Entscheidung getroffen haben. Dabei wird völlig missachtet, dass das zugrundeliegende innerpsychische Geschehen bei Menschen aller Altersgruppen ähnlich ist. Es gibt keinen Anlass, eine suizidale Krise im hohen Lebensalter als einen natürlichen Prozess zu betrachten. Auch bei älteren Menschen ist Suizidalität immer ein Ausdruck einer großen seelischen Not. Nicht nur deshalb, sondern auch weil in Deutschland nahezu die Hälfte aller Suizide auf Menschen jenseits des 60. Lebensjahres entfallen, ist die Suizidprävention für ältere Menschen von größter Bedeutung.

Indizierte Interventionen

Indizierte Interventionen kommen immer dann zum Tragen, wenn die Zielgruppe bereits ein erhöhtes Suizidrisiko aufweist. Das ist beispielsweise bei Menschen mit schweren Depressionen und/oder mit Suizidversuchen in der Vergangenheit der Fall. Zu den Maßnahmen zählen gezielte professionelle Hilfen für die Betroffenen und auch deren Angehörige. Diese Hilfen umfassen psychotherapeutische, gerontopsychiatrische und psychosoziale Behandlungen, die sowohl ambulant wie auch stationär stattfinden können.

Selektive Interventionen

Selektive Interventionen sollen Menschen erreichen, die spezifischen Risikogruppen angehören und beispielsweise oben genannte Risikofaktoren für Suizidalität aufweisen. Diese vulnerablen Gruppen gilt es zu identifizieren und rechtzeitig Hilfen einzuleiten. Dafür eignet sich besonders das sogenannte „Gatekeeper-Training". Dabei werden Menschen aus dem helfenden Umfeld, sowohl professionell agierend wie auch im ehrenamtlichen Bereich, geschult. Die Schulungen umfassen das Erkennen von Warnsignalen, die Ansprache von gefährdeten Menschen und die wirksame Weitervermittlung im Gesundheits- und Sozialsystem. Im Idealfall sind diese Trainings zur Früherkennung von Suizidalität bereits in den Aus-, Fort- und Weiterbildungen für Professionelle und Ehrenamtliche in der Altenhilfe implementiert.

Universelle Interventionen

Universelle Interventionen sollen die Gesamtbevölkerung, hier insbesondere die älteren Menschen, erreichen. Grundlage dafür sind unter anderem politische und gesellschaftliche Aktivitäten. Ziel ist, dass ältere Menschen erkennen, dass Depressivität und auch Suizidalität keine hinzunehmenden Bestandteile des Alterns sind. Vielmehr sind sie Hinweis darauf, dass eine behandlungsbedürftige Störung vorliegt. Resilienz und eine ressourcenorientierte Gesundheitsförderung sollten dabei im Mittel-

Warnsignale und erste Hilfe bei suizidalen älteren Menschen

Wie erkennt man Suizidalität?

Es ist ein Mythos, dass die Menschen, die über Suizidalität sprechen, dies nicht auch in die Tat umsetzen. Im Gegenteil, es hat sich gezeigt, dass die meisten Menschen im Vorfeld eines Suizids oder eines Suizidversuchs zumindest indirekt im Kontakt mit Mitmenschen auf ihre Notlage hinweisen. Erscheint eine Person verzweifelt, bringt sie Hoffnungs- und Perspektivlosigkeit zum Ausdruck, die Warnsignale für Suizidalität sein können. Dazu zählt auch der Rückzug aus sozialen Beziehungen oder aus Aktivitäten, die der Person vorher Freude bereitet haben. Gerade im hohen Alter kann in diesem Zusammenhang auch das Schreiben eines Testaments oder die ausgesprochene Sorge, „niemandem zur Last fallen zu wollen" zu den Warnsignalen für Suizidalität zählen.

Wie reagiert man auf Suizidalität?

Es ist wichtig, die betroffene Person direkt anzusprechen und nachzufragen, ob konkrete Suizidgedanken vorliegen. Die Angst, jemanden durch diese Ansprache erst auf die Idee zu bringen, sich töten zu wollen, ist unbegründet. Die meisten suizidalen Menschen erleben es als Entlastung, über ihre Verzweiflung sprechen zu können. Mögliche Fragen können sein: „Haben Sie in letzter Zeit daran gedacht, nicht mehr leben zu wollen?" oder „Haben Sie einen konkreten Plan, wie Sie sich das Leben nehmen könnten?". Für das Gespräch gilt, die aktuelle Problemlage anzuerkennen, Verständnis zu vermitteln und gemeinsam nach Lösungen zu suchen. Dafür kann es notwendig sein, therapeutisches bzw. medizinisches Fachpersonal hinzuziehen. In Einrichtungen ist es wichtig, das gesamte Team über die Entwicklungen zu informieren und eine gemeinsame Strategie zur Hilfe und Unterstützung der betroffenen Person zu entwickeln.

punkt stehen. Weitere Interventionen sind gesundheitspolitische Maßnahmen, die den Zugang zu gesundheitlicher Versorgung verbessern (Lindner et al., 2014). Auch die Zivilgesellschaft kann im Sinne einer Verhältnisprävention dazu beitragen, dass Bedingungen geschaffen werden, die ältere Menschen nicht stigmatisieren, sondern soziale Teilhabe dieser Bevölkerungsgruppe ermöglichen.

10.5 Suizidprävention und assistierter Suizid

Im Februar 2020 entschied das Deutsche Bundesverfassungsgericht, dass § 217 StGB zum Verbot der geschäftsmäßigen Förderung der Selbsttötung verfassungswidrig ist. Damit wurde in Deutschland der Weg für jede Form der Assistenz beim Suizid geebnet. Die Gefahr besteht, dass eine relative leicht zugängliche Form des Suizids rechtlich abgesichert möglich wird, wobei mit der Begründung eines für alle Menschen möglichen Zugangs zum Suizid juristisch abgesicherte Prozedere geschaffen werden, die die Vielschichtigkeit suizidalen Erlebens nicht berücksichtigen. Außer Acht gelassen werden dabei auch die vielfältigen Möglichkeiten, mit suizidalem Erleben umzugehen, sei dies mit medizinischen, psychologischen, sozialen und spirituellen Interventionen. Das komplexe Modell von Total Pain zeigt auf, wie differenziert und multiperspektivisch suizidales Erleben erfasst und verstanden werden muss. Dies besonders, um alle Möglichkeiten der Hilfe und Unterstützung anzubieten. Aus einer differenzierten Betrachtung der Gründe und Hintergründe für Suizidalität erst kann eine individuelle Vorstellung von Hilfs- und Lösungsoptionen erwachsen. Der schnelle Blick auf rein kognitive Leistungsfähigkeit, Vorliegen von freiverantwortlicher Entscheidungsfähigkeit und Freiheit von schweren psychiatrischen Einschränkungen bietet dieses Verständnis nicht.

Literatur

Arbeitsgruppe Alte Menschen im Nationalen Suizidpräventionsprogramm für Deutschland. (2015). *Wenn alte Menschen nicht mehr leben wollen.*Abgerufen am 30.11.2021 unter https://www.naspro.de/dl/memorandum2015.pdf

Briggs, S., Goldblatt, M.J., Lindner, R., Maltsbeger, J.T. & Fiedler, G. (2012). Suicide and trauma: A case discussion. *Psychoanalytic Psychotherapy, 26*, S. 13–33. https://doi.org/10.1080/02668734.2011.652657

Lindner, R. (2019). Die Last des Lebens meistern: Umgang mit Depression und Suizidalität. In M. Rehm & W. Schwibbe (Hrsg.), *Praxiswissen Geriatrie. Ältere Menschen multiprofessionell begleiten* (S. 206–215). Kohlhammer.

Lindner, R., Schneider, B. & Wächtler, C. (2014). Suizidprävention im Alter. In R. Lindner, D. Hery, S. Schaller, B. Schneider & U. Sperling (Hrsg.), *Suizidgefährdung und Suizidprävention bei älteren Menschen* (S. 68–74). Springer. https://doi.org/10.1007/978-3-662-44012-4_6

Lindner, R., Sperling, U., Drinkmann, A., Hery, D., Renken, S., Schneider, B., Supprian, T. & Theising, M. (2021). Suizidprävention für alte Menschen. In R. Lindner, I. Giegling, S. Müller, H. Müller-Pein, D. Rujescu, B. Urban & G. Fiedler (Hrsg.), *Suizidprävention Deutschland. Aktueller Stand und Perspektiven* (S. 141–168). Deutsche Akademie für Suizidprävention.

Müller-Pein, H. (2021). *Suizide in Deutschland 2020.* Verfügbar unter https://www.naspro.de/dl/Suizidzahlen2020.pdf

Schaller, S. & Erlemeier, N. (2014). Epidemiologie. In R. Lindner, D. Hery, S. Schaller, B. Schneider & U. Sperling (Hrsg.), *Suizidgefährdung und Suizidprävention bei älteren Menschen* (S. 21–33). Springer. https://doi.org/10.1007/978-3-662-44012-4_2

Schmidtke, A., Sell, R., Löhr, C., Gajewska, A. & Schaller, S. (2009). Epidemiologie und Demographie des Alterssuizids. *Suizidprophylaxe, 36*, 12–20.

Sperling, U. (2014). Religiosität und Spiritualität als Einflussfaktor. In R. Lindner, D. Hery, S. Schaller, B. Schneider & U. Sperling (Hrsg.), *Suizidgefährdung und Suizidprävention bei älteren Menschen* (S. 159–169). Springer. https://doi.org/10.1007/978-3-662-44012-4_14

Supprian, T. (2019). Suizidalität von Demenzkranken. *Suizidprophylaxe, 46*, 48–52.

Weltgesundheitsorganisation (WHO) (Hrsg.). (2014). *Preventing Suicide: A global imperative*. Abgerufen am 30.05.2023 unter https://www.who.int/publications/i/item/9789241564779

Wolfersdorf, M. (2000). *Der Suizidale Patient in Klinik und Praxis: Suizidalität und Suizidprävention*. Wissenschaftliche Verlagsgesellschaft.

Wolfersdorf, M., Schneider, B. & Schmidtke, A. (2015). Suizidalität: Ein psychiatrischer Notfall, Suizidprävention: Eine psychiatrische Verpflichtung. *Nervenarzt, 86*, 1120–1129. https://doi.org/10.1007/s00115-014-4150-3

11 Soziale Teilhabe von Bewohner*-innen im Pflegeheim. Lehren aus der Pandemie

Andreas Lüdeke und Katharina Heimerl

11.1 Soziale Teilhabe und Einsamkeit: zwei Seiten einer Medaille[18]

Einsamkeit ist ein Tabuthema, es ist in unserer Gesellschaft schambesetzt (Familien- und Frauengesundheit, 2022). Es gibt Lebensabschnitte, in denen wir uns mehr Alleinsein wünschen. Zum Beispiel, wenn die Kinder klein sind, der berufliche Wiedereinstieg zu bewältigen ist und/oder die Eltern Pflege brauchen, im schlimmsten Fall alles gleichzeitig. In diesen Situationen wird die positive, spirituelle Seite, das Tröstende (Plattner et al., 2022) des Alleinseins sichtbar. Aber Einsamkeit? Wünschen wir uns die je? Ist sie doch meist für uns mit dem schmerzhaften Gefühl verbunden, zu vereinsamen, tröstende Beziehungen fehlen und Isolation droht. Seit ihren Anfängen schenkt die Palliative Geriatrie dem Phänomen Einsamkeit Aufmerksamkeit und ist von dem großen Bemühen getragen, Einsamkeit zu lindern (vgl. Millius in diesem Band). Einsamkeit hat einen entscheidenden und negativen Einfluss auf Gesundheit (Peplau & Perlman, 1982), gleichzeitig fördert soziale Teilhabe die Gesundheit (Heimerl et al., 2019). Soziale Teilhabe ist ein Menschenrecht, und als solches gilt es für alle Menschen, unabhängig von ihren Fähigkeiten und ihrem Alter. Soziale Teilhabe meint so wichtige Dinge wie die Nutzung des öffentlichen Raums, das Eingebundensein in gesellschaftliches Leben und in soziale Netzwerke, die Beteilung an Entscheidungen, die das eigene Leben betreffen oder die Möglichkeit, sinnvolle Tätigkeiten zu verrichten.

Wir versuchen in diesem Beitrag Antworten auf die Frage zu geben, wie der Schmerz und das Leiden an Einsamkeit der Bewohner*innen im Pflegeheim gelindert und ihre soziale Teilhabe gefördert werden können. Das Schreiben dieses Textes wird von der COVID-19-Pandemie überschattet und von den Maßnahmen, die mit ihr einhergehen, vor allem vom sogenannten „*Social Distancing*". Gerade in Zeiten der Pandemie wurden Einsamkeit und unzureichende soziale Teilhabe als eine wesentliche Einschränkung der Lebensqualität von hochbetagten Menschen generell und insbesondere von Bewohner*innen im Pflegeheim deutlich und hatten vielfach zu schweren gesundheitlichen Einschränkungen geführt, genaue Zahlen dafür fehlen noch (FGPG, 2020). Wir wollen in unserem Text auch Lehren aus dieser Krise ziehen.

Einsamkeit im Pflegeheim

Gerade für Menschen, die im Pflegeheim leben, ist Einsamkeit ein vielfach erlebtes und viel diskutiertes Phänomen, von Finnland bis Malaysia, von Kanada bis Kerala. Besonders leidtragend sind in Pflegheimen oftmals Bewohner*innen mit Demenz. Auch wenn es als bekannt gilt, dass Einsamkeit im Pflegeheim ein ernstzunehmendes Public Health-Problem darstellt, so sind die Studien zu dem Thema

18 Teilen des Textes liegen die „Handlungsempfehlung der FGPG zum Umgang mit alten Menschen in stationären Einrichtungen während einer (Corona)-Pandemie" der Fachgesellschaft für Palliative Geriatrie zugrunde. Zugriff am 09.02.2022 unter https://www.fgpg.eu/grundsatzpapiere/

dennoch rar (Plattner et al., 2022). Forschung über Maßnahmen zur Verringerung der Einsamkeit von Bewohner*innen im Pflegeheim fehlt weitgehend. Eine jüngst publizierte Übersichtsarbeit kommt zu dem Schluss, dass jene Interventionen am erfolgreichsten sind, in deren Fokus die „spirituelle Ebene des Beziehungsaufbaus und Vertrauen" stehen (Plattner et al., 2022, S. 7; vgl. Millius in diesem Band).

Die Humanität unserer Gesellschaft erweist sich darin, wie sie mit ihren schwächsten Mitgliedern umgeht. Gleichgültigkeit gegenüber den besonders vulnerablen pflegebedürftigen Menschen ist aus Sicht der Palliativen Geriatrie inakzeptabel. Die Menschenrechte Hochbetagter haben einen fixen Platz in der Palliativen Geriatrie. Unter anderem werden die Rechte auf kommunikative Grundversorgung, auf Gesellschaft und auf bedürfnisgerechte Unterbringung als wesentliche Aspekte eines menschenwürdigen Umgangs mit alten Menschen definiert (Kojer, 2022; Pirker & Pirker, 2022).

11.2 Zum Umgang mit alten Menschen während der Corona-Pandemie

Die Corona-Pandemie zeigt uns viele gesellschaftliche Probleme wie durch ein Vergrößerungsglas. Die im Rahmen der Pandemie getroffenen Regelungen haben verdeutlicht, dass die alten, hochbetagten Menschen mit und ohne Demenz keine gut funktionierende Lobby haben, die sich für ihre Belange einsetzt. Es wurde im Sinne des Infektionsschutzes über sie entschieden, ohne mit ihnen darüber in einen Dialog zu treten. Und es gab keine Instanz, bei der man eine unverhältnismäßige Beschränkung von Freiheitsrechten einklagen konnte. Die schon vor der Pandemie beklagte politische Unsichtbarkeit älterer Menschen (Mahler, 2020) führte nun durch die Maßnahmen der Pandemiebekämpfung zu einer vollkommenen Unsichtbarkeit von Bewohner*innen in Pflegeheimen, in dem sie von der Außenwelt isoliert wurden.

Alte und pflegebedürftige Menschen wurden zu Beginn der Pandemie schnell als Hochrisikogruppen identifiziert, für die besondere Schutzmaßnahmen gefordert und umgesetzt wurden. Insbesondere in Einrichtungen der stationären Altenhilfe kam es unter der Maßgabe eines bestmöglichen Infektionsschutzes zu massiven Einschränkungen im Sinne von Besuchs- und Kontaktverboten für Angehörige aber auch Therapeut*innen und ehrenamtliche Besuchs- oder Hospizdienste. Dadurch wurde das soziale Leben für viele Bewohner*innen auf ein Minimum reduziert. Auch der Aktionsradius vieler alter Menschen reduzierte sich deutlich durch Einschränkungen der Möglichkeiten, die Einrichtungen allein oder begleitet zu verlassen, bis hin zu ausschließlicher Versorgung von Betroffenen auf ihren Zimmern.

Der Künstler und Germanist Oliver Schultz (2020) betont, dass Menschen mit Demenz in Bezug auf Begegnung kompromisslos sind. Damit es zu einer gelingenden Begegnung komme, brauche es das leibhaftige Zusammenspiel aller zwischenmenschlichen Ausdrucksweisen. All die schlichten Formen leibhaftiger Zuneigung und Vergewisserung des anderen seien im Zuge der Corona-Pandemie zu einer lebensbedrohlichen Gefahrenquelle degeneriert.

Gelitten hat auch ganz besonders die hospizliche Begleitung im Pflegeheim. „Es war eine Zeit zum Weinen", so beschreibt Carmen Birkholz (2021) die Begleitung von sterbenden Menschen im Altenpflegeheim in Zeiten von Corona.

Die beschriebenen massiven Beschränkungen des sozialen Lebens von Bewohner*innen wären in Zeiten ohne Pandemie, in der jede freiheitsentziehende Maßnahme der Einwilligung der pflegebedürftigen Person oder einer kurzfristigen richterlichen Genehmigung bedarf, da sie ansonsten strafbar wäre, undenkbar. In Zeiten von Corona wurden für Monate ganze Menschengruppen *weggesperrt*, ohne richterliche Kontrolle und ohne Abwägung der daraus resultierenden *Kollateralschäden* für die Betroffenen. Bei den einseitig unter dem Primat des

Infektionsschutzes stehenden Maßnahmen, bei denen es ausschließlich um Infektionsverhütung durch soziale Kontaktbegrenzung ging, wurden die für viele lebensnotwendigen sozialen Kontakte nicht berücksichtigt – das haben viele Betroffene als unmenschlich erlebt (Fachgesellschaft Palliative Geriatrie [FGPG], 2020).

11.3 Ansätze zur Förderung sozialer Teilhabe im Pflegeheim

Die Öffnung für und in den Sozialraum

Viele Menschen sind im hohen Alter auf die Versorgung durch professionelle Dienste der Altenhilfe angewiesen, sei es durch die ambulante Pflege oder im Pflegeheim. Diese Einrichtungen und Dienste spielen daher eine entscheidende Rolle für die soziale Teilhabe von Menschen im hohen Alter. Wie entscheidend die Rolle ist, hat nicht zuletzt die Corona-Pandemie gezeigt. Aber auch Gemeinden spielen für die Partizipation im Alter eine wichtige Rolle. Sie entscheiden über die Gestaltung des öffentlichen Raums, sie bieten Teilhabe am sozialen Leben an und sie treffen kommunalpolitische Entscheidungen, die das Leben ihrer Bürger*innen prägen. In Gemeinden, die sich auf den Weg zu einer *Sorgenden Gemeinschaft* machen, tragen die Bürger*innen Sorge füreinander, sie werden zu „Kümmer*innen" und gehen mit Achtsamkeit mit ihren besonders verletzlichen Mitgliedern um.

Was also liegt näher, als die Dienstleister der Altenhilfe und die Kommunen miteinander in gute Verbindung zu bringen? Aber das ist nicht so einfach: „Es ist ein Altenheim, es ist eine Tabusache (...). Wir haben zwar eins, aber da will man nicht genau wissen, wie das abläuft", erzählt eine ehrenamtliche Hospizhelferin in einem Forschungsprojekt auf die Frage nach der Zusammenarbeit zwischen Kommune und Pflegeheim" (Guschakowski et al., 2015).

Die Zukunft der Altenhilfe liegt in ihrem Bezug zum Sozialraum. Diese auch *Sozialraumöffnung* genannte Bewegung hat ihren Hintergrund in der sozialraumorientierten Altenarbeit als wichtiges Feld der sozialen Arbeit. Sie kann grundsätzlich in zwei Richtungen erfolgen, wie die Sozialarbeitsforscher*innen Christian Bleck, Anne von Rießen und Thorsten Schlee (2018) schreiben: Die Öffnung *für* den Sozialraum meint die Nutzung der Einrichtung durch Bewohner*innen des Quartiers, zum Beispiel indem die Einrichtung als Beratungs- und Dienstleistungszentrum im Quartier fungiert, oder indem das Pflegeheim Angebote macht, die von allen Einwohner*innen der Umgebung, der Gemeinde, des Quartiers genützt werden können. In gewissem und moderatem Sinn ist die Cafeteria im Eingangsbereich eines Pflegeheimes ein erster solcher Schritt der Öffnung *für* den Sozialraum. Sinn solcher Bemühungen ist es einerseits, dass Bürger*innen der Kommune *ihr* Pflegeheim kennenlernen und Berührungsängste abbauen. Andererseits geht es darum, dass die stationäre Altenhilfe ihre Expertise im Umgang mit hochbetagten Menschen auch im Quartier zur Verfügung stellt.

Die Öffnung *in* den Sozialraum beschreibt die Nutzung des Quartiers durch Bewohner*innen der Einrichtung und erfordert ein altersgerechtes, barrierefreies Wohnumfeld, so dass die Bewohner*innen des Pflegeheims sich im Quartier bewegen können. Im österreichischen Forschungsprojekt „Demenz in Bewegung" konnte aufgezeigt werden, wie wichtig die Nutzung des öffentlichen Raums gerade für die soziale Teilhabe von Menschen mit Demenz ist und wie sie gefördert werden kann (Pichler et al., 2018). Die Öffnung *in* den Sozialraum kommt jenen Bewohner*innen des Pflegeheims zugute, die sich selbstständig oder mit Hilfe außerhalb vom Pflegeheim bewegen können. Idealer Weise wird hier das Pflegeheim zum Teil eines altersgerechten Quartiers, Kietz oder Grätzel.

Bewohner*innen miteinander vernetzen

Die Lebensqualität von Bewohner*innen im Pflegeheim ist unter anderem deutlich davon geprägt, dass das Thema Demenz tabuisiert und gefürchtet wird und dass kognitiv intakte

Bewohner*innen und Bewohner*innen mit Demenz nur eingeschränkt, wenn überhaupt, miteinander kommunizieren. Hier bestehen oftmals große Berührungsängste von mobilen, aktiven Bewohner*innen gegenüber Bewohner*innen mit Demenz (Plunger et al., 2020).

Für die professionelle und wertschätzende Kommunikation mit Menschen mit Demenz hat sich insbesondere die Methode der Validation als wichtiges Instrument in den letzten Jahrzehnten entwickelt (Feil & de Klerk-Rubin, 2017; Fercher & Sramek, 2018). Die Validation adressiert üblicherweise allerdings primär professionell Sorgende im Pflegebereich. In einem Pilotprojekt wurden vielversprechende, gute Erfahrungen mit dem Vermitteln von Validationstechniken an interessierte, kognitiv intakte Bewohner*innen im Pflegeheim gemacht (Neu, 2019).

Das Recht der Bewohner*innen in Pflegeheimen auf Besuche

Wir nehmen hier die COVID-19-Pandemie zum Anlass, um auf das Recht der Pflegeheimbewohner*innen auf Besuche hinzuweisen. Wir beziehen uns dabei auf das Positionspapier der Fachgesellschaft für Palliative Geriatrie, an dessen Erstellung während der Pandemie wir maßgeblich beteiligt waren (FGPG, 2020).

Im Alltag haben nicht wenige Angehörige, denen im Zuge der Pandemie die Besuchsmöglichkeiten zu den Betroffenen in den Einrichtungen komplett verwehrt wurden, erfolglos den Weg durch alle Instanzen angetreten (Heimleitungen, Heimaufsichten der Kreise/kreisfreien Städte, Bezirksregierungen, Gesundheitsministerien der Bundesländer etc.), ohne Unterstützung in der Klärung ihrer berechtigten Anliegen vor Ort zu erhalten. Im Zuge allmählicher Lockerungen der Besuchsverbote haben sich Angehörige nach Wochen der Nichtbegegnung erschrocken gezeigt über den Verfall der Bewohner*innen, insbesondere der dementiell Erkrankten, da für sie ja nicht nur die Besuche ausfielen, sondern auch sonst übliche Maßnahmen der Therapie und Beschäftigung in den Einrichtungen nicht mehr stattfanden. Manche Bewohner*innen haben ihre Angehörigen nach einer längeren Zeit des Besuchsverbots gar nicht mehr erkannt.

Die Deutsche Alzheimer Gesellschaft (2020) wies in einer Presseaussendung darauf hin, dass der mangelnde Kontakt über Wochen bei vielen demenzerkrankten Pflegeheimbewohner*innen zu einer deutlichen Verschlechterung ihres Gesundheitszustandes führt. Mittlerweile zweifelt niemand mehr an den positiven Wirkungen und der Notwendigkeit von persönlichem Kontakt, körperlicher Nähe und Berührung. Der soziale Schmerz, der mit den Besuchsverboten in den Pflegeheimen einhergeht, ist ein Aspekt von Total Pain und hat Rückwirkungen auf die Person eines Bewohners oder einer Bewohnerin in ihrer Gesamtheit, nicht nur auf ihr soziales Wohlbefinden. Seit langem ist der positive Zusammenhang zwischen sozialer Unterstützung und Gesundheit bekannt (Cohen & Syme, 1985). Enge Kontakte (inkl. direkte Körperkontakte) zu wichtigen Sozialpartner*innen und Bezugspersonen wie Ehe- bzw. Lebenspartner*in, Kindern, Enkel*innen oder Freund*innen steigern nicht nur die allgemeine Zufriedenheit und damit Wohlbefinden und Lebensqualität, durch diesen Kontakt werden nachweislich physiologische Prozesse im Körper initiiert, wie z. B. eine Ausschüttung des Hormons Oxytocin (Bartens, 2014; Spitzer, 2018).

Schon früh wurde in der öffentlichen Debatte die Angemessenheit der zum Teil drastischen Einschränkungen der grundgesetzlich zugesicherten Grundrechte in Frage gestellt und Lockerungen der Besuchsverbote gefordert, Altenheime wurden als „Hochsicherheitstrakte“[19] kritisiert, unter anderem von

19 Sabine Leutheusser-Schnarrenberger (Bundesministerin der Justiz a. D.) in diversen TV- u. Zeitungsinterviews z. B. Interview mit Ralf Fücks am 03.04.2020 https://www.youtube.com/watch?v=tlVEgrwrPQg

Politiker*innen[20 21], Verbänden[22 23], und dem Deutschen Ethikrat[24].

Schweizer Medizinethiker*innen betonen in einem Appell an die Verantwortungs- und Entscheidungsträger*innen aus Politik, Management, Pflege und Betreuung, dass diese „Einschränkungen der Persönlichkeitsrechte bei vielen Betroffenen zum Verlust von Lebensqualität führte“ (Ackermann et al., 2020).

Der Umgang mit dem Spannungsfeld von Autonomie und Fürsorglichkeit

Zunächst schließen wir uns dem Appell der Schweizer Medizinethiker*innen an (Ackermann et al., 2020) und fordern einen reflektierten Umgang mit dem Spannungsfeld von Autonomie und Fürsorglichkeit in stationären Pflegeeinrichtungen. Menschenwürde und Menschenrechte sind unveräußerlich und dienen als Orientierung für alle Maßnahmen, auch jene rund um Besuchseinschränkungen in der Pandemie. Das Gebot, Leben zu schützen, muss immer eingebettet sein in den Schutz der Persönlichkeit, insbesondere in den Schutz der Werte und Interessen der Person, die dieses Leben lebt und es als ihr eigenes Leben erfährt.

Auch und gerade in außerordentlichen Situationen, wie es eine Pandemie ist, sind die Persönlichkeitsrechte in Langzeitinstitutionen zu wahren. Das Recht auf Selbstbestimmung in der eigenen Privatsphäre muss auch hier gelten, selbstverständlich unter Einhaltung der vorgeschriebenen Schutzmaßnahmen und Hygienestandards. Die Wirksamkeit und Verhältnismäßigkeit der Schutzkonzepte müssen kontinuierlich überprüft und belegt werden. Sind Menschen urteilsunfähig, ist gesetzlichen Vertreter*innen, Vorsorgebevollmächtigten und Beiständen jederzeit Zugang zu gewährleisten.

Darüber hinaus müssen sich Maßnahmen an einem ganzheitlichen Verständnis von Gesundheit und einem entsprechenden Menschenbild orientieren und messen lassen. Zu Beginn der Pandemie war die Vorstellung von Gesundheit fast ausschließlich von einer körperlichen – oder präziser formuliert – einer virologischen Sicht auf Gesundheit geprägt. Es sollte ein gesamtgesellschaftliches Anliegen sein, einander als Mitmenschen und nicht nur als potenzielle virologische Gefahr oder als mögliche Risikoträger zu begegnen (Rösler et al., 2020).

Handlungsempfehlungen für stationäre Einrichtungen der Altenhilfe für den Umgang mit dem Recht auf Besuche in Bezug auf die COVID-19-Pandemie

- Es ist die geteilte Verantwortung von politischen Kräften, Behörden, Pflegeheimleitungen, medizinischem Personal und anderen Mitarbeitenden, gemeinsam mit Bewohner*innen und Angehörigen sichere und menschenwürdige Umgebungen zu schaffen, damit auch in einer Pandemiesituation die Leben, die geschützt werden sollen, von den Betroffenen als lebenswert erfahren werden (Ackermann et al., 2020).
- Grundsätzlich sollte es klare Vorgaben durch die zuständigen Ministerien und Behörden geben. Es darf einzelnen Einrichtungen und deren Leitungen nicht überlassen bleiben – und sei es nur aus Unsicherheit heraus – unverhältnismäßige Beschränkungen zu veranlassen.

---

20 Karl-Josef Laumann (NRW-Gesundheitsminister in Lippische Landeszeitung 5.5.21, „Laumann will Besuchsverbot in Pflege und Altenheimen lockern“

21 Claudia Middendorf, Beauftragte der Landesregierung für Menschen mit Behinderung sowie für PatientInnen in Nordrhein-Westfalen Pressemitteilung vom 28.05.2020 „Einrichtungen dürfen das Recht auf Selbstbestimmung nicht missachten!“

22 Bundesärztekammerpräsident Klaus Reinhardt in Lippische Landeszeitung 18.04.2020, S. 3, „Die Lockerungen gehen noch nicht weit genug“

23 Vgl. Veröffentlichungen des Deutschen Hospiz- und PalliativVerbandes (DHPV), der Alzheimer Gesellschaft, des BIVA- Pflegeschutzbundes, der Bundesarbeitsgemeinschaft der Seniorenorganisationen (BAGSO)

24 Deutscher Ethikrat, Solidarität und Verantwortung in der Corona-Krise, ad-hoc-Empfehlung vom 27.03.2020,

- Bewohner*innen sollten auch während einer Pandemie die Möglichkeit haben, täglich Besuch in ihren Zimmern zu empfangen, auch an Nachmittagen, Wochenenden und Feiertagen. Auf ausreichende Zeit sollte geachtet werden (nicht unter einer Stunde).
- Um das Recht der Bewohnerin und des Bewohners auf Privatsphäre zu wahren, ist Vertraulichkeit des Besuchs zu gewährleisten. Dies schließt eine Begleitung des Besuchs durch Mitarbeitende der Einrichtung aus. Während des Besuchs tragen Bewohner*innen und Besucher*innen die Verantwortung für die Einhaltung des Infektionsschutzes im Zimmer.
- Die Einrichtungen sollen Seelsorger*innen, Dienstleister*innen zur medizinisch-pflegerischen Versorgung und zur weiteren Grundversorgung (Friseur*innen, Fußpflege) sowie Ehrenamtlichen, die innerhalb der Einrichtung Teilhabeangebote durchführen, unter geeigneten Hygienevorgaben einen Zugang zu den Bewohner*innen ermöglichen. Zuzulassen sind ferner Besuche, die aus Rechtsgründen erforderlich sind (insbesondere zwingende Angelegenheiten im Zusammenhang mit einer rechtlichen Betreuung).
- Besucher*innen sollen vor den Besuchen über die Rahmenbedingungen der Besuche inklusive Hygienerichtlinien (Händedesinfektion, Mund-Nasen-Schutz, Abstandsregeln etc.) informiert werden. Je nach den jeweils gültigen Bestimmungen sollen Besucher*innen einem Kurzscreening unterzogen und die erforderlichen persönlichen Daten in einem Besuchsregister erfasst werden.
- Körperliche Berührung ist möglich und erwünscht, unter der Voraussetzung, dass Hygienemaßnahmen (Mund-Nasen-Schutz und Händedesinfektion) eingehalten werden.
- Bewohner*innen der Pflegeeinrichtungen sollen die Möglichkeit haben diese alleine oder mit anderen Bewohner*innen, Besucher*innen oder Beschäftigten derselben Einrichtung zu verlassen, so oft sie das wünschen und wenn sie sich dabei an die Regelungen der Verordnung für den öffentlichen Bereich halten. Bewohner*innen sowie Besucher*innen tragen die Verantwortung für die Einhaltung des Infektionsschutzes während des Verlassens der Einrichtung. Eine Isolierung der Bewohner*innen im Anschluss ist nicht erforderlich und unzulässig.
- Das Auftreten von COVID-19-Infektionen in einzelnen Wohnbereichen einer Institution rechtfertigt nicht die Schließung sämtlicher Wohnbereiche derselben Einrichtung und auch nicht zwingend die Schließung des kompletten betroffenen Wohnbereiches. Es sollte darüber nachgedacht werden, im Einzelfall kleinräumige Isolationsmöglichkeiten zu prüfen.
- Im Hinblick auf eine erneute Pandemiewelle sollen Einrichtungen und Gesundheitsbehörden Maßnahmen vorbereiten, um die Persönlichkeitsrechte der Bewohner*innen auch unter Isolationsbedingungen zu gewährleisten.

11.4 Fazit

Die Palliative Geriatrie setzt sich für die Lebensqualität von hochbetagten Menschen mit und ohne Demenz ein. Sie haben ein „Recht auf kommunikative Grundversorgung“ (Kojer, 2022) und somit ein Recht auf soziale Unterstützung und auf Besuche. Körperliche Gesundheit – im Falle der Pandemie virologische Gesundheit – ist immer eng mit sozialer, seelischer und spiritueller Gesundheit verbunden. Im Sinne des Linderns von Total Pain ist daher zu fordern, dass Bewohner*innen in Pflegeheimen soziale Teilhabe ermöglicht wird, dort wo sie das wünschen.

Literatur

Ackermann, S., Baumann-Hölzle, R., Biller-Andorno, N., Krones, T., Meier-Allmendinger, D., Monteverde, S., Rohr, S., Schaffert-Witvliet, B., Stocker, R. & Weidmann-Hügle, T. (2020). Pandemie: Lebensschutz und Lebensqualität in der Langzeitpflege. Appell an die Verantwortungsträger aus Politik, Management, Pflege und Betreuung. *Schweizerische Ärztezeitung, 101*(27–28), 843–845. https://doi.org/10.4414/saez.2020.19037

Bartens, W. (2014). *Wie Berührung hilft*. Droemer.

Birkholz, C. (2021). „Es war eine Zeit zum Weinen". Die Begleitung von sterbenden Menschen im Altenpflegeheim in Zeiten von Corona. *Hospizzeitschrift, 89*(23), 21–26.

Bleck, C., van Rießen, A. & Schlee, T. (2018). Sozialraumorientierung in der stationären Altenhilfe. Aktuelle Bezüge und zukünftige Potenziale. In C. Bleck, A. van Rießen & R. Knopp (Hrsg.), *Alter und Pflege im Sozialraum* (S. 335–347). Springer VS. https://doi.org/10.1007/978-3-658-18013-3_15

Cohen, S. & Syme, S.L. (Eds.). (1985). *Social support and health*. Academic Press.

Deutsche Alzheimer Gesellschaft. (2020). *Besuche in Pflegeheimen: Deutsche Alzheimer Gesellschaft fordert verbindliche Regelungen für alle Einrichtungen*. Zugriff am 09. Februar 2022 unter https://alzheimer-mv.de/2020/06/12/besuche-in-pflegeheimen-deutsche-alzheimer-gesellschaft-fordert-verbindliche-regelungen-fuer-alle-einrichtungen/

Fachgesellschaft Palliative Geriatrie (FGPG). (2020). *Empfehlungen für die stationäre Altenpflege bei Pandemien*. Zugriff am 09.02.2022 unter https://www.fgpg.eu/grundsatzpapiere/

Familien- und Frauengesundheit. (2022). *Einsamkeit hat viele Gesichter*. Zugriff am 09.02.2022 unter https://www.einsamkeit-gesichter.ch/einsamkeit.

Feil, N. & de Klerk-Rubin, V. (2017). *Validation. Ein Weg zum Verständnis verwirrter alter Menschen* (11. Aufl.). Reinhardt.

Fercher, P. & Sramek, G. (2018). *Brücken in die Welt der Demenz-Validation im Alltag*. (3. Aufl.). Reinhardt.

Guschakowski, H., Heimerl, K., Spicher, J., Wittrahm, A. & Wegleitner, K. (2015). *Nachhaltige Hospizkultur und Palliativversorgung in Alten- und Pflegeheimen*. Caritasverband, Bistum Aachen e.V.

Heimerl, K., Pichler, B., Plunger, P., Tatzer, V.C. & Reitinger, E. (2019). Partizipation von Menschen mit Demenz fördert ihre Gesundheit. In D. Gebhard & E. Mir (Hrsg.), *Gesundheitsförderung und Prävention für Menschen mit Demenz* (S. 105–122). Springer. https://doi.org/10.1007/978-3-662-58130-8_7

Kojer, M. (2022). Das Recht auf „kommunikative Grundversorgung". In M. Kojer, M. Schmidl & K. Heimerl (Hrsg.), *Demenz und Palliative Geriatrie in der Praxis* (S. 169–174). Springer. https://doi.org/10.1007/978-3-662-63164-5_14

Mahler, C. (2020). Mahnung und Umdenken: Menschenrechte älterer Menschen. In O. Dibelius & G. Piechotta-Henze (Hrsg.), *Menschenrechtsbasierte Pflege. Plädoyer für die Achtung und Anwendung von Menschenrechten in der Pflege* (S. 63–73). Hogrefe.

Neu, H. (2019). *Validation für Mitbewohner/innen. Workshop für orientierte Mitbewohner/innen von Menschen mit Demenz in der Stationären Altenhilfe der Diakonissen Speyer*. Unveröffentlichte Abschlussarbeit im Interprofessionellen Lehrgang Palliative Geriatrie, Wien, Bern, Berlin.

Peplau, L.A & Perlman, D. (1982). *Loneliness: a sourcebook of current theory, research, and therapy*. Wiley

Pichler, B., Reitinger, E., Knoll, B., Hofleitner, B., Egger, B. & Renkin, A. (2018). *Gut unterwegs mit Demenz – in der Stadt* [Broschüre]. Wien. Verfügbar unter https://unterwegs-mit-demenz.at/publikationen/

Pirker, S. & Pirker, H. (2022). Recht auf Gesellschaft. In M. Kojer, M. Schmidl & K. Heimerl (Hrsg.), *Demenz und Palliative Geriatrie in der Praxis* (S. 191–200). Springer. https://doi.org/10.1007/978-3-662-63164-5_17

Plattner, L., Brandstötter, C. & Paal, P. (2022). Einsamkeit im Pflegeheim – Erleben und Maßnahmen zur Verringerung. Eine Literaturübersicht. *Zeitschrift für Gerontologie und Geriatrie, 55*(5–10). https://doi.org/10.1007/s00391-021-01881-z

Plunger, P., Egger, B. & Heimerl, K. (2020). *Lebensqualität von BewohnerInnen in Wiener und Niederösterreichischen Pflegewohnhäusern der Caritas der Erzdiözese Wien*. (Unveröffentlichter Abschlussbericht).

Rösler, P., Heimerl, K., Dressel, G., Schönborn, R. & Wegleitner, K. (2020, 15. Juni). Care trotz Corona mit und für Menschen im Alter - Ein Nachdenk- u. Diskussionspapier. *Pflege Professionell*. Zugriff am 26.06.2022 unter https://pflege-professionell.at/care-trotz-corona-mit-und-fuer-menschen-im-alter

Schultz, O. (2020). Kontaktfenster – wirkliche und imaginäre. *Praxis Palliative Care, 47*, 10–12.

Spitzer, M. (2018). *Einsamkeit – Die unerkannte Krankheit*. München: Droemer.

12 Sinnvolle Handlung im hohen Alter. Impulse aus Ergotherapie und Handlungswissenschaft

Verena C. Tatzer und Ursula M. Costa

Hochaltrige Menschen leben so gesund wie noch nie. Partizipations- und Handlungsmöglichkeiten bestimmen dabei stark ihre Lebensqualität. Ein Mangel an sozialen Aktivitäten ist ursächlich mit verfrühter Sterblichkeit verbunden – so stark, dass Einsamkeit als ebenso hoher Risikofaktor gilt wie Rauchen oder Übergewicht (Holt-Lunstad et al., 2010). Einsamkeit ist auch ein Risikofaktor für Demenz (Livingston et al., 2020). Die persönliche Bedeutung einer Handlung und das damit verbundene Erleben von Sinn sind Schlüsselfaktoren für Gesundheit (Hemmingson & Jonsson, 2005), nicht nur, aber auch für hochbetagte Menschen.

In diesem Kapitel betrachten wir Handlung, Gesundheit und Partizipation von alten und hochaltrigen Menschen und von Menschen mit Demenz aus handlungswissenschaftlicher und ergotherapeutischer Sicht. *Handlungswissenschaft* ist als *Occupational Science* in den 1980er Jahren von internationalen Ergotherapie-Wissenschaftler*innen als interdisziplinäre Wissenschaft initiiert worden, mit dem Ziel, Handlung und Menschen als handelnde Wesen zu erforschen (Yerxa, 1990). Die Handlungswissenschaft geht davon aus, dass Menschen das grundlegende Bedürfnis haben zu handeln. Sinnvolles Handeln ist überlebenswichtig und Menschen sind von ihren täglichen Handlungsmustern, -gewohnheiten und -routinen geprägt (Wicks & Whiteford, 2005).

Es ist uns ein Anliegen, das Konzept von Total Pain, das neben physischen und sozialen Komponenten auch spirituelle und psychologische Aspekte berücksichtigt, aus einer handlungsorientierten Sicht zu reflektieren. Daher sollen Hochaltrigkeit und die Lebenswelt Pflege-/Senior*innenwohnheim aus Projekterfahrungen beleuchtet werden: „Aktivität und Partizipation von Menschen mit Demenz" (Tatzer, 2017), eine narrative Interviewstudie (Tatzer, 2008; Tatzer, van Nes & Jonsson, 2012), und das evidenzbasierte ergotherapeutische Programm zur Stärkung von Gesundheits- und Lebenskompetenzen „LEBENSFREUDE – im Alltag tun, was gut tut®" (Costa et al., 2021).

12.1 Hohes Alter, Gesundheit, Handlung und Partizipation

Menschen altern großteils sehr gesund, wie die österreichische Hochaltrigenstudie empirisch belegt (Ruppe et al., 2018). Viele alte und hochaltrige Menschen leben trotz hoher subjektiver Zufriedenheit mit ihrem Gesundheitszustand mit einer oder mehreren Diagnosen und Krankheiten. Mehr als die Hälfte der Personen, die zwischen 80 und 85 Jahre alt sind, leben mit chronischen Schmerzen (Ruppe et al., 2018). Auch kognitive Einschränkungen – vor allem Demenzen – betreffen ältere Personen weit häufiger als jüngere (Livingston et al., 2020).

Anfang des 20. Jahrhunderts prägte die Annahme, dass sinnvolles Tun bzw. Handeln mit Gesundheit in wechselwirksamer Verbindung steht, weltweit die Entwicklung der Ergotherapie (engl.: *Occupational Therapy*). Adolf Meyer (1922/1977) betont als Mitbegründer der Ergotherapie, wie wichtig die Balance zwischen verschiedenen Tätigkeitsbereichen wie Arbeit, Spiel, Erholung und Schlaf ist. Er macht darüber hinaus deutlich, dass der Weg, *Betätigungsbalance* herzustellen, nur über das tatsächliche Tun (*actual doing*) im Alltag führt (Meyer, 1922/1977). Übergänge im Lebenslauf, wie z. B. Pensionierung, aber auch das Altern selbst, beeinflussen das Tun, die Durchführung und Balance von sinnvollen Handlungen (Eriksson et al., 2015).

Handlungen haben vielfältige Funktionen im Leben von Menschen. Eine davon ist es, Kontinuität in der Handlungsidentität zu schaffen und anhand aktueller Geschehnisse zu überprüfen sowie diese bzw. das eigene Tun anzupassen (Tatzer et al., 2012). Etwas Neues anzufangen und zu lernen oder sich mit moderner Kunst zu beschäftigen oder auch moderne Alltagstechnologie zu nutzen, verbinden Frauen, die um die achtzig Jahre alt sind, mit der Bedeutung, nicht alt zu sein (Tatzer et al., 2012). Die symbolische Bedeutung von Handlung verändert sich mit dem Alter und mit Funktionseinschränkungen, die damit einhergehen können. Eine scheinbar banale Handlung, wie in die Apotheke zu fahren, kann – wenn sie die einzige Aktivität an einem Tag ist – bedeuten, mit großen Einschränkungen zu leben und *alt* zu sein. So schildert beispielweise Hertha[25], 80 Jahre alt und mit einer chronischen Lungenkrankheit lebend, dass sich ihre realen Handlungen sehr eingeschränkt haben:

> „Heute habe ich etwas sehr Unangenehmes gemacht. (...) Und dann bin ich in die Apotheke gefahren. Das war für mich früher immer der Inbegriff, ich habe immer gesagt, wenn ich so weit komme, dass ich in die Apotheke fahre und sage, das ist mein Tagewerk, das ist schrecklich. Also, so weit ist es jetzt" (Tatzer, 2008).

25 Der Name ist ein Pseudonym

12.2 Ergotherapeutisch-handlungswissenschaftliche Zugänge zu Gesundheit

Sinnvolle Handlung wirkt auf die individuelle wie auf die Bevölkerungsgesundheit. Der Zusammenhang zwischen dem eigenen Tun bzw. Lassen und Aspekten biopsychosozialer Gesundheit lässt sich auch als *Betätigungsgesundheit* bezeichnen (Costa, 2014), zu der Ergotherapeut*innen maßgeblich beitragen. Townsend und Polatajko (2007) beschreiben Ergotherapie als „die Kunst und Wissenschaft, durch sinnvolles Handeln ins tägliche Leben eingebunden zu sein und Menschen zu ermöglichen, jene Handlungen durchzuführen, die Gesundheit und Wohlbefinden fördern, sowie eine gerechte und inklusive Gesellschaft zu ermöglichen, damit alle Menschen ihrem Potenzial entsprechend an den Aktivitäten des alltäglichen Lebens teilhaben können" (Townsend & Polatajko, 2007, S. 899, übersetzt von den Autorinnen).

12.3 Betätigungsdeprivation

Ein Konzept der Handlungswissenschaft, das weitreichende Konsequenzen für Praxis und Forschung hat, ist die *Betätigungsdeprivation* (*Occupational deprivation*). Unter Betätigungsdeprivation versteht man den Entzug von bedeutungsvoller und sinnstiftender Handlung, genauer gesagt: einen Zustand des (anhaltenden) Ausgeschlossenseins von notwendigen oder persönlich bedeutungsvollen Tätigkeiten aufgrund von Faktoren, die außerhalb des eigenen Einflussbereichs liegen (Costa, 2012; Whiteford, 2000). Orte, an denen Menschen Gefahr laufen Betätigungsdeprivation zu erleben, sind u. a. Gefängnisse oder aber auch Pflegeheime. Unser Anliegen ist es, Betätigungsdeprivation als einen Aspekt von Leid und Schmerzerfahrung im Sinne von Total Pain von alten und hochbetagten Personen mit und ohne Demenz zu markieren, mit der Absicht, auf die Notwendigkeit kreativer, individualisierter und handlungsorientierter Lösungen hinzuweisen.

12.4 Lebensfreude – im Alltag tun, was gut tut®

„Tun, was Freude macht; tun, was notwendig ist; tun, was möglich ist; tun, was mich interessiert; tun, was ich immer schon tun wollte; mit Anderen gemeinsam; ... all das tun, was (mir) gut tut“: dies sind wesentliche Themen, denen im ergotherapeutischen, von Costa et al. seit 2015 entwickelten und wissenschaftlich kontinuierlich evaluierten Programm „LEBENSFREUDE – im Alltag tun, was gut tut®“ im Einzel- und Gruppensetting nachgegangen wird. Angesprochen sind dabei Menschen, die ihren Jahren jetzt und zukünftig „Leben geben“ wollen und für ihr tägliches Leben Freude, Gesundheit und Wohlbefinden suchen. Es geht um Personen, die sich in Übergangssituationen und Umbruchphasen befinden, wie z.B. Pensionierung, Erkrankung oder Verlust des Partners oder der Partnerin, Veränderung der Wohnsituation, Anpassung an eine neue Gesundheitssituation. Teilnehmer*innen bringen die Notwendigkeit bzw. das Interesse mit, ihr Leben, ihren Alltag auf neue Weise mit Blick auf für sie sinnstiftende Handlungen zu gestalten (Costa et al., 2018, 2021).

„LEBENSFREUDE®“ nützt ergotherapeutische Expertise und das Potenzial der Gruppe, um Alltagsaktivitäten anzuregen, die der Gesundheit und dem Wohlbefinden zuträglich sind. Im Rahmen von Einzelgesprächen zur persönlichen Zielfindung und Auftragsklärung, acht bis zwölf folgenden Gruppentreffen mit handlungsorientierten und alltagsrelevanten Impulsen und einem abschließenden Einzelgespräch zur Unterstützung des Alltagstransfers können Gesundheits- und Lebenskompetenzen der Teilnehmer*innen gestärkt werden, die im jeweiligen Lebensalltag, auch im Heimkontext, Sinnerfahrung und Handlungs- bzw. Partizipationsmöglichkeiten eröffnen. Bisherige Teilnehmer*innen beschrieben u.a. positive Auswirkungen auf ihre Handlungsmotivation durch das Eröffnen neuer Perspektiven und das (Wieder-)Entdecken ihrer Handlungsinteressen; sie schätzten „LEBENSFREUDE®“ als „Angebot (auch) für den Geist“, gerade im Heimkontext. Durch das Programm sei ihre „Lebensfreude geweckt“ worden, durch die weiterführende Ergotherapie würde diese „erhalten“, meinten Gruppenteilnehmer*innen in Fokusgruppeninterviews. Lebenslanges Lernen wurde trotz gesundheitsbezogener Einschränkungen erlebt.

So meinte eine hochaltrige Teilnehmerin: „(...) ich hab durch die Gruppentreffen und Einzelgespräche viel entdecken dürfen, in meinem Alter ...“. Eine 93jährige gab an, „sie fühle sich jetzt vorbereitet aufs Älterwerden“. Sie initiierte, durch „LEBENSFREUDE®“ bestärkt, eine mit der Zeit dank ihres engagierten Vorbildes gut besuchte „Computeria“ in „ihrem Stock“ eines Senior*innenwohnheims, auf dass „auch die Jüngeren mit ihren Kindern per Skype kommunizieren können“.

Die Handlungsbedürfnisse der älteren Heimbewohner*innen waren oft sehr bescheiden: so ergab sich in einer Gruppe der Wunsch, eine eigene Tasse zum Frühstück und bei anderen Gelegenheiten verwenden zu dürfen. Eine vom Theater begeisterte Teilnehmerin hatte sich schon längere Zeit angesichts ihres schwer einstellbaren Bluthochdruckes nicht mehr in eine Vorstellung gewagt. Nach Rücksprache mit der Ärztin besuchte die Gruppe, begleitet von der Ergotherapeutin, eine Theatervorstellung; der Blutdruck der älteren Dame war schon lange nicht mehr so positiv reguliert gewesen wie im Zusammenhang mit der Vorstellung, auch der Nachklang des Erlebnisses bewirkte viel Freude und Motivation, dies auch gemeinsam wieder regelmäßig zu tun.

Miteinander Tun ist wesentliche Quelle für Handlungsmotivation, das Entdecken und Ausleben von Handlungsinteressen und für Lebensfreude von älteren Menschen in Österreich (Costa et al., 2021). Eine Heimbewohnerin meinte im abschließenden Einzelgespräch nach der Teilnahme am o. a. Programm: „Ich kenne nun mehr Leute hier ... – auch welche, mit denen ich etwas tun kann." Die Möglichkeit, miteinander Dinge tun und erleben zu können, wird gerade im Alter besonders geschätzt. Ergotherapeutisch begleitet, konnten Senior*innen am Ende des Programms feststellen: „(...) wir sind bei „LEBENSFREUDE®" schon als Gruppe zusammengewachsen – es tut gut, zu wissen, dass man mit Vielem nicht allein ist".

So fanden die Teilnehmer*innen aus der Langzeitpflege durch „LEBENSFREUDE®" Handlungsmöglichkeiten in ihrer Lebenswelt, die sich aus ihrer Sicht gesundheitsfördernd auswirkten und die sie in ihren Alltag integrieren konnten. Länger gehegte Vorhaben (z. B. ein Hochbeet im eigenen Garten, das Bauen einer Krippe, das Mitwirken an Gemeinschaftsprojekten im Heimalltag) wurden umgesetzt. Tätigkeiten, die in früheren Lebensphasen positiv konnotiert waren, wurden durch die Bewusstwerdung deren Bedeutung und die gemeinsam mit der Ergotherapeutin partizipativ erarbeiteten Möglichkeiten zu deren Realisierung wiederaufgenommen. In Einzelfällen gingen diese Veränderungen auch mit Veränderungen von Handlungsrollen einher (z. B. die verstärkte Übernahme von Multiplikator*innen- und Initiator*innenrollen). Bemerkenswert war für uns als Forschungsteam, dass Menschen handlungs- und ressourcenorientiert, u. a. in ihrer Eigeninitiative für ihre Tages- und Wochengestaltung, so gestärkt werden konnten, dass sie nach Abschluss des ergotherapeutischen Angebots auch aneinander positive Veränderungen feststellten (Costa et al., 2018).

Geschäftsführung wie Pflegedienstleitung evaluierten das handlungsorientierte Angebot im Einzel- und Gruppensetting hinsichtlich dessen Auswirkungen auf eine partizipative, handlungs- und ressourcenorientierte Heim-Kultur, die sich u. a. auch in strukturellen, partizipationsfördernden Veränderungen ausdrückten.

Das Angebot erwies sich als Nahtstelle zwischen Bewohner*innen von Senior*innenwohnheimen und der in der Gemeinde lebenden (älteren) Bevölkerung und eröffnete neue Perspektiven für alle in Bezug auf das Leben im Alter in unterschiedlichen Wohnformen und auf Altersbilder per se (Costa et al., 2021).

Zusammenfassend wirkten sich Möglichkeiten zu sinnvollem Tun und selbstbestimmter Lebensgestaltung auf die Gesundheit Einzelner und auf ein gesundes Miteinander nachweislich positiv aus (...); „LEBENSFREUDE – im Alltag tun, was gut tut®" ist ein ergotherapeutisches Angebot, das nun in Österreich, im Sinne aktiven Alterns und auch im Hinblick auf Vermeidung von bzw. den Umgang mit Total Pain zugänglich ist; es wurde in den Maßnahmenempfehlungskatalog für das Österreichische Rahmengesundheitsziel 5 „Durch sozialen Zusammenhalt die Gesundheit stärken" 10 Ziele – Gesundheitsziele Österreich (gesundheitszieleoesterreich.at) aufgenommen.

12.5 Sinnvolle Handlungen von und für Menschen mit mittelschwerer bis schwerer Demenz in der Langzeitpflege

Eine besonders vulnerable Gruppe in Langzeitpflegeeinrichtungen sind alte und hochaltrige Menschen mit neurokognitiver Störung. Demenz, eine der wichtigsten neurokognitiven Störungen, gilt als einer der Hauptgründe für die Aufnahme in ein Pflegeheim in Österreich; ca. 85 % der Personen in Langzeitpflegeeinrichtungen leben mit kognitiven Einschränkungen. Hochaltrige Menschen mit Demenz, die in einer Institution leben, laufen durch ihre kognitive Beeinträchtigung, die Institutionalisierung und die damit verbundene Abhängigkeit vom sozialen und räumlichen Umfeld Gefahr, einer Betätigungsdeprivation ausgesetzt zu sein (Tatzer, 2017).

Das Aktivitätsangebot in der Langzeitpflege stellt ein Dilemma dar: oft werden Anforderungen an Berufsgruppen gestellt, die nicht dafür ausgebildet wurden, gleichzeitig gibt es einen Mangel an Profis, die ihr Wissen an Pflegekräfte weitergeben könnten, wie z. B. Ergotherapeut*innen. Professionell Betreuende unterstützen Personen mit Demenz in ihren Versuchen und Initiativen tätig zu sein vor allem dann, wenn sie die Tätigkeit selbst als sinnvoll anerkennen. Wenn die Bedeutung für professionell Betreuende nicht auf den ersten Blick erkennbar ist, werden diese unterbunden. Dies passiert z. B., wenn eine Bewohnerin mit dem Himbeersaft mit ihrem Finger auf der Zeitung malt, weil keine anderen Objekte in Greifnähe sind. Das wiederum führt dazu, dass Menschen mit Demenz zu wenig Unterstützung bei den *für sie* bedeutungsvollen Aktivitäten und Betätigungen erfahren (Teitelman et al., 2010). In einer Dissertation wurde das Erleben von Aktivität und Partizipation von Menschen mit mittelschwerer und schwerer Demenz in der Langzeitpflege erforscht (Tatzer, 2017). Durch Beobachtungen und Interviews konnte ein tiefes Verständnis aus der Sicht der Teilnehmenden dokumentiert werden, die folgenden Beispiele sind daraus entnommen, alle genannten Namen sind Pseudonyme.

In den Beobachtungen der Kontakte der Personen mit fortgeschrittener Demenz miteinander wird klar, dass sich die Personen auf der Demenzstation durchaus bewusst sind, dass sie Schwierigkeiten haben, aber in der Lage sind, Beziehungen einzugehen und komplexe soziale Situationen trotz kognitiver Probleme zu meistern. Bewohner*innen mit fortgeschrittener Demenz sorgen füreinander, wie die folgende Situation zwischen Frau Mischke und Frau Schuhmann zeigt: „Frau Schuhmann, die sich selten verbal ausdrückt, rieb sich stark die Hände und seufzte lautstark. Frau Mischke sieht sie an und sagt: ‚Omi, tun dir die Hände weh?' Frau Schuhmann sagt: ‚Ja, hilft's nichts ....' und spricht den Satz nicht fertig. Frau Mischke und sie haben Augenkontakt, sie sagt, ‚... und kannst du da nichts machen, kannst du da nicht was schmieren?'" (Tatzer, 2017, S. 210).

Frau Mischke ist in der Lage, nonverbale Gesten als Ausdruck von Schmerz zu interpretieren und bietet Trost an. Die beiden sind miteinander in Kontakt und reden, obwohl Frau Schuhmann sonst kaum spricht.

Sich wiederholende Situationen, die häufig bei Demenz auftreten, können auch positive Auswirkungen haben. Herr Peters ist 80 Jahre alt und lebt mit einer mittelschweren Demenz. Er führt eine Beziehung mit einer Mitbewohnerin auf der Demenzstation, die beide sichtlich sehr genießen:

Eines Tages sitzt Herr Peters im Aufenthaltsraum, Frau Felber, seine Partnerin, kommt ihn innerhalb einer Stunde etwa 10-mal besuchen, jedes Mal, wenn sie eine Runde auf dem Gang im Kreis geht und wieder beim Aufenthaltsraum vorbeigeht, begrüßt sie ihn herzlich, gibt ihm einen Kuss auf die Wange, berührt ihn und sie sprechen liebevoll miteinander. (...) Die beiden halten Händchen. Frau Felber spricht mit Herrn Peters, wendet sich ihm zu, tätschelt seine Hand. (...) ‚Es ist so ruhig hier', sagt Frau Felber, ‚sauber und schön.' Sie spricht mit einer leisen, aber deutlichen Stimme, nimmt Blickkontakt mit mir auf. ‚Ich bleibe hier nicht so lange, aber solange man sich treffen kann mit Freunden, tratschen, ist alles gut.' Ich frage sie, wohin sie dann gehen wird, sie sagt: ‚Ach, das weiß ich nicht' oder so Ähnliches und macht Gesten mit ihren Händen, wie Regler, die auf und zu gehen. ‚Zuerst ist es so', ihre Hände sind etwa 40 cm voneinander entfernt, ‚dann ist es so', jetzt sind ihre Hände etwa 20 cm ‚und dann ist es ganz klein', ihre Hände sind jetzt sehr nah beieinander, etwa 3 cm. Sie lächelt und spricht in einer freundlichen zugewandten Art mit mir und Herrn Peters. (...) Wir führen Small Talk. Frau Felber verabschiedet sich von ihm mit einem Kuss auf den Mund und zärtlichem ‚Schatz, ich muss jetzt gehen, sonst geht sich alles nicht mehr aus'. Wenig später kommt sie wieder bei uns vorbei. Sie hat offenbar wieder eine Runde auf der Demenzstation gedreht, ihre schwarze Tasche auf der Schulter und ein schwarz-weißes Top, das elegant (...) aussieht. Sie tippt ihm auf die Schulter von hinten, und versteckt sich dann auf der anderen Seite, ein paar Mal, als Herr Peters sie sieht, lacht er, als sie sich wieder von ihm verabschiedet, sieht er auf, sie hält sein Gesicht, drückt ihm einen Kuss auf die Lippen, er sagt, bleib doch hier, es ist genug Platz, sie sagt, nein, das sei ihr zu viel, sie wechseln ein paar Worte, dann geht sie wieder mit den Worten, sie müsse jetzt nach Hause. In dieser Zeit lehnt Herr Peters die Teilnahme an Therapien ab, um Zeit mit Frau Felber zu verbringen. (Tatzer, 2017)

Weitere positive Beispiele sind an anderer Stelle veröffentlicht (Tatzer, 2019).

Fehlen von sinnvoller Handlung in der Langzeitpflege

Unterstimulation und Betätigungsdeprivation gelten als zentrale Probleme in der Langzeitpflege, sowohl für Menschen, die versorgt werden, als auch für die betreuenden Personen.

So leiden auch professionell Betreuende in der Langzeitpflege, wenn ihnen das Erleben von Sinn in ihrer Arbeit nicht ermöglicht wird. Dies geschieht, wenn Arbeitsbedingungen und Organisationskultur von Abhängigkeit und Kontrolle geprägt sind, wenn Arbeitsteilung und sich ständig wiederholende Routinen die Möglichkeit zur Individualisierung nehmen. Langeweile, der Verlust an Fähigkeiten und das Ersticken von kreativen Elementen sind die Folge. Die Rolle der pflegenden Person wird erodiert, es fehlt an positiver Bestärkung und Herausforderung und die Arbeit wird nicht mehr als sinnvoll erlebt. Damit steigt auch die Gefahr für Vernachlässigung und Missbrauch (French, 2002).

Kitwood (1997) stellt fest, dass alle Menschen fundamentale Bedürfnisse nach Liebe, Inklusion, Bindung, Trost, Identität und Handlung (*occupation*) haben, daran ändert eine Demenzdiagnose nichts. Sinnlose Handlungen können zu De-Personalisierung und Leid führen. Strukturierte Aktivitätsangebote werden von Menschen mit Demenz in der Einrichtung prinzipiell geschätzt, beinhalten aber auch problematische Aspekte. Viele der im Forschungsprojekt beobachteten Aktivitätsangebote waren zu schwierig oder zu wenig interessant für Menschen mit fortgeschrittener Demenz. Andere Probleme waren zu hohes Tempo, fehlender Sinn und Bedeutung der Handlung (Tatzer, 2017). In der folgenden Situation geht es um eine Nachmittagsaktivität, die häufig in Langzeitpflegeeinrichtungen angeboten wird: Ballspielen. Die Situation wird von der Forscherin teilnehmend beobachtet und dokumentiert:

„Die zehn Personen sitzen auf Sesseln im Kreis. Tatjana, die Krankenpflegeperson, spielt den Ball zu jeder Person, (...) In den 40 Minuten, in denen ich zu sehe, sind es etwa 30–40 Runden Ballspiel, es ist atmosphärisch angenehm, es wird viel gelacht, auf die Mimik der einzelnen Personen geachtet und es scheint niemandem langweilig zu sein (...). Jede der Personen hat eine eigene Art, Bälle zu fangen und zu werfen. (...)
Herr Peters sieht sehr starr aus. Seine Mimik ist nicht zu lesen, er lächelt nicht, er blickt vor sich hin, erst als er seinen Namen hört, blickt er auf, sieht Tatjana mit dem Ball und öffnet seine Arme zum Fangen. Tatjana geht ein paar Schritte nach vorne und wirft mit einem großen Bogen, so dass er, sehr langsam geworfen, von Herrn Peters auch gefangen werden kann. Er lächelt nicht (...) Bei jeder Person ist die Interaktion anders ‚personalisiert', Frau Capellar zum Beispiel spielt offenbar besonders gern, ihr wird der Ball immer drei Mal schnell hin und her geworfen. (...). Nach 40 Minuten (...) hört das Ballspielen auf. Es gibt keinen Abschluss, der Ball wird einfach weggeräumt. Einige der Personen sitzen auf ihren Sesseln, die Pflegepersonen schieben die Personen auf ihren Sesseln durch den Raum. (...) Herr Peters hat immer noch einen sehr starren Blick, er wird jetzt von Tatjana durch den Raum geschoben, etwa fünf Meter

bis zum Tisch. Er wird an das Tischende geschoben. Immer noch starr vor sich hinschauend. (...) Es sieht bizarr aus, die Menschen werden wie Dinge verschoben (...) Die zweite Pflegeperson macht es auch, es ist ein bizarres Sesselrücken, nur die gut Mobilen (die gut gehen können) stehen auf, ziehen den Sessel halbsitzend hinter sich her zu dem ihnen zugedachten Platz. Nachher spreche ich mit Tatjana, sie erzählt, dass am Vormittag alles so unruhig gewesen sei. Das Ballspielen sei etwas, was da gut ist: ‚Was anderes kannst du ja nicht mit ihnen machen. Ich weiß, nicht warum'." (Tatzer, 2017).

Die Situation war anfangs äußerst gelungen, die Sensibilität der Mitarbeitenden den einzelnen Personen gegenüber war beeindruckend und führte zu Interaktionen, die freudvoll und lustig waren, eine gelungene Abwechslung – für Herrn Peters, der mit einer fortgeschrittenen Demenz lebte, war es aber eine sinnlose Aktivität. Durch den Vorgang des Verrückens der Personen samt ihren Sesseln wurde die lockere Atmosphäre und der Anflug von Normalität im Miteinander mit einem Schlag auch für die anderen Bewohnenden zerstört.

Aktivitätslevel bestimmen

Die strukturellen Bedingungen der Einrichtungen bei der Gruppe von Menschen mit mittelschwerer und schwerer Demenz sind voller Herausforderungen. Dennoch können Einrichtungen Wege finden, sinnvolle Handlungsmöglichkeiten anzubieten. Im englischsprachigen Raum gibt es bereits Instrumente, die die professionell Betreuenden dabei unterstützen sinnvolle Handlungen zu ermöglichen. Sie sind zum Teil noch nicht im deutschsprachigen Raum verbreitet: Das „Pool Activity Level (PAL)"-Instrument, auch digital auf Deutsch verfügbar, kann auch von Personen ohne ergotherapeutischer Ausbildung eingesetzt werden, um Fertigkeiten einzuschätzen und ein individualisiertes und sinnvolles Aktivitätsangebot zu schaffen (Tatzer & Pool, 2018). Im Rahmen einer Checkliste, die auf Beobachtung basiert, werden neun Aktivitätsbereiche abgefragt. Als Ergebnis wird ein Aktivitätslevel beschrieben, der Informationen über vorhandene Fähigkeiten und nötige Hilfestellungen gibt. Das Ergebnis der Checkliste ergibt einen Gesamtüberblick über Fertigkeiten und Aktivitätslevel einer Person. Letztere sind hierarchisch angeordnet, sodass eine Person auf dem ersten Level *Planned* (P) weniger auf Unterstützung in der Durchführung von Aktivitäten angewiesen ist als eine Person auf dem vierten *Reflexlevel* (R), die massiver Unterstützungsleistungen bedarf. Dadurch wird sichergestellt, dass die Person ein Aktivitätsangebot erhält, das nicht zu schwierig oder uninteressant ist. Das PAL-Instrument wird in den NICE-Guidelines für Menschen mit Demenz in Großbritannien (NICE, 2006, S. 167) empfohlen. Sogenannte „Verhaltensstörungen", also gestresstes Verhalten von Menschen mit kognitiver Einschränkung, vermindern sich, wenn diese auf sie zugeschnittene („tailored") und sinnvolle Aktivitäten durchführen können (Gitlin et al., 2010).

Sinnvolles Tun – Sinn finden, Sinn machen

Die Essenz der Ergotherapie besteht im Finden und Erleben von Sinn im Leben, insbesondere im jeweiligen Alltag und ist direkt mit logotherapeutischer, existenzanalytischer Arbeit nach Viktor Frankl verwandt. Auch das von Aaron Antonovsky beschriebene salutogenetische Prinzip – der Blick auf das, was (Betätigungs-)Gesundheit stärkt, ist ergotherapeutischer Best Practice zu eigen (Costa, 2014). Ergotherapeut*innen nehmen Menschen als Handelnde wahr und ernst: in deren Handlungsbiografien, Handlungsinteressen, Handlungsbedürfnissen, Handlungsroutinen und -gewohnheiten, in Sinnfindung und -gebung, in ihren existenziellen Visionen und Hoffnungen, im Verwirklichen ihrer Handlungspotenziale und Handlungsbedürfnisse.

12.6 Conclusio

Sinn stiftendes Tun ist mit Gesundheit und Lebensqualität verbunden. Das Fehlen von sinnvoller Handlung ist ein Aspekt von Total Pain bei hochbetagten Menschen mit und ohne Demenz. Menschen brauchen regelmäßiges Erleben und Erfahren von Sinn, welcher auf besondere Weise beim Handeln in ihrer Lebenswelt entsteht. Gerade bei Menschen, die sich verbal nicht (mehr) ausdrücken können und die mit großen Einschränkungen leben, liegt es in der Verantwortung des Umfeldes, Handlungsmöglichkeiten zu schaffen, um Leid zu lindern.

Betätigungsdeprivation, der Ausschluss von Sinn stiftenden Handlungen – beispielsweise im Kontext von Institutionalisierung – wirkt sich negativ auf biopsychosoziale Gesundheit aus. Total Pain hat somit eine handlungsorientierte Dimension. Die Wahrnehmung und Anerkennung von Handlungsbiografie sowie aktuellen Handlungsbedürfnissen, auch bei hochbetagten Menschen, wirken salutogen und Resilienz stärkend. Ergotherapeut*innen bringen dafür Kernkompetenzen ins interprofessionelle Team ein, die die individuelle, familiäre wie auch gesellschaftliche Betätigungsgesundheit positiv beeinflussen. Interprofessionelle, intersektorale, familiäre und individuelle Bemühungen, auch hochaltrigen und von gesundheitsbezogenen Einschränkungen betroffenen Menschen Sinn stiftende Handlungs- und Partizipationsmöglichkeiten in ihrem Lebensumfeld zu eröffnen, tragen zur Linderung von Total Pain bei alten und hochbetagten Menschen bei. Sie stärken die individuelle, gemeindebezogene wie gesellschaftliche Resilienz und sollten vermehrt Aufmerksamkeit erhalten.

Literatur

Costa, U. (2012). Freiheit und Handlung – Handlungsfreiheit. Eine handlungswissenschaftliche Betrachtung. In C. Sedmak (Hrsg.), *Freiheit. Vom Wert der Autonomie* (S. 51–76). Wissenschaftliche Buchgesellschaft.

Costa, U. (2014). *Sinnvolle Handlung als Gesundheit fördernder Wirkfaktor. Ergebnisse KRAH®-basierter Therapie für Kinder mit Schwierigkeiten in der Handlungsperformanz*. Dissertation am Institut für Public Health der UMIT – Private Universität für Gesundheitswissenschaften, Medizinische Informatik und Technik, Hall in Tirol.

Costa, U., Jabinger, E., Kriegseisen-Peruzzi, M. & Pasqualoni, P. (2018). *Endbericht zur Verbreitung der Projekterfahrungen und Ergebnisse. LEBENSFREUDE – im Alter tun, was gut tut*. Innsbruck: fh gesundheit.

Costa, U., Hartmann, V., Kriegseisen-Peruzzi, M., Müller-Breidenbach, E., Pasqualoni, P. P., Pavlu, V. & Ripper, B. (2021). *LEBENSFREUDE – Im Alter tun, was gut tut. Ein Handbuch für die ergotherapeutische, gesundheitsfördernde Arbeit mit Senior*innen, evidenzbasiert im Rahmen von LEBENSFREUDE – Im Alltag tun, was gut tut®*. Innsbruck/Wien: Ergotherapie Austria.

Eriksson, G., Lilja, M., Jonsson, H., Petersson, I. & Tatzer, V. C. (2015). Occupations of Elderhood. In C. Christansen & C. Baum (Eds.), *Occupational therapy: Performance, participation and well-being* (4th ed., pp. 169–183). Slack Incorporated.

French, G. (2002). Occupational Disfranchisement in the Dependency Culture of a Nursing Home. *Journal of Occupational Science, 9*(1), 28–37. https://doi.org/10.1080/14427591.2002.9686491

Gitlin, L. N., Winter, L., Dennis, M. P., Hodgson, N. & Hauck, W. W. (2010). Targeting and managing behavioral symptoms in individuals with dementia: a randomized trial of a nonpharmacological intervention. *Journal of the American Geriatrics Society, 58*(8), 1465–1474. https://doi.org/10.1111/j.1532-5415.2010.02971.x

Hemmingson, H. & Jonsson, H. (2005). An occupational perspective on the concept of participation in the International Classification of Functioning, Disability and Health-Some critical remarks. *American Journal of Occupational Therapy, 59*, 569–579. https://doi.org/10.5014/ajot.59.5.569

Holt-Lunstad, J., Smith, T. B., Layton, J. B. & Brayne, C. (2010). Social Relationships and Mortality Risk:

A Meta-analytic Review. *PLOS Medicine, 7*(7). https://doi.org/10.1371/journal.pmed.1000316

Kitwood, T. (1997). The experience of dementia. *Aging & Mental Health, 1*(1), 13–22. https://doi.org/10.1080/13607869757344

Livingston, G., Huntley, J., Sommerlad, A., Ames, D., Ballard, C., Banerjee, S., Brayne, C., Burns, A., Cohen-Mansfield, J., Cooper, C., Costafreda, S.G., Dias, A., Fox, N., Gitlin, L.N., Howard, R., Kales, H.C., Kivimäki, M., Larson, E.B., Ogunniyi, A., Orgeta, V., Ritchie, K., Rockwood, K., Sampson, E.L., Samus, Q., Schneider, L.S., Selbaek, G., Teri, L. & Mukadam, N. (2020). Dementia prevention, intervention, and care: 2020 report of the Lancet Commission. *The Lancet, 8*(10248), 413–446.

Meyer, A. (1922/1977). The philosophy of occupational therapy. *American Journal of Occupational Therapy, 31*(10), 633–641.

NICE. (2006). *Dementia: Supporting People with Dementia and Their Carers in Health and Social Care. National Practice Guideline number 42*. Verfügbar unter http://www.scie.org.uk/publications/misc/dementia/dementia-fullguideline.pdf?res=true

Ruppe, G., Stückler, A. & Psihoda, S. (2018). *Österreichische Interdisziplinäre Hochaltrigenstudie. Welle II 2015–2018* (1. Erhebung Niederösterreich, hrsg. ÖPIA). (Hrsg.). Verfügbar unter http://www.oepia.at/hochaltrigkeit/?page_id=116

Tatzer, V.C. (2008). *Narratives of Elderly Viennese Women. Changes in Occupation over Life-Time*. (Master of Science in Occupational Therapy Master Thesis), Joint program of Amsterdam University of Applied Sciences, University of Brighton, Karolinska Institutet, University College Sjælland.

Tatzer, V.C. (2017). *„Das ist irgendwie mein Ding". Aktivität und Partizipation aus Sicht von Menschen mit mittelschwerer und schwerer Demenz in der Langzeitpflege. Eine narrative Studie*. (Doctor of Philosophy unpublished), Alpen-Adria-Universität Klagenfurt, Klagenfurt.

Tatzer, V.C. (2019). Narratives-in-action of people with moderate to severe dementia in long-term care: Understanding the link between occupation and identity. *Journal of Occupational Science, 26*(2), 245–257. https://doi.org/10.1080/14427591.2019.1600159

Tatzer, V.C. & Pool, J. (2018). Assessment: Pool Activity Level (PAL) – Aktivitätslevel bestimmen. *ErgoPraxis, 11*(07/08), 37–39. https://doi.org/10.1055/a-0603-0551

Tatzer, V.C., van Nes, F. & Jonsson, H. (2012). Understanding the Role of Occupation in Ageing: Four Life Stories of Older Viennese Women. *Journal of Occupational Science, 19*(2), 138–149. https://doi.org/10.1080/14427591.2011.610774

Teitelman, J., Raber, C. & Watts, J. (2010). The power of the social environment in motivating persons with dementia to engage in occupation: qualitative findings. *Physical & Occupational Therapy in Geriatrics, 28*(4), 321–333. https://doi.org/10.3109/02703181.2010.532582

Townsend, E.A. & Polatajko, H.J. (2007). *Enabling occupation II: Advancing an occupational therapy vision for health, wellbeing, & justice through occupation*. CAOT Publications ACE.

Whiteford, G. (2000). Occupational Deprivation: Global Challenge in the New Millennium. *British Journal of Occupational Therapy, 63*(5), 200–204. https://doi.org/10.1177/030802260006300503

Wicks, A. & Whiteford, G. (2005). Gender, Occupation and Participation. In G. Whiteford & V. Wright-St Claire(Eds.), *Occupation & practice in context*. Elsevier Churchill Livingstone.

Yerxa, E. (1990). An Introduction to Occupational Science, A Foundation for Occupational Therapy in the 21st century. *Occupational Therapy in Health Care, 6*, 1–17. https://doi.org/10.1080/J003v06n04_04

Teil 3: Biografischer und spiritueller Schmerz im hohen Alter

13 Ich habe es (nicht) geschafft. Eine Geschichte aus der Praxis

Claudia Sollberger

Als Moderatorin traf ich Herr J. das erste Mal an einer Veranstaltung des Erzählbistros[26]. Ich leitete damals das Erzählcafé[27] mit dem Thema *Ich habe es geschafft*. „Was meinen Sie mit geschafft haben?", fragte mich Herr J. aufgebracht. „Ich kann nicht sagen, dass ich es geschafft habe", so waren damals seine Worte und dann begann er zu erzählen.

Ich, W.J., war Teilnehmer eines Erzählcafés im Rahmen einer Veranstaltung vom Erzählbistro. Die Moderatorin nannte uns Teilnehmenden das Thema der heutigen Erzählrunde und bat uns dazu Erlebnisse und persönliche Geschichten aus unserem Leben zu erzählen. Das Thema war *Ich habe es geschafft*. Im Zentrum standen die Fragen: „Wie habe ich das geschafft? Was hat mir beim Weiterleben geholfen? Was war hilfreich, dass ich mit dem Erlebten umgehen konnte? Was tut mir gut? Was ist wichtig im Umgang mit meiner eigenen Vergangenheit?" Die Teilnehmenden, welche alle eine ähnliche Kindheit und Jugendzeit wie ich erlebten, fingen an, am Anfang noch etwas zögerlich, doch dann immer mehr, aus ihrem Leben zu erzählen. Sie berichteten von den Dingen, welche sie in ihrem Leben positiv unterstützten und weiterbrachten. Ich hörte zu und überlegte mir: „Und ich, habe ich es geschafft? Was heißt geschafft haben?" Noch heute spüre ich einen Schmerz tief in mir, etwas das nicht vergessen geht, die Scham, die Demütigungen, die Angst, die Stigmatisierung, die ich erlebte, die noch da ist und nie vergehen wird. Erinnerungen kamen in mir hoch ...

Als Säugling wurde ich 1940 in ein Kinderheim weggegeben, mit sieben Jahren kam ich in ein Waisenhaus, meine Mutter und mein Vater lebten im selben Dorf und waren doch Fremde für mich. Ich kann die Strafen nicht zählen, die ich in diesem Waisenhaus erhalten habe. Stets versuchte ich mir eine Erklärung zusammen zu reimen: „Warum diese Bestrafung? Ich bin wohl ein ‚Säuhund' (Schweinehund), du bist ein ‚Säuhund' – das macht man nicht", so waren meine Gedanken. Ich wollte das sicher nicht, wer will schon bestraft werden, doch ich konnte mein nächtliches Bettnässen nicht beeinflussen. Einmal musste ich mit dem von Urin durchnässten Bettlaken vom Waisenhaus durch das Dorf zum Vormund laufen. So wie ich vor ihm stand, schlug er mich, er wusste, dass ich kommen würde. Ich habe das Bild noch heute vor meinem inneren Auge, wie ich mich am Treppengeländer festhalte und zusehe, wie mir die Bettlaken aufgrund des Schlages aus den Händen gleiten, hinunterfallen und ich dachte: „Hoffentlich kommt niemand und sieht, was mir widerfahren ist." Ich hob die verschmutzten, durchnässten Bettlaken wieder auf und ging zurück. Dies war die Strafe für mein nächtliches Bettnässen. Ein Bettnässer war ich, bis ich 22 Jahre alt war.

---

26 Das Erzählbistro ist ein Begegnungsort für Betroffene von fürsorgerischen Zwangsmaßnahmen zum Treffen, Sprechen und Austauschen (www.erzaehlbistro.ch).

27 „Erzählcafés sind moderierte Erzählrunden, bei denen die Lebensgeschichten und Erfahrungen der Teilnehmenden im Zentrum stehen. Dabei geht es um das respektvolle Zuhören und Erzählen, nicht um Diskussion und Infragestellung" (Braunwalder & Kohn, 2019, S. 6).

Meine Schulzeit war abgeschlossen und so wurde mir gesagt, dass ich jetzt mit 17 Jahren etwas lernen und zu einem Bauern müsse, mich wolle ja sonst bestimmt niemand. „Du kannst zu niemandem, wer will schon einen ‚Säuhund'. Wenn du ein Zimmer suchen gehst, sagst du den Leuten am besten gleich zu Beginn, dass du ein Bettnässer bist". Dies kränkte mich sehr. Ich wollte ins Welschland (in die französischsprachige Schweiz), damit mich niemand erkennt, ich hatte Angst vor weiteren Demütigungen. Und es war mir möglich ins Welschland zu gehen. Noch heute höre ich den Vormund zu diesem Bauern sagen: „Schlagt ihn, wenn er nicht richtig tut", und dieser schlug mich mehrmals, es war erlaubt! Die Folge war, dass ich noch mutloser und eingeschüchterter wurde. Ein Lichtblick war, dass ich nun die französische Sprache lernen konnte. Dann kam eine Zeit, in der ich dauernd auf Wanderschaft war. Niemand wollte mich mit diesem Übel, jede Nacht das Bett zu nässen, auf die Dauer bei sich aufnehmen. Ich musste mir immer wieder selbst ein Zimmer suchen, von Tür zu Tür gehen – das kann man sich heutzutage nicht vorstellen. Da war keine Behörde, die mich hilfreich unterstützte. Niemand interessierte sich dafür, was das für mich bedeutete. Ich kann bis heute nicht verstehen, warum sich niemand um mich kümmerte. Einmal bat ich eine Bauersfamilie, dass ich im Stall bei den Tieren im Heu schlafen dürfe. So musste die Bäuerin nicht jeden Tag die Bettlaken waschen. Kälte, Hunger, Scham, Gewalt und harte körperliche Arbeit prägten diesen Aufenthalt im Welschland. Und auf einmal wurde ich von den Behörden wieder in die Deutschschweiz zurückgeholt. Ich kam zur Abklärung ins Irrenhaus und anschließend steckten sie mich als 20-jährigen ins Bürgerheim zu den betagten Männern.

Dann lernte ich die Familie J. kennen. Die Leiterin des Bürgerheims riet mir, diese Familie für ein Zimmer anzufragen. Zuerst wiesen sie mich ab, als ich ihnen erzählte, dass ich Bettnässer bin. Ich ging zurück ins Bürgerheim, zu den alten Männern. Es war wie das Gnadenbrot, ich konnte ja sonst nirgendwohin, es war die einzige Möglichkeit. Am Tag darauf suchte mich die Familie wieder auf. Sie nahm mich bei ihnen als Untermieter auf: „Ich hätte ihnen einen guten Eindruck gemacht", so sagten sie. Ein großes Glück für mich.

Kein Arzt, kein Medikament, niemand konnte mir helfen – es war diese Familie, ihre Menschlichkeit und Liebe, die mir damals geholfen haben, dass das Bettnässen mit der Zeit verging.

Schon als kleiner Junge wusste ich, dass ich einmal Reiseleiter werden wollte. In einem alten Atlas erkundete ich oft die Länder und reiste in meinen Gedanken an unbekannte Orte. Deshalb ging ich nach England, um die englische Sprache zu lernen. Mit der Familie J. blieb ich weiterhin in Kontakt. Als ich nach einem Jahr zurückkam, fragte mich die Familie J., ob ich ihr Sohn sein möchte. Es war für mich wie eine Offenbarung! Ich konnte nur ja sagen! Bis jetzt hatte ich niemanden, nun hatte ich eine Familie und ein Zuhause. Es war eine Erwachsenenadoption, das gab es ganz selten, mit 22 Jahren wurde ich adoptiert.

Diese Umstände halfen mir, dass ich im Leben einen vernünftigen Weg einschlug. Ich war dankbar für diese Wende, die mein Leben durch diese Adoption nahm. Oft war ich als ausgebildeter Reiseleiter auf der ganzen Welt unterwegs. Viele Orte, die ich damals als kleiner Junge im alten Atlas entdeckte, konnte ich besuchen. Der alte Arzt vom Waisenhaus sagte später einmal zu mir, dass ich Glück gehabt hätte – mein Weg hätte auch anders verlaufen können, ich hätte drogensüchtig oder kriminell werden können. Er habe mich aufgrund meiner starken immer wiederkehrenden Asthmaanfällen bewusst ins Spital bringen lassen, damit ich für eine bestimmte Zeit vom Waisenhaus wegkäme, es ein bisschen schöner hätte und genug zu essen erhalte.

Habe ich es geschafft? „Dieser Bub wird nicht lange überleben", so wurde damals als Säugling über mich gesprochen. Heute bin ich 82 Jahre alt. Das Leben hat immer eine gute Seite. Egal was links und rechts ist. Man muss die gute Seite einfach sehen. Und doch erlebe ich immer wieder, dass es Situationen in meinem Leben gibt, in denen das Links oder das Rechts überwiegt, und solche Dinge werfen mich jeweils in meinen Schmerz aus den jungen Jahren zurück. Und ich frage mich dann, warum ich wieder diese Ungerechtigkeit erleben muss. Ich werde mich nie ganz davon lösen können, dass ich bis 22 ein Bettnässer war.

Die ehrliche Aussage von Herr J. begleitet mich seither in meiner mehrjährigen Arbeit im Erzählbistro. Immer wenn ich Herrn J. wieder antreffe, erinnere ich mich an seine Worte. Ich habe großen Respekt vor ihm und seiner Lebensgeschichte. Ein bewundernswerter Mensch. Mit 82 Jahren lebt er heute allein. Seine asthmatischen Beschwerden haben ihn sein Leben lang begleitet, er erlitt zwei Herzinfarkte. Leider war es ihm nie möglich, eine langfristige Bindung einzugehen. Er spürte den Drang in sich, immer wieder fortzugehen, so wie auf der Flucht sein, beschreibt er sein Verhalten. Obwohl er nicht religiös ist, betet Herr J. oft. Er ist dankbar dafür, dass er trotz seines komplizierten Lebens immer wieder die Lichtblicke erkennen konnte. Er spricht von den kleinen süßen Rosinen, die ihn stärken und ihm oft das Gefühl von Zufriedenheit geben.

In der Schweiz wurden bis weit in die zweite Hälfte des 20. Jahrhunderts Zehntausende von Kindern und Jugendlichen in Heimen fremdplatziert, in landwirtschaftliche und gewerbliche Betriebe verdingt oder im Rahmen administrativer Maßnahmen in geschlossene Anstalten, zum Teil sogar ohne Gerichtsbeschluss in Strafanstalten, eingewiesen. Sie erlebten dort oft physische und psychische Gewalt, wurden ausgenutzt, misshandelt oder missbraucht. Frauen wurden unter Druck gesetzt, einer Abtreibung, einer Sterilisation oder einer Adoption ihres Kindes zuzustimmen. Einige der betroffenen Kinder und Jugendlichen stammten aus Familien von Fahrenden bzw. Jenischen. Es kam auch vor, dass an Kindern und Jugendlichen in Heimen Medikamentenversuche durchgeführt wurden (Bundesamt für Justiz, 2016, S. 106). Unter den Begriff Opfer fallen alle Personen, deren körperliche, psychische oder sexuelle Unversehrtheit oder deren geistige Entwicklung unmittelbar und schwer beeinträchtigt worden ist. Nicht alle Betroffenen sind somit auch Opfer (Bundesamt für Justiz, 2016, S. 124).

So manche Verdingkinder oder Betroffene von fürsorgerischen Zwangsmaßnahmen haben in ihrer Kindheit und Jugendzeit wenig bis keine Liebe, Anerkennung oder Menschlichkeit erfahren. Demütigung, Entwürdigung, Scham, Misshandlungen, Gewalt prägten ihr junges Leben. Oft tauchen die Erinnerungen an diese traumatischen Erlebnisse mit zunehmendem Alter wieder auf. Negative Gefühle, die tiefen Schmerz auslösen. Ein Schmerz, dem Pflegende begegnen. Ehemalige Verdingkinder oder Betroffene von fürsorgerischen Zwangsmaßnahmen können im Alter in Situationen gelangen, die den seelischen Schmerz wieder auslösen. Insbesondere kann der Eintritt in ein Krankenhaus, Alters- oder Pflegezentrum die Erinnerungen an mit Scham belastende Situationen wachrufen. Wie Herr J., welcher bis 22 Jahre ein Bettnässer war und im Alter vielleicht inkontinent oder fremdbestimmt wird. Was mag dies womöglich bei ihm auslösen? „Es wäre für mich das Schlimmste und ich fürchte mich davor, wenn ich inkontinent oder abhängig würde. Mein größter Wunsch ist es, dass ich einmal in Würde und Ruhe sterben kann. Ohne Schmerzen und Selbstzweifel", sagte Herr J. einmal zu mir.

In der Begegnung mit anderen Menschen habe ich gelernt, bewusst hin und nicht wegzuschauen: Was prägte das Leben dieses Menschen, der vor mir steht? Was erlebte er? Hinschauen, zuhören und versuchen seine Gedanken, seine Äußerungen, sein Verhalten im Kontext seiner Lebensgeschichte zu verstehen. Erzählen kann hilfreich sein, den Schmerz, der manchmal tief in der Seele eines Menschen sitzt, erträglicher zu machen. Wenn sich Menschen ihrer Geschichte und ihren Geschichten zuwenden und diese erzählen, wenn sie ihren Erfahrungen und Erlebnissen eine Bedeutung geben, kann das für sie hilfreich sein. Oft liegt das Bedeutsame zwischen dem Gesagten. Um das wahrzunehmen, versuche ich empathisch zu sein, aufmerksam zuzuhören, zu bestärken. Vielleicht kann ich damit etwas beitragen, dass Herrn J.s Wunsch einmal in Erfüllung geht. Sei es ihm gegönnt.

Literatur

Braunwalder, R. & Kohn, J. (2019). *Erzählcafés veranstalten. Leitfaden für Einsteiger und Einsteigerinnen.* Netzwerk Erzählcafé Schweiz / Migros-Genossenschafts-Bund, Direktion Kultur und Soziales (Hrsg.). Verfügbar unter: https://www.netzwerk-erzaehlcafe.ch/wp-content/uploads/2021/05/Leitfaden_Erzaehlcafe_final_2021_DE.pdf

Bundesamt für Justiz. (2016). *Botschaft zur Volksinitiative „Wiedergutmachung für Verdingkinder und Opfer fürsorgerischer Zwangsmassnahmen (Wiedergutmachungsinitiative)" und zum indirekten Gegenvorschlag (Bundesgesetz über die Aufarbeitung der fürsorgerischen Zwangsmassnahmen und Fremdplatzierungen vor 1981).* Verfügbar unter: https://www.fedlex.admin.ch/eli/fga/2016/40/de

14 Spiritualität, biografischer Rückblick und biografischer Schmerz alter Menschen am Lebensende[28]

Malcolm Johnson

Der menschliche Geist ist in der Lage, auf die ganze Bandbreite von Emotionen und Erfahrungen zu reagieren, die die Lebensspanne eines Individuums gestalten. Er ist die Instanz, die das ganze Spektrum an Gefühlen wahrnimmt; von der Freude über wunderbare Erfahrungen und Ereignisse, Errungenschaften und Beziehungen, bis hin zu Verzweiflung und Erniedrigung als Folge tiefer Schmerzen und Verluste.[28]

Während die meisten von uns große Freuden und gelegentlich auch besondere emotionale Höhenflüge kennenlernen dürfen, leben manche ein Leben in grenzenloser Unterdrückung und in grausamem Missbrauch. Wenn wir also über unser vergangenes Leben nachdenken, wie wir alle es tun, kann das bejahend und erfreulich sein oder erschütternd, schmerzhaft, voller Schuldgefühle und Wut. Oder es kann eine Mischung aus diesen beiden Extremen sein, wobei sich das Mischungsverhältnis zu verschiedenen Zeiten und unter verschiedenen Umständen ändert. Je mehr wir uns dem Ende unseres Lebens nähern, desto häufiger und problematischer wird diese Lebensrückschau.

In seinem preisgekrönten Roman „The sense of an ending" schildert Julian Barnes (2011) das Leben von vier klugen, achtzehnjährigen jungen Männern, die sich auf die Universität vorbereiten. Sie sind miteinander befreundet und werden von einem außergewöhnlichen Lehrer in Geschichte und Philosophie unterrichtet. So wetteifern sie darum, möglichst klug zu sein. Ihr verworrenes Studentenleben und ein ungeklärter Suizid werden ausführlich behandelt, während über ihr Erwachsenenalter, den mittlere Teil ihres Lebens, nur äußerst wenig erzählt wird. Im Zentrum des Buches steht Tony, der von sich selbst im Alter sagt: „Was wusste ich schon vom Leben, ich, der ich so vorsichtig gelebt, weder gewonnen noch verloren hatte, sondern das Leben einfach auf mich zukommen ließ? Ich, der die üblichen Ambitionen hatte und sich nur allzu schnell damit abfand, dass sie nicht Wirklichkeit wurden, der es vermied, verletzt zu werden, und dies eine Fähigkeit zum Überleben nannte? Der seine Rechnungen bezahlte und sich mit allen so gut wie möglich verstand?

Tony schließt: „Du kommst ans Ende deines Lebens – nein, nicht des Lebens selbst, sondern vielmehr ans Ende jeglicher Wahrscheinlichkeit, dass sich in diesem Leben etwas ändert. Das Leben gesteht Dir einen langen Moment des Innehaltens zu, Zeit genug, um die Frage zu stellen: Was habe ich noch falsch gemacht? (S. 142). „Da ist viel zusammengekommen. Da ist Verantwortung. Und darüber hinaus ist da Unruhe, große Unruhe ..." (S. 149–150).

---

28 Der Titel des englischen Originaltextes lautet: „Spirituality, Biographical Review and Biographical Pain at the End of Life in Old Age" und ist 2016 bei Cambridge University Press erschienen. Wir danken dem Verlag und dem Autor für die freundliche Genehmigung zur Übersetzung. Die Übersetzung erfolgte durch Katharina Heimerl, Marina Kojer und Sabine Millius. Aus Platzgründen haben wir den Originaltext gekürzt.

Mein Interesse gilt dieser unausweichlichen Alltäglichkeit einer spirituellen Leere, die so viele Menschen aus eigener Erfahrung kennen (empirisch gesehen wissen wir noch nicht, wie viele). Es spricht viel dafür, das Thema ernst zu nehmen: die Verdoppelung der Lebenserwartung in den letzten 150 Jahren, die willkommenen Annehmlichkeiten des Ruhestands und die oft beängstigenden Erfahrungen des vierten Lebensalters. Alt zu werden gilt immer noch als großer Gewinn. Aber langsam und schmerzhaft zu sterben, mit zu viel Zeit zum Nachdenken und mit wenig oder keiner Aussicht darauf, die Verletzungen, Defizite, Enttäuschungen und die emotionalen Schmerzen wieder gut machen zu können, hat nur wenig Erlösendes.

Menschen im späteren Lebensabschnitt sind bekannterweise weniger mit bezahlter Arbeit beschäftigt und verbringen mehr Zeit mit dem Nachdenken über das gelebte Leben.

Dies ist zum Teil auf das Auftreten von Gebrechen zurückzuführen, auf chronische Krankheiten, die ihren Tribut an Mobilität und Autonomie fordern. Einsamkeit und die Frustration eines schwächer werdenden Körpers wecken Erinnerungen an aktivere Zeiten und lenken die Aufmerksamkeit auf die Defizite des Alters.

Gerontolog*innen haben eine Unmenge an Forschungsressourcen darauf verwendet, die körperlichen, sozialen und psychologischen Defizite und Krankheiten zu erfassen, die mit dem späteren Leben einhergehen, aber bemerkenswert wenige auf die Beobachtung und das Verständnis des inneren Erlebens alter Menschen. Andere Diskurse bezeichnen diese Dimension als Seele; einige sprechen vom existenziellen Selbst, andere von Spiritualität. Ich werde hier den Begriff *Spiritualität* verwenden. Unser Fachgebiet sucht immer noch nach einem Vokabular, das sowohl das Religiöse als auch das Säkulare umfasst. Die Epidemiologie des vierten Lebensalters steht hingegen außer Zweifel, und auf diese möchte ich hier eingehen.

14.1 Das vierte Lebensalter leben

Ein längeres Leben ist ein bemerkenswerter Bonus für viele, die in den reichsten Ländern der Welt leben. Dort sind die über 85-Jährigen die am schnellsten wachsende Bevölkerungsgruppe. Da die Lebenserwartung auf der gesamten Welt steigt, werden wir eine globale Alterung in großem Ausmaß erleben. Die Vereinten Nationen (UNDESA, 2011) sagen voraus, dass bis Mitte des einundzwanzigsten Jahrhunderts ein Fünftel der Weltbevölkerung über sechzig Jahre alt sein wird. Unweigerlich werden auch die Länder mit finanzieller und materieller Mittelknappheit sehr bald die besonderen Beiträge und Bedürfnisse älterer Menschen anerkennen müssen.

Gerontolog*innen teilen die Phase nach der Pensionierung immer öfter in zwei Abschnitte ein: in das *dritte* (3rd Age) und in das *vierte Lebensalter* (4th Age). Diese altersbezogenen, aber nicht altersspezifischen Kategorien wurden von Peter Laslett in seinem Buch „The fresh map of life" (1989) eingeführt, in dem er eine neue Periode des aktiven und überwiegend gesunden Lebens nach dem Ausscheiden aus dem Erwerbsleben definiert: das dritte Lebensalter. In dieser Phase haben die *jungen Alten* die Möglichkeit, sich zu entfalten und engagiert am Leben der Familien und Gemeinschaften teilzunehmen. Für viele folgt darauf die letzte Lebensphase, die durch Krankheiten, Behinderung, abnehmende kognitive Fähigkeiten und den Verlust eines unabhängigen Lebens charakterisiert ist – das vierte Lebensalter.

Was wissen wir über die Lebensumstände der zunehmend gebrechlichen alten Menschen? Zwei Drittel der über 75-Jährigen sind Frauen (in den höheren Altersgruppen noch mehr), von diesen Frauen leben zwei Drittel allein, verwitwet oder unverheiratet. Zusätzlich zu der Vielzahl an chronischen Krankheiten, an denen sie sterben werden, leiden sie in der Regel unter schwerer Sehbehinderung. Von der einen Million *blinder* Menschen in Großbritannien sind

90 % spät erkrankt, die meisten an der unheilbaren Makuladegeneration. Ein ähnlicher Prozentsatz ist schwer hörbeeinträchtigt. Demenz ist im Wesentlichen eine Alterserkrankung, deren Häufigkeit mit dem Alter stark ansteigt und Frauen häufiger betrifft als Männer. Unter den über 80-Jährigen leiden etwa 30 % an Demenz (Peters, 2001). Depression ist die häufigste Erkrankung im Alter. Die Prävalenz von Inkontinenz ist weniger gut dokumentiert, aber Studien zeigen (Crome et al., 2001), dass mehr als ein Drittel der älteren Menschen in der späteren Lebensphase davon betroffen ist.

Die umfassendste Analyse von Makrodaten zum Gesundheitszustand im vierten Lebensalter haben Lynn und Adamson (2003) in einem Bericht der Rand Corporation veröffentlicht. Sie skizzierten drei klar identifizierbare Verläufe („trajectories") des Lebensendes:

Trajectory 1 wird als eine kurze Periode offensichtlicher Verschlechterung beschrieben – typisch für bösartige unheilbare Tumorerkankungen. Die meisten Patient*innen mit bösartigen Erkrankungen fühlen sich über einen längeren Zeitraum wohl und sind funktionstüchtig. Sobald die Krankheit weit fortgeschritten ist, verschlechtert sich der Zustand des Patienten oder der Patientin in den letzten Wochen und Tagen vor dem Tod. Hier wird Schmerzlinderung und persönliche Unterstützung empfohlen.

Trajectory 2 äußert sich in langfristigen Einschränkungen mit intermittierenden Verschlechterungen und plötzlichem Tod – typisch für Organversagen. Patient*innen in dieser Kategorie leben oft relativ lange und haben häufig nur geringe Einschränkungen im täglichen Leben. Von Zeit zu Zeit werden jedoch die körpereigenen Reserven durch physiologischen Stress überlastet; das führt zu einer Verschlechterung der belastenden Symptome. Die Patient*innen überleben ein paar solcher Episoden, sterben dann aber oft recht plötzlich an einer Komplikation oder einer solchen Verschlechterung. Kontinuierliche Maßnahmen zur Krankheitsbewältigung, vorausschauende Planung und die Mobilisierung von Diensten im häuslichen Umfeld werden als Behandlung empfohlen.

Trajectory 3 wird mit einem uneleganten, aber sehr aussagekräftigen Begriff bezeichnet: Kontinuierliches Dahinschwinden – typisch für Demenz, schwere Schlaganfälle und frailty. Wer nicht an Krebs oder Organversagen stirbt, stirbt im Alter mit großer Wahrscheinlichkeit entweder an neurologischen Erkrankungen (wie Alzheimer oder einer anderen Form der Demenz) oder an allgemeinem Organversagen. Hier empfehlen Lynn und Adamson Unterstützungsleistungen zu Hause, gefolgt von Unterstützung in institutionellen Langzeitpflegeeinrichtungen.

Analysen von Medicare[29]-Anträgen zeigen, dass etwa ein Fünftel der Sterbeverläufe der ersten Gruppe entspricht (meist Krebspatient*innen); ein weiteres Fünftel entspricht der zweiten Gruppe (meist Patient*innen mit Organversagen) und zwei Fünftel der dritten Gruppe (Gebrechlichkeit/Demenz). Bei dem letzten Fünftel der Sterbenden tritt der Tod größtenteils plötzlich ein.

Aus diesen Beschreibungen zum vierten Lebensalter wird ersichtlich, dass diese Patient*innen häufig in der sozialen Interaktion stark eingeschränkt, weitgehend oder gänzlich an das Haus gebunden und an den meisten Tagen lange Zeit allein sind. Im jüngeren Alter lassen ihnen die viele Arbeit und die vielfältigen Erwartungen anderer zu wenig Zeit zum Nachdenken. Charakteristisch für das vierte Lebensalter ist ein Überfluss an Zeit zum Nachdenken. Wenn alte Menschen zu wenig Anregung erfahren, denken sie über das nach, was sie am besten kennen: ihr eigenes Leben und ihre eigene Zeit. Dies ist eine der Hauptursachen für Depressionen (die epidemische Krankheit des Alters) und psychische Erkrankungen bei alten Menschen im fortgeschrittenen Alter.

29 Öffentliche Krankenversicherung für ältere und behinderte Menschen in den USA

14.2 Der Tod in der Provinz des Alters

Wir haben bereits festgestellt, dass der Rückgang des frühzeitigen Sterbens im 20. Jahrhundert in den westlichen Ländern dazu geführt hat, dass der Tod in Kindheit, Jugend oder Erwachsenenalter vor dem Ruhestand vergleichsweise selten geworden ist. Wenn solche Todesfälle auftreten, lösen sie ein Schockgefühl aus. Ist die Person jünger als 50 Jahre, konzentrieren sich die darauffolgenden Reaktionen auf die Ungerechtigkeit des Lebens, das tragischerweise lange vor der Zeit beendet wurde. Der Tod von Kindern weckt die stärksten Emotionen. Die deutliche Verlängerung der Lebenserwartung brachte auch eine kulturelle Veränderung mit sich. So wurde in der kollektiven Psyche eine neue Norm für den Tod verankert; allerdings muss sich der normative Rahmen noch in gesellschaftlichen Mustern niederschlagen, die die Bedeutung und den Sinn des Sterbens im späteren Leben erkennbar machen.

Es gibt eine Reihe sozialer Zuschreibungen für vorzeitige Todesfälle: „Sein Leben wurde in der Blütezeit abgeschnitten"; „Sie hatte noch so viel zu geben"; „Wie tragisch, er hinterlässt eine heranwachsende Familie – wie werden sie es schaffen?"; „Ihr ganzes Leben lag noch vor ihr, und jetzt wird es nie geschehen". Hinter diesen Zuschreibungen steht eine implizite Theorie über die Lebensspanne. Sie basiert auf der demografischen Annahme, dass wir über das Rentenalter bis weit in den Ruhestand hineinleben werden. Sogar der Tod von Personen in ihren späten Sechzigern lassen auf ein zu frühes Ableben schließen: „Er war noch recht jung – er hätte noch viele Jahre leben können".

Im Gegensatz dazu sprechen die Reaktionen auf den Tod eines Menschen im vierten Lebensalter eher davon, „eine gute Zeit gehabt zu haben" und „es muss eine Erleichterung sein". Das integrierte Konzept der Loslösung sieht den Tod im Alter als einen Totenschein mit dem Stempel *Zeit abgelaufen*.

Nur Wenigen wird das Privileg einer umfassenderen Anerkennung ihres Beitrags zum Leben der anderen zuteil. Diejenigen, die dem Tod ins Auge sehen, machen sich Gedanken darüber, wie sie in Erinnerung bleiben und was ihr Vermächtnis sein wird. Schließlich wissen sie auch, dass ihr Tod die geschäftige Welt, die sie zurücklassen, kaum stören wird.

14.3 Erinnern unter Schmerzen

Die alltägliche Erfahrung im Leben oder in der Arbeit mit alten Menschen, insbesondere mit Menschen, die ihre Unabhängigkeit verloren haben, zeigt, dass die Zahl derer, die ihr Leben noch positiv sehen, weit geringer ist als die der Depressiven und Enttäuschten. Bei einem Teil dieser Unglücklichen führen die vielen erfahrenen Verluste zu einem qualvollen Zustand, der ihnen viele, wenn nicht alle früheren Lebensfreuden raubt.

In meiner eigenen Arbeit (in mehr als dreißig Jahren) habe ich viele alte Menschen interviewt, die in diesem unaufhebbaren Schatten leben. Diese Erfahrungen ziehen sich durch mein ganzes Berufsleben, sind aber in letzter Zeit durch Interviews mit alten Menschen mit schwerer Sehbehinderung wieder vermehrt aufgetaucht. Die bedeutendste Erkenntnis, die ich daraus gewonnen habe, ist, dass mit Blindheit und Gebrechlichkeit eine starke Einsamkeit, verbunden mit Trauer um die Verluste einhergehen.

Viele der gebrechlichsten und am meisten entmutigten Menschen sind zwangsläufig in Pflegeheimen und im betreuten Wohnen zu finden. Sie kommen widerwillig und sind verzweifelt über den Verlust der Errungenschaften und Freiheiten ihres Lebens und sind trotz der bestmöglichen Pflege zutiefst unglücklich. Der Einzug in ein Pflegeheim bedeutet für die Betroffenen, die Wohnung, die sie als ihr zu Hause empfinden, zu verlassen, um in eine Form des kollektiven Wohnens zu wechseln, in der sie den Großteil des Tages mit Fremden – sowohl

Mitbewohner*innen als auch Personal – verbringen, die sie sich nicht ausgesucht haben. Mit dem mehrfachen Verlust von persönlichem Raum, vertrauter Umgebung, privatem Bereich und der persönlichen/familiären Geschichte, geht die nackte Erkenntnis einher, dass die *letzte Runde* des Lebens begonnen hat.

Religion und die Unterstützung durch Glaubensgemeinschaften können den Weg erleichtern; insbesondere für die jetzige Generation alter Menschen, denen religiöse Werte, Überzeugungen und Praktiken schon früh eingeimpft und über die Generationen weitergegeben wurden.

Auf der Suche nach einer soliden Grundlage, um dieses charakteristische Leid in Lebensgeschichten zu verstehen, habe ich mich erneut der Analyse von persönlichen Biografien gewidmet. Die verdichtete, verfeinerte, geglättete, aber oft fehlerhafte und zerklüftete Geschichte, die wir aus den Erinnerungen an das gelebte Leben bilden, ist eines der Werkzeuge, mit denen ich versuche, die Prozesse des Alterns zu erklären (mein Aufsatz „That Was Your Life: a Biographical Approach to Later Life" erschien erstmals im Jahr 1976) (Johnson, 1976). Ebenso wie Kierkegaard entdeckte ich, dass das Leben am besten rückwärts verstanden werden kann, obwohl es vorwärts gelebt werden muss.

Die biografische Perspektive hilft, die neuen epidemiologischen Schätzungen zur geringen Spiritualität im späten Lebensalter zu erklären, selbst in modernen Gesellschaften, in denen die Besessenheit von der *Entdeckung des eigenen Inneren* und die Suche nach Ganzheitlichkeit in der Natur, in der alternativen Medizin, in den *Gesprächstherapien* und im Aufkommen evangelikaler Sekten erkennbar wird – ganz zu schweigen von der weitgehend trügerische Suche nach Selbstoffenbarung durch Drogen.

Als Menschen sind wir die Gesamtheit unserer Lebenserfahrungen. Was wir gelebt, beobachtet, gedacht, gefühlt und getan haben, ist die Essenz unserer Persönlichkeit. Unsere Lebensreise ist einzigartig, auch wenn wir sie mit anderen geteilt haben, die an denselben Orten und in denselben Häusern gelebt, dieselben Schulen besucht, dieselbe Welt und lokalen Ereignisse erlebt, die Phasen von der Kindheit bis heute durchlaufen haben; geliebt und von anderen abgelehnt und verletzt worden sind, manchmal Glück gehabt und auch schmerzliche Verluste erlitten haben. Die Besonderheit unserer Reise ist unsere persönliche Biografie. Die Geschichte unseres Lebens ist eine detaillierte Erzählung, die wir aus Millionen von Erinnerungen konstruiert und daraus eine Erzählung darüber gemacht haben, wer wir sind. Während wir durchs Leben gegangen sind, haben wir diese Geschichte im Geiste geschrieben, ihr neue Elemente hinzugefügt und andere gestrichen.

Merkwürdigerweise bekommen wir nur sehr selten die Gelegenheit, die ganze Lebensgeschichte zu erzählen. Viele Menschen haben Fragmente, Episoden und Geschichten von besonderer Bedeutung gehört. Einige Familienmitglieder und enge Freunde haben diese bemerkenswerten Geschichten öfter gehört, als ihnen lieb war. Aber wenn wir nicht gerade eine lange Therapie hinter uns haben, ist es wahrscheinlich, dass selbst die, die uns am nächsten sind, noch nie das Ganze gehört haben. Dafür gibt es zwei Gründe – mangelnde Gelegenheit und eine angeborene Zurückhaltung, die uns zögern lässt, uns einem anderen Menschen ganz zu offenbaren. Was die Gelegenheiten angeht, so gibt es in einer Welt der Hektik und Termine nur wenige Menschen, mit denen wir uns wohl genug fühlen würden, um unsere Geschichte zu erzählen und die mehrere Stunden Zeit hätten, um wenigstens einen guten Anfang zu machen.

Jemandem erzählen zu können, der einem unvoreingenommen und ohne ständige Unterbrechungen zuhört, ist eine seltene und besondere Gelegenheit. Wenn unsere Lebenserinnerungen und das, was sie für uns bedeuten, mit engagiertem Interesse gehört und ernst genommen werden, so ist das ein außerordentliches Privileg. Als Wissenschaftler habe ich unzählige Male der Lebensgeschichte eines alten Menschen zugehört. Ich war mir des entgegengebrachten Vertrauens bewusst und das Ausmaß der intimen Offenbarungen überraschte mich, überrascht über das Ausmaß der intimen Offenbarung. Oft stellt sich dabei heraus, dass die Geschichten über außereheliche Beziehungen, sogar über Babys, die abgetrieben oder zur Adoption freigegeben wurden, während die Ehemänner im Krieg kämpften, oder über Enthüllungen von Frauen über sexuellen und körperlichen Missbrauch und unlautere Praktiken zum ersten Mal erzählt wurden. Sie wurden jemandem erzählt, den ich meinen Student*innen gegenüber als *sicheren, interessierten Fremden* beschreiben würde. Allzu oft wird deutlich, dass es sich dabei um Geschichten von tiefer Schuld handelt, die jahrzehntelang gehütet wurden und selbst für die engsten Angehörigen völlig unzugänglich waren.

Wichtige biografische Informationen werden oft zurückgehalten. Umgekehrt sind Kinder oft auch nicht willens, sich die Wünsche ihrer alternden Eltern anzuhören: „Ich möchte mit dir über meine Beerdigung sprechen". „Nein, darüber sollst du nicht sprechen, du wirst noch viele Jahre leben". Kinder sind häufig nicht in der Lage oder nicht bereit, mit ihren Eltern über Fragen von Endlichkeit und Spiritualität zu sprechen. Wohin also wenden sich alte Menschen am Ende ihres Lebens, wenn sie einen Menschen suchen, der ihnen zuhört?

Lebensrückblicke, Erinnerungen oder einfach nur Erinnerungsbruchstücke, wachgerufen durch zufällige Auslöser, sind alltägliche, universelle Erfahrungen. Aber die Art dieser Erfahrung ist zweifellos altersabhängig. Je älter ein Mensch ist, desto mehr Erinnerungen hat er. Je älter er ist, desto näher ist er dem Lebensende – desto weniger Gelegenheit hat er, seine Träume zu verwirklichen und sich mit den Fehlern, Brüchen und Verletzungen der Vergangenheit auseinanderzusetzen. Gleichzeitig sind Menschen, die lange leben, häufiger allein. Das Alleinsein an sich ist nicht unbedingt unerwünscht. Aber es bietet einen ungewohnten, freien Raum für biografische Reflexion. Dies kann zu freudigen Erinnerungen an die guten Zeiten führen, die es in jedem Leben gibt. Sie kann aber auch Depressionen (die bei Hochaltrigen endemisch sind, aus klar beobachtbaren oder erkennbaren Gründen), Kummer und tiefen Schmerz fördern.

14.4 Biografischer Schmerz

Ausgangspunkt war für mich die inzwischen allgemein anerkannte, von führenden Persönlichkeiten der Hospizbewegung begründete Weisheit, dass die Palliative Care zwar alle Arten von körperlichen Schmerzen behandeln kann, dass es aber auch eine vernachlässigte Dimension von Schmerzen gibt, die als spiritueller Schmerz bezeichnet wird. Das Konzept entwickelte sich aus unterschiedlichen Motivationen und Überzeugungen der Pionier*innen der modernen Hospizbewegung, allen voran Cicely Saunders.

Die Hospizidee ist viele Jahrhunderte älter als das St. Christopher's Hospice, aber die Gründung dieser Einrichtung durch Dame Cicely Saunders markiert den anerkannten Beginn der modernen Hospizbewegung und der ernsthaften Anfänge des medizinischen Fachs der Palliativmedizin (Du Boulay, 1984).

Bald wurde spiritueller Schmerz zu einem Überbegriff für Schmerzen, die nicht körperlich oder nachweislich psychiatrisch sind. Da ich weiß, dass viele Menschen über kein oder nur über ein spärliches spirituelles Vokabular verfügen, geschweige denn Erfahrungen mit der Praxis haben, war ich der Meinung, dass es eine weitere Kategorie und eine andere Beschreibung braucht. Im Bewusstsein, dass der Schmerz, den ich beobachtet habe, an Intensität zuzunehmen scheint, wenn der Tod näher rückt, – entweder durch eine unheilbare Krankheit oder aufgrund des hohen Alters – habe ich den Begriff *Biografischer Schmerz - Biographical Pain* geprägt und habe ihn so definiert:

Das unabänderliche Leid, das aus der zutiefst schmerzhaften Erinnerung an erfahrenes Unrecht entsteht, das nun nie wiedergutgemacht werden kann. Wenn das nahende Lebensende oder der schlechte Zustand es verunmöglichen, lange gehegte Selbstversprechen einzulösen, um tief bereute Handlungen wiedergutzumachen.

Ernsthaftes biografisches Leid ist dadurch gekennzeichnet, dass tief vergrabene Brüche in der Lebensbiografie von Personen, die immer die Absicht hatten, die Dinge *in Ordnung zu bringen*, um das Schlechte einer bösen Tat auszugleichen, an die Oberfläche kommen. Die Betroffenen sind nicht mehr in der Lage um Entschuldigung zu bitten, zu vergeben oder selbst Vergebung zu finden, Wiedergutmachung zu leisten oder etwas Gutes zu tun, um damit eine böse Tat zu kompensieren. Die Gelegenheit, Unrecht wiedergutzumachen, ist vorbei und hinterlässt die Betroffenen mit einem überwältigenden Schuldgefühl.

Die Langsamkeit des späten Lebens begünstigt solche Lebensrückblicke. Während der Geschäftigkeit des selbstständigen Lebens können wir unsere schlimmsten Sorgen und Ängste in unser tiefstes Inneres verdrängen. Manchmal, wenn eine Erinnerung, die im tiefsten Inneren begraben war, wieder auftaucht, schmerzt das ganz besonders (z. B. das Weggeben eines unehelichen Kindes, das geschäftliche Betrügen eines oder einer Verwandten oder des Freundeskreises oder das Beenden einer vertrauensvollen Beziehung).

Biografischer Schmerz ist etwas, das wir alle bis zu einem gewissen Grad erleben. Manchmal können wir die Ereignisse umdeuten und sie in einem besseren Licht sehen, oder eine persönliche Bilanz ziehen, die sie wieder ins Gleichgewicht bringt. Religiöse Menschen können Vergebung durch einen Priester, durch Gebet oder durch erlösende gute Werke suchen. Aber für die vielen, die spirituell ungeübt sind, gibt es weniger Möglichkeiten.

Alte Menschen brauchen spirituelle Begleitung, die das biografische Leid einbezieht, ohne es als religiöse Angelegenheit zu vereinnahmen. Wir müssen neue soziale Rituale für diese *Wiedergutmachung* schaffen. Als die Kirchen und christlichen Gemeinschaften in der vorindustriellen Zeit Menschen in Not und Verzweiflung Asyl gewährten, boten sie ihnen mehr als Nahrung und Unterkunft an. Ihre christliche Aufgabe war es, die gebrochene Seele durch Liebe, Dienst und Gebet zu heilen. Heutzutage wird diese Leistung immer noch gebraucht, jedoch bieten auch die besten Altersheime nur etwas an, was dem nahe kommt und es nicht erfüllt.

In der säkularen Gesellschaft in Westeuropa ist eine rein religiöse Form, spirituelle Bedürfnisse und biografisches Leid von Menschen am Lebensende anzusprechen, nicht willkommen. Aber wenn wir die Sorge für die, die in stationären Settings leben müssen, neu denken wollen, sollte die Unterstützung von Bewohner*innen mit biografischen Belastungen (für die es keine Medikamente oder Heiltränke gibt) ganz oben auf der Tagesordnung stehen.

14.5 Spiritualität im späten Leben

Das Fehlen einer klaren Definition für Spiritualität wird in der gesamten einschlägigen Literatur diskutiert. Auf der Suche nach einem Anker finde ich in dem Werk von Viktor Frankl, einem Österreichischen Psychiater, dem Schöpfer des Begriffs „Suche nach dem Sinn“ eine anerkannte Ausgangsbasis. Wie Walter (2002) hervorhebt, bezeichnete Frankl (1987) selbst dies eher als eine existenzielle als eine spirituelle Suche. Vor allem im englischsprachigen Raum wurde der Begriff „existenziell“ durch „spirituell“ ersetzt (S. 133). Dennoch sind die vielen neuen und erneuerten säkularen Spiritualitäten bereit, sich unter das Dach dieser Definition zu begeben, auch wenn ihre Praktiken, Rituale und Regeln unterschiedlich sind. Zeitgenössische Kommentator*innen scheinen sich einig zu sein, dass die Gesundheitsberufe zu den führenden Vertreter*innen des Ansatzes der Sinnsuche gehören, insbesondere die professionelle Pflege. Reviews aus der Pflegewissenschaft (Ortiz & Langer, 2002; Tanyi, 2002) weisen darauf hin, dass Pflegende über folgende spirituellen Elemente in ihrem Repertoire verfügen: transzendenter Glaube an eine höhere Macht,

Erleben eines Verbundenheitsgefühls, das Schöpfen aus inneren Ressourcen wie Stärke und Frieden.

In der Literatur finden sich andere Aspekte wie *Sinnstiftung* und *manifeste Ausdrucksformen*. Ausführliche Debatten über den deskriptiven und heuristischen Wert dieser Aussagen finden sich in der gesundheitswissenschaftlichen Fachliteratur und vor allem in Texten der Palliative Care. Rumbold (2000) leistet eine gewisse Klärung, indem er Spiritualität als eine Weltanschauung, eine Sichtweise auf Sinn und Zweck des Lebens bezeichnet. Eine umfassendere Klassifikation der Bedeutungen im Gesundheitswesen beschreibt Kellehear (2000). Er kategorisiert „Schlüsselbedürfnisse", in denen Spiritualität im Leben von schwer und unheilbarkranken Menschen wahrgenommen wird. Kellehear identifiziert situative, moralische, biografische sowie religiöse Bedürfnisse und schlägt vor, dass Praktiker*innen, die spirituelle Bedürfnisse ermitteln wollen, zunächst klären sollten, welche Kategorie untersucht wird. In der Alternsforschung gibt es zahlreiche Belege dafür, dass die spirituelle Dimension an Bedeutung gewinnt, wenn die Menschen älter werden und sich dem erwarteten Lebensende nähern. In den letzten Jahren sind systematischere Studien durchgeführt worden, die versuchen, das Erheben von Spiritualität zu erleichtern. MacKinlay (2001) hat die spirituelle Dimension von selbstständig lebenden Erwachsenen erfasst und ein Instrument zur Messung der spirituellen Bedürfnisse alter Menschen entwickelt. Sie war so ehrlich, zuzugeben, dass sie mit ersterem mehr Erfolg hatte als mit letzterem. Dennoch liefert ihr gut dokumentierter Weg wertvolle Fortschritte bei der Messung des Potenzials.

In der Welt der Sorge für Menschen am Lebensende gibt es eine andere Art von Debatte, welche ihre eigene kraftvolle Bedeutung hat: Die tief verwurzelte Annahme darüber, wer gesellschaftlich Sterben, Tod und Trauer managen sollte. Palliative Care und die zugrundeliegende Hospizbewegung haben ihre eigenen Regeln darüber aufgestellt, was angemessenes Sterben ist und wie Schmerzen durch ein religiös-medizinisches Modell gelindert werden sollen. Hier werden Konzepte von Spiritualität und Endlichkeit sehr spezifisch formuliert und stehen im Einklang mit Wissenschaftler*innen, die sich mit der Theorie der Lebensspanne des Menschen auseinandersetzen und mit den Befürworter*innen des *erfolgreichen Alterns*; der Schwerpunkt liegt auf *Leben bis zuletzt*, indem die unangenehme Realität des Todes und seiner Folgen vermieden wird.

14.6 Das Leben schmerzt: Jenseits von erfolgreichem Altern

Wir müssen über das Paradigma des erfolgreichen Alterns hinausgehen, um die realen Gegebenheiten des vierten Lebensalters zu erkennen. Der Verlust der Freude und die Erinnerungsdepression werden durch *zu viel Zeit zum Denken* und das drohende Lebensende gefördert. Dies bedeutet nicht, in fatalistische Verzweiflung zu verfallen, sondern zu einer ehrlicheren Einschätzung des realen Verlaufs der schwindenden Lebenszeit zu gelangen. Nur wenn wir hinter das augenscheinlich Erkennbare und in die biografischen Archive sehen können, wird es möglich sein, denen wirklich zu helfen, für die es keine Geistlichen oder Gurus gibt und die keinen Zugang zu Erlösungsritualen oder Vergebung in der Beichte haben.

Alternsforscher*innen werden nicht überrascht sein zu lesen, dass alte Menschen über eine positive Einstellung verfügen und entschlossen sind, das eigene Selbst zu bewahren, ihre Angehörigen zu schützen und sogar die Verbindungen zu verstorbenen Familienmitgliedern aufrechtzuerhalten (Valentine, 2008). Aber es ist notwendig, die Erkenntnisse aus der Resilienz auf die Beobachtung von Menschen im vierten Lebensalter zu beziehen, die ihr nacktes Dasein in *Einheitsinstitutionen* fristen oder in Verwahrlosung und Verzweiflung allein zu Hause leben (Cann & Dean, 2009). Bis jetzt wissen wir zu wenig über Zorn und Schuld, über glühende Verbitterung und offene Wunden der Vergangenheit. Wir wissen zu wenig von dem schwelenden Schmerz erfahrenen Unrechts oder von der Abscheu vor dem, was man selbst anderen angetan hat.

14.7 Das Spirituelle und das Biografische

Aus der breiteren Literatur, die sich mit der Vielfalt des menschlichen Lebens befasst, sind wir mit den großen Themen des Lebens vertraut. Die Literatur, das Drama, die Philosophie, die Theologie und die Kunst waren und sind mit ihnen befasst. Die Geschichte wird von Berichten über Konflikte und ihren Folgen beherrscht. Durch diese Portale sehen wir, wie Menschen mit Krankheiten, getrennten Beziehungen, gescheiterten Hoffnungen, psychischem und physischem Missbrauch, zerbrochenen Träumen, dem Tod von geliebten Menschen und dem Verfall der körperlichen Leistungsfähigkeit umgehen.

Das Überleben und die Widerstandskraft des menschlichen Geistes sind zentrale Themen der menschlichen Geschichte. Doch es gibt auch die Kollateralschäden des gesellschaftlichen und persönlichen Wandels. Nicht alle biografischen Reisen sind Triumphe der Errungenschaften. Auch sind nicht alle Wege des Glaubens, der Überzeugung und des inneren Lebens linear, sicher und ungetrübt. Sofern es sich nicht in körperlicher oder geistiger Krankheit äußert, beobachten wir selten das, was hier als biografisches Leid bezeichnet wird. Die Fähigkeit tiefe Ängste bei der Erinnerung an das gelebte Leben in Schach zu halten und zu verbergen, kann durchaus eine Komponente der Resilienz sein. Aber wenn es um Krebs oder eine Krankheit wie AIDS ginge, würden wir uns für die Diagnose und Behandlung einsetzen.

Das Leben schmerzt. Dennoch gibt es Wege und wird es weitere Wege geben, die Fülle der Verletzungen im hohen Alter besser zu verstehen, anzuerkennen und zu lindern. Dies ist ein spirituelles Unterfangen.

Wie Julian Barnes durch seine Figur sagt: „Du kommst ans Ende deines Lebens – nein, nicht des Lebens selbst, vielmehr: ans Ende jeglicher Wahrscheinlichkeit, dass sich in diesem Leben etwas ändert. Das Leben gesteht Dir einen langen Moment des Innehaltens zu, Zeit genug, um die Frage zu stellen: ‚Was habe ich noch falsch gemacht?‘ (S. 142). Da ist viel zusammengekommen. Da ist Verantwortung. Und darüber hinaus ist da Unruhe, große Unruhe“ (S. 149–150).

Ich nenne die *große Unruhe* biografischen Schmerz. Er verschwindet nicht von selbst. Je öfter man sich ihn ansieht, desto schlimmer wird er.

Es ist eine Herausforderung zu entdecken, dass eine neue spirituelle Befreiung entstehen könnte. Vielleicht ist das vorurteilsfreie Anhören lebensgeschichtlicher Erzählungen der Weg dahin, vorausgesetzt der*die Zuhörende ist vertrauenswürdig und der*die Erzählende übernimmt die Verantwortung für den Verlauf und für alles, was sich daraus ergeben mag. Alt und krank zu sein, muss weder beängstigend sein, noch muss die bevorstehende Reise ein existenzieller Albtraum sein. Aber für zu viele ist sie das noch immer.

Literatur

Barnes, J. (2011). *The sense of an ending*. Jonathan Cape.

Cann, P. & Dean, M. (Eds.). (2009). *Unequal ageing: The untold story of exclusion in old age*. Policy Press.

Crome, P., Smith, A.E., Withnall, A. & Lyons, R.A., (2001). Urinary and faecal incontinence: prevalence and status. *Reviews in Clinical Gerontology, 11*(2), 109–113. https://doi.org/10.1017/S0959259801011224

Du Boulay, S. (1984). *Cicely Saunders: The founder of the modern hospice movement*. Hodder & Stoughton.

Frankl, V. (1987). *Man's search for meaning*. Hodder and Stoughton.

Johnson, M. L. (1976). That was your life: a biographical approach to later life. In M. A. Munnichs & W. van den Heuvel (Eds.), *Dependency or interdependency in old age*. (pp. 147–173). The Hague: Martinus Nijhoff.

Kellehear, A. (2000). Spirituality and palliative care: a model of needs. *Palliative Medicine, 14*(2), 149–155. https://doi.org/10.1191/026921600674786394

Lynn, J. & Adamson, D. M. (2003). *Living well at the end of life: Adapting health care to serious chronic illness in old age*. RAND Corporation. https://doi.org/10.7249/WP137

MacKinlay, E. (2001). *The spiritual dimension of ageing*. Jessica Kingsley.

Ortiz, L. P. & Langer, N. (2002). Assessment of spirituality and religion in later life. *Journal of Gerontological Social Work, 37*(2), 5–21. https://doi.org/10.1300/J083v37n02_02

Peters, R. (2001). The prevention of dementia. Journal of Cardiovascular Risk, 8, 253–256, quoted in Stephan, B. and Brayne, C., 2008, Prevalence and projections of dementia. In M. Downs & B. Bowers (Eds.), *Excellence in dementia care: Research into practice* (pp. 9–34). McGraw-Hill.

Rumbold, B. (Ed). (2000). *Spirituality and palliative care*. Oxford University Press.

Tanyi, R. A. (2002). Towards clarification of the meaning of spirituality. *Journal of Advanced Nursing, 39*(5), 500–509. https://doi.org/10.1046/j.1365-2648.2002.02315.x

UNDESA Population Division. (2011). *World population prospects: The 2010 revision*. New York, UN.

Valentine, C. (2008). *Bereavement narratives: Continuing bonds in the twenty-first century*. Routledge.

Walter, T. (2002). Spirituality in palliative care: opportunity or burden? *Palliative Medicine, 16*(2), 133–139. https://doi.org/10.1191/0269216302pm516oa

Weiterführende Literatur

Laslett, P. (1989). *A fresh map of life*. Weidenfeld & Nicolson.

15 Biografisches Erzählen kann Schmerz und Leid lindern. Ein Mosaik in mehreren Geschichten

Gert Dressel

15.1 Biografische Gepäckstücke von Hochbetagten

Der Kölner Journalist Jürgen Wiebicke hat 2021 ein bemerkenswertes Buch über „das Schweigen der Kriegskinder und das Sprechen vor dem Sterben" veröffentlicht. Es handelt von seiner 1930 geborenen Mutter, die am Ende ihres Lebens das Verlangen verspürt, Erfahrungen und Geschichten aus ihrer Jugendzeit zu erzählen, die sie Zeit ihres Lebens für sich behalten hatte: aus Kölner Bombennächten, vom Reichsarbeitsdienst und anderen tiefgreifenden Erlebnissen aus Nationalsozialismus, Krieg und Nachkriegszeit. Ihre Erfahrungen und Erinnerungen sind oft schmerzhaft. Jetzt, angesichts ihres nahen Todes aufgrund einer fortgeschrittenen Krebserkrankung, möchte sie erzählen, muss sie geradezu erzählen. Ihr Sohn Jürgen hört zu, hält manche Geschichten schriftlich fest, stellt vorsichtig Nachfragen. Über viele Wochen geht das so.

Für viele heute Hochbetagte in Deutschland, Österreich und anderswo, die ihre Kindheit und Jugend in den 1930er und 1940er Jahren verbracht haben, sind Erfahrungen im Nationalsozialismus, Zweiten Weltkrieg und in der Nachkriegszeit prägend gewesen. Nicht alle haben zwangsläufig traumatische Erfahrungen erlebt, aber frühe biografische Erlebnisse rund um Vertreibung und Flucht, Verfolgung und Gewalt, Verlust und Überleben sind in dieser Generation der sogenannten Kriegskinder und jener, die im Kindes- und Jugendalter als Angehörige einer verfolgten Bevölkerungsgruppe überlebt haben, mehr als in früheren und späteren Generationen vertreten.

Die Schweiz hat diesbezüglich eine andere Geschichte (wenn man etwa von den versehentlichen alliierten Bombardierungen auf grenznahe Schweizer Städte absieht). Aber nicht nur Nationalsozialismus und Zweiter Weltkrieg sind Quellen schmerzhafter Erfahrungen von Gewalt, Ausgrenzung und Verlust, das können auch die Familie, das erweiterte Lebensumfeld und gesellschaftliche Institutionen sein. In diesem Zusammenhang ist in der Schweiz insbesondere das Schicksal der sogenannten Verdingkinder aufgearbeitet worden: Waisen, *Scheidungskinder* und andere Kinder und Jugendliche, die von der *Normalität* abwichen, wurden bis in die 1960er Jahre auf behördliche Anordnung fremden Familien zugewiesen und dort oft als billige Arbeitskräfte missbraucht und zuweilen misshandelt. Inzwischen wird den schmerzhaften Geschichten von betagten und hochbetagten ehemaligen Verdingkindern immer mehr zugehört (Herger, 2023).

Mein inzwischen 90-jähriger Vater ist in einer ländlichen Gegend in Westdeutschland aufgewachsen. Im vergangenen Sommer waren wir gemeinsam in der Gegend unterwegs. Das Gehen fällt ihm inzwischen schwerer als noch vor fünf Jahren. So fuhren wir mit einem gemieteten Auto übers Land, er fragte sich: Wo sind denn all die Getreidefelder? Von ein paar Maisfeldern abgesehen, gibt es keine mehr. In seinem Heimatort hat vor einigen Jahren die Dorfkneipe endgültig geschlossen. Seine gleichaltrigen Bekannte und Freunde im Ort sind inzwischen fast alle verstorben. Der Ort ist ihm fremd geworden. Ihm selbst, dessen Vater kurz vor Kriegsende gefallen war, wurde es übrigens als einer der wenigen seines Jahrgangs nach dem Krieg ermöglicht, das Gymnasium in der etwa 20 Kilometer entfernten Kreisstadt zu besuchen und mit dem Abitur abzuschließen. Danach absolvierte er als Erster in der Familie ein (technisches) Studium in einer noch weiter entfernten Großstadt. Den Kontakt zu Menschen im Ort hat er immer aufrechterhalten. Zu seinem Lebensmittelpunkt ist allerdings eine Stadt in einer Industrieregion geworden.

Heute Hochbetagte – ob in Deutschland, Österreich und der Schweiz – haben im Verlauf ihrer acht oder neun Lebensjahrzehnte einen intensiven gesellschaftlichen Wandel erlebt. Der in der eigenen Kindheit erfahrene Alltag war ein völlig anderer als der heutige. Oft aufgewachsen in einer Lebenswelt, wo es noch kein Telefon gab, leben sie heute in einer durchdigitalisierten Welt. Dass viele in ihrer Kindheit noch Kühe gehütet haben, ist heute angesichts der industrialisierten Agrarwirtschaft eine Nachricht aus einer längst vergangenen Zeit. „Ihr könnt euch das ja gar nicht mehr vorstellen“, sagen daher Ältere oft zu Jüngeren, wenn sie über *früher* erzählen, und staunen dabei oft selber über die Differenz zwischen ihrem eigenen Heute und Damals.

Zudem beobachtete der Soziologe Ulrich Beck schon in den 1980er Jahren eine verstärkte Individualisierung spätmoderner Gesellschaften. Vormals relativ stabile gesellschaftliche Identifikations- und Zugehörigkeitsangebote haben für viele Menschen an Bedeutung verloren: Herkunftsort oder -region, soziale Milieus, aber auch politische Parteien, Konfessionen u.v.m. Richard Sennett sprach gar vom „flexiblen Menschen“, der seiner Identitäten und sicheren Zugehörigkeiten verlustig ginge (Sennett, 1998). In diesem Zusammenhang wies Peter Alheit darauf hin, dass „Individuen [...] heute – offensichtlich mehr als je zuvor – die Balance zwischen objektiven Anforderungen und subjektiven Eigenarten selber herstellen“ müssen (Alheit, 1993, S. 354).

Die Wohlstandsgesellschaft und auch der gesellschaftliche Wertewandel in der zweiten Hälfte des vergangenen Jahrhunderts bedeuteten für viele Menschen beides: sowohl den Verlust von Vertrautheiten als auch den Gewinn neuer Freiheitsräume. Menschen aus ländlichen Regionen oder dem Arbeitermilieu, vor allem auch Frauen, wurden mehr biografische Möglichkeiten, u.a. soziale und geografische Mobilitäten, eröffnet als noch zuvor.

Wenn wir also heute Hochbetagte treffen, begegnen wir damit Menschen, die aufgrund bestimmter historischer Ereignisse, gesellschaftlicher Entwicklungen und Erlebnisse in ihrem unmittelbaren Lebensumfeld über ein biografisches Gepäck verfügen, in dem sich schmerzhafte Erfahrungen befinden. Einerseits! Andererseits verfügt diese Generation über einen reichhaltigen Schatz an biografischen Erfahrungen, Wissen, Kompetenzen und Weisheiten. Sie haben im Laufe ihrer Biografie gelernt, mit Widerfahrnissen, Brüchen und Veränderungen umzugehen.

Nun, im hochbetagten Alter müssen gleichwohl viele die Erfahrung machen, dass Körper und Geist oft nicht mehr so wollen, wie es wünschenswert wäre. Zunehmende körperliche und kognitive Einschränkungen erschweren ein selbstbestimmtes Handeln und die Teilnahme und Teilhabe am sozialen Leben, zumal gleichaltrige wichtige Bezugspersonen zuweilen schon verstorben sind. Und manche wechseln im hohen Alter auch noch einmal ihren Wohnort, übersiedeln in eine – zumindest zunächst – fremde soziale und kulturelle Umgebung: in ein Senior*innenwohnhaus oder ein Pflegeheim, oder sie müssen notgedrungen immer wieder ins Krankenhaus. Einsamkeit bzw. ein Sich-fremd- und Nicht-zugehörig-Fühlen sind geradezu ein existenzieller Schmerz. Wir müssen nicht erst ein hohes Alter erreichen, um das zu erfahren und zu wissen. Denn trotz aller Autonomiebedürfnisse: wir sind gleichzeitig alle auf andere angewiesen, wir sind alle soziale Wesen.

15.2 Über diesen Beitrag

Hypothese dieses Beitrags ist: Erzählen kann helfen, manchmal auch „heilen" (Plunger, 2013)! Denn Erzählen kann schmerzhafte Erfahrungen, die Hochbetagte im Laufe ihrer Biografie haben machen müssen und die nun im hohen Alter und angesichts der Endlichkeit des eigenen Lebens noch einmal präsenter werden (können), abmildern. Und Erzählen kann jenes Leid bei hochaltrigen Menschen lindern, das im Hier und Jetzt entstehen kann, wenn sie in ihrer ganzen biografischen Reichhaltigkeit nicht mehr gesehen und gehört werden, wenn sie auf den Status eines Versorgungsobjekts reduziert werden, wenn ihnen eine soziale Teilhabe und Zugehörigkeit verweigert wird.

Erzählen kann vor allem auch dann hilfreich sein, wenn es nicht in einem therapeutischen Setting, sondern niederschwellig im Alltag stattfindet. Welche Grundhaltungen und welcher Rahmen (bzw. welche Struktur) hilfreich sind und wie ein Erzählen gelingen kann, möchte ich im Folgenden u. a. anhand ganz konkreter Beispiele bzw. Geschichten, die ich selber erfahren habe, erläutern.

15.3 Biografiearbeit im Alltag

Emmi hat Zeit ihres Lebens immer schon erzählt, nicht erst im Alter. Schon früh erzählt sie am Esszimmertisch ihren Söhnen und Töchtern über die eigene Kindheit und Jugend im Nationalsozialismus und Krieg. Dass sie als Kleinkind eine Kinderlähmung nach mehrmonatigem Krankenhausaufenthalt in einer fremden Stadt überlebt hat – daran hat sie keine unmittelbaren Erinnerungen mehr. Aber dass sie aufgrund der Erkrankung zeitlebens an einer Gehbehinderung leidet und in ihrer Kindheit von Gleichaltrigen dafür gehänselt wurde, das ist ihr ein wichtiges Thema. Später im Alter ereilt Emmi ein Schlaganfall, den sie durch eine Notoperation überlebt. Nachdem sie aus dem Koma erwacht ist, erzählt sie wieder, nun auch über Themen, die sie vor dem Schlaganfall nie angesprochen hat. Nun spricht sie von ihren beruflichen Träumen, die sie einmal hatte, die sich aufgrund der prekären familiären Situation nach dem Krieg aber nie haben verwirklichen lassen. Sie erzählt also über ihr ungelebtes Leben. Der Schlaganfall hat Emmi zu einem Pflegefall gemacht. Gerhard, ihr Ehemann, ist das wichtigste und zentralste Glied in ihrem Sorgenetzwerk. Manchmal liest er ihr aus Büchern vor, in denen andere Menschen lebensgeschichtlich erzählen. Darüber kommen dann beide ins gemeinsame Erzählen.

Übers biografische Erzählen werden Einschnitte, Veränderungen und Widersprüche geordnet und Kohärenzen hergestellt. Das macht lebenspraktisch Sinn. „Biografizität" nennt Peter Alheit die Schlüsselkompetenz, mit der man in der Lage ist, unser Leben in den sich stets verändernden Kontexten immer wieder neu auszulegen (Alheit, 1993), mit der wir letztlich unsere Biografien stets neu „komponieren" können (Bateson, 1990).

Dabei geht es nicht darum, wie es „wirklich" gewesen ist, sondern sich selbst und anderen zu erklären, „warum das Leben so und nicht anders verlaufen ist" (Löffler, 1999, S. 68) und welches Leben man auch nicht gelebt hat. Und je älter Menschen sind, umso drängender stellen sich ihnen oft solche Fragen. Nicht zufällig gehört Biografiearbeit mit alten Menschen zum Standardrepertoire in vielen Senior*inneneinrichtungen.

In diesem Beitrag ist zunächst von einer Biografiearbeit die Rede, die sich nicht immer als eine pädagogische Methode oder als ein Angebot etwa in einem Senior*innenwohnhaus verstehen muss, sondern, wie die Biografieforscherin Bettina Dausien (2011) hervorhebt, als eine Alltagpraxis von Menschen, auch von Hochbetagten: Einem zuhörenden Gegenüber wird aus der eigenen Lebensgeschichte erzählt. Daraus entsteht nicht selten ein biografischer Dialog, was wiederum eine beziehungsstiftende Qualität hat. Und die erzählten Geschichten bleiben da, wo sie erzählt werden.

Nicht alle alten Menschen haben Erzählbedarf. Bzw.: nicht alle wollen aus ihrem Leben erzählen, auch am Lebensende nicht. Das ist zu respektieren. Zumal das Nicht-Erzählen, das Schweigen und auch das Vergessen gerade vieler aus jenen Generationen, die Nationalsozialismus und Zweiter Weltkrieg erfahren haben, immer auch die Bedeutung hatten und haben, das Erlebte und manchmal Schmerzhafte auszuhalten (Dressel & Novy, 2009). Zumal sich jahrzehntelang kaum jemand angeboten hat, die oder der nachgefragt oder sogar zugehört hätte. Die Kinder von Emmi und ihr Ehemann haben zugehört. Und das verweist auf Bedingungen, die ein Erzählen überhaupt erst ermöglichen. Letztlich braucht es Vertrauen.

15.4 Erzählen braucht Vertrauen

Maria, eine hochbetagte Bewohnerin einer Gemeinde in Niederösterreich, ist in die örtliche Hauptschule eingeladen. Ein paar Schülerinnen und Lehrer möchten sie lebensgeschichtlich interviewen. Auch ein Historiker aus Wien, der dieses Oral History-Projekt begleitet, ist anwesend. Eine Videokamera läuft mit. Maria erzählt vom Landleben in den 1920er und 1930er Jahren. Eigentlich hat sie nur Gutes und Schönes zu erzählen. Nach etwa einer Stunde wird das Gespräch beendet, die Kamera wird ausgeschaltet, Maria wendet sich dem Historiker zu. Sie meint: „Unter vier Augen und Ihnen kann ich es ja sagen, Sie sind ja nicht von hier: Wenn Sie wüssten, was das damals bedeutete, als uneheliches Kind einer Dienstmagd hier gelebt zu haben. Und für meine Mutter erst! Das war alles andere als schön! Bis heute kann man über so etwas hier nicht sprechen."

„Geschwiegen wird, wenn das Vertrauen in den anderen weg ist", meint Jürgen Wiebicke (2021, S. 107) – oder nie da war. Das kann von den unmittelbar beteiligten Personen in der ganz konkreten Situation abhängen, denen – aus welchen Gründen auch immer – misstraut wird. Aber das Beispiel verweist auf Bedingungen und Kontexte des Erzählens, die über die Personen und die Situation hinausweisen.

Wenn wir uns erinnern und erzählen (wollen), tun wir dies stets in einem konkreten lebensweltlichen und gesellschaftlichen Umfeld. Jede Familie, Gemeinde, Region und auch jede Organisation und jeder Staat verfügt über meist implizite Normen, die reglementieren, über was erzählt werden soll, über was aber auch nicht (Sieder, 1999). Auch erzählende alte Menschen fragen sich: Was kann ich erzählen, weil es hier in guten Händen ist? Über was möchte ich aber lieber schweigen, weil es mir schaden könnte? Beim lebensgeschichtlichen Interview mit Maria saß – u. a. in Form einer Kamera – die lokale Öffentlichkeit mit am Tisch. Oft ist es ja so, dass zu viel (soziale) Nähe Distanz schaffen kann und – umgekehrt – Distanz Nähe. Dem Historiker konnte sie die schmerzhaften Erfahrungen erzählen, gerade weil er von auswärts war und nicht im Ort wohnte (Dressel, 2012).

In diesem Zusammenhang lässt sich auch danach fragen, welche Formen von Biografiearbeit beispielsweise in Einrichtungen der Altenbetreuung und Pflege hochbetagte Menschen dazu einladen oder auch weniger dazu einladen über sich zu erzählen. So kommen etwa in manchen Senior*innenwohnhäusern Biografiebögen bei jenen alten Menschen zum Einsatz, die neu einziehen. Lebensgeschichtliche Hardfacts und Ereignisse der neuen Bewohnerinnen und Bewohner sollen damit dokumentiert werden. Der Biografiebogen dient also zunächst einmal der dokumentierenden Organisation. Aber warum sollten neu Einziehende, die gerade einen biografischen Umbruch erfahren, da sie ihren Wohnort und ihr soziales Umfeld wechseln und materielle wie symbolisch für sie bedeutsame Dinge hinter sich gelassen haben, sich öffnen, vertrauen und das für sie wirklich Wichtige erzählen?

Natürlich, die Anwendung von Biografiebögen kann anders gelebt werden. Biografiebögen – wie übrigens auch Patientenverfügungen – können ein Vehikel dafür sein, in ein vertrauensvolles Gespräch zu kommen, in dessen Verlauf alte Menschen Lebenserinnerungen, die für sie bedeutsam sind, erzählen. Aber das, was erzählt wird, ist erst einmal unverfügbar und nicht planbar für jene, die solche Angebote und Settings rahmen, sie sind überraschend, dem Prozess und vor allem dem Vertrauen, das entstehen *kann*, geschuldet (Rosa, 2023). Es wird erzählt, was erzählt werden kann ... und will (Dressel, 2010). Und es bleibt erst einmal dort, wo es erzählt wird. Alles andere bedarf eines Einverständnisses durch die erzählenden alten Menschen.

15.5 Erzählen benötigt Zuhören

Paul ist bereits in Rente und engagiert sich ehrenamtlich für den Aufbau einer Bibliothek in einem Krankenhaus in einer westfälischen Stadt. Regelmäßig zieht er mit einem Wagen voller Bücher von Pflegezimmer zu Pflegezimmer. Dabei kommt er vor allem mit hochbetagten Menschen immer wieder ins Gespräch – weniger über die Bücher als vielmehr über Geschichten, die das Leben schrieb. Paul nimmt sich die Zeit zuzuhören.

Es können gerade solche kleinen und niederschwelligen Angebote und Gesten im Alltag wie die von Paul sein, mit denen zumindest für einen Moment, für einige Minuten übers Zuhören ein Vertrauens- und Zuwendungsraum kreiert wird. Nicht nur Hochbetagte haben ein existenzielles Bedürfnis danach, gesehen und gehört zu werden, letztlich nach Begegnungen. Aber hochbetagte Menschen sind aufgrund ihrer Lebenssituation und körperlichen Verfasstheit mehr als andere von solchen Erfahrungen und Situationen ausgeschlossen.

Um hochbetagten Menschen im Krankenhaus, im Pflegeheim und anderswo zuzuhören – dafür braucht es erst einmal keine ausgefeilte Methode oder Technik, zuweilen nicht einmal viel Zeit. Zuhören ist eine Haltung. Nach Byung-Chul Han (2016, S. 93) ist Zuhören eine Gabe, nämlich zunächst im Sinne des Könnens: Zuhören muss man können. Denn ein Einander-Zuhören gehört nicht unbedingt zum Standradrepertoire alltäglicher Kommunikation in einem durchgetakteten und geplanten (Arbeits-)Alltag, gleichwohl unser aller Bedürfnis nach Resonanz, nach Begegnung und Lebendigkeit u. a. über ein Zuhören gestillt werden kann. Es braucht womöglich, um in eine zuhörende und zugewandte Haltung zu kommen, nicht zwingend die Absolvierung von aufwendigen und zuweilen kostspieligen Fortbildungsangeboten. Zuhören muss und sollte zu keinem eigenen Beruf und einem zertifizierten Dienstleistungsangebot werden. Denn wir alle haben irgendwann einmal gelernt oder zumindest erfahren, innezuhalten, im Hier und Jetzt und beim Gegenüber zu sein, ihm oder ihr zuzuhören.

Zuhören als Gabe meint auch ein Geben. Zuhören ist ein Geschenk für jene, denen wir zuhören. Denn das Zuhören „ist kein passiver Akt (...). Ich muss zunächst den Anderen willkommen heißen, das heißt den Anderen in seiner Andersheit bejahen. Dann schenke ich ihm Gehör." (Han, 2016, S. 93) Das alles ermöglicht erst das Erzählen. Erzählende benötigen solche Zuhörende, um sich gesehen und gehört zu fühlen. Auch die Zuhörenden werden beschenkt – mit den Geschichten, die die Erzählenden mit ihnen vertrauensvoll teilen.

15.6 Zugehörigkeit durch Erzählen

Seit vielen Jahren treffen sich in einem Wiener Museum circa einmal monatlich zahlreiche Seniorinnen und Senioren zum lebensgeschichtlichen Erzählen. Die jüngsten Teilnehmenden sind Mitte 60, die ältesten jenseits der 90. Der Ort ist gut mit den öffentlichen Verkehrsmitteln erreichbar. Manche Teilnehmende, die in ihrer Mobilität etwas eingeschränkt sind, nehmen sich auch schon einmal ein Taxi, um teilzunehmen zu können. Auch Ottilie nimmt seit mehreren Jahren teil. Sie lebt alleine, und einmal meint sie, dass die Gesprächsrunde zu ihrem wichtigsten Ort außerhalb ihrer Wohnung geworden sei: die Erzählungen, der Austausch, die Kontakte ... Plötzlich erkrankt Ottilie schwer, sie ist zunächst im Krankenhaus, wieder zu Hause benötigt sie Pflege. Einige aus der Gruppe halten Kontakt mit ihr, aber niemand weiß, ob sie jemals wieder zu dem Gesprächskreis kommen kann. Doch ihr Zustand bessert sich, und sie kann wieder teilnehmen. Kurz darauf – und für alle plötzlich – verstirbt sie. In einer der nächsten Gesprächsrunden wird gemeinsam ihrer gedacht. Ottilie hat auch einige lebensgeschichtliche Texte hinterlassen. Daraus werden Passagen vorgelesen

Es können auch Erzählcafés sein – bzw. Gesprächskreise, Biografiegruppen oder Plaudereien. Es gibt unterschiedliche Begriffe für dieses niederschwellige Format, wo unter Moderation und in Gruppen Menschen biografisch erzählen – und einander zuhören (Dressel et al., 2023). Insbesondere betagte und hochbetagte Menschen nehmen solche Angebote wahr, in denen nicht diskutiert und schon gar nicht bewertet, sondern meist zu einem bestimmten Thema *einfach nur* erzählt und zugehört wird. Solche Erzählrunden sind daher übrigens weder ein Coaching, in denen an konkreten Anliegen und eventuellen Lösungen gearbeitet würde, noch eine Therapie, in der dezidiert traumatische Erfahrungen bearbeitet würden. Dennoch: erzählbar sind in Erzählcafés auch schmerzhafte Erfahrungen, nämlich dann, wenn sie erzählt werden wollen.

„Erzählen ist freiwillig, Zuhören ist Pflicht“, ist für Johanna Kohn einer der zentralen Regeln dieser Formate (Kohn & Caduff, 2010). Und es geht nicht darum, sich auf eine Wahrheit über Historisches zu einigen, sondern den unterschiedlichen Erfahrungen der Teilnehmenden – als Frauen und Männer, als Menschen unterschiedlicher sozialer und geografischer Herkunft etc. – Raum, Zeit und Gehör zu geben.

Die Wiener Dokumentation lebensgeschichtlicher Aufzeichnungen, die seit den 1980er Jahre solche Gruppen anbietet (Dressel & Müller, 2022), hat wissen wollen, was denn das lebensgeschichtliche Erzählen und Zuhören bei den Teilnehmenden auslöst und bewirkt. Daher hat sie – gemeinsam mit dem Verein Sorgenetz und dem Netzwerk Erzählcafé Schweiz – einen Schreibaufruf initiiert: Was passiert eigentlich beim lebensgeschichtlichen Erzählen und Zuhören?[30] Auch zahlreiche der betagten und hochbetagten Teilnehmenden des Wiener Gesprächskreises im Museum haben daran teilgenommen und Beiträge verfasst.

Es soll nicht verschwiegen werden: Es kann auch einmal als langweilig empfunden werden. „Eine Teilnahme an den Gesprächsrunden kann sehr aufschlussreich, interessant, aber auch fad sein“, hat eine Teilnehmerin rückgemeldet. In zahlreichen Beiträgen zum Schreibaufruf wird betont, wie sehr das Erzählen der unterschiedlichen Erfahrungen zu einer Selbstreflexion beitragen würde und geradezu einen belebenden Effekt hätte: „Mitgenommen aus dem Gesprächskreis habe ich dieses respektvolle Zuhören, das einfühlsame Nachfragen, viele

30 https://wirtschaftsgeschichte.univie.ac.at/forschung/doku-lebensgeschichten/biografisches-erzaehlen-in-gruppen/

interessante Schicksale aus verschiedensten Sozial-, Gesellschafts- und Altersschichten."

Nicht zuletzt wird hervorgehoben, wie gemeinschaftsstiftend das Erzählen und Zuhören in der Gruppe sei, wobei gerade die Diversität innerhalb der Gruppe als Säule dieser Gemeinschaft wahrgenommen wird. Eine etwa 80-jährige Teilnehmerin schreibt: „Ich komme mir vor wie eine Blume mit anderen Blumen in der Wiese – alle gehören zusammen, aber jede sieht anders aus, stellt andere Ansprüche. Erst gemeinsam kommen sie zur Geltung."

Und mit einem Schuss Ironie merkt schließlich eine andere Teilnehmerin an: „Ich meine, dass das Aufarbeiten der eigenen Geschichte wesentlich zur Gesundheit beiträgt, daher auch die gutaussehenden Damen fortgeschrittenen Alters."

15.7 Soziale Teilhabe durch Erzählen

In einem Gymnasium im südlichen Niederösterreich findet ein Erzählcafé der besonderen Art statt – ein moderiertes öffentliches Erzählcafé mit Gertraud, Amir und Milad. Annähernd 120 Lehrerinnen und Schüler hören zu. Thema ist „Vom Weggehen und Ankommen". Gertraud ist 1932 geboren und musste aufgrund ihrer jüdischen Herkunft als Kind nach dem „Anschluss" Österreichs ans nationalsozialistische Deutschland 1938 ohne ihre Eltern nach Schweden emigrieren. Erst in den 1950er Jahren kehrte sie nach Wien zurück. Amir und Milad sind in Afghanistan geboren und aufgewachsen und flohen als Jugendliche 2015 nach Österreich. In der Schule, wo das Erzählcafé stattfindet, nehmen sie am Unterricht teil, haben dort bereits die deutsche Sprache erlernt und Kontakte zu Gleichaltrigen bekommen. Gertraud lebt noch weitgehend selbständig in ihrer Wohnung in Wien. Manchmal setzt sie sich noch ans Steuer ihres Autos, zum Ort des Erzählcafés in Niederösterreich lässt sie sich aber bringen.

Der Moderator hat angesichts der von ihm erwarteten und befürchteten (bspw. religiösen oder generationellen) Konflikte das Erzählcafé in langen Gesprächen mit den drei Teilnehmenden vorbereitet. Beim Erzählcafé selbst verfliegen endgültig seine Befürchtungen. Zunächst nacheinander und sodann miteinander erzählen Gertraud, Amir und Milad über ihr Leben vor der Flucht, ihre Erfahrungen während der Flucht und ihre Erlebnisse in einem für sie zumindest zunächst fremden Land. Die Gemeinsamkeiten zwischen ihnen sind größer als etwaige nicht zu vereinbarende Differenzen. Abschließend stellt das bewegte Publikum nicht nur Fragen, sondern es erzählt selbst: über Fremdheitserfahrungen. Denn wir alle kennen schmerzhafte Situationen oder Lebensphasen, in denen wir uns fremd fühlen oder fremd gefühlt haben.

Hochaltrige Menschen zu begleiten bzw. zu assistieren, um an Erzählanlässen teilzunehmen, das praktiziert zum Beispiel das Team von erinnern.at (https://www.erinnern.at/). *Buddys*, meistens Studierende der Geschichte, begleiten Menschen, die als Angehörige verfolgter Gruppen den Nationalsozialismus überlebt haben, in österreichische Schulen. Diese Zeitzeuginnen und Zeitzeugen sind inzwischen fast alle über 90 Jahre alt. Dass sie regelmäßig (und in der Corona-Pandemie auch immer mehr digital) jungen Menschen ihre Lebensgeschichte erzählen können und dürfen, dass ihnen dabei zugehört wird, gibt vielen von ihnen einen zentralen Lebenssinn.

Das Beispiel von vorher geht noch einen Schritt darüber hinaus. Denn hier konnte eine inzwischen Hochaltrige ihr eigenes schmerzhaftes Schicksal nicht nur mit vielen jüngeren Zuhörenden teilen, sondern im gemeinsamen Erzählen mit den beiden jungen Männern, die aus Afghanistan geflohen waren, und deren ähnlichen Erfahrungen entstanden Beziehungsbrücken über Generationen und verschiedene Herkünfte hinweg. Es gibt viele Themen, die ein solch verbindendes Potenzial in diversen Gruppen haben. Es sind solche, die wir alle erlebt haben bzw. erleben. Wir alle kennen nicht nur Fremdheitserfahrungen, wir alle waren einmal Kinder, kennen Spiele und Feiern, haben Lernerfahrungen gemacht, und wir alle essen und trinken. Zu solchen und anderen anthropologischen Themen können wir alle etwas erzählen: sehr junge wie hochaltrige Menschen. Die Erfahrungen müssen auch nicht immer schmerzhaft sein. Es darf geweint, aber es darf ebenso gelacht werden. Übrigens: auch hochaltrige Menschen wollen nicht nur erzählen, sie hören auch gerne den Geschichten anderer zu, zum Beispiel jenen von Jüngeren.

15.8 Erzählen als hospizlich-palliative Praxis

In einem Erzählkreis in einem Wiener Pensionist*innenwohnhaus, der in der ersten Hälfte der 1990er Jahre über mehrere Jahre zunächst wöchentlich, später zweiwöchentlich stattfindet, nimmt auch Elisabeth teil, eine hochbetagte Hausbewohnerin. Sie steht in dem Ruf, viel und vieles zu vergessen. Von Demenz wird in dieser Zeit noch weniger gesprochen. Den wöchentlichen Termin vergisst Elisabeth aber nie, und sie hat auch vieles zu erzählen über ihre ersten dreißig Lebensjahrzehnte in einem Wiener Arbeiterbezirk. Doch mit dem Jahr 1938, dem Anschluss Österreichs an das nationalsozialistische Deutschland, setzt ihre Erinnerung aus, mit dem Jahr 1945, nach Ende des Zweiten Weltkriegs und NS-Staats, setzt ihr Erinnerung wieder ein. „Und wenn Sie mich erschlagen", meint sie immer wieder, „ich kann mich nicht erinnern." Elisabeth will sich aber an die sieben Jahre erinnern, auch deshalb ist sie hier.
Im Laufe der Zeit, im Zuge mehrerer Treffen fallen Elisabeth dann aber doch einige Geschichten aus der Zeit zwischen 1938 und 1945 ein. Besser gesagt, es sind eher Szenen, Momentaufnahmen, Blitzlichter. Beispielsweise diese Szene: Sie sitzt auf einer Pritsche in einem Konzentrationslager. Es ist Weihnachten. SS-Wachmannschaften kommen in die Baracke, werfen den Inhaftierten Knochen vor. „Das ist euer Weihnachtsessen!", rufen sie. Elisabeth sagt daraufhin zu einer Freundin: „So weit sind wir noch nicht, dass wir diese Knochen abnagen." Es sind solche Szenen, die ihr ein Rest an Würde und Handlungsmöglichkeit lassen, die Elisabeth einfallen, die ab 1938 nach den Nürnberger Rassegesetzen als Volljüdin galt.
Erinnerungen an die nationalsozialistische Zeit werden bei Elisabeth im Gesprächskreis nie dann wach, wenn sie direkt danach gefragt wird, sondern stets, wenn andere erzählen. Eigentlich gibt es die Regel: nicht unterbrechen, ausreden lassen. Doch andere Teilnehmende sagen plötzlich: „Elisabeth, für dich gilt diese Regel nicht, du darfst immer unterbrechen!" Übrigens: im Gesprächskreis fließen immer wieder Tränen, aber ebenso und noch mehr wird herzlich miteinander gelacht.
Ein Jahr nach Beginn des Gesprächskreises findet eine Ausstellung im Seniorenwohnhaus statt: mit Fotos und Geschichten von Teilnehmenden, auch Elisabeth ist dabei. Ein lokales Fernsehteam macht Interviews, unter anderem mit Elisabeth. Wie aus einem Guss erzählt sie aus ihrer Lebensgeschichte, von der Kindheit bis ins höhere Erwachsenenalter, auch über ihre schmerzhaften Erfahrungen als Verfolgte im Nationalsozialismus. Kurz darauf ist Elisabeth verstorben (Dressel & Novy, 1995, 2009).

Diese Geschichte ist (wie auch alle anderen vorher) ebenso meine Erfahrung. Habe ich doch gemeinsam mit Katharina Novy den damaligen Gesprächskreis, an dem Elisabeth teilgenommen hat, initiiert und moderiert. Noch heute, fast 30 Jahre später, bekomme ich eine Gänsehaut, wenn ich daran zurückdenke. Mir kommt es fast obszön vor, solche Geschichten und Erfahrungen zu sezieren und zu analysieren. Mir scheint, solche Geschichten sprechen weitgehend für sich. Dennoch drängt sich in mir noch ein Gedanke auf, der mir wichtig erscheint: Solche Geschichten sind – in mehrfacher Hinsicht – sehr besonders, aber in ihnen steckt doch etwas Allgemeines drin.

Wenn es ein „gutes Sterben" (Heimerl et al., 2021) überhaupt geben sollte, dann gehört – neben vielem anderen – dazu, dass an ihrem Lebensende Menschen noch einmal erinnern und erzählen können, was sie erinnern und erzählen wollen, was angesichts des unmittelbar bevorstehenden Endes des eigenen Lebens geradezu erinnert und erzählt werden muss, um vormalige Erinnerungs- und Erzähllücken in der eigenen Biografie zu schließen, gerade solche, in denen sich schmerzhafte Erfahrungen befinden. Vielleicht, und ich bin jetzt in der Formulierung vorsichtig, weil ich es nicht wirklich wissen kann, kann das dazu beitragen, dass Menschen leichter *Abschied* nehmen, ja, dass sie letztlich *gut* oder *besser* sterben können. Was ich sicher zu wissen meine, ist, dass es ein wichtiges Element einer palliativen bzw. hospizlichen Praxis sein kann (Kohn, 2021; Dressel, 2017), Hochbetagten noch einmal ein Gehör zu schenken, ihren Geschichten, wenn sie dann erzählt werden, zuzuhören. Und nicht erst in den allerletzten Tagen.

Hermine, eine weitere und damals über 90-jährige Teilnehmerin des Gesprächskreises in dem Wiener Senior*innenwohnhaus drückte es so aus: „Ich konnte so sprechen, obwohl es mir nicht gegeben ist, das Sprechen. Aber ich konnte mich freisprechen von dem Ganzen, so wurde mir leichter. Und so etwas gibt sehr viel, wenn man sprechen kann" (Dressel & Novy, 2009, S. 10).

Literatur

Alheit, P. (1993). Transitorische Bildungsprozesse. Das „biographische Paradigma" in der Weiterbildung. In W. Mader (Hrsg.), *Weiterbildung und Gesellschaft. Theoretische Modelle und politische Perspektiven* (2. Aufl., S. 343–416). Universität Bremen.

Bateson, M. C. (1990). *Composing a Life*. New American Library.

Dausien, B. (2011). „Biographisches Lernen" und „Biographizität". Überlegungen zu einer pädagogischen Idee und Praxis in der Erwachsenenbildung. *Hessische Blätter für Volksbildung, 61*(2), 110–125.

Dressel, G. (2010). Es zählt, was erzählt werden kann. Biografiearbeit als narrative Grundhaltung. Praxis Palliative Care. *Es zählt, was erzählt werden kann, 6*, 4–6.

Dressel, G. (2012). Erzählungen in einer Region. Erinnerungsdiskurse, Interventionen und Lernprozesse. In M. Arnold, G. Dressel & W. Viehöver (Hrsg.), *Erzählungen im Öffentlichen. Über die Wirkung narrativer Diskurse* (S. 219–248). VS Springer.

Dressel, G. (2017). Gehört werden. Aus dem eigenen Leben erzählen, ein Gesicht bekommen und Leben bilanzieren. *die hospizzeitschrift palliative care, 75*, 20–26.

Dressel, G., Kohn, J. & Schnelle, J. (Hrsg.). (2023). *Erzählcafés. Einblicke in Praxis und Theorie*. Beltz Juventa.

Dressel, G. & Müller, G. (2022). Resonanzraum und Reflexionsort für Autobiographisches. Die Dokumentation lebensgeschichtlicher Aufzeichnungen an der Universität Wien. In D. Rothe, D. Schwendowius, N. Thoma & C. Thon (Hrsg.), *Biographische Verknüpfungen. Zwischen biographiewissenschaftlicher Forschung, Theoriebildung und Praxisreflexion* (S. 297–314). Campus.

Dressel, G. & Novy, K. (1995). *5 x Wien. Lebensgeschichten 1918–1945*. Verband Wiener Volksbildung.

Dressel, G. & Novy, K. (2009). Vergessen gehört zum Erinnern. „So etwas gibt sehr viel, wenn man sprechen kann" – Biografiearbeit als Bildungsarbeit. Tools. *Österreichische Fachzeitschrift für Erwachsenenbildung, 4*, 8–10.

Han, B.-Ch. (2016). *Die Austreibung des Anderen. Gesellschaft, Wahrnehmung und Kommunikation heute*. S. Fischer.

Heimerl, K., Egger, B., Schuchter, P. & Wegleitner, K. (Hrsg.). (2021). *Sterbewelten. Die Perspektiven der Betroffenen auf „gutes Sterben"*. der hospiz verlag.

Herger, L. (2023). Das Erzählcafé als wirkmächtiger Ort historischer Aufarbeitung. In G. Dressel, J. Kohn & J. Schnelle (Hrsg.), *Erzählcafés. Einblicke in Praxis und Theorie* (S. 228–237). Beltz Juventa.

Kohn, J. (2021). Biografiearbeit. Die heilende Wirkung des Erzählens. *pflegen: palliativ, 50*(2), 12–14.

Kohn, J. & Caduff, U. (2010). Erzählcafés leiten. Biografiearbeit mit alten Menschen. In B. Haupert, S. Schilling & S. Maurer (Hrsg.), *Biografiearbeit und Biografieforschung in der Sozialen Arbeit. Beiträge zu einer rekonstruktiven Perspektive sozialer Professionen* (S. 193–216). Peter Lang.

Löffler, K. (1999). *Zurechtgerückt. Der Zweite Weltkrieg als biographischer Stoff.* Riemer.

Plunger, P. (2013). *Heilsames Erzählen. Krankheitsnarrative am Beispiel der homöopathischen Behandlung und Betreuung.* Springer VS.

Rosa, H. (2023). Das Erzählcafé als Resonanzraum. Im Gespräch mit Gert Dressel und Johanna Kohn. In G. Dressel, J. Kohn & J. Schnelle (Hrsg.), *Erzählcafés. Einblicke in Praxis und Theorie* (S. 18–27). Beltz Juventa.

Sennett, R. (1998). *Der flexible Mensch. Die Kultur des neuen Kapitalismus.* Berlin Verlag.

Sieder, R. (1999). Gesellschaft und Person. Geschichte und Biographie. In R. Sieder (Hrsg.), *Brüchiges Leben. Biographien in sozialen Systemen* (S. 234–264). Turia + Kant.

Wiebicke, J. (2021). *Sieben Heringe. Meine Mutter, das Schweigen der Kriegskinder und das Sprechen vor dem Sterben.* Kiepenheuer & Witsch.

16 Total Pain oder Sinn-Totale? Zum Spannungsfeld des spirituellen Schmerzes im Alter

Franzisca Pilgram-Frühauf

„Es gibt Dinge, die für uns Menschen zu groß sind: Schmerz, Einsamkeit und Tod, aber auch Schönheit, Erhabenheit und Glück. Dafür haben wir die Religion geschaffen. Was geschieht, wenn wir sie verlieren? Jene Dinge sind dann immer noch zu groß für uns. Was uns bleibt, ist die Poesie des einzelnen Lebens. Ist sie stark genug, uns zu tragen?" (Mercier, 2004, S. 469)

Das sind Worte des portugiesischen Arztes Amadeu de Prado. Dessen poetisch-philosophisches Werk übt eine so große Anziehungskraft aus, dass sich der alternde und unter Schwindelanfällen leidende Lehrer Raimund Gregorius unverrichteter Dinge auf eine lange Reise begibt, um Prados geheimnisvollen Spuren zu folgen. Und die Leserinnen und Leser mit ihm. Die Rede ist von Pascal Merciers Bestseller *Nachtzug nach Lissabon* aus dem Jahr 2004.

Existenzielle Erfahrungen, die, schmerzlich oder erfüllend, den Menschen überwältigen, einerseits und menschliche Suchbewegungen, um mit solchen Grenzsituationen umzugehen, andererseits: Das sind die beiden Pole, um die sich auch das Lebenswerk von Cicely Saunders dreht, in dessen Rahmen das Total-Pain-Konzept entstanden ist. Im Jahr 2003, also kurz bevor die eingangs zitierten Sätze erschienen sind, schaute die Pionierin der modernen Hospizbewegung anlässlich eines Vortrags in der Westminster Cathedral Hall auf ihren Werdegang zurück (Saunders, 2009). Neben den physischen, psychischen und sozialen Dimensionen von Total Pain behandelt sie ausführlich den „spirituellen Schmerz" und verfährt dabei ähnlich wie Prado. Was dieser als „zu groß" bezeichnet hat, nennt sie eine „herausfordernde Realität" für alle Beteiligten (Saunders, 2009, S. 80). Herausfordernd ist sie deswegen, weil spiritueller Schmerz in grundsätzlicher Weise mit der Frage nach dem Sinn verbunden ist. Zwar betont Saunders, dass es nicht das Ziel sein könne, das Leiden zu erklären und zu verstehen. Zentral sei die Sinnfrage aber deswegen, weil sie zum „Katalysator für eine erhöhte Wahrnehmung" werden könne. Ein zweiter Berührungspunkt zwischen Saunders und Prado ergibt sich bei der Frage, welche Ausdrucksformen für die erhöhte Wahrnehmung leidende Menschen finden. Was ist, wenn schwerkranke Patientinnen und Patienten immer weniger auf eine religiöse Sprache zurückgreifen können? Bietet die Symbolsprache der Poesie, wie sie auch Saunders beobachtet, mögliche Zugänge für den Umgang mit Schmerz?

Beide Aspekte, sowohl die herausfordernde Realität des spirituellen Schmerzes als auch die symbolisch-poetischen Ausdrucksformen, die Religiosität ergänzen oder ablösen, möchte ich im Folgenden für die Fragestellungen der palliativen Geriatrie aufgreifen: Worin besteht spiritueller Schmerz, wenn jemand auf ein langes Leben zurückblicken kann, möglicherweise schon längere Zeit unter der Abnahme körperlicher und kognitiver Leistungsfähigkeit, unter Multimorbidität und chronischen Schmerzen, unter der Angst vor Abhängigkeit leidet, wenn jemand nahestehende Menschen verloren hat und in sozialer Einsamkeit lebt? Danach widme ich mich der Frage, welche Möglichkeiten der Selbstmitteilung sich für alte Menschen im „Ausschauhalten nach dem Sinn des Leidens" (Saunders, 2009, S. 75) ergeben. Die beiden

Leitaspekte werden anschließend in der Praxis der spirituellen Begleitung verankert. Mit der Frage im Hintergrund, was die Alternativen zur Totalität von Total Pain sind, soll schließlich der Versuch unternommen werden, Konsequenzen für die palliative Geriatrie abzuleiten.

16.1 Spiritueller Schmerz und transzendente Hoffnung

In der Fachliteratur wird der Spiritualität eine eigentümliche Doppelrolle zugeschrieben: Einerseits kann sie in schwierigen Situationen mit Glaubenshoffnungen, Liedern oder religiösen Ritualen trösten und Halt geben. Andererseits können aber zusätzlich zu anderen Schmerzen auch spirituelle Fragen und Zweifel auftauchen, die bisherige Überzeugungen erschüttern. Sie entstehen auch dann, wenn sich Betroffene aus einer religiösen Gemeinschaft ausgeschlossen fühlen oder spirituelle Praktiken wie Gottesdienstbesuche nicht mehr möglich sind (Allemand & Martin, 2007). Diesen ambivalenten Befund hat Kenneth Pargament im Blick auf die Bewältigung schwerer Krankheit in einem Modell veranschaulicht, das sowohl Szenarien von *spiritual conservation* als auch von *spiritual struggle* berücksichtigt (vgl. Peng-Keller in diesem Band). Jocelyn McGee hat dieses Modell auf Menschen im Alter und mit Demenz übertragen (McGee et al., 2016, 2018). Spiritueller Schmerz hat dann damit zu tun, dass unter der Last vielfältiger Verluste die Balance zwischen den beiden Polen der Sinnfindung und dem Widersinn des Leidens aus dem Gleichgewicht gerät und Verzweiflung überhandnimmt. Bis anhin religiöse Menschen können die vertrauensvolle Beziehung zu Gott verlieren. Sie hadern mit ihm und suchen vergeblich nach einem Halt, der Grund zu Hoffnung und Entlastung gibt.

Was steht bei spirituellem Schmerz im Hintergrund? Das nahende Lebensende kann schmerzlich bewusst machen, wo man sich im Lauf des Lebens in Schuld verstrickt hat. Die Vorstellung eines strafenden Gottes, vor dem der Mensch über sein Tun und Lassen Rechenschaft ablegen muss, ist bei älteren Generationen noch verbreitet. Aber auch bei Menschen, die nicht religiös sozialisiert sind, kann die Angst vor einem Gericht naheliegen, wenn sie für sich eine Lebensbilanz ziehen und Unzufriedenheit oder gar Scham überhandnimmt. Spiritueller Schmerz in Todesnähe taucht zusammen mit der Erfahrung auf, dass das Leben oder zumindest Episoden daraus auch scheitern können und gewisse Erwartungen unerfüllt bleiben. Wenn dann noch soziale Aspekte wie Vereinsamung, die Sorge um die Angehörigen oder die Angst, ihnen zur Last zu fallen, spirituellen Schmerz verstärken, kann das Altern und Sterben als ein totales Versagen erlebt werden.

Enttäuschende und belastende Erfahrungen im hohen Alter können mit religiösen Vorstellungen verbunden sein, die eine Sinn-Totale suggerieren und entsprechend hohe normative Erwartungen enthalten. Ebenso ist aber auch an die gesellschaftlich verbreiteten Leiterzählungen zu denken, die den öffentlichen Diskurs über Alter und Tod prägen und individuelles Erleben beeinflussen. Im Hintergrund steht laut Frank Thieme das Konzept der Alltagskompetenz als „einer der zentralen Schlüssel zu einem als lebenswert empfundenen Leben“: „Wer über Alltagskompetenz verfügt, gilt – unabhängig von seinem kalendarischen Alter – als ‚mitten im Leben stehend‘ und damit gewissermaßen als ‚vollwertiges‘ Mitglied der Gesellschaft.“ (Thieme, 2008, S. 159) Es geht dann darum, populäre Vorstellungen eines leistungs- und erfolgsorientierten *guten Lebens* bis zuletzt zu erfüllen und Strategien zur Bewältigung des Alternsprozesses zu finden. Was aber, wenn dies nicht gelingt?

Als Gegenbewegung zum Idealbild des autonomen, rationalen und sich selbst verwirklichenden Menschen, das die Schamproblematik im Alter anwachsen lässt, wird in der empirischen Alternsforschung seit einiger Zeit eher das Bestreben nach einer inneren Zufriedenheit hervorgehoben. Aufgrund zahlreicher Interviews hat der dänisch-schwedische Gerontologe Lars Tornstam das Konzept der *Gerotranszendenz* (griechisch *geron*: alt; lateinisch *transcendentia*: Überschreitung) ausgebildet, das von drei Wertverschiebungen im Alter ausgeht und das Schwarz-weiß-Muster herkömmlicher Erfolgs- und Defizitperspektiven kritisch beleuchtet (Tornstam, 2005; vgl. Kruse, 2017):

- Auf einer *kosmischen* Ebene weitet sich das Weltverständnis und Verbindungen zwischen den Generationen werden aufgespürt. Es entwickelt sich ein gelasseneres Verhältnis gegenüber dem Tod und den geheimnisvollen Seiten des Lebens.
- Auf der Ebene einer *Neudefinition des Selbst* gelingt es im Alter besser, positiv und negativ bewertete Aspekte der Biografie zu integrieren und den eigenen Wurzeln nachzugehen.
- Auch eine *soziale Neuorientierung* findet statt: Bisherige oberflächliche Beziehungen werden aufgegeben, tragende Beziehungen umso intensiver gepflegt. Dazu gehört auch die zunehmende Freiheit, als sinnlos empfundene soziale Normen hinter sich zu lassen.

Generell wird Gerotranszendenz mit einem Zuwachs an Spiritualität in Verbindung gebracht (Kreutzner, 2007). Was intuitiv einleuchtet und empirisch erhärtet ist, kann allerdings auch wieder zu einer Leiterzählung werden, die als Sinn-Totale ein normatives Gewicht erhält. Was ist, wenn man im hohen Alter nicht in kosmischem Ausmaß Versöhnung erfährt und keine Neudefinition des Selbst, keine soziale Neuorientierung verspürt? Das versöhnliche Konzept der Gerotranszendenz vermag zwar die Sensibilität für Rückzugsmomente und Introversion zu wecken und bildet so eine wichtige Ergänzung zu aktivitätsorientierten Altersmodellen. Aber es kann genauso Druck erzeugen, wenn es den Anspruch eines zu erreichenden Altersideals erhebt.

Im Blick auf Themen wie Altern, Sterben und Tod sind Menschen besonders angewiesen auf deutende Sinnhorizonte, aber wohl auch besonders anfällig für einseitige Darstellungen, die sich in Erwartungshaltungen einprägen und Vorstellungen des Gelingens und Misslingens formen. Hier gilt es kritisch zu bleiben und frühzeitig Gegenerzählungen zu vernehmen, die Hoffnung geben, ohne die herausfordernde Realität auszublenden.

16.2 Am Fenster: symbolische Kommunikation am Lebensende

Cicely Saunders hat in ihrem Vortrag an zentraler Stelle darauf hingewiesen: Dort, wo Patientinnen und Patienten auf der Suche nach Sinn von sich selbst zu erzählen beginnen, kommen oftmals Bilder aus ihrer Gefühls- und Gedankenwelt zum Tragen. Diese sind symbolisch durchwirkt und von nonverbalen Signalen begleitet. Das bestätigt sich auch im Rahmen der Palliativen Geriatrie. Die folgende Situation hat sich während eines Seelsorgegesprächs im Krankenhaus ereignet (Peng-Keller, 2017a, S. 133):

„Frau O., eine ältere Patientin, weist mich während eines Gesprächs auf die große, schöne Buche hin, die sich vor ihrem Fenster im Garten des Spitals erhebt. Es ist Herbst, und sie hat schon viele Blätter verloren. Frau O. sieht sich selbst darin gespiegelt. Auch sie müsse mit Verlusten fertig werden und von vielem Abschied nehmen. Wie die Buche verliere sie alle Blüten und Blätter. Sie sagt dies nicht weinerlich, sondern sehr würdevoll und gefasst. Plötzlich beginnt sie zu lächeln und berichtet mir von einer Linde, die in ihrem Leben wichtig war. Dieser Lindenbaum, der mitten auf einem Feld stand, war der Ort, wo Frau O. sich mit ihrem zukünftigen Bräutigam vor der Hochzeit regelmäßig traf. Daraufhin erzählt mir Frau O., sie stelle sich vor, dass diese Linde im Paradies unendlich schön blühen und dass sie ihren verstorbenen Mann wieder unter ihr treffen werde. Als ich mich von ihr verabschiede, liegt ein leichtes Lächeln auf ihrem Gesicht."

Wie es auch das Konzept der Gerotranszendenz nahelegt, scheint sich bei vielen Menschen, die ihr Sterben erahnen und darüber kommunizieren, der Horizont über die gewohnte Erfahrungswelt auszudehnen. Es geht um eine menschliche Suchbewegung, die Viktor Frankl mit dem Begriff der Selbsttranszendenz beschrieben hat (Frankl, 2018): Der Mensch verweist über sich selbst hinaus auf etwas, was nicht er selbst ist; und nur, indem er diese Selbstdistanzierung vollzieht, kann er auch wieder zu sich selbst finden. So markiert das Fenster im Beispiel nicht nur den Übergang zwischen dem Innenbereich des Spitalzimmers und der Außenwelt, sondern vermag auch der Selbsttranszendenz Raum zu geben. Die Szene illustriert eindrücklich, dass es mit dem Blick aus dem Fenster nicht darum geht, der Situation zu entfliehen und von sich selbst abzulenken. Vielmehr lässt sich die Patientin damit auf eine heilsame und Sinn stiftende Art und Weise auf sich ein:

- Die Patientin bezieht sich auf den sich entblätternden Baum vor dem Fenster und erkennt in ihm ein *Spiegelbild* ihrer eigenen Vergänglichkeit. Gefasst und würdevoll sieht sie ihre Situation eingebettet in den Lauf der Dinge, der sich auch am Baum abzeichnet.
- Darauf verwandelt sich die herbstliche Buche zum *Erinnerungsbild* der blühenden Linde, für Frau O. ein Wahrzeichen der Liebe. Im realen Bild finden biografische Schlüsselerfahrungen aus der Vergangenheit den Zugang zur Gegenwart.
- Das Symbolbild ermöglicht schließlich die verheißungsvolle *Zukunftsvision* eines blühenden Paradiesbaumes als Ort des Wiedersehens.

Auf diesen drei Ebenen, die die Fragen nach dem Wozu, Woher und Wohin menschlichen Lebens aufnehmen, wird die Buche vor dem Fenster auf sehr persönliche und vielschichtige Weise als Symbol interpretiert. Die Möglichkeit, darüber zu erzählen, bewirkt eine für die Seelsorgerin deutlich wahrnehmbare Stimmungsveränderung: Die Frau lächelt.

Dass auch bei einer demenziellen Erkrankung die Möglichkeiten der Selbsttranszendenz nicht abbrechen, zeigt ebenso eindrücklich das zweite Beispiel aus einem Pflegeheim. Die Bewohnerin nimmt das Gesprächsangebot einer Pflegefachfrau auf (Eglin et al., 2009, S. 21): „Eine demenzkranke Frau schaut zum Fenster hinaus. Sie zögert, als eine Pflegende sie fragt, woran sie denke. Dann meint sie leise: ‚Wächst wohl ein Bäumlein auf meinem Grab?‘“

Auch diese Szene am Fenster bestätigt, dass es in der vertrauensvollen Kommunikation zu symbolischen Äußerungen kommen kann, mit denen Menschen die aktuelle, von Verletzlichkeit und Schmerz geprägte Situation transzendieren. Das schöpferische Potenzial liegt nicht darin, dass Ungewisses und Nicht-Zugängliches überspielt werden, sondern dass auch offene Fragen Raum erhalten. Die leise und fragend geäußerte Hoffnung einer Frau mit fortgeschrittener Demenz hat unter diesem Blickwinkel eine ähnliche Wirkkraft wie das Martin Luther zugeschriebene, berühmt gewordene Diktum: „Wenn morgen die Welt unterginge, würde ich heute noch ein Apfelbäumchen pflanzen.“

Cicely Saunders' Beobachtung, dass der Symbolsprache schwerkranker und sterbender Menschen in der Auseinandersetzung mit dem spirituellen Schmerz ein hoher Stellenwert zukommt, deckt sich auch mit neueren Befunden im Rahmen der interprofessionellen Spiritual Care (Peng-Keller, 2017a; Arnold & Lloyd, 2014), der Langzeitpflege (Heitlinger, 2005) und im Blick auf die Selbstsorge bei Demenz (Pilgram-Frühauf, 2017, 2021). Obwohl die Untersuchungen zum Erleben in späten Demenzstadien und im Sterbeprozess methodisch an Grenzen stoßen, besteht Konsens darüber, dass spirituell tragende Symbole ihren Sinn immer in einem individuellen Deutungshorizont entfalten und nicht von außen auferlegt werden dürfen. In diesem Rahmen können aber auch traditionelle Texte und Bilder wichtig sein, die Menschen im Lauf ihres Lebens kennengelernt haben: Im Wissen darum, dass sich schon unzählige Generationen im Alter an ihnen orientiert haben, kann sich jemand in ihnen aufgehoben fühlen. Dies gilt auch für Menschen mit Demenz. Obgleich vieles vergessen geht, die Namen der Kinder, der Wohnort, der Geburtstag, können sie Psalmen und (Kirchen-)Lieder oft über viele Verse hinweg mitsprechen und mitsingen. Bildhaft-poetische Sprache, die auch die Glaubenssprache durchwirkt, prägt sich ins leibliche Gedächtnis ein und bietet so eine Grundlage, auf die in Zeiten der Not zurückgriffen werden kann. Sie bürgt dafür, dass den Betroffenen auch in späteren Stadien von Demenz Zeichen zur Verfügung stehen, um sich auszudrücken und Elemente des autobiografischen Gedächtnisses aufrechtzuerhalten, anderen zu begegnen und sich selbst zu transzendieren.

16.3 Spirituelle Begleitung

Wie gelingt es nun, die bisherigen Erkenntnisse in die standardisierten medizinischen und pflegerischen Abläufe zu integrieren? Im Blick auf Total Pain schreibt Simon Peng-Keller: „Schmerzkonzepte sind daraufhin zu befragen, in welchem Maße sie der Betroffenenperspektive Rechnung tragen und in welcher Weise sie den Umgang mit dem Schmerz beeinflussen. Wie wir Schmerzen betrachten und von ihnen sprechen, beeinflusst die Art und Weise, wie wir sie empfinden und als Gesellschaft und professionelle Helfer mit ihnen umgehen“ (Peng-Keller, 2017b, S. 297).

Im Rahmen der Fürsorgestrukturen, zu denen auch die interprofessionell verantwortete Spiritual Care gehört, muss es in der Palliativen Geriatrie ein zentrales Anliegen sein, (a) die Ausdrucksformen der Selbsttranszendenz bis zuletzt wahrzunehmen, (b) sie patient*innenzentriert und situationsbezogen zu deuten und (c) in individuell angepassten Maßnahmen zu unterstützen.

(a) Wahrnehmen – Spiritual Assessment

Herkömmliche Spiritual Assessment-Instrumente erheben Bedürfnisse und Informationen zur religiösen Biografie und Spiritualität einer Person, um im Interview mit Patientinnen und Patienten auch dem spirituellen Schmerz auf die Spur kommen. Sie sind zumeist auf jüngere Menschen ausgerichtet. Spätestens im Blick auf demenzielle Symptomatik wird klar, dass sie für die Palliative Geriatrie nur bedingt geeignet sind, denn sie zielen auf Elemente ab, die einem Menschen bewusst zugänglich sind und die er in Worte fassen kann. Auch der Palliativmediziner Gian Domenico Borasio weist auf die Grenzen solcher Instrumente hin (Borasio, 2011, S. 95):

„Es sind oft beiläufige Andeutungen, Halbsätze oder Traumerzählungen, die über die spirituellen Nöte und Bedürfnisse eines Patienten am besten Auskunft geben, und es ist auch keineswegs immer ein und dieselbe Person, an die sich diese Mitteilungen richten. Erst in der Gesamtschau ergeben die mehr oder minder versteckten Hinweise plötzlich einen Sinn. Die Wahrnehmung dieser Signale ist Aufgabe aller Mitarbeiter im Palliativteam.“

Insbesondere in Pflegebeziehungen, die über eine längere Zeit wachsen, bilden die sensiblen und dem einzelnen Menschen zugewandten Wahrnehmungen die wichtigste Grundlage dafür, dass auch symbolische Hinweise zur Geltung kommen können. Seien es Schmerzen, die beim Verbandwechsel auftreten, oder ein nachdenklicher Blick aus dem Fenster: Mitten im Alltag können existenzielle Fragen aufscheinen und den Augenblick für die spirituelle Dimension durchlässig machen.

Mit dieser Idee im Hintergrund hat das Institut Neumünster das Instrument NASCA (Neumünster Assessment für Spiritual Care im Alter) entwickelt. Es geht von einem lebens- und alltagsnahen Verständnis von Spiritualität aus und davon, dass Menschen, auch wenn sie nicht darüber reden können, Freude und Schmerz zum Ausdruck bringen: Ein Händedruck, mimische Regungen oder Atemmuster formen sich vor dem, was trägt, und dem, was belastet. Mit Hilfe von Wahrnehmungs- und Beobachtungsfragen – und nicht mit Interviewfragen, die man wörtlich stellt – wird eine Sensibilisierung der Begleitpersonen angeregt, die immer wieder neu stattfinden muss. Das Instrument setzt bei den drei existenziellen Grundfragen „Woher komme ich?“, „Wohin gehe ich?“ und „Wozu bin ich da?“ an, die im spirituellen Schmerz aufbrechen und die Sinnsuche begleiten (Pilgram-Frühauf & Schmid, 2018). Im Blick auf Total Pain können beispielsweise folgende Fragen leitend sein:

- Woher: Was konnte im Leben nicht gelebt, erfüllt werden? Kinder großziehen, Beziehungen pflegen, einen Beruf erlernen?
- Wohin: Leidet die Person unter einem belastenden Gottesbild, einem richtenden und strafenden Gott? Wie zeigt sich das?
- Wozu: Wann ist die Person unruhig, auf der Suche nach etwas? Fühlt sie sich nutzlos, anderen zur Last fallend? Wie äußert sich das?

(b) Verstehen – Symbole

Symbole enthalten immer mehr, als sie sagen und können gerade deswegen auch das Unsagbare und Schmerzliche aufnehmen. In scheinbar oberflächlichen Bemerkungen kann somit eine spirituelle Tiefendimension mitklingen, die die grundmenschliche Sehnsucht nach Geborgenheit, Hoffnung und Sinn umfasst (Pilgram-Frühauf, 2021).

In seinem Vorschlag einer mehrschichtigen Symbolhermeneutik macht Erhard Weiher deutlich, dass Symbole zumeist nicht 1:1 in begriffliche Sprache übersetzbar sind. Wenn eine Patientin sagt: „... und dabei habe ich noch vor zwei Wochen in meinem Garten gearbeitet“, kann dies mehreres bedeuten. Weiher verweist auf vier Ebenen, die Begleitpersonen aus symbolischen Botschaften „heraushören“ können (Weiher, 2006, S. 441):

- Sachebene: Es geht um die Information, dass die Patientin einen Garten hat.
- Gefühlsebene: Vielleicht ist die Patientin traurig, dass sie sich nicht mehr um den Garten kümmern kann, und macht sich Sorgen.
- Identitätsebene: Möglicherweise ist die Bemerkung ein Hinweis darauf, wie sich die Patientin selbst sieht, was zu ihr gehört, was ihr wichtig ist.
- Spiritualitätsebene: Diese Ebene verweist auf eine Dimension, die den einzelnen Menschen übersteigt. Die Frau findet möglicherweise Trost darin, dass der Garten als Lebenssymbol in allen Religionen und Kulturen seinen Platz gefunden hat.

Welche Ebene in der Erzählsituation zutrifft, bleibt oftmals offen. Es können sich Verschiebungen und Überschneidungen zwischen den verschiedenen Deutungen ergeben, die von Begleitpersonen die Fähigkeit erfordern, „sich in ebenso kreativer Weise auf Bild- und Sprachfindungen einzulassen“ (Peng-Keller, 2017a). Auch wenn symbolische Mitteilungen mitunter befremdend wirken und irritieren und Interpretationen nur begrenzt möglich sind, ist davon auszugehen, dass die Erlebnisse für die Betroffenen selbst in hohem Maße bedeutungsvoll sind – und ebenso die Begegnung mit einem Gegenüber, das die Symbolsprache respektvoll-validierend aufnimmt. Aufgrund ihrer Vielschichtigkeit entsprechen Symbole dem ganzheitlichen Ansatz von Total Pain und können auf unterschiedlichen Ebenen Kreativität wecken (Pilgram-Frühauf & Schmid, 2018).

(c) Handeln – Rituale

Patientinnen und Patienten, die immer mehr Bereiche ihrer Alltagskompetenz hinter sich lassen müssen, sind darauf angewiesen, dass sie ihre persönlichen Rituale weiterpflegen können. Gemeint sind religiös überlieferte Rituale wie Segenshandlungen oder das Abendmahl; es können aber auch individuelle Alltagsrituale sein, die sich im Lauf des Lebens entwickeln und eine sinnstiftende Kraft haben. Könnte die Pflegerin, die die Frage nach dem Bäumchen am Grab hört, den gemeinsamen, vielleicht auch schweigend-andächtigen Blick aus dem Fenster als Abendritual wiederholen? Könnte sie Baumbilder suchen, sie gemeinsam mit der Frau betrachten oder an die Wand hängen? Wichtig ist es, symbolische Hinweise auch mit den Angehörigen zu teilen, die darin möglicherweise vermächtnishafte Botschaften entdecken, die Trost spenden. Und auch als Fachpersonen pflegen wir eine Vielzahl persönlicher und beruflicher Rituale. Wie wir das Zimmer betreten, eine Pflegehandlung durchführen, das Essen bringen, eine Patientin begrüßen oder uns von einem Patienten verabschieden, kann Ritualqualität erhalten.

Mit Ritualen wird das Unverfügbare und Schmerzliche im Sterben und Trauern nicht übergangen, sondern begangen, zeitlich strukturiert, gemeinsam ausgehalten und auf dem Höhepunkt der Handlung häufig mit Hilfe von Symbolen einer höheren Macht anvertraut. Dazu gehören auch Gebetshandlungen, sei es, dass jemand darin Enttäuschung oder Dankbarkeit zum Ausdruck bringt oder auch darum bittet, getrost sterben zu dürfen. Rituale werden „zu Brücken von ‚hier nach dort' und von ‚jetzt nach dann', ohne dass das Dort und Dann explizit erklärt oder eingelöst werden muss" (Weiher, 2017, S. 34). In Situationen mit Total Pain ist von Begleitpersonen die Kunst gefordert, nicht in einen Aktionismus eigener Sinnangebote zu verfallen, sondern das Potenzial der Selbstsorge, das in individuell bedeutsamen Symbolen und Ritualen liegt, zu achten.

16.4 Ausblick: Sinnsuche als gemeinsame Aufgabe

Im hohen Alter hegen Menschen den Wunsch, auf das Leben zurückzuschauen, lebenssatt zu werden und sich mit sich und anderen zu versöhnen. Doch das Lebensende kann auch von Angst, Einsamkeit, Schuld und Enttäuschung überschattet sein. Das ist das Spannungsfeld, in dem spiritueller Schmerz entsteht. Dieser kommt nicht überraschend, geht es doch, wie Prado geschrieben hat, um Ereignisse, „die für uns Menschen zu groß sind". Entscheidend bleibt aber, wie das Schwere und Traurige – genauso aber auch „Schönheit, Erhabenheit und Glück" – besser ausgehalten werden können.

Einige Orientierungspunkte, die für die Palliative Geriatrie besonders gelten, seien zum Schluss nochmals zusammengefasst:

Die spirituellen Aspekte von Total Pain in der Palliativen Geriatrie sind vor dem Hintergrund einer langen Lebensgeschichte zu verstehen. Weil die individuelle Auseinandersetzung mit ihr von religiösen, kulturellen und gesellschaftlichen Sinnsystemen abhängig ist, gehört es zur Aufgabe spiritueller Begleitung, kritisch zu hinterfragen, welche Altersbilder den Schmerz verstärken und welche heilsam wirken. Weder die euphorischen Erfolgsgeschichten noch die Defizit- und Katastrophenerzählungen werden den ambivalenten Erfahrungen des Alterns gerecht. Professionelle in der Palliativen Geriatrie leisten durch ihre alltägliche Nähe zu Menschen im hohen Alter und mit Demenz einen gesellschaftlichen Beitrag, der höchste Wertschätzung erfahren muss: Sie stehen für ein differenziertes Menschenbild ein, das von einem gegenseitigen Geben und Empfangen ausgeht und Fürsorge nicht zur Funktion degradiert. Dazu gehört der Gedanke, dass ältere Menschen jüngeren in vielem voraus sind. Gerade auch im Umgang mit Schmerz können wir von denjenigen lernen, „die uns in Hilflosigkeit und Schwäche anvertraut sind" (Mayr, 2019, S. 31).

Literatur

Allemand, M. & Martin, M. (2007). Religiöse Ressourcen im Alter. In R. Kunz (Hrsg.), *Religiöse Begleitung im Alter. Religion als Thema der Gerontologie* (S. 25–43). Theologischer Verlag.

Arnold, B.L. & Lloyd, L.S. (2014). Harnessing Complex Emergent Metaphors for Effective Communication in Palliative Care: A Multimodal Perceptual Analysis of Hospice Patients' Reports of Transcendence Experiences. *American Journal of Hospice & Palliative Medicine, 31*(3), 292–299. https://doi.org/10.1177/1049909113490821

Borasio, G.D. (2011). *Über das Sterben. Was wir wissen, was wir tun können, wie wir uns darauf einstellen.* Beck. https://doi.org/10.17104/9783406629792

Eglin, A., Huber, E., Rüegg, A., Schröder, B., Stahlberger, K. & Wuillemin, R. (2009). *Tragendes ent-*

decken. Spiritualität im Alltag von Menschen mit Demenz. Reflexionen und Anregungen. Theologischer Verlag Zürich.

Frankl, V. (2018). *Der leidende Mensch. Anthropologische Grundlagen der Psychotherapie* (4. Aufl.). Hogrefe. https://doi.org/10.1024/85910-000

Heitlinger, S.A. (2005). *Grenzerfahrung Spiritualität. Was Mitarbeiterinnen und Mitarbeiter einer Langzeitpflegeinstitution mit Spiritualität verbinden und welche Wirkung dies auf ihren Berufsalltag zeigt*. Verfügbar unter https://toc.library.ethz.ch/objects/pdf03/UMBC_010195826_01.pdf

Kreutzner, G. (2007). Spiritualität – Alter(n) – Krankheit: Eine Sondierung. *DeSSorientiert, 2*, 7–22.

Kruse, A. (2017). *Lebensphase hohes Alter. Verletzlichkeit und Reife*. Springer. https://doi.org/10.1007/978-3-662-50415-4_10

Mayr, B. (2019). Spiritualität als Bestandteil von Haltung. *pflegen: palliativ* (Jubiläumsschrift: Haltung im gesellschaftlichen und professionellen Kontext), 28–31.

McGee, J.S., Pargament, K.I. & Silverbook, A. (2016). Spirituality, the sacred domain: Core concepts and applications for working with older adults. In D. Keopke (Hrsg.), *The essential spirit. providing wholistic services to and with older adults*. Pickwick.

McGee, J.S., Zhao, H.C., Myers, D.R. & Eaton, H.S. (2018). Spiritual Diversity and Living with Early-Stage Dementia. *Clinical Gerontologist, 41*(3), 261–267. https://doi.org/10.1080/07317115.2017.1393478

Mercier, P. (2004). *Nachtzug nach Lissabon*. Hauser.

Peng-Keller, S. (2017a). (Hrsg.). *Bilder als Vertrauensbrücken. Die Symbolsprache Sterbender verstehen*. De Gruyter. https://doi.org/10.1515/9783110532524

Peng-Keller, S. (2017b). Spiritual Pain. Annäherung an einen Schlüsselbegriff interprofessioneller Spiritual Care. *Spiritual Care, 6*(3), 295–302. https://doi.org/10.1515/spircare-2016-0207

Pilgram-Frühauf, F. (2017). Symbolsprache von Menschen mit Demenz. Hermeneutische Denkanstöße. In S. Peng-Keller (Hrsg.), *Bilder als Vertrauensbrücken. Die Symbolsprache Sterbender verstehen* (S. 45–63). De Gruyter. https://doi.org/10.1515/9783110532524-004

Pilgram-Frühauf, F. & Schmid, C. (2018). *Spiritual Care im Alter. Eine Einführung für Pflegende und Begleitende*. Careum Verlag.

Pilgram-Frühauf, F. (2021). *Vor dem Spiegel. Selbstsorge bei Demenz im Kontext von Spiritual Care*. Theologischer Verlag Zürich.

Saunders, C. (2009). Consider him – Bedenke seine Passion (2003). In C. Saunders. *Sterben und Leben. Spiritualität in der Palliative Care* (S. 66–83). Theologischer Verlag Zürich.

Thieme, F. (2008). *Alter(n) in der alternden Gesellschaft. Eine soziologische Einführung in die Wissenschaft vom Alter(n)*. Verlag für Sozialwissenschaften.

Tornstam, L. (2005). *Gerotranscendence. A Developmental Theory of Positive Aging*. Springer.

Weiher, E. (2006). Spirituelle Begleitung in der palliativen Betreuung. In C. Knipping (Hrsg.). *Lehrbuch Palliative Care* (S. 438–453). Hans Huber.

Weiher, E. (2017). Symbolische Kommunikation in Seelsorge und Spiritual Care. In S. Peng-Keller (Hrsg.), *Bilder als Vertrauensbrücken. Die Symbolsprache Sterbender verstehen* (S. 17–34). De Gruyter. https://doi.org/10.1515/9783110532524-002

17 Spiritual Care für hochbetagte Menschen

Simon Peng-Keller

Spiritual Care in der palliativen Geriatrie ist eine interprofessionelle Aufgabe, die in den letzten Jahren neu in den Horizont der Gesundheitsversorgung getreten ist. Indem spirituelle Aspekte in die Sorge um kranke und gebrechliche Menschen einbezogen werden, kommt es zu einer Erweiterung des biopsychosozialen Gesundheitsmodells. Dabei geht es, wie in diesem Beitrag gezeigt werden soll, ebenso um die Wahrnehmung spiritueller Nöte, mit denen sich hochaltrige Menschen konfrontiert sehen, wie um die Stärkung ihrer spirituellen Ressourcen und Reifungsprozesse. Was dies bedeutet, soll an einem Fallbeispiel veranschaulicht werden, auf das ich mehrfach zurückkommen werde.

Fallbeispiel: Verschüttete Ressourcen

Der Psychiater Stefan Roider (2018) berichtet von einer siebzigjährigen Frau, die aufgrund einer ausgeprägten depressiven Symptomatik in die gerontopsychiatrische Station eines Bezirkskrankenhauses gebracht wurde. Die Angehörigen erzählen, dass sie seit Wochen nur noch wenig esse, häufig weine und unter einer Interesselosigkeit und Motivationsschwäche leide. Der für die Aufnahme zuständige Psychiater diagnostizierte eine schwere depressive Episode mit einer psychotischen Symptomatik, wobei es um religiös wahnhafte Ideen gehe. Letzteres bezog sich auf die Aussage der Frau, der Herr Jesus spreche nicht mehr zu ihr. In den gleichen Worten schilderte sie tags darauf ihre Not auch gegenüber dem Stationsarzt. Der Sinn dieser Aussage erhellte sich durch eine sorgfältige Exploration. Die Frau hatte zeitlebens täglich in der Bibel gelesen und dadurch viel Kraft und Trost geschöpft. Eine zunehmende kognitive Beeinträchtigung hatte jedoch dazu geführt, dass sie mehr und mehr Mühe hatte, das Gelesene zu verstehen und zu behalten. Was sie las, sprach nicht mehr wie früher zu ihr. Entgegen der bei der Aufnahme gestellten Diagnose litt die Frau demnach nicht unter einem religiösen Wahn, sondern an einer spirituellen Not, die sie in der ihr zur Verfügung stehenden religiösen Sprache völlig adäquat artikulierte.

17.1 Die Vielfalt spiritueller Not

Der beschriebene Fall macht darauf aufmerksam, dass eine spirituelle Not, neben anderen möglichen Ursachen, auch durch den krankheits- oder altersbedingten Verlust einer bedeutsamen spirituellen Ressource ausgelöst werden kann. Im vorliegenden Zusammenhang stellt sich die Frage, ob es sich bei der beschriebenen Not um ein Beispiel von „spiritual pain" handelt, die nach Cicely Saunders (2006) ein Teilaspekt von „total pain" darstellt. Wie im einleitenden Beitrag zu diesem Band beschrieben wurde, beobachtete Saunders, dass körperliches Schmerzerleben durch psychosoziale und spirituelle Belastungsfaktoren verstärkt wird. Von spirituellem Schmerz im engeren Sinne lässt sich dann sprechen, wenn „Sinnschmerz" (Wirth, 2015) sich in körperlichem Schmerz manifestiert und diesen verstärkt (Peng-Keller, 2017b). Doch kann spiritueller Schmerz auch weiter gefasst werden. Wenn Lebenssinn durch die aktive oder rezeptive Teilhabe an etwas konstituiert wird, das als intrinsisch wertvoll erlebt wird (Kipke, 2014), ist von spirituellem Schmerz auch dann zu sprechen, wenn jemand schmerzhafter Weise erfährt, aus diesem Sinnzusammenhang herausgeworfen zu sein. Bezeichnet ist damit ein Leiden am Widersinn oder Nicht-Verstehbaren, das immer auch leiblich erlebbar wird. Spiritueller Schmerz ist demnach als Ausdrucksphänomen zu verstehen, in dem sich der Zusammenbruch orientierungsstiftender Lebens- und Glaubensgewissheit manifestiert – mitunter in einer Intensivierung von körperlichem Schmerz.

Damit ist jedoch noch nicht das ganze Spektrum spiritueller Not in den Blick gekommen. Im Hinblick auf die klinische Praxis ist es bedeutsam, unterschiedliche spirituelle Belastungsphänomene voneinander zu unterscheiden. Der bislang umfassendste Klassifizierungsversuch stammt von Kenneth Pargament und Julia Exline (2022). Dieser steht vor dem Hintergrund eines langjährigen Forschungsprozesses, der hier deswegen kurz vergegenwärtigt werden soll, weil er auf die Schwierigkeit aufmerksam macht, spirituelle Belastungsphänomene angemessen zu beschreiben. In seinen frühen Studien untersuchte Pargament die religiöse Bewältigungsstrategien (*religious coping*) von Patientinnen und Patienten und unterschied zwischen positiven und negativen Formen. Da sich diese Unterscheidung als unangemessen erwies, führte Pargament in späteren Studien Begriff der *spiritual struggles* ein. Damit werden in zweifacher Hinsicht neue Akzente gesetzt: Zum einen treten mit der Bezeichnung „spiritual" auch Phänomene in den Blick, die nicht im engeren Sinne als religiös gelten. Zum andern wird mit „struggles" ein Begriff gewählt, welcher die problematische Unterscheidung zwischen positiven und negativen Bewältigungsstrategien unterläuft. Zugleich behält der Begriff des spirituellen Ringens eine Nähe zu jenem der Bewältigungsstrategien. Er bezeichnet nicht nur die spirituellen Belastungen (*spiritual distress*), sondern auch eine aktive Antwort auf diese. Nicht immer ruft jedoch eine spirituelle Not eine aktive Antwort hervor. Die Belastung kann derart groß sein, dass alle Widerstandskraft zerbricht (vgl. die Geschichte aus der Praxis von Kojer „Frau Anna's Flucht nach innen" in diesem Band).

Pargament und Exline unterscheiden zwischen übernatürlichen, interpersonalen und intrapersonalen Formen spirituellen Ringens. Zum ersten Typus zählen sie dämonische Anfechtungen und das Empfinden, von Gott oder einer höheren Macht verlassen, bestraft oder verworfen zu sein. Der zweite Typus umfasst belastende Erfahrungen mit religiösen Repräsentanten und Institutionen, während zum dritten Typus moralische Konflikte, religiöse Zweifel und lebenssinnbezogene Anfechtungen gezählt werden. Saunders' spiritueller Schmerz passt am besten in die dritte Kategorie, während die im obigen Fallbeispiel beschriebene Not dem ersten Typus zuzuordnen ist. Die Frau leidet darunter, dass Jesus, der früher durch die Schrift zu ihr sprach, ihrem Empfinden nach nicht mehr mit ihr kommuniziert, wobei unklar ist, wie sie selbst dieses Verstummen deutet. Empfindet sie es als eine Bestrafung? Hadert sie mit Gott, mit dessen Schweigen?

Spirituelle Belastungsphänomene in einem geschützten Setting vertieft zu erkunden, ist eine grundlegende Gestalt von Spiritual Care. Wo eine solche Exploration möglich ist, beschränkt sie sich gewöhnlich nicht auf die spirituellen Nöte. Denn wie jemand mit diesen umgehen kann, hängt auch von den zur Verfügung stehenden spirituellen Ressourcen ab.

17.2 Spirituelle Ressourcen

Geht man davon aus, dass Spiritualität ein mehrdimensionales Lebensphänomen darstellt, lassen sich spirituelle Ressourcen entlang dieser Dimensionen beschreiben. Dazu gehören spirituelle Erfahrungen, Haltungen, Praktiken, Überzeugungen sowie soziale Netzwerke. Spirituelle Ressourcen sind dem lebensgeschichtlichen Wandel unterworfen und von situativen

Faktoren abhängig. Sie sind mehr oder weniger ausgeprägt und können die Lebensführung in unterschiedlichem Ausmaß beeinflussen. Spirituellen Ressourcen sind vielfältig.

Spirituelle Ressourcen im hohen Alter

1. Haltungen/Einstellungen (z.B. Gottvertrauen, Solidarität, Lebenshoffnung)
2. Überzeugungen (z.B. „Ich bin in etwas Größerem geborgen"; „Mein Schutzengel lässt mich nicht allein")
3. Praktiken
   a) persönliche: Beten, Meditieren, Aufsuchen von *Kraftorten*, Lektüre spiritueller Schriften usw.
   b) gemeinschaftliche: Rituale, Besuch von Gottesdiensten, spirituelle Gespräche
4. Erfahrungen
   a) Erfahrungen, die in früheren Lebensphasen Kraft und Orientierung vermittelten
   b) aktuelle Erfahrungsprozesse
5. Soziale Vernetzung
   a) Verbundenheit mit Menschen/Gemeinschaften, die die eigenen Überzeugungen teilen und die in Krisensituationen präsent sind
   b) Unterstützung von anderen Menschen

Die Zugänglichkeit von spirituellen Ressourcen wird, wie wir gesehen haben, manchmal durch Krankheit eingeschränkt. Gewisse spirituelle Praktiken und Erfahrungen sind an bestimmte Orte gebunden, oder sie waren, wie im zitierten Fallbeispiel, in früheren Lebensphasen bedeutsam, sind jedoch aktuell verschüttet. Im Kontext der palliativen Geriatrie geht es nicht selten um spirituelle Praktiken, welche lebensgeschichtlich weit zurückreichen und sich während vieler Jahre ausgebildet haben. Die Bedeutung, die eingewöhnte Formen der Spiritualität im hohen Alter haben, ist in den letzten Jahren vielfach erforscht worden. Sie bieten nicht nur Halt und Sicherheit, sondern weiten den gegenwärtigen Erfahrungsraum allein schon dadurch aus, dass sie mit biografischen Schlüsselereignissen verknüpft sind und dadurch die erlebte Gegenwart mit vergangenen Lebensphasen verbinden.

Doch beschränkt sich die Spiritualität von hochaltrigen Personen nicht auf lebensgeschichtlich verankerte Praktiken und Einstellungen, sondern kennt auch emergente Formen, die sich überraschend einstellen. Spirituelle Einstellungen und die mit ihnen verbundenen Überzeugungen, Erfahrungen und Praktiken verändern sich oft in kritischen Lebenssituationen (Chochinov & Cann, 2005). Die Konfrontation mit schwerer Erkrankung und dem Lebensende kann sich gegensätzlich auswirken. Während sie manchmal haltgebende Überzeugungen erschüttert und zu den oben beschriebenen Formen spiritueller Not führt, kann sie auch dazu beitragen, dass sich spirituelle Haltungen vertiefen und neue Erfahrungen einstellen. In der Gesamttendenz ist in palliativen Situationen eine Zunahme spiritueller Einstellungen und Praktiken zu beobachten (O'Callaghan et al., 2020).

Eine Form emergenter Spiritualität findet man in dem, was der schwedische Soziologe Lars Tornstam (2005) als „Gerotranszendenz" beschrieb (vgl. Pilgram-Frühauf in diesem Band). Damit bezeichnete er eine altersspezifische Werteverschiebung, die sich im weiten Sinne als spirituell charakterisieren lässt. Dazu gehört auch das Bedürfnis, mit verstorbenen Angehörigen in einen inneren und mitunter auch visionären Dialog zu treten.

Fallbeispiel:
Begegnung mit dem verstorbenen Ehemann

„Eine Seelsorgerin berichtet: ‚Frau O., eine ältere Patientin mit einer Krebserkrankung im Terminalstadium, weist mich während eines Gesprächs auf die große, schöne Buche hin, die sich vor ihrem Fenster im Garten des Spitals erhebt. Es ist Herbst, und sie hat schon viele Blätter verloren. Frau O. sieht sich selbst darin gespiegelt. Auch sie müsse mit Verlusten fertig werden und von vielem Abschied nehmen. Wie die Buche verliere sie alle Blüten und Blätter. Sie sagt dies nicht weinerlich, sondern sehr würdevoll und gefasst. Plötzlich beginnt sie zu lächeln und berichtet mir von einer Linde, die in ihrem Leben wichtig war. Dieser Lindenbaum, der mitten auf einem Feld stand, war der Ort, wo Frau O. sich mit ihrem zukünftigen Bräutigam vor der Hochzeit regelmäßig traf. Daraufhin erzählt mir Frau O., sie stelle sich vor, dass diese Linde im Paradies unendlich schön blühen und dass sie ihren verstorbenen Mann wieder unter ihr treffen werde. Als ich mich von ihr verabschiede, liegt ein leichtes Lächeln auf ihrem Gesicht.'" (Peng-Keller, 2017a, S. 130).

17.3 Gesundheitsberufliche und spezialisierte Spiritual Care

Während es im ersten Fallbeispiel der Stationsarzt ist, der eine spirituelle Anamnese durchführt, begegnen wir hier einer Seelsorgerin, die Frau O. achtsam zuhört. Spiritual Care ist ein interprofessionelles Arbeitsfeld, zu dem auch Fachpersonen aus den Bereichen der Pflege, der Psychologie und der Sozialen Arbeit beitragen können. Wie in anderen interprofessionellen Arbeitsfeldern ist auch hier manches klärungsbedürftig: Wem obliegen welche Aufgaben? Wie gestaltet sich die Zusammenarbeit? Wer koordiniert sie? Die Beantwortung dieser Fragen betrifft auch professionelle Profile, institutionelle Regelungen und die beruflicher Aus-, Fort- und Weiterbildung.

Um die Versorgungskontinuität in interprofessionellen Teams zu gewährleisten, bedarf es zunächst einer Klärung der Zuständigkeiten, die spezifische Kompetenzen voraussetzen. Grob kann zwischen spiritueller Grundversorgung und spezialisierter Spiritual Care unterschieden werden. Spirituelle Bedürfnisse, Nöte und Ressourcen wahrzunehmen, zu dokumentieren und in das professionelle Handeln einzubeziehen, ist Aufgabe aller beteiligter Fachpersonen. Um spirituelle Aspekte zu enttabuisieren und sprachfähig zu machen, erfordert es ein gemeinsames Bemühen ebenso wie institutionelle Rahmenbedingungen – im Idealfall auch ein gemeinsames Assessmentinstrument wie das Neumünster Assessment für Spiritual Care im Alter (NASCA, Pilgram-Frühauf & Schmid, 2018; vgl. Pilgram-Frühauf in diesem Band). Voraussetzung für eine solche Interprofessionalität ist ein geteiltes Grundwissen zu Spiritual Care sowie ein reflektiertes Verhältnis zu eigenen spirituellen Haltungen und Prägungen. Der Seelsorge als spezialisierter Spiritual Care sind demgegenüber all jene Aufgaben zuzuordnen, für die es einer besonderen Expertise oder einer besonderen Beauftragung bedarf, wie es bei religiösen Ritualen oft der Fall ist.

Je nach Profession stellt Spiritual Care in der Palliativen Geriatrie einen *Teilaspekt* oder die *Kerndimension* der professionellen Rolle dar. Im ersten Fall ist sie eine *Komponente des gesundheits- und sozialberuflichen Aufgabenfelds*, während sie im zweiten Fall eine Tätigkeit darstellt, die von der Klinik- und Heimseelsorge als einer spezialisierten Profession wahrgenommen und repräsentiert wird. Die Unterscheidung zwischen *seelsorglicher* und *gesundheitsberuflicher Spiritual Care* trägt dazu bei, die sich ergänzenden professionellen Zugänge im Blick zu halten und im Wissen, um professionelle Grenzen gleichzeitig aufeinander zu beziehen. Zugleich macht diese Unterscheidung darauf aufmerksam, dass Spiritual-Care-Kompetenzen in unterschiedliche professionelle Rollenprofile und Aufgabenfelder integriert werden müssen (Vieten et al., 2013). Als spezialisierte Spiritual Care nimmt klinische Seelsorge innerhalb der Palliativen Geriatrie supportive, beratende, rituelle und zunehmend auch koordinative und edukative Aufgaben wahr.

17.4 Formen der Spiritual Care

Spiritual Care ist als Prozess zu verstehen, der auf Krisenmomente (Heimeintritt, Mitteilung einer infausten Prognose, folgenreiche Entscheidungen) ebenso wie auf krankheitsbedingte Schwankungen und Phasen zu achten hat. In diesem Zusammenhang lassen sich zwei Aufgabenfelder unterscheiden (Peng-Keller, 2021):

Aufgabenfeld 1: Wahrnehmen, Erkunden und Dokumentieren

Wie bereits erwähnt, steht die Wahrnehmung von spirituellen Nöten und Bedürfnissen am Anfang jeglicher Art von Spiritual Care. Zu beachten ist, dass bereits ein solches Ansprechen den Charakter einer Intervention hat. Es kann Türen öffnen, diese jedoch auch verschließen. Um Patientinnen und Patienten nicht mit Fragen zu ihrem spirituellen Hintergrund zu überrumpeln, ist es ratsam, nach niederschwelligen Anknüpfungspunkten zu suchen. Unverfänglich ist es, sachlich darüber zu informieren, dass im Behandlungsangebot auch spirituelle Aspekte Platz haben und ernst genommen werden. Erste Hinweise auf das aktuelle Befinden von Betroffenen und auf vorhandene Ressourcen und Bewältigungsstrategien geben oft beiläufig geäußerte Schlüsselsätze wie: „Es hat doch alles ohnehin keinen Sinn." Solche Aussagen bieten die Gelegenheit, interessiert zurückzufragen und die angedeutete Verzweiflung oder Resignation anzusprechen. Auch offene und ressourcenorientierte Fragen können zu wichtigen Hinweisen führen: „Was gibt Ihnen Kraft und Sinn?" Solche Fragen lassen Patientinnen und Patienten die Möglichkeit, selbst zu entscheiden, was sie von sich mitteilen möchten. Um die Kontinuität in der Begleitung zu gewährleisten, ist auch eine fortlaufende Dokumentation der wahrgenommenen und zur Sprache gekommenen spirituellen Bedürfnisse bedeutsam.

Aufgabenfeld 2: Spirituelle Aspekte einbeziehen

Dieses zweite Aufgabenfeld gliedert sich in drei Bereiche: *Erstens* brauchen Patientinnen und Patienten manchmal Unterstützung organisatorischer Art (z. B. um einen Gottesdienst besuchen zu können). *Zweitens* kann sich Spiritual Care mit konkreten professionellen Handlungsvollzügen verbinden, die dadurch einen kommunikativen Mehrwert erhalten. *Drittens* geht es auch darum, die von Patientinnen und Patienten geäußerten spirituellen Bedürfnisse und Überzeugungen ausdrücklich in einen Therapieplan oder in Entscheidungsprozesse einzubeziehen und in diesem Zusammenhang anzusprechen.

Im zu Beginn dieses Beitrags eingeführten Fallbeispiel begnügt sich der Stationsarzt nicht damit, die spirituelle Belastung zu explorieren und sie so besser zu verstehen. Er spricht die Frau auch auf ihren Glauben an und unterstützt sie im Verlauf der Behandlung dabei, ihre Überzeugung zurückzugewinnen, von Gott geliebt und nicht fallen gelassen zu sein. Aus den wenigen Hinweisen, die der Fallbericht dazu gibt, lässt sich entnehmen, dass die spirituelle Not bei der Visite regelmäßig angesprochen wurde und der Arzt aktiv zu einem Reframing des leidvollen Erlebens beitrug. Auch wenn sich der Zugang zur Schrift verdunkelt hat, bedeutet das noch nicht, von Gott nicht geliebt oder gar fallen gelassen zu sein.

Im zweiten Fallbeispiel vollzieht sich Spiritual Care im Rahmen eines Seelsorgegesprächs. Durch Nachfragen und achtsames Zuhören stellt die Seelsorgerin Frau O. einen Erinnerungs- und Imaginationsraum zur Verfügung, der es Frau O. ermöglicht, in die Welt ihrer Bilder einzutauchen und zur Sprache zu bringen, was sie bewegt. Ihre Wahrnehmung einer sich entblätternden Buche und deren symbolische Selbstdeutung mündet darin, dass Frau O. in eine Tiefenzone ihres Lebens gelangt. Im Symbol des Lindenbaums verbindet sich vergangenes Liebesglück mit der Hoffnung, bald wieder mit ihrem verstorbenen Ehemann vereint zu sein.

17.5 Symbolische Kommunikation

Es ist häufig beobachtet worden, dass Menschen auf Symbole zurückgreifen, wenn sie spirituelle Themen zur Sprache bringen (Weiher, 2009, 2017; Peng-Keller, 2017c). Deshalb kann Spiritual Care auch bedeuten, auf solche symbolischen Mitteilungen zu achten und auf sie einzugehen. Erhard Weiher prägte dafür den Begriff der symbolischen Kommunikation. Damit ist die kommunikative Kunst bezeichnet, den symbolischen Sinn dessen, was Patientinnen und Patienten mitteilen, durch behutsames Nachfragen zu vertiefen und dabei auf der Bildebene zu bleiben, ohne das Symbol auf einer reflexiven Ebene zu deuten. Weiher verdeutlicht dieses Vorgehen an dem folgenden Beispiel:

„Da sagt ein Patient auf der Palliativstation nachdenklich: ‚Ja, dieses Jahr bin ich zum ersten Mal nicht in meinem Weinberg.' Was will er damit sagen? Ist das Flucht aus seiner bedrohlichen Situation und seiner Wirklichkeit? Kann er sich ohne diese Arbeit nicht vorstellen? Will er mit Hilfe der Medizin noch mal diesen Ort aufsuchen? Mein Plädoyer bei solchen Aussagen: Hier gilt es, sich allzu schneller Deutungen zu enthalten. Diese habe ich als Begleiter vielleicht sofort im Hinterkopf – aber da müssen sie zunächst auch bleiben. Es geht nämlich in erster Linie darum, was der Patient damit andeuten will, was da an Lebensempfinden, Lebenserfahrung und Lebensvorstellung darin steckt. Die Selbstdeutung des Patienten geht vor aller Fremddeutung. Bei solchen Äußerungen gibt es ganz einfache Zugänge, die den ‚Raum' für Bedeutungen offenhalten. Als Begleiter kann ich sagen: ‚Weinberg ...'? Oder: ‚Zum ersten Mal nicht ...?' Oder ich kann einen Stuhl herbeiziehen und damit einen offenen Raum, eine Zeit zur Verfügung stellen, in denen sich der Patient weiter entwerfen kann: ‚Weinberg? Erzählen Sie mal ...'. Der Begleiter muss zunächst in der Eigensprache des Klienten bleiben. Dort ist die Bedeutung reichhaltiger und persönlicher, als wenn der Begleiter ihm das deutet." (Weiher, 2017, S. 23)

Symbolische Kommunikation kann, wie in diesem Beispiel, an alltagssprachliche Äußerungen und manchmal auch an Gegenstände anknüpfen. Die Räume, die Menschen bewohnen, sind meist voller Bilder und Symbole, die für Lebensdimensionen und Erinnerungen stehen, die ihnen wichtig sind. Eine andere Variante von symbolischer Kommunikation findet sich dort, wo es sich um verschlüsselte, schwer verstehbare Äußerungen handelt. Im folgenden Fallbeispiel berichtet ein Seelsorger davon:

„Herr H. war ein kontaktfreudiger Mensch und arbeitete sein Leben lang als Elektromonteur. Zusammen mit einem Partner baute er ein Elektrogeschäft auf, welches für ihn und seine Familie sehr wichtig war. Herr H. war in einem traditionell katholischen Milieu aufgewachsen und nahm über viele Jahrzehnte intensiv am Leben seiner Pfarrgemeinde teil, bis er sich nach einer enttäuschenden Erfahrung daraus zurückzog. Als er 78-jährig an einem Gehirntumor erkrankte, traten bald Anzeichen von Verwirrung auf. Als sich sein Zustand verschlechterte, wurde er ins Spital eingewiesen. Seine Familie bat mich schließlich, ihm die Krankensalbung zu spenden. Als Herr H. zwei Monate vor seinem Tod die Krankensalbung im Kreise seiner Familie empfing, begann er plötzlich von einer großen Baustelle zu sprechen. Sie gehe quer durch die Stadt, in der er lebte, und es müssten noch viele Leitungsrohre und Kabel verlegt werden. Das sei ein großes Unterfangen und erfordere nicht nur viel Baumaterial, sondern auch die ganze Energie der daran beteiligten Firmen, wiederholte er mehrmals. Die Familie betrachtete diese Aussagen als Ausdruck einer krankheitsbedingten Verwirrung. Selbst hatte ich hingegen den Eindruck, dass Herr H. damit etwas Wichtiges mitteilen wollte." (Peng-Keller, 2017c, S. 9)

Was würde es bedeuten, Herrn H.s Äußerungen als symbolische Mitteilung zu verstehen und darauf einzugehen? Der Seelsorger könnte das Gehörte in eigenen Worten wiederholen und die damit verbundene Not validieren: „Wenn ich Sie recht verstanden habe, sind Sie gerade sehr gefordert auf dieser Baustelle." In einem zweiten Schritt könnte er auch behutsame Nachfragen stellen: „Wieviel Zeit bleibt noch für dieses große Unterfangen?" Oder: „Kann ich Sie irgendwie unterstützen, damit sie diese Aufgabe gut erledigen können?"

In der Begleitung von Menschen, die an einer fortgeschrittenen Demenz leiden, können bildsprachliche Äußerungen einen Zugang zu spirituellen Nöten und Ressourcen eröffnen (Pilgram-Frühauf, 2021). Ein Beispiel dafür wurde vom Tanz- und Bewegungstherapeuten Richard Coaten aufgezeichnet:

„Während einer Gruppen-Tanz- und Bewegungstherapie-Sitzung im Sommer 2006 [...] trug ein Mitglied der Gruppe, das zum ersten Mal kam, einen kleinen Reim vor, den sie sich ausgedacht hatte. Es handelte sich um eine Frau, die 86 Jahre alt war, im Spätstadium einer dementiellen Krankheit und mit sehr wenig Sprache. Das Folgende ist der Reim oder das Mantra, das sie sich selbst und allen anderen, die zuhörten, den ganzen Tag über regelmäßig wiederholte. Ich konnte es schnell auf der Rückseite meiner Sitzungsauswertungsnotizen notieren [...]: ‚Ich bin Doris Sarah Loxley und habe mich in einem Nebel verirrt, also schickten wir Willy, einen Bernhardinerhund, der mich gefunden und sicher nach Hause gebracht hat, also gaben wir ihm einen großen, saftigen Knochen.' [...] Doris empfindet Freude, wenn sie diese Worte zu sich selbst oder zu anderen sagt; dies belegt ihr begleitendes Lächeln [...]. Das Medium Tanz und Bewegung ist für Doris nicht besonders natürlich, aber sie wird in ihrem Körper immer dann lebendig, wenn sie diese Worte sagt, als ob der Klang dieser Worte und der Rhythmus in ihnen beruhigend und wichtig wären." (Coaten, 2009, S. 28–30 übersetzt von Simon Peng-Keller)

Nach Auskunft der Angehörigen wurde dieser Vers von Loxley (ein Pseudonym) selbst gebildet. Coaten nimmt ihn in seine therapeutische Arbeit auf, indem er ihn selbst auswendig lernt. Wenn er Doris Loxley diese Worte vorsagt und sie ihr zurückgibt, löst dies eine starke Resonanz aus, ein warmes und liebevolles Lächeln, das oft durch die Worte untermauert wird: „Du bist mein lieber Freund, mein lieber Freund, ich liebe dich und habe dich immer geliebt." (Coaten, 2009, S. 31; übersetzt von Simon Peng-Keller) Im Rezitieren und Hören dieses Verses kommt eine spirituelle Dimension ans Licht:

„In ihrer Psyche gibt es einen Hund, der den Weg nach Hause kennt und sie trotz des Nebels einer dementiellen Krankheit nach Hause bringen kann. Es handelt sich nicht um irgendeinen Hund, sondern um einen Bernhardiner, der traditionell mit Mönchen in Verbindung gebracht wird, die es als ihre spirituelle Pflicht ansehen, sich um die Hunde zu kümmern, die in den Schweizer Bergen verlorene Seelen retten; sie tragen auch lebensrettenden Schnaps in kleinen Fässern, die an ihrem Halsband befestigt sind. Doris kann dem Hund einen Namen geben und ihm dafür danken, dass er sie nach Hause gebracht hat, indem sie ihm zur Belohnung einen großen, saftigen Knochen gibt." (Coaten, 2009, S. 29, übersetzt von Simon Peng-Keller)

Literatur

Chochinov, H.M. & Cann, B.J. (2005). Interventions to enhance the spiritual aspects of dying. *Journal of Palliative Medicine, 8*(1), 103–S115. https://doi.org/10.1089/jpm.2005.8.s-103

Coaten, R. (2009). *Building bridges of understanding: the use of embodied practices with older people with dementia and their care staff as mediated by dance movement psychotherapy*. University of Roehampton.

Kipke, R. (2014). Der Sinn des Lebens und das gute Leben. *Zeitschrift für philosophische Forschung, 68*, 180–202. https://doi.org/10.3196/004433014812499468

O'Callaghan, C.C., Georgousopoulou, E., Seah, D., Clayton, J.M., Kissane, D. & Michael, N. (2020). Spirituality and religiosity in a palliative medicine population: Mixed-methods study. *BMJ Supportive and Palliative Care*, 1–8.

Pargament, K. & Exline, J. (2022). *Working, with spiritual struggles in psychotherapy. From research to practice*. The Guilford Press.

Peng-Keller, S. (2017a). *Sinnereignisse in Todesnähe. Traum- und Wachvisionen Sterbender und Nahtoderfahrungen im Horizont von Spiritual Care* (Studies in Spiritual Care 1). De Gruyter. https://doi.org/10.1515/9783110539998

Peng-Keller, S. (2017b). Spiritual Pain. Annäherung an einen Schlüsselbegriff interprofessioneller Spiritual Care. *Spiritual Care, 6*, 295–302. https://doi.org/10.1515/spircare-2016-0207

Peng-Keller, S. (2017c). Symbolsprachen Sterbender. Formen und Sinn bildhafter Kommunikation am Lebensende. In S. Peng-Keller (Hrsg.), *Bilder als Vertrauensbrücken. Die Symbolsprache Sterbender verstehen* (Studies in Spiritual Care 2, S. 1–16). De Gruyter. https://doi.org/10.1515/9783110532524-001

Peng-Keller, S. (2021). Seelsorgliche und gesundheitsberufliche Spiritual Care. In K. Bally, D. Büche, T. Fusi-Schmidhauser, S. Pautex & P. Vayne-Bossert (Hrsg.), *Handbuch Palliativmedizin* (4. Aufl., S. 323–331). Hogrefe.

Pilgram-Frühauf, F. & Schmid, C. (2018). *Spiritual Care im Alter. Eine Einführung für Pflegende und Begleitende*. Careum Verlag.

Pilgram-Frühauf, F. (2021). *Vor dem Spiegel. Selbstsorge bei Demenz im Kontext von Spiritual Care*. TVZ.

Roider, S. (2018). „Der Herr Jesus spricht nicht mehr zu mir“. In E. Frick, I. Ohls, G. Stotz-Ingenlath & M. Utsch (Hrsg.), *Fallbuch Spiritualität in Psychotherapie und Psychiatrie* (S. 29–32). Göttingen: Vandenhoeck&Ruprecht.

Saunders, C. (2006). Spiritual Pain. In D. Clark (Hrsg.), *Selected writings 1958–2004* (S. 317–321). Oxford: Oxford University Press.

Tornstam, L. (2005). *Gerotranscendence. A Developmental Theory of Positive Aging*. Springer.

Vieten, C., Scammell, S., Pilato, R., Ammondson, I., Pargament, K. I. & Lukoff, D. (2013). Spiritual and religious competencies for psychologists. *Psychology of Religion and Spirituality, 5*(3), 129–144. https://doi.org/10.1037/a0032699

Weiher, E. (2009). *Das Geheimnis des Lebens berühren. Spiritualität bei Krankheit, Sterben, Tod. Eine Grammatik für Helfende* (2. Aufl.). Kohlhammer.

Weiher, E. (2017). Symbolische Kommunikation in Seelsorge und Spiritual Care. In S. Peng-Keller (Hrsg.), *Bilder als Vertrauensbrücken. Die Symbolsprache Sterbender verstehen* (S. 17–34). De Gruyter. https://doi.org/10.1515/9783110532524-002

Wirth, M. (2015). Brompton-Cocktail gegen Sinnschmerz? Anmerkungen zur palliativen Tiefensedierung bei existenzieller Not im Gespräch mit Albert Camus und Emmanuel Lévinas. In G. Maio, C. Bozzaro & T. Eichinger (Hrsg.), *Leid und Schmerz. Konzeptionelle Annäherungen und medizinethische Implikationen* (S. 312–331). Verlag Alber.

Teil 4:
Körperliches Leid

18 Frau Dubs hat Rückenschmerzen. Eine Geschichte aus der Praxis

Sabine Millius

Frau Dubs, 83-jährig, lebt mit ihrem Ehemann in einer Dreizimmerwohnung in einem ruhigen Stadtteil. Ihr drei Jahre älterer Ehemann leidet an einer Demenz und wird von der Spitex[31] betreut. Frau Dubs hingegen benötigt keine Spitex-Leistungen. Der für Herr Dubs zuständige Pfleger ruft nun eines Tages den spezialisierten mobilen Palliative Care Dienst an. Er tritt mit der Bitte an uns heran, doch einmal Kontakt mit Frau Dubs aufzunehmen. Sie klage bei seinen Einsätzen so stark über ihre Rückenschmerzen, dass er jeweils kaum noch Zeit habe, den pflegerischen Auftrag bei Herrn Dubs durchzuführen.

Das Erstgespräch findet beim Ehepaar Dubs zu Hause statt, auf Wunsch von Frau Dubs auf dem Balkon, da es dort so schön ist. Zum Haus gehört ein Garten, ein kleiner Fluss fließt ein paar Meter neben dem Haus vorbei und die Vögel zwitschern an diesem herrlichen Sommertag. Herr Dubs nimmt zwar am Gespräch teil, er steht jedoch immer wieder auf, geht plötzlich in die Wohnung und kommt wieder zurück. Dieses Verhalten wiederholt sich einige Male während des Gesprächs. Auch stellt er mehrfach dieselben Fragen. Als Pflegende der spezialisierten Palliative Care nehme ich derweil ein ganzheitliches Assessment bei Frau Dubs auf und fokussiere mich mit ihr dabei auch auf ihre Schmerzen. Mir fällt auf, dass sie sich mehrfach für das Verhalten von Herrn Dubs entschuldigt. Plötzlich bricht sie in Tränen aus und berichtet, dass sie das Verhalten von ihrem Ehemann einfach nicht verstehe. Wenn sie einkaufen gehe, beschuldige er sie, zu einem anderen Mann zu gehen, was sie doch niemals tun würde. Er stelle auch immer wieder die gleichen Fragen und sie könne ihn eigentlich gar nie mehr allein lassen. Sie wirkt höchst verzweifelt in diesem Augenblick. Es stellt sich heraus, dass Frau Dubs kaum etwas über die Erkrankung ihres Mannes weiß. Im Verlauf der weiteren Betreuung, die noch mehrere Beratungstermine vor Ort und anschließend noch telefonische Kontakte beinhaltet, wird Frau Dubs vertiefter über Demenz, deren Auswirkungen und den Umgang damit informiert. Für Herrn Dubs wird zwei Mal pro Woche ein Aufenthalt in einer auf Demenz spezialisierten Tagesklinik organisiert. Frau Dubs erhält dazu den Auftrag, ihre Rückenschmerzen mit den diese beeinflussenden Faktoren in einem Schmerztagebuch festzuhalten. Die Medikation der Rückenschmerzen wird in Zusammenarbeit mit dem Schmerzzentrum und dem Hausarzt eingestellt. Einige Wochen später ruft der Spitex-Pfleger erstaunt beim spezialisierten mobilen Palliative Care Team an und erzählt, dass Frau Dubs bei der Pflege gar nicht mehr über Rückenschmerzen geklagt habe.

31 Spitex steht für spitalexterne Pflege und bezeichnet die ambulante Pflege in der Schweiz

Die Rückenschmerzen von Frau Dubs, die Verzweiflung über die Situation mit ihrem an Demenz erkrankten Ehemann, das nicht Einordnen-Können seines Verhaltens und der durch die Situation erzwungene Rückzug Frau Dubs' in die Wohnung schienen sich hier gegenseitig zu beeinflussen und ihren Leidenszustand zu verstärken. Dies geschah im Sinne eines Total Pain. Ihr drängendes Mitteilungsbedürfnis richtet sie an den Pfleger, der sich ja eigentlich um ihren Ehemann kümmern sollte. Es braucht hier seitens des Spitex-Pflegers Aufmerksamkeit und Fachwissen, um das Leid von Frau Dubs aufzunehmen und angemessen darauf reagieren zu können. Zudem zeigt diese Geschichte, wie wichtig im Umgang mit Total Pain das Zusammenspiel zwischen der allgemeinen und der spezialisierten Palliative Care sowie weiteren interprofessionellen Diensten (hier Hausarzt, Schmerzzentrum) ist.

19 Schmerz mit Herz. Wie körperliche Schmerzen von hochbetagten Menschen erkannt werden können

Eva Müller Eggenberger

19.1 *„Wo tut es denn weh?"* Schmerzhäufigkeit und Lokalisation

Wenn Betreuende einen alten Menschen fragen, ob er oder sie Schmerzen habe, bekommen sie nicht selten die Antwort: „Wir sind schneller fertig, wenn ich ihnen erzähle, was nicht weh tut." Und wenn sie sich erkundigen, wo die Schmerzen sind, hören sie oftmals die Antwort: „Ach Frau Doktor, am gesamten Körper" oder „Es tut überall weh". Körperliche Schmerzen sind im Alter ein häufiges Phänomen. Ein Drittel der über 60-jährigen zu Hause lebenden älteren Menschen erleben immer wieder Schmerzen und über 50 % der über 80-Jährigen nehmen regelmäßig Schmerzmedikamente ein (Shega et al., 2010). Das liegt zum einen an der oft bestehenden Multimorbidität, also der Vielzahl an unterschiedlichen Krankheitsbildern, an denen viele Hochbetagte meist in der Endausprägung der Krankheitsformen leiden (Österreichische Plattform für interdisziplinäre Alternsfragen [ÖPIA], 2015) und zum anderen an der Komplexität des Zusammenspiels der unterschiedlichen Alterungsprozesse des menschlichen Körpers.

Nimmt man beispielsweise den Muskel- und Skelettapparat, so leiden zahlreiche alte Menschen an chronisch degenerativen Veränderungen des Bewegungsapparates, die mit Schmerzen einhergehen. Dazu zählen insbesondere Schmerzen im Wirbelsäulen- und Schulterbereich. Abnützungen der großen Gelenke wie Hüfte oder Kniegelenk können Ursache für schmerzhafte Empfindungen sein, ebenso wie Krankheiten aus dem rheumatischen Formenkreis alle großen und insbesondere kleineren Gelenke des Körpers schmerzhaft verändern können. Auch die Struktur der Nervenfasern verändert sich im Alter, was zu Polyneuropathie und damit zu schmerzhaften Missempfindungen führen kann. Stoffwechselerkrankungen wie der Diabetes mellitus oder entzündliche Prozesse wie eine Herpes zoster-Infektion können ebenso zu Nervenschäden und damit zu neuropathischen Schmerzen führen. Die Polyneuropathie zeichnet mitunter auch dafür verantwortlich, dass alte Menschen zunehmend ein verändertes Gleichgewichtsempfinden haben und sturzgefährdet sind. Diese Stürze können dann – bei gleichzeitig bestehendem Knochenschwund – nur durch minimale Traumata zu Knochenbrüchen führen. Diese müssen wiederum oftmals operativ versorgt werden und können dann postoperativ schmerzhaft sein. Ein nicht zu unterschätzender Anteil an alten Menschen leidet auch in der letzten Lebensphase noch an einer fortgeschrittenen Krebserkrankung, die mit starken Schmerzen einhergehen kann.

Oft ist der Schmerz der tägliche Begleiter im Alltag der Menschen. Chronische Schmerzen können das tägliche Leben bestimmen und nicht selten die Selbständigkeit und Autonomie begrenzen. Gerade chronifizierte Schmerzen können auch das Sozialverhalten einengen und zu depressiven Verstimmungen beitragen. Dieser Zusammenhang lässt sich im Bild der Schmerzspirale gut visualisieren (vgl. **Abbildung 19-1**).

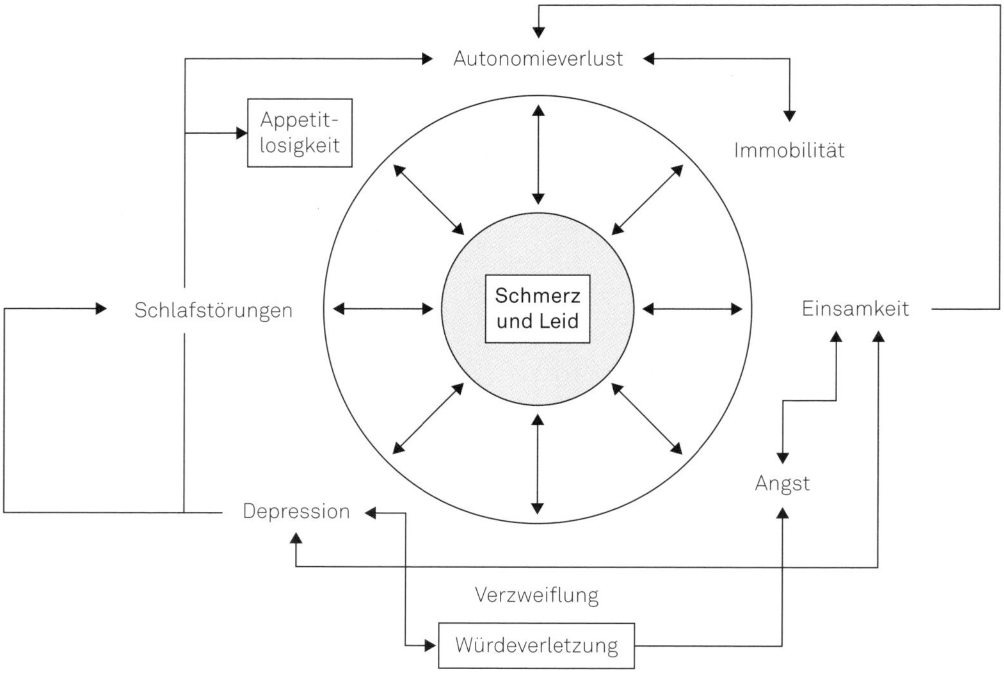

Abbildung 19-1: Die Schmerzspirale (nach Pinter et al., 2010)

Die soziale Dimension des Rückzugs durch Schmerzen, die seelisch-spirituelle Dimension der existenziellen Eingeengtheit und die psychische Dimension der Verzweiflung werden an anderen Stellen dieses Bandes thematisiert. Hier soll vor allem die körperliche Gebrechlichkeit dargestellt werden. Zu dieser gesellt sich in vielen Fällen dann auch ein kognitiver Abbau. Bei Demenzkranken kann sich im Krankheitsverlauf nicht nur das Körperempfinden, sondern auch die Schmerzwahrnehmung verändern. Das betrifft oftmals die Angabe der Lokalisation von Schmerzen, die dann von den Betroffenen nicht mehr exakt einer Körperregion zugeordnet werden kann. Im Rahmen einer Demenzerkrankung versiegt auch im Verlauf die verbale Kommunikation, was dazu führen kann, dass Schmerzen nicht mehr mitgeteilt werden können. Demenzpatient*innen äußern ihre Schmerzen dann oft über nonverbale Kommunikation mit Änderungen ihres Verhaltens.

19.2 *„Tut es sehr weh?"* Schmerzqualität und Schmerzquantität

Generell muss zwischen akuten und chronischen Schmerzen unterschieden werden, wobei bei älteren, multimorbiden Patient*innen meist chronische Schmerzen vorherrschen. Aber es gibt auch Situationen, etwa nach Operationen, nach Sturzgeschehen, bei schlecht angepassten Zahnprothesen, bei akuten Entzündungszuständen, wo akute Schmerzzustände behandelt werden müssen. Grundsätzlich spricht man ab einer Schmerzdauer von mehr als drei Monaten von chronischen Schmerzen. Bei der Schmerzqualität differenziert man grob in viszerale oder nozizeptive und in neuropathische Schmerzen. Viszerale oder nozizeptive Schmerzen gehen von pathologischen Veränderungen von Organen/Geweben/Knochen/Gelenken aus. Diese Schmerzqualität entsteht durch mechanische, entzündlich-chemisch bedingte oder thermische Schädigung im Gewebe. Neuropathische Schmerzen sind bedingt durch Veränderungen der Nerven selbst und entstehen durch Schädigung von Nervenbahnen, durch Entzündung, Einengung oder Verletzungen. Je nach Schmerzqualität präsentieren sich die viszeralen Schmerzen eher dumpf, drückend, pochend, ziehend, stechend und die neuropathischen eher elektrisierend, kribbelnd, brennend. Diese Qualitäten können in einer ausführlichen Schmerzanamnese mit kognitiv orientieren, rüstigen Patient*innen erfragt werden und geben wichtige Hinweise für die individuelle pharmakologische Therapie und andere multimodale Behandlungsmöglichkeiten. Bestehen akute Schmerzen über einen längeren Zeitraum, treten sogenannte neuroplastische Prozesse im Nervensystem auf und es kommt zur Ausbildung eines sogenanntes *Schmerzgedächtnisses*. Daraus kann eine Schmerz-Überempfindlichkeit resultieren und es kommt auf biochemischer, genetischer und zentralnervöser Ebene zur Chronifizierung des Schmerzes. Daher ist es essentiell, auch im Alter akute Schmerzzustände adäquat zu behandeln.

Schmerzerkennung bei orientierten alten Menschen

Um Schmerzen lindern zu können, müssen die Behandelnden diese jedoch erst einmal erfragen, respektive erkennen. Für die Schmerzerfassung und Quantifizierung beim alten Menschen stehen zahlreiche verbale und nonverbale Methoden, Tools und Skalen zur Verfügung. Der Klassiker der unidimensionalen Tools ist die NRS, die *Numeric Rating Scale*. Auf einer Skala von 1 bis 10 kann die Intensität der vorhandenen Schmerzen einer schmerzgeplagten Person von ihr selbst angeführt werden. Für den Einsatz einer NRS ist die unbeeinträchtigte kognitive Grundsituation des*der Patient*in notwendig. Auch für die VRS (*Verbal Rating Scale*), bei der die Intensität des Schmerzes von der Angabe *keine Schmerzen* bis zu *stärkster vorstellbarer Schmerz* reicht, ist zumindest eine grobe Orientierung und verbale Kommunikationsfähigkeit der Betroffenen erforderlich. Ist der verbale Zugang zum*zur Betroffenen, aus welchen Gründen auch immer, nicht möglich, gibt es auch unterschiedliche VAS (*Visuelle Analog-Skala*). Dort kann Mithilfe von Bildern und Grafiken die Schmerzintensität erfasst werden. Zu Hilfe gezogen werden dabei zum Beispiel die Abbildung von verschiedenfärbigen Smilies, deren Gesichtsausdruck von lachend zu schmerzverzerrt wechselt. Die klassische VAS ist eine 10 cm lange Linie, die von der linken Seite (kein Schmerz) bis zur rechten Seite (größtmöglicher Schmerz) reicht und auf der Betroffene gebeten werden, ihr Kreuz dort zu setzen, wo sie ihre Schmerzintensität selbst verorten würden. Beliebt ist auch das Bild eines Thermometers, dass die Schmerzintensität ansteigend anzeigt (z.B. das Iowa Pain-Thermometer). Einzig auf die Schmerzintensität zu fokussieren, greift jedoch insbesondere beim alten Menschen zu kurz. Oder wie bereits der bekannte kanadische Schmerzforscher und Psychologe Roland Melzack festgestellt hat:

„Schmerz nur in Hinblick auf seine Stärke zu beschreiben, ist wie die visuelle Welt allein nach Lux Angaben zu klassifizieren, ohne Farben, Formen, Muster, Tiefe und die vielen anderen Dimensionen des visuellen Erlebens miteinzubeziehen" (übersetzt nach Melzack, 1975).

Daher gibt es, vornehmlich aus dem angloamerikanischen Raum kommende, für Patient*innen mit chronischen Schmerzen entwickelte multidimensionale, objektive, valide und reliable Instrumente, wie die *Geriatric Pain Measure* (GPM) (Ferell et al., 2000), das *Brief Pain Inventory* (BPI) (Furler, 2013), oder den *Pain Disability Index* (PDI) (Chibnall & Tait, 1994). Vorbild für diese Tools sind zum Beispiel der *McGill Pain Questionnaire* (MPQ) (Gagliese & Melzack, 2003) und andere Instrumente, die ursprünglich für die Schmerzmessung in der Onkologie entwickelt wurden. All diese Fragebögen basieren auf dem sogenannten *Self Reporting*-Prinzip, das mittels *Paper and Pencil* unterschiedliche psychometrische Dimensionen wie die Schmerzintensität, die Lokalisation des

Schmerzes, affektive Komponenten und die schmerzbedingte Beeinträchtigung der Funktionalität erhebt.

19.3 *„Komm bitte einmal schauen, die Patientin ist heute so anders ...“.* TOOLS für die Schmerzerkennung von kognitiv beeinträchtigten alten Menschen

Mikroverhaltensweisen von Menschen mit Demenz können auf Schmerzen hindeuten. Das kann eine kleine Träne im Augenwinkel genauso sein, wie Schweißperlen auf der Stirne, eine veränderte Gestik oder vegetative Zeichen, wie etwa die Zunahme der Herzfrequenz oder eine auffallende Änderung im Verhalten. Insgesamt ist zu konstatieren, dass gerade bei Demenzpatient*innen, die ihre Schmerzen verbal nicht mehr äußern können, diese oftmals unerkannt und damit unbehandelt bleiben. Man spricht dann von „Underreporting“ oder „Undertreatment“, sprich unzureichender Schmerzerkennung und -behandlung (Sampson et al., 2006). Um diesem Missstand zu begegnen, wurden Beobachtungstools entwickelt, mit deren Hilfe Schmerzen bei demenziell veränderten Menschen strukturiert erfasst werden können. Die Grundlage für all diese Instrumente ist die konzise Beobachtung der Verhaltensäußerungen der Demenzpatient*innen.

Rezente Untersuchungen zeigen, dass Schmerz gerade bei demenziell veränderten Patient*innen häufig ist. Über 50 % der Demenzpatient*innen erleben regelmäßig Schmerzen (Achterberg et al., 2013). Weil aber diese Patientengruppe Schmerz oft nicht klar verbal äußern kann, werden Schmerzen seltener vermutet, gemessen und damit auch therapiert. Demenzpatient*innen klagen seltener über Schmerzen, können oftmals durch die veränderte Körperwahrnehmung den Schmerz nicht mehr oder nur anders lokalisieren oder bagatellisieren ihre Schmerzen (ÖSG, 2020). In der Praxis kann es sein, dass eine Demenzpatientin den Schmerz an ihrem Körper anders verortet, als die möglicherweise behandelbare Ursache zu suchen ist. Im Extremfall ist es möglich, dass etwa auf das Sprunggelenk gezeigt wird, es sich aber um einen bisher nicht diagnostizierten hüftnahen Knochenbruch handelt. Die Körperwahrnehmung von Demenzpatient*innen verändert sich mit Fortschreiten der Erkrankung, bis zu dem Stadium, in dem Berührung nur mehr im Gesicht und Dekolleté-Bereich wahrgenommen wird (Feil & de Klerk-Rubin, 2017). Diese Veränderungen in der Körperwahrnehmung und Schmerzpräsentation müssen dem interdisziplinären geriatrischen Betreuungsteam gegenwärtig sein. Gerade auch bei der Entwicklung eines deliranten Zustandsbildes, bei zunehmender Verwirrtheit, bei Veränderung des alltäglichen Verhaltens, bei zunehmender Unruhe und Agitation oder neu auftretender Aggression ist unerkannter und unbehandelter Schmerz die erste Überlegung, die einem Betreuenden in den Kopf schießen muss. Bei BPSD (*Behavioural and psychotic symptoms of dementia*) muss neben validierenden Interventionen zuerst versuchsweise eine Schmerzbehandlung (probatorische analgetische Therapie) erfolgen, bevor zu antipsychotischen Medikamenten gegriffen wird. Es ist durch mehrere Studien belegt, dass schmerzreduzierende Maßnahmen und standardisierte Schmerzprotokolle indirekt auch zur Reduktion von Antipsychotika-Gaben führen (ÖSG, 2020). Um Schmerzen bei dieser Patient*innengruppe nicht zu übersehen, lohnt es, systematische Schmerzerfassungen durchzuführen und diese in den klinischen und pflegerischen Alltag in der geriatrischen Akutversorgung und in der Langzeitpflege zu integrieren. Gerade auch in der Betreuung zu Hause und in der stationären Altenfachbetreuung sind solche institutionalisierten Abläufe zur Schmerzerfassung unumgänglich. Das gilt für kognitiv unbeeinträchtigte alte Menschen und für kognitiv beeinträchtigte im besonderen Maße. Marina Kojer, die Grande Dame der Palliativen Geriatrie, hat dazu einmal treffend formuliert: „Wir können nie wissen, was in einem Menschen vorgeht, der scheinbar unerreichbar vor uns liegt“.

In meiner eigenen beruflichen Laufbahn als Medizinstudentin ist mir folgende prägende Geschichte im Krankenhaus widerfahren. Ich durfte mit einem Arzt in Ausbildung bei einer Patientin mit schwerer Demenz einen Venenweg stechen. Als ungeübte Studentin habe ich mich mehrmals „verstochen“. Der junge Arzt meinte dazu nur lapidar zu mir: „Kannst ruhig nochmals versuchen, die alte Dame bekommt eh nix mehr mit.“ Ich habe dann doch in das Gesicht der alten Dame geschaut und eine Träne ist ihr aus dem linken Auge gelaufen. Das war mein einprägsamstes Erlebnis zur Erkennung von Mikroverhaltensweisen bei demenzerkrankten Menschen, wo kleine Veränderungen des Verhaltens große Hinweise auf zum Beispiel das Erleben von Schmerzen geben können.

Für die Beobachtung und Klassifizierung der Schmerzwahrnehmung und Schmerzäußerung bei Demenzpatient*innen wurden mittlerweile im angloamerikanischen und europäischen Kontext eine Vielzahl von spezifischen validen Skalen, Scores und Instrumenten entwickelt. Rezente systematische Übersichtsarbeiten zur Gültigkeit, Verlässlichkeit und klinischen Nützlichkeit dieser Instrumente kommen zu dem Schluss, dass die meisten Instrumente nur in kleinen Studien getestet sind und daher nur unzureichend Daten vorliegen, um Rückschlüsse auf die Effektivität und die Qualität der Datenerhebung zuzulassen. Mittlerweile existieren zahlreiche solcher Beobachtungsinstrumente. Die Studienlage ist derart umfassend, dass es sogar eine Systematic Review zu Systematic Reviews (eine Übersichtsarbeit über alle Übersichtsarbeiten) zu diesem Themenbereich gibt, die 28, mehr oder weniger gut untersuchte Beobachtungsinstrumente identifiziert hat (Lichtner et al., 2014). Ziel dieser Metareview war es, die besten Übersichtsarbeiten zusammenzuführen, um Aussagen über die Gültigkeit, die Zuverlässigkeit, die Unterstützungshilfe für Entscheidungen und die Praktikabilität dieser Instrumente in der klinischen Praxis machen zu können. Zu nennen sind hier die am besten validierten Beobachtungstools: die PAINAD Scale (*Pain Assessment in Advanced Dementia*) und deren deutsche Übersetzung der BESD Score (*Beurteilung von Schmerz bei Demenz*), die ECPA (*L' echelle comportementale pour personnes agés*), und die deutsche Adaptierung BISAD (*Beobachtungsinstrument für das Schmerzassessment bei alten Menschen mit Demenz*), die *Pain Assessment Checklist for Seniors with Limited Ability to Communicate* (PACSLAC), die DS-DAT, die *Mahoney Pain Scale*, die *Abbey Pain Scale*, sowie die *Doloplus-2-Skala* und die *Doloshort-Skala*. Die am besten strukturierten Instrumente richten sich nach den Leitvorgaben der American Geriatrics Society, die sechs große Dimensionen für die Schmerzerfassung bei Demenzpatient*innen definiert hat. Diese sind der Gesichtsausdruck (Mimik und deren Veränderung), negative Lautäußerungen (z. B. schreien, weinen, wimmern), die Körpersprache (Gestik und deren Veränderung), Veränderungen in den gewohnten Aktivitätsmustern (z. B. mehr oder weniger Nesteln, Unruhe oder Agonie, vermehrter oder verminderter Schlaf), Veränderungen in den interpersonellen Interaktionen (Rückzug, weniger oder vermehrte nonverbale und/oder verbale Kommunikationsversuche) und Veränderung des mentalen/psychischen Zustandes (z. B. Aggression, Depression) (American Geriatrics Society, 2002). Die am besten evaluierte Systematic Review zu dem Thema (Qi et al., 2012) kommt zu dem Schluss, dass es ausreichend viele Beobachtungstools gibt, diese aber unzureichend evaluiert sind. Daher kann man guten Gewissens nicht sagen, dass eines dieser Instrumente besser wäre als das andere. Zur Diskussion steht auch, dass der „Gold Standard“ für die Schmerzmessung die eigenen Angaben der betroffenen Person sind. Nur wenn aufgrund einer fortgeschrittenen kognitiven Beeinträchtigung wie einer schweren Demenz diese Angaben nicht mehr selbst gemacht werden können, dürfen Beobachtungen, von sogenannten „Proxies“, also stellvertretend für die Person wahrnehmenden Personen, herangezogen werden. Das sind selbstverständlich die An- und Zugehörigen, genauso wie die am intensivsten in die Pflege der betroffenen Person Involvierten. Van Herk et al. (2007) nennen dies treffend einen „Silver Standard". Anleitend dabei ist dann der mutmaßliche Wille des Patienten oder der Patientin (Pinter et al., 2020). Dabei kann eine Patientenverfügung oder Vorsorgevollmacht hilfreich sein, die eventuell Hinweise auf die Vorstellung und Wünsche der Betreuungsintensität geben können. Oder die Entscheidung wird gemeinsam mit einer Erwachsenenvertretung getroffen. Unbeantwortet bleibt in der Literatur aktuell auch die Frage, wer für die Administration dieser Instrumente zuständig ist, welche Schulungen oder Ausfüllhilfen existieren und ob die betreffenden Methoden in der Praxis auch tatsächlich regelhaft zum Einsatz kommen (Lichtner et al., 2014). Für den Aufgabenbereich des Schmerzassessments als Kernaufgabe in der Pflege gibt es klare Leitlinien und Expert*innenstandards (S-3 Leitlinie, 2017). Generell muss jedoch diskutiert werden, dass diese Tools nur einen Meilenstein im komplexen Prozess der Schmerzerkennung und danach der Findung einer adäquaten Therapieentscheidung für pharmakologisch und nicht-pharmakologische Interventionen darstellen können. Die regelhafte, in die klinische und pflegerische Praxis integrierte Anwendung von solchen Schmerzerfassungsinstrumenten stellt innerhalb der Organisationen sicher, dass es routinemäßige und nicht nur punktuelle Schmerzbeobachtungen gibt, die eben nicht von der Beobachtungsgabe und Aufmerksamkeit von einzelnen Pflegepersonen oder Mediziner*innen abhängen. Damit wird sichergestellt und auch visualisiert, dass das Thema Schmerz beim alten Menschen in der Organisation laufend verankert ist und bleibt.

Das beste Instrument ersetzt jedoch nicht die interdisziplinäre Kommunikation im multiprofessionellen Betreuungsteam. Es ist eine geteilte Verantwortung, dass Schmerzen gerade bei kognitiv eingeschränkten Patient*innen und Bewohner*innen nicht unbeobachtet und damit unbehandelt bleiben. Der Pfad von der Schmerzbeobachtung, dem Einsatz eines Beobachtungsinstrumentes, der Kommunikation und Diskussion des Ergebnisses und der Auswahl und Gabe eines Schmerzmedikamentes oder einer anderen lindernden Intervention ist und bleibt ein komplexer Prozess mit einigen Fallstricken. Ganz klar ist dabei zu priorisieren, dass die rasche Gabe eines Analgetikums der damit einhergehenden Dokumentationspflicht vorzuziehen ist.

Dazu ein Beispiel aus der Praxis: Wenn ein Patient stürzt und sich im stationären Kontext eine frische, hüftnahe Fraktur zuzieht, ist die Verabreichung eines schnell wirksamen Analgetikums wichtiger als die Dokumentation des Sturzereignisses. Dies muss über alle disziplinären Grenzen klar und radikal an dem Bedürfnis des Betroffenen orientiert kommuniziert und umgesetzt werden. Nur gemeinsam kann eine adäquate Schmerztherapie für akute und für chronische Schmerzen gelingen.

Schmerzwahrnehmung(en) und Kommunikation(en)

Mit kognitiv orientierten alten Menschen lässt sich gut über ihre Schmerzen sprechen. Bereits im Medizinstudium ist die Anamnese und damit das genaue Erfragen von Symptomen und dem subjektiven Erleben des Patienten oder der Patientin ein grundlegendes Instrument der ärztlichen Kunst.

Für eine konklusive Schmerzanamnese kann folgender Leitfaden dienen (abgewandelt nach Kunz, 2017):

- Aktueller Schmerz: Haben Sie gerade jetzt Schmerzen?
- Lokalisation: Wo sind diese Schmerzen? Können Sie mir zeigen, wo es Ihnen weh tut?
- Dauer: Sind diese Schmerzen neu? Haben Sie diese Schmerzen schon länger? Wie lange schon?

- Intensität: Wie stark sind diese Schmerzen, wenn 10 der stärkste für Sie denkbare und 0 gar kein Schmerz wäre? Wie stark waren die stärksten Schmerzen?
- Qualität: Wie erleben Sie diesen Schmerz? Ist er bohrend, ziehend, dumpf, pochend, stechend, elektrisierend, einschießend, brennend oder haben Sie andere Worte dafür?
- Beeinflussung: Sind die Schmerzen dauernd vorhanden oder kommen und gehen sie wieder? Sind die Schmerzen bewegungsabhängig? Was lindert Ihre Schmerzen? Sind die Schmerzen in Ruhe vorhanden?
- Bisherige Therapie: Was haben Sie selbst schon gegen den Schmerz unternommen? Haben Sie schon Medikamente eingenommen? Gibt es schon abklärende Untersuchungen oder Ergebnisse von bildgebenden Verfahren oder anderen Disziplinen?
- Biografie und Selbsteinschätzung: Hatten Sie diese Schmerzen früher schon einmal? Was glauben Sie selbst, woher diese Schmerzen kommen könnten? Was bedeuten diese Schmerzen für Sie?

Der österreichische Kommunikationswissenschaftler Paul Watzlawick hat in einem seiner Axiome festgehalten, dass man nicht *nicht* kommunizieren kann. Menschliche Kommunikation ist Verhalten und Verhalten ist Kommunikation. Das ist insbesondere eminent wichtig, wenn die verbale Sprache bei hochbetagten Demenzkranken zunehmend versiegt und nonverbale Verhaltensäußerungen wie Aggression, Regression, Depression oder Lethargie als interaktive Kommunikationen verstanden werden wollen. Die Ursache von sogenanntem herausforderndem Verhalten kann in körperlichen Schmerzen begründet sein. Nur zu oft werden in der Praxis herausfordernde Verhaltensveränderungen mit Antipsychotika therapiert, obwohl es sich um unerkannte Schmerzen handelt.

Kommunikation ist bei der Schmerzerfassung die zentrale Komponente. Auf verbaler Ebene können Schmerzen erfragt und anerkannt werden. Nur der Patient bzw. die Patientin selbst weiß, was weh tut und kann die Qualität und empfundene Quantität des Schmerzes benennen. „Schmerz ist das, was der Patient sagt, was weh tut“, war eines der prägnantesten und für Generationen von in Palliative Care und geriatrischen Settings Tätigen wichtigsten Zitate von Dame Cicely Saunders (Saunders, zit. nach Fachgesellschaft Palliative Geriatrie [FGPG], 2020). Bereits der Akt der Interaktion und der Verbalisierung von Schmerz kann zu einer Linderung beitragen. Es wurde festgestellt, dass eine intravenöse Schmerztherapie doppelt so gut wirkt, wenn sie von einem empathischen Arzt/einer empathischen Ärztin verabreicht wird. Daher brauchen Patient*innen, wenn die Infusion von einer Ärztin mit aufmunternden und heilsamen Worten verabreicht wird, nur halb so viel Analgetika. Es ist die Qualität der existenziellen Kommunikation, die Not-wendig erscheint, um das Leiden der Betroffenen zu lindern (Gottschlich, 2007). Bereits die jüdische Mystikerin Simone Weil (2020, S. 13) wusste:

„Wer das Leid nicht mitteilen kann, bei dem bleibt das Leid und vergiftet ihn.“

Es ist die existenzielle Kommunikation, die Kommunikation als Heilen versteht, die eine Antwort auf einen leidenden Menschen sein kann. Kommunikation tut aber auch Not, wenn von der konkreten Wahrnehmung, dass eine Patientin Schmerzen hat, die Kaskade der Information interdisziplinär von einer Berufsgruppe zur anderen fließt. Von der Wahrnehmung bis zur konkreten Einnahme von Schmerztropfen kann ein weiter, dokumentatorisch aufwendiger Weg mit vielen organisationalen Hindernissen liegen. Die existenzielle Hinwendung ist letzten Endes die Basis jeglicher Kommunikation und damit der Anfang einer adäquaten Schmerztherapie.

Literatur

Achterberg, W.P., Pieper, M.J.C., van Dalen-Kok, A.H., de Waal, M.W.M., Husebø, B.S., Lautenbacher, S., Kunz, M., Scherder, E.J.A. & Corbett, A. (2013). Pain management in patients with dementia. *Clinical Interventions in Aging, 8*, 1471. https://doi.org/10.2147/CIA.S36739

American Geriatrics Society. (2002). Panel on Persistent Pain in older adults: The management of persistent pain in older persons. *Journal of the American Geriatrics Society, 50*(6), S205–24.

Chibnall, J.T. & Tait, R.C. (1994). The Pain Disability Index: Factor Structure and Normative Data. *Arch Phys Med Rehabil, 75*, 1082–1086. https://doi.org/10.1016/0003-9993(94)90082-5

Fachgesellschaft Palliative Geriatrie (FGPG). (2020). *Grundsatzpapier „Total Pain in der Palliativen Geriatrie"* (S. 2).

Feil, N. & de Klerk-Rubin, V. (2017). *Validation. Ein Weg zum Verständnis verwirrter alter Menschen*. Reinhardt Verlag.

Ferell, B.A., Stein, W.M. & Beck, J.C. (2000). The Geriatric Pain Measure: validity, reliability and factor analysis. *Journal of the American Geriatric Society, 48*(12), 1669–73. https://doi.org/10.1111/j.1532-5415.2000.tb03881.x

Furler, L. (2013). Validity and reliabilty of the pain questionnaire „Brief Pain Inventory". A literature search. *Zeitschrift Pflege, 66*(9), 546–50.

Gagliese, L. & Melzack, R. (2003). Pain in the elderly. In R. Melzack (Hrsg.), *Handbook of Pain Management*. Livingstone. https://doi.org/10.1016/B978-0-443-07201-7.50042-4

Gottschlich, M. (2007). *Medizin und Mitgefühl. Die heilsame Kraft empathischer Kommunikation* (2. Aufl.). Böhlau Verlag.

Kunz, R. (2017). Schmerztherapie in der Geriatrie. In B. Steffen-Bürgi, E. Schärer-Santschi, D. Staudacher & S. Monteverde (Hrsg.), *Lehrbuch Palliative Care* (S. 231–239). Bern: Hogrefe.

Lichtner, V., Dowding, D., Esterhuizen, P., Closs, S.J., Long, A.F., Corbett, A. & Briggs, M. (2014). Pain assessment for people wirh dementia: a systematic review of systematic reviews of pain assessment tools. *BMC Geriatrics, 14*, 138. https://doi.org/10.1186/1471-2318-14-138

Melzack, R. (1975). The Mc Gill Pain Questionnaire: major properties and scoring methods. *Pain*, (1), 277–299. https://doi.org/10.1016/0304-3959(75)90044-5

Österreichische Plattform für interdisziplinäre Alternsfragen (ÖPIA). (2015). *Österreichische interdisziplinäre Hochaltrigenstudie. Zusammenwirken von Gesundheit, Lebensgestaltung und Betreuung*. Wien.

Österreichische Schmerzgesellschaft. (2020). Positionspapier. Schmerzen, Schmerzerfassung und Schmerztherapie im Alter: Besonderheiten und Empfehlungen. *Schmerz Nachrichten,* (1b), 2-20.

Pinter, G., Likar, R., Anditsch, M., Bach, M., Böhmer, F., Friedrich, M., Frühwald, T., Gosch, M., Gugerell, M., Lampl, C., Marksteiner, J., Pietschman, P., Pils, K. & Schirmer, M. (2010). Problemfelder in der Schmerzmessung und Schmerztherapie im Alter. *Wien Medizinische Wochenschrift, 160*(9–10), 1–12. https://doi.org/10.1007/s10354-010-0797-y

Pinter, G., Stromer, W., Donnerer, J., Geyrhofer, S., Leeb, B., Mitrovic, N., Pils, K. & Likar, R. (2020). Schmerzen und Schmerzerfassung im Alter: Besonderheiten und Empfehlungen. *Zeitschrift für Gerontologie und Geriatrie, 54*, 507–512.

Qi, S., Diane, J. & Kay, D. (2012). The psychometric properties, feasibility and utility of behavioural- observation methods in pain assessment of cognitively impaired elderly people in acute and long-term care: a systematic review. *JBI Library of Systematic Reviews,* (S1), *10*(17). https://doi.org/10.11124/jbisrir-2012-62

S-3-Leitlinie. (2017). *Schmerzmanagement bei älteren Menschen in der vollstationären Altenhilfe*. AWMF Registernummer 145-001.

Sampson, E.L., Gould, V., Lee, D. & Blanchard, M.R. (2006). Differences in care received by patients with and without dementia who died during acute hospital admission: a retrospective case note study. *Age and Ageing, 35*, 187–189. https://doi.org/10.1093/ageing/afj025

Shega, J.W., Ersek, M., Herr, K., Paice, J.A., Rockwood, K., Weiner, D.K. & Dale, W. (2010). The multidimentional experience of noncancer pain: does cognitive status matter? *Pain Medicine, 11*(11), 1680–1687. https://doi.org/10.1111/j.1526-4637.2010.00987.x

van Herk, R., van Dijk, M., Baar, F.P.M., Tibboel, D. & de Wit, R. (2007). Observation scales for pain assessment in older adults with cognitive impairments of communication difficulties. *Nursing Research, 56*(1), 34–43. https://doi.org/10.1097/00006199-200701000-00005

Weil, S. (2020). *Schwerkraft und Gnade*. [Französische Erstausgabe 1952]. Matthes & Seitz.

20 Ganzheitlicher Schmerz in der Betreuung zu Hause. Erfahrungen eines Hausarztes

Christoph Cina

Hinweis: Im Text wechseln die Geschlechtsbezeichnungen willkürlich ab, es sind jeweilsalle anderen Geschlechter mitgemeint.

20.1 Eine wahre Geschichte[32]

Hans und ich haben schon viel gemeinsam erlebt. Hans, von Beruf Forstingenieur, war mit seinem früheren Hausarzt, einem leidenschaftlichen Jäger, durch unzählige Jagderlebnisse gut befreundet. Und so ist es nicht verwunderlich, dass Hans diese Freundschaft weitertragen wollte und mich eines guten Tages zu meiner Überraschung in der Sprechstunde duzte. Unsere gemeinsame Geschichte begann mit Hansens Pensionierung und meiner Übernahme der Praxis seines früheren Hausarztes. Ich erinnere mich noch gut, wie mich Hans eines Abends anrief und von einem kurzen Bewusstseinsverlust berichtete, der mich veranlasste, den Patienten notfallmäßig zur Schrittmacherimplantation ins nächste Spital einzuweisen. Viele Jahre lang wurde danach sein Herz elektronisch gesteuert. Dafür war Hans mir – seinem neuen Hausarzt – unendlich dankbar.
An einem kalten Novembertag ist Hans im Alter von 82 Jahren von seinem Krebsleiden erlöst worden. Dieser Krebs meldete sich vor vielen Jahren, und der behandelnde Urologe sprach bereits von Heilung, als das Schicksal erneut und diesmal erbarmungslos zuschlug. Das Krebsgeschwür hatte sich heimlich ausgebreitet und drohte den Darm vollständig zu lähmen. Darmkrämpfe stellten sich ein, und Hans realisierte, dass seine Tage gezählt waren. Seine drei berufstätigen Töchter waren sichtlich erleichtert, als der Spezialarzt sie von der Notwendigkeit einer stationären Betreuung überzeugte. Sie haben die vorgesehene gemeinsame Besprechung mit dem Hausarzt, bei der es um wichtige Fragen zum weiteren Vorgehen gehen sollte, kurzfristig abgesagt. Doch Hans, eine starke und gegenüber seinen Töchtern wohl oftmals zu starke Persönlichkeit, entschied sich anders. Es war sein letzter Wille, zuhause in Frieden zu sterben. Wie konnte dies gelingen? Konnten seine Schmerzen daheim beherrscht werden? Wie war eine Betreuung gegen den Willen der Töchter zuhause überhaupt möglich? Wer würde ihm in diesen schweren Stunden beistehen? Dunkle und schmerzende Gedanken! Doch seine hochbetagte Gattin packte diese neue Aufgabe an, fand darin Erfüllung und half, so gut es ging. Es wurde bald offensichtlich, dass zusätzliche Hilfe durch die Töchter, welche in den letzten Jahren nur selten nach Hause gekommen waren, notwendig war. Etwas hilflos saßen sie bei meinem Hausbesuch am elterlichen Tisch und sorgten sich um medizinisch-technische Fragen, wie Magensonde, Infusion und medikamentöse Therapie. Ob in dieser schwierigen Situation hausärztliche Hilfestellung genügen würde?

32 Die Geschichte erschien ursprünglich unter Cina, C. (2004) in Primary and Hospital Care, 4: S. 51–52. Die Publikation dieser Geschichte erfolgt mit dem Einverständnis von Hansens Familie.

In früheren Jahren habe er kaum an ein Krankenbett treten können, erzählt Hans. So etwas sei doch eines Mannes unwürdig. Dies habe ihn oftmals beschämt. Er habe auch nicht gewusst, dass Sterben so gut gehen könne und ihm jetzt eigentlich ganz leichtfalle. Erbrechen müsse er selten, obwohl sein Bauch derart aufgetrieben sei und spanne. Durch die Medikamente habe er praktisch keine Schmerzen. Starkes Durstgefühl plage ihn, und er sei froh, dass dies mit einem Eislutscher ganz gut unterdrückt werden könne. Er spüre, wie er jeden Tag schwächer werde, häufig einfach einschlafe und dadurch den zeitlichen Faden verliere. Es sei beruhigend, dass seine Frau weiter neben ihm schlafe und seine Töchter an seinem Sterbebett verweilten, den Rücken massierten und mit ihm sprechen konnten. Vieles habe er klären und Verpasstes nachholen können. Keine Infusion und keine Magensonde störten ihn dabei; und die angezündeten Kerzen gäben das notwendige Licht.

Wie unbeholfen wirkten meine Worte, als ich Hans erklärte, dass seine Tage langsam zu Ende gehen würden. Es sei eine wichtige Zeit, die man gut nützen sollte. Das habe er schon bemerkt und ich könne mit ihm und seinen Angehörigen ganz offen darüber reden. Was er von seinem Hausarzt wünsche, war meine Frage. Dass ich immer wieder kommen solle und ihm beistehen möge! Hans ergriff meine Hand, und ein paar Tränen kullerten seine Backe herunter. Mir blieben die Worte im Halse stecken.

In dieser friedvollen Umgebung entstand im Kerzenlicht eine Atmosphäre der Ruhe und Geborgenheit. Die Hektik des Alltags verflog – Kerzenduft verdrängte den Geruch des zerfallenden Körpers – und die Anwesenden schenkten dem Sterbenden ihre Zeit. Zeit schien nun reichlich vorhanden, und Hans brauchte Zeit für diesen Abschied, bis er eines Abends die Familie zusammenrief, sie fragte, ob er nun gehen könne oder noch warten müsse. Mit einem *Vater unser* schloss er die Angehörigen in sein Gebet ein und verabschiedete sich. Er starb bei anbrechender Adventszeit am Geburtstagsfest meines jüngsten Sohnes Michael im Jahre 2004.

Zurück blieben seine Töchter, seine Frau und sein Hausarzt.

20.2 Die Wichtigkeit unserer Grundbedürfnisse im Zusammenhang mit Total Pain in der palliativen Geriatrie

Um die Frage des ganzheitlichen Schmerzes hochaltriger Menschen in der Betreuung zu Hause anzugehen, macht es Sinn, sich mit dem Menschen und seinen Grundbedürfnissen zu beschäftigen, sowie die Bedeutung von Unsicherheit, Angst und Vertrauen am Lebensende zu beleuchten. Der deutsche Neurobiologe Gerald Hüther (2015) beschreibt *Verbundenheit* und *Autonomie* als Grundbedürfnisse des Menschen.

Leben heißt Werden und Vergehen. Dabei macht der Mensch im Verlauf seines Lebens immer wieder Erfahrungen, die sich als komplexes neuronales Netzwerk in seinem präfrontalen Cortex speichern. Bereits intrauterin macht der Embryo fundamentale Erfahrungen, welche sein ganzes Leben prägen und am Lebensende nicht weniger wichtig werden. Nur durch eine intakte *Verbundenheit* zur Mutter wird das Wachstum des Embryos und seine zunehmende *Autonomie* sichergestellt. Würde der Blutfluss reduziert oder sogar unterbrochen, hätte dies fatale Folgen für den Embryo. Auch nach der Geburt und im Verlauf des gesamten Lebens macht der Mensch Erfahrungen in Bezug auf seine Grundbedürfnisse nach *Verbundenheit* und *Autonomie,* die im präfrontalen Cortex abgespeichert werden. Diese Erfahrungen können sich am Lebensende als Bewältigungsstrategien gegen Angst und Stress als besonders wertvoll erweisen (Hüther, 2015). Im hohen Alter, das durch den Verlust von lieben

Menschen und wichtigen Lebensgefährten und durch die eigene Fragilität geprägt wird, sind die soziale Einbettung und Selbstbestimmung gefährdet. Das kann die menschliche Würde bedrohen und zu erheblichen psychischen und physischen Belastungen und somit zu dem ganzheitlichen Schmerz von Total Pain im hohen Alter führen.

Die wissenschaftlichen Fortschritte in der Neurobiologie haben auch unser Verständnis und die Bedeutung von Angst wesentlich bereichert (Hüther, 2016). Unser Denken, Fühlen und Handeln sind abhängig von den komplexen neuronalen Netzwerken in unserem Hirn und deren Nutzung. Diese Netzwerke bleiben während des ganzen Lebens plastisch, d.h. je nach Nutzung unseres Gehirns veränderbar. Wenn wir nicht mehr weiterwissen, stellt sich bei uns das unangenehme Gefühl der Angst ein. Wir beginnen zu schwitzen, das Herz rast, wir fühlen uns hilflos und es drängt uns, auf die Toilette zu müssen. Wir fangen an verzweifelt nach einer Lösung zu suchen und wenn wir diese gefunden haben, stellt sich ein Glücksgefühl ein. Diese vorwiegend durch Adrenalin ausgelöste, sogenannt kontrollierte Stressreaktion führt zu Veränderungen im Gehirn und ist ein immer wiederkehrender Lernprozess während des ganzen Lebens, der sich in stabilisierten neuronalen Netzwerken widerspiegelt. Damit wächst unser Vertrauen in unser Wissen und Können.

Zeichnet sich aber keine Lösung der anfänglichen Angst ab, entsteht eine sogenannte unkontrollierbare Stressreaktion. Aus Angst wird Ohnmacht und Verzweiflung. Diese durch Kortisol gesteuerte unkontrollierbare Stressreaktion führt ebenso zu Veränderungen im Gehirn wie auch zu einer Verminderung der Immunabwehr.

Das Gefühl, nicht allein zu sein und zu wissen, dass jemand da ist, der hilft, zuhört und tröstet sind zentrale Elemente, um die Angst zu bewältigen und die Stressreaktion zu stoppen. Wie entsteht neurobiologisch eine menschliche Haltung, die von Vertrauen und Zuversicht geprägt ist? Eine Haltung, welche belastende Lebenssituationen erträglicher macht? Es sind günstige Erfahrungen, die ein komplexes neuronales Netzwerk in unserer präfrontalen Hirnrinde formen und festigen. Das Vertrauen in die eigenen Möglichkeiten, die Erfahrung der sozialen Geborgenheit und Hilfestellung und nicht zuletzt die spirituelle Zuversicht, Teil eines großen Ganzen zu sein, geben Sicherheit.

Man muss die Menschen mögen – diese Aussage mag banal klingen. Sie ist aber ohne Zweifel die unabdingbare Voraussetzung in der palliativen Geriatrie. Die Grundbedürfnisse nach *Verbundenheit* (Aufgehobensein, Geborgenheit, Dazugehörigkeit) und *Autonomie* (Selbstwirksamkeit, Eigenständigkeit) zu berücksichtigen, ist insbesondere beim betagten und zunehmend gebrechlichen Menschen eine große Herausforderung. Diese Grundbedürfnisse werden mit fortschreitendem Alter des Menschen zunehmend strapaziert und lösen vielfältige Ängste aus. Es ist ein schmerzliches Erlebnis, seine Bezugspersonen zu verlieren, seine Gebrechlichkeit und Abhängigkeit zu spüren und sich mit der Sinnfrage und Endlichkeit auseinanderzusetzen. Es ist wohl eine privilegierte hausärztliche Aufgabe, sich dieser geriatrischen Patienten anzunehmen.

In der zweiten Lebenshälfte und insbesondere in der letzten Lebensphase werden die Grundbedürfnisse des Menschen nach *Verbundenheit* und *Autonomie* bedroht und das löst schmerzliche Erlebnisse aus. Die rein körperlichen Schmerzen sind einer medikamentösen Therapie heute recht gut zugänglich und diese ist ein wertvoller Beitrag. Die neurowissenschaftliche Erkenntnis, dass sich der seelische Schmerz in den gleichen komplexen neuronalen Netzwerken des Gehirns, wie die dort einstrahlenden nozizeptiven, sprich körperlichen Schmerzen, wiederfindet, stellt damit die Basis zum Verständnis von Total Pain in der palliativen Geriatrie dar.

20.3 Ganzheitliche Betreuung von hochbetagten Menschen zu Hause

Die Hausarztmedizin hat in den letzten Jahren einen beeindruckenden Wandel durchgemacht. Die Einzelpraxis wurde zunehmend durch Gruppenpraxen abgelöst und verschiedentlich durch ein interprofessionelles Team ergänzt. Pflegeexpertinnen und -experten mit einem Master (MScN) oder Doktorat (PhD) in Pflegewissenschaft mit Advanced Nursing Practice-Ausrichtung verfügen über vertiefte und erweiterte klinische und forschungsorientierte Kompetenzen. Sie können eine wertvolle Bereicherung in der Alltagsbetreuung von Patienten im häuslichen Umfeld aber auch in der Betreuung von Menschen in Alters- und Pflegeheimen sowie in Behindertenheimen sein. Neue Arbeitsmodelle mit Teilzeitangeboten ermöglichen Hausärztinnen mit jungen Familien beruflich tätig zu sein. Diese veränderten Rahmenbedingungen erlauben im engen Verbund mit der Spitex[33] und unter gezieltem Einsatz von Spezialisten nicht nur eine ganzheitliche, sondern auch eine Langzeitbetreuung der hochaltrigen Patientinnen.

Es sind zunehmend interprofessionelle Teams entstanden, die Menschen mit Total Pain zu Hause betreuen und so auch diese Last auf verschiedene Schultern verteilen können. Der Weg zu einer interprofessionellen Betreuung dieser Menschen muss sorgfältig vorbereitet werden. Die durch das Älterwerden bedrohten Grundbedürfnisse lösen Stress und Ängste aus. Körperliche Schmerzen werden verstärkt und seelische Schmerzen gesellen sich dazu. Durch seine Langzeitbetreuung ist der Hausarzt in der privilegierten Situation nicht nur die Patientinnen, sondern auch ihre Familien und das Umfeld zu kennen und über die Jahre ein stabiles Vertrauensverhältnis aufzubauen. In einem schrittweisen Vorgehen, wie z. B. das Aushändigen einer Patientenverfügung und wiederholte Gespräche, die auch Vorstellungen und Ängste das Lebensende betreffend einbeziehen, sollte ein Weg aufgezeichnet werden, der den Wünschen der Patienten entspricht.

33 Spitex steht für spitalexterne Pflege und bezeichnet die ambulante Pflege in der Schweiz

20.4 Der Betreuungsplan und der runde Tisch

Ein Betreuungsplan eignet sich als Arbeitsinstrument und Hilfsmittel für die Konsensfindung mit dem betagten Patienten und zwischen den Professionen, welche an der Patientenbetreuung beteiligt sind. So kann er bspw. am runden Tisch helfen, an wichtige zu besprechende Themen zu erinnern und die Gesprächsergebnisse festzuhalten. Am runden Tisch, einem weiteren Arbeitsinstrument der palliativen Geriatrie, nehmen, wenn immer möglich, die Patientin, aber auch ihre Bezugspersonen und das Betreuungsteam teil, und dieses Gespräch muss sorgfältig vorbereitet werden. In der palliativen Geriatrie ist es wichtig, den richtigen Zeitpunkt zu finden und den Betreuungsplan rechtzeitig zu besprechen, solange ein hochbetagter Mensch sich noch gut äußern kann. Wenn das nicht möglich ist, weil ein Patient zum Beispiel an weit fortgeschrittener Demenz leidet, sind die Betreuenden auf den mutmaßlichen Willen angewiesen, ein schwieriges Unterfangen. Der einmal ausgefüllte Plan wird zur Nahtstelle sowohl zwischen den Professionen, aber auch zwischen ambulanter und stationärer Betreuung, indem er aufzeigt, welche Betreuung mit dem Patienten abgemacht und durchgeführt wurde, respektive welche Betreuung für bestimmte Situationen geplant ist. Wenn ein hochbetagter Mensch von zu Hause in ein Pflegeheim eintritt, kann dies eine wichtige Orientierung für die ganzheitliche Pflege und Betreuung sein und die Kontinuität gewährleisten und damit Total Pain vorbeugen. Eine aktuelle Version des Betreuungsplans liegt in gedruckter Form zu Hause bei der Patientin. Der Aufbewahrungsort sollte allen an der Pflege und Betreuung beteiligten bekannt sein. Der Betreuungsplan soll, wenn immer möglich, auch elektronisch gespeichert werden. Der urteilsfähige Patient hat die Datenhoheit, indem er bestimmt, wer Einsicht in den Betreuungsplan nehmen darf. Er kann seine Entscheidungen jederzeit widerrufen oder verändern. Ist die Urteilsfähigkeit durch z. B. eine fortgeschrittene Demenz nicht mehr gegeben, entscheidet die vertretungsberechtigte Person.

Der Betreuungsplan dient der vorausschauenden Umsetzung der vier „S" in Palliative Care, namentlich Selbsthilfe, Selbstbestimmung, Sicherheit und Support und ist idealerweise anhand des SENS-Modells (Eychmüller, 2014, Anhang) strukturiert.

Das SENS-Modell und seine Anwendung in der palliativen Geriatrie

Symptom-Management (Selbsthilfe): Durch die Erfassung der vorhandenen und vermutlich sich einstellenden Beschwerden des Patienten wird ein Behandlungs- und Betreuungskonzept entwickelt, welches am runden Tisch in interprofessioneller Zusammenarbeit erarbeitet und im Betreuungsplan dokumentiert wird. Diese Maßnahmen schließen alle sinnvollen Optionen, d.h. rein medizinische und pflegerische Handlungen, wie aber auch psychologische, spirituelle und auf die soziale Ebene bezogene Unterstützungsmöglichkeiten ein. Ziel der Maßnahmen soll sein, dass der hochbetagten Patientin ein hohes Maß an Autonomie und Lebensqualität gewährleistet wird.

Entscheidungsfindung (Selbstbestimmung): Es erfolgt eine Bezugnahme auf eine allenfalls vorhandene Patientenverfügung und die Thematisierung der persönlichen Ziele, Wünsche und Hoffnungen des hochbetagten Menschen. Wichtige Fragen, die den hochaltrigen Patienten beschäftigen, können direkt angesprochen werden. Nicht selten wird in einer kurativ orientierten Medizin die Frage nach den Erwartungen nicht oder nur rudimentär abgefragt. Mit dem Gespräch über Ziele, Hoffnungen, aber auch Ängste kann der hochbetagte Mensch ermutigt werden, sich Gedanken über seine letzte Lebensphase zu machen und seine Anliegen im bio-psycho-sozialen und spirituellen Bereich, die ihm wichtig sind, zu formulieren oder es kann Anstoß geben, eine Patientenverfügung zu erstellen.

Netzwerk (Sicherheit): Veränderte Arbeitsmodelle und die Reorganisation des Notfallwesens erschweren nicht selten die Erreichbarkeit des betreuenden Haus- oder Spezialarztes. Damit steigt das Risiko, dass Patienten in Notfallsituationen unnötig hospitalisiert werden und dabei der Wille des Patienten missachtet wird. Palliative Betreuung kann nur erfolgreich umgesetzt werden, wenn diese Betreuung über 24 Stunden sichergestellt und im Betreuungsplan festgehalten wird.

Support: Palliative Care ist ein Versorgungskonzept, das sich radikal an den Betroffenen orientiert. Betroffen ist aber nicht nur die Patientin, sondern in einem hohen Maß auch ihre Umgebung, ihr Umfeld mit ihren Angehörigen und Bezugspersonen. Die Unterstützung aller involvierten Personen unter Einschluss des professionellen Betreuungsteams und das Erfassen und Beurteilen der jeweiligen Grenzen der Belastbarkeit verdient in diesem Kontext höchste Priorität. Bei hochaltrigen Menschen kann dies eine besondere Herausforderung sein, da die betagten Ehepartner oft selbst pflegebedürftig sind, enge Bezugspersonen schon verstorben sind und die Kinder eventuell weiter weg wohnen.

Das SENS-Modell richtet sich nach den beschriebenen Grundbedürfnissen des Menschen, nach *Autonomie* und *Verbundenheit.* Die Selbstbestimmung und das Symptom-Management unterstützen diese *Autonomie.* Mit Sicherheit und Support wird dem menschlichen Bedürfnis nach *Verbundenheit* nachgelebt. Mit dieser Vorgehensweise wird eine rein diagnoseorientierte und kurative Medizin zu Gunsten einer Medizin, die sich am multidimensionalen menschlichen Leiden von hochbetagten Menschen orientiert, verlassen. Dieser Erfahrungsschatz ist eine große – nicht nur medizinische – sondern auch persönliche Bereicherung eines jeden Hausarztes.

20.5 Zusammenfassung

Die Betreuung und Behandlung von hochaltrigen Schmerzpatienten in ihrer letzten Lebensphase zu Hause ist eine große Herausforderung für Bezugspersonen und involvierte Professionen. Sie richtet sich nach den Grundbedürfnissen des Menschen als Subjekt und deren Umsetzung in einem interprofessionellen Team. Die Angst vieler Menschen vor nicht beherrschbaren Schmerzen in der letzten Lebensphase erfordert von allen Beteiligten nicht nur viel Wissen unter Einbezug neurowissenschaftlicher Erkenntnisse, sondern auch die Bereitschaft, dieses Wissen in der alltäglichen Praxis einfließen zu lassen und in einem auf Konsens basierenden Betreuungsplan festzuhalten. Durch den Verlust von Bezugspersonen, zunehmende Fragilität und abnehmende Autonomie im hohen Alter können wichtige Bewältigungsstrategien im Umgang mit ganzheitlichen Schmerzen fehlen und den Grundbedürfnissen nach *Verbundenheit* und *Autonomie* nur noch schwer entsprochen werden. Hans, der Patient vom Beginn des Artikels, konnte sein Bedürfnis nach *Autonomie* zum Ausdruck bringen, indem er darauf beharrte, zu Hause sterben zu dürfen. Dort durfte er auch *Verbundenheit* erleben. Er empfand es als beruhigend, dass seine Frau neben ihm schlief und seine Töchter da waren. Auch äußerte er, dass er praktisch keine Schmerzen habe. Voraussetzung für die für eine solche Betreuung notwendige interprofessionelle Zusammenarbeit ist ein intaktes Vertrauensverhältnis in einem möglichst konstanten Team. Die langjährige hausärztliche Betreuung erleichtert in Kenntnis der häuslichen und sozialen Gegebenheiten nicht nur die Entscheidungsfindung, sondern auch die enge Begleitung in dieser letzten Lebensphase. Die Pflege und Betreuung wird anhand des SENS-Modells in einem Betreuungsplan erfasst, um multidimensionalem Leiden von hochaltrigen Patientinnen entgegenzuwirken und die Kontinuität unter Einflussnahme der Autonomie des Patienten und unter Einbezug seines Bedürfnisses nach Verbundenheit zu gewährleisten.

Fehlendes Schnittstellenmanagement und digitale Insellösungen erschweren zurzeit die interprofessionelle Zusammenarbeit und gefährden die Kontinuität des Betreuungsplans und damit auch eine adäquate ganzheitliche Schmerztherapie für hochaltrige Menschen. Eine sichere team- und patientenbezogene interprofessionelle Plattform mit integriertem Betreuungs- und Medikamentenplan sowie Kommunikationskanal würde diese Zusammenarbeit wesentlich erleichtern. In der ganzheitlichen Schmerzbetreuung von hochbetagten Menschen zu Hause gibt es noch viel zu tun. Es könnte eine interessante und herausfordernde Aufgabe einer jungen Hausärztegeneration sein, diese Aufgaben zusammen mit ihren Partnern anzupacken.

Literatur

Cina, C. (2004). Eine wahre Geschichte. *Primary and Hospital Care, 4*, 51–52.

Eychmüller, S. (2014). *SENS – Eine Strukturhilfe bei komplexen Fragestellungen in der Palliative Care*. Verfügbar unter https://www.palliative-ostschweiz.ch/fileadmin/Dateiliste/palliative_otschweiz/2015_SENS_Grafik_Fachartikel.pdf

Hüther, G. (2015). *Etwas mehr Hirn, bitte. Eine Einladung zur Wiederentdeckung der Freude am eigenen Denken und der Lust am gemeinsamen Gestalten*. Vandenhoeck & Ruprecht. https://doi.org/10.13109/9783666404641

Hüther, G. (2016). *Die Biologie der Angst*. Vandenhoeck & Ruprecht.

21 Wenn körperlicher Schmerz ganzheitlich wird. Erfahrungen einer Pain Nurse in der häuslichen Pflege (Spitex)

Caterina Mosetter

An erster Stelle möchte ich großen Dank und Wertschätzung an alle Pflegenden aussprechen, die gemäß dem Leitmotiv der Spitex[34] Schweiz (2022) „überall und für alle" unterwegs sind und sich den Herausforderungen der häuslichen Pflege und Betreuung stellen.

Im pflegerischen Alltag erzählen hochbetagte Menschen oft von körperlichen Schmerzen, welche bei bewusstem Hinspüren, Zuhören und Nachfragen auch seelisches, soziales, kulturelles sowie spirituelles Erleben in sich tragen. Diesen als ganzheitlich empfundenen Schmerz, der alle Dimensionen des Seins betreffen kann, bezeichnete Saunders (2018) als „Total Pain".

Für den Bereich der ambulanten Versorgung lassen sich in der Fachliteratur kaum Informationen finden, wie Pflegende Total Pain begegnen und was für Herausforderungen sich daraus ergeben. In der Rolle der diplomierten Pflegefachfrau FH und zertifizierten Pain Nurse erzähle ich in diesem Beitrag über meine Erfahrungen und Supervisionen in der häuslichen Pflege im Rahmen der ländlichen öffentlichen Spitex. Anhand eines Praxisbeispiels versuche ich aufzuzeigen, warum hochbetagte Menschen trotz pharmakologischer Versorgung nicht unbedingt weniger leiden und welchen Mehrwert eine Pain Nurse in ungeklärten chronifizierten Schmerzsituationen haben kann.

In meinem Beitrag nehme ich eine subjektive Perspektive ein und stütze mich dabei zusätzlich auf Fachliteratur ab. Somit analysiere und beschreibe ich nicht die Gesamtsituation hinsichtlich des Schmerzmanagements in der ambulanten Pflege in der Schweiz. Die Spitex-Organisationen sind in ihren Schwerpunkten und Leistungsaufträgen unterschiedlich aufgestellt und unterstehen kantonalen Regelungen.

21.1 Leiden am Schmerz

Büche (2017) hinterfragt, ob der englische Begriff *Pain* tatsächlich *Schmerz* bedeutet oder ob damit vielmehr das Leiden angesprochen wird. So wird im französischen Sprachgebrauch mitunter nicht von *Total Pain* gesprochen, sondern von *Souffrance total*.

Gerade bei hochbetagten Menschen, die ihre Schmerzen und Leiden aus unterschiedlichen Gründen manchmal nicht genau zuordnen können, besteht die Gefahr, dass sie in ihrem Leiden, das immer weit mehr als nur körperliche Schmerzen umfasst, ungesehen, ungehört und somit unbehandelt bleiben. Daraus lässt sich ableiten, dass ein Schmerzgeschehen stets in all seinen Dimensionen des Erlebens und Erleidens verstanden werden muss.

---

34 Spitex steht für spitalexterne Pflege und bezeichnet die ambulante Pflege in der Schweiz

21.2 Das Schmerzmanagement aus Expert*innensicht

Der Expertenstandard des Deutschen Netzwerks für Qualitätsentwicklung in der Pflege (DNQP, 2020) gilt als *der* Goldstandard im pflegerischen Schmerzmanagement. Er bietet wissenschaftlich fundierte Empfehlungen an, wie dieses in der Praxis umgesetzt werden kann.

Der DNQP (2020) hält fest, dass ein effektives Schmerzmanagement eine systematische Schmerzeinschätzung unter Berücksichtigung von bio-psycho-sozialen und spirituellen Dimensionen voraussetzt. Jeder Mensch soll, ob er an akuten oder chronischen Schmerzen leidet oder von zu erwartenden Schmerzen betroffen sein wird, ein individuell angepasstes Schmerzmanagement bekommen. Im besten Fall bedeutet dies, dass die Interventionen zu Schmerzfreiheit führen oder eine für Betroffene akzeptable Schmerzsituation erreicht werden kann. Gleichzeitig gilt es, eine bestmögliche Lebensqualität und Funktionsfähigkeit zu erhalten bzw. zu erreichen.

Laut der Nationalen Dach-Organisation der Arbeitswelt Gesundheit (OdaSanté, 2022a, 2022b) ist das pflegerische Schmerzmanagement Bestandteil des Rahmenlehrplans der Bildungsgänge Fachfrau*mann Gesundheit (FaGe) sowie diplomierten Pflegefachfrau*mann HF (Höhere Fachschule). Welche Aufgaben sie im Rahmen des Schmerzmanagements übernehmen, kann innerhalb der unterschiedlichen Arbeitsfelder variieren. In manchen pflegerischen Settings übernehmen auch speziell ausgebildete Pain Nurses die Verantwortung für die Umsetzung des Schmerzmanagements.

21.3 Die Pain Nurse und ihre Aufgabengebiete

Pain Nurse ist kein geschützter Titel und wird in der Praxis auch synonym verwendet mit *„Schmerzmanager*in“* oder *Fachexpert*in Schmerz*. Hinter dieser Bezeichnung stehen diplomierte Pflegefachfrauen und -männer, die über mehrjährige Berufserfahrung in der Pflege verfügen und eine Weiterbildung [Certificate of Advanced Studies (CAS)] im Bereich des Schmerzmanagements absolviert haben (OST, 2022). Die Kernaufgabe einer Pain Nurse besteht darin, komplexe Schmerzsituationen zu erfassen und in Zusammenarbeit mit unterschiedlichen Berufsgruppen und Fachdisziplinen ein professionelles Schmerzmanagement in der pflegerischen Praxis sicherzustellen, welches sich an den Bedürfnissen der Betroffenen orientiert.

Pain Nurse – Fachexpert*in für komplexes Schmerzgeschehen

Laut der Ostschweizer Fachhochschule OST (2022) verfügt eine Pain Nurse über vertieftes Fachwissen in den Bereichen der Physiologie und Pathophysiologie von akuten wie auch chronifizierten Schmerzen. Sie versteht Schmerzen als ein multidimensionales Phänomen und hat somit ein Bewusstsein dafür, wie sich Schmerzen und damit verbundenes Leiden auf das Leben und Erleben von Betroffenen und deren Angehörigen auswirken können. Eine Pain Nurse setzt gezielt verschiedene Instrumente zur systematischen Schmerzerfassung ein, leitet in partnerschaftlicher Zusammenarbeit mit den Klient*innen entsprechende Maßnahmen zur Schmerzlinderung in die Wege und führt regelmäßige Verlaufskontrollen durch. Dank den erweiterten Kenntnissen in pharmakologischen und komplementären Therapieansätzen in der Schmerzbehandlung erkennt eine Pain Nurse Anzeichen von Nebenwirkungen oder inadäquater Schmerztherapien, kann Verordnungen kritisch evaluieren und bei Bedarf aktiv Vorschläge für Anpassungen machen. Auch die Schulung und Beratung von Betroffenen und deren nahestehenden Bezugspersonen, die Zusammenarbeit und Koordination im interdisziplinären und interprofessionellen Team gehören ihren Aufgabengebieten an.

21.4 Schmerzen im Kontext der ambulanten Pflege

Die Spitex ist Teil der Schweizer Gesundheitsversorgung und föderalistisch strukturiert (Spitex Schweiz, 2022). Sie steht allen Personen zur Verfügung, bei denen die Notwendigkeit und der Bedarf an häuslicher Unterstützung ärztlich abgeklärt worden ist.

Das Bundesamt für Statistik (BFS, 2022) beziffert die Anzahl der Menschen, die in der Schweiz im Jahr 2020 Leistungen im Rahmen der häuslichen Pflege in Anspruch genommen haben, mit über 420.000. Dies entspricht knapp 5% der Schweizer Bevölkerung. Dabei ist hervorzuheben, dass zum Zeitpunkt der Erhebung 37% aller Klient*innen das achtzigste Lebensjahr erreicht haben. Cedraschi et al. (2018) weisen darauf hin, dass Menschen dieser Altersklasse besonders von einer Zunahme an Schmerzen hoher Intensität betroffen sind.

Fallbeispiel

Einleitung: Es ist morgens um 07.30 Uhr. Das Spitex Team liest sich wie in jedem Frühdienst in die Klient*innendokumentation ein, um sich auf die Einsätze vorzubereiten. An diesem Tag bin ich zum ersten Mal bei Frau L. eingeteilt, die seit drei Wochen Klientin bei der Spitex ist.

Anamnese: Der Anamnese ist zu entnehmen, dass Frau L. früher als Chefsekretärin bei einem internationalen Unternehmen arbeitete. Heute ist die 81-jährige Klientin seit wenigen Monaten verwitwet und lebt allein in einer Vierzimmerwohnung im dritten Stock, in der sie schon ihr halbes Leben lang zuhause ist. Sie verlässt ihre vertrauten vier Wände kaum, weil sie die Treppen bis ins Erdgeschoß hinunter und wieder hinauf schmerzbedingt sowie kräftemäßig kaum zu bewältigen vermag. Seit vielen Jahren hat sie eine Hypertonie, die mit Candesartan® gut eingestellt ist, und eine Hypercholesterinämie, die mit Simvastatin® therapiert wird. Aufgrund von zunehmend starken Rückenschmerzen wurde ihr vor zwei Jahren eine schwere Spondylarthrose und Osteoporose diagnostiziert. Hierfür nimmt sie Voltaren®, Novalgin®, Alendronat®, Calcimagon® und Vitamin-D-Tabletten ein. Vor über einem Monat war ihrer Tochter aufgefallen, dass ihre sonst stets gepflegte Mutter manchmal über Tage hinweg die gleichen Kleider trug und teilweise Mühe hatte, Sätze zu beenden. Als das gewohnte gemeinsame Abendessen am Sonntag vergessen ging, wurde die Tochter besorgt. Der Besuch beim Hausarzt resultierte in einem Verdacht auf Demenz und in die Einleitung weiterer Abklärungen. Seither erhält Frau L. von der Spitex drei Mal die Woche Unterstützung bei der Körperpflege. Das Medikamentenmanagement übernimmt nun ebenfalls die Spitex, da die Tochter von Frau L. in der Zwischenzeit keine zeitlichen Ressourcen mehr für das Richten der Tabletten hat. Die Medikamenteneinnahme funktioniere laut der Tochter seit jeher einwandfrei. Ihre Mutter zeige sich diesbezüglich sehr gewissenhaft und kenne ihre Tabletten gut.

Im Spitexzentrum: Während des Einlesens flüstert mir eine Mitarbeitende zu: „Du gehst heute zu Frau L.? Bin ich erleichtert, dass ich diese Woche keine Einsätze bei ihr habe. Sie wollte mich bei meinen letzten Besuchen zuerst nicht reinlassen. Dann hat sie immer wieder den Wunsch geäußert, bald sterben zu wollen – dabei geht es ihr gar nicht so schlecht, oder? Ich wusste jeweils nicht richtig, wie ich reagieren soll. In solchen Momenten fehlen mir die Worte und dann sage ich oft nichts. Ich bin ja auch nicht von der Seelsorge. Ich kenne mich da zu wenig aus. Zudem hat sie vorgestern das Duschen verweigert, obwohl sie nach Urin gerochen hat. Bei jedem Einsatz äußerte sie auch Rückenschmerzen, die sie aber schon seit Jahren hat. Auf ihren Wunsch hin habe ich ihr den Rücken mit Murmeltierfett eingerieben. Ich glaube nicht, dass dieses wirkt, aber ihrer Aussage nach hat es ihre Beschwerden gelindert."

Eine diplomierte Pflegefachfrau schaltet sich ein und versucht, die Situation zu entschärften:
„Ich habe mit Frau L. schon mehrere Male über ihre Schmerzen gesprochen und ihr nahegelegt, stärkere Medikamente einzunehmen, doch die Klientin lehnte immer vehement ab. Sie sagte jeweils, dass es schon gehe, sie sei schließlich die Schmerzen gewohnt. Von daher kann ich auch nicht mehr machen. Das Thema Duschen ist bei Fr. L. schwierig. Ich werde mit der Tochter sprechen."
Dann ist es wieder still im Raum. Ich würde gerne bei meinen Kolleginnen nachfragen, wie es ihrer Meinung nach zu dem Verhalten von Frau L. gekommen ist, doch ein Blick auf die Uhr verrät mir, dass mein erster Einsatz schon bald beginnt.
Dokumentation: Interessanterweise sind diese eben mündlich erfahrenen Informationen zu Frau L.s Gefühlserleben und Verhalten nahezu nicht schriftlich festgehalten. Der Pflegedokumentation sind während den letzten Einsätzen keine Besonderheiten zu entnehmen. Der Medikamentendispenser war beim Austauschen leer und es wurde geschlussfolgert, dass die Klientin die Tabletten jeweils eingenommen hat. Die Körperpflege wurde, außer vorgestern, jeweils gemäß Verordnung durchgeführt. Frau L. hat dabei bekannte Rückenschmerzen geäußert, vor allem beim Bücken, jedoch aktiv bei der Körperpflege mitgeholfen und sich für die Unterstützung bedankt. Das Einmassieren des Murmeltierfettes wurde dokumentiert und auch, dass es der Klientin ihrer Aussage gemäß gutgetan habe.
Zusammenfassend vermittelt die Pflegedokumentation einen guten Überblick über die erfolgten Maßnahmen. Sie verrät mir aber wenig darüber, wie sich Frau L. fühlt und was ihre Bedürfnisse sind. Auch vermisse ich die Erhebung eines mehrdimensionalen Schmerzassessments sowie dessen systematische Verlaufskontrollen zur Überprüfung der Wirkung eingesetzter schmerzlindernden Maßnahmen.

Bei der Klientin zuhause: Es ist kurz vor neun Uhr am selben Tag. Frau L. und ich begegnen uns heute das erste Mal. Gemäß meinem Einsatzplan lautet mein Auftrag, der Klientin den wöchentlichen Medikamentendispenser bereitzustellen, den alten mitzunehmen und die Medikamenteneinnahme zu überprüfen. Dafür stehen mir 15 Minuten zur Verfügung.
Frau L. öffnet mir die Tür. Sie ist gepflegt angezogen, begrüßt mich lächelnd, jedoch mit verweinten Augen. Sie teilt mir sogleich mit, dass sie die Tabletten von heute Morgen noch nicht eingenommen habe. Das werde sie jetzt gleich machen. Während sie mir mit kleinen Schritten und nach vorn gebeugter Haltung in ihr Nähzimmer vorausgeht, wo sie den Medikamentendispenser aufbewahrt, bemerke ich Urinflecken auf ihrer Hose. Im Zimmer angekommen öffnet sie den Dispenser und versucht, die Tabletten herauszunehmen. Dabei fällt eine zu Boden. Sie sagt lächelnd, dass dies nicht schlimm sei, da sie die größere von den zwei Schmerztabletten (Novalgin®), die eben runtergefallen ist, jeweils schon lange nicht mehr einnehme. Nur die kleine Runde (Voltaren®), die vertrage sie gut. Von der anderen sei ihr immer schwindelig geworden. Als ich die zu Boden gefallene Novalgin® Tablette aufheben möchte, entdecke ich weitere Tabletten. Nicht nur die *größeren*, sondern mitunter auch von den kleinen runden. Frau L. steht vor mir und beginnt zu weinen. Sie nimmt mir die vom Boden aufgehobenen Medikamente unsicher aus der Hand und verstaut diese zu den anderen nicht eingenommenen Analgetika in einer Blechdose in der Kommode ihres Nähzimmers. Sie bittet mich, niemandem davon zu erzählen, weil sie Angst habe, der Hausarzt könnte sie frühzeitig in ein Pflegeheim überweisen. Dieser unterstelle ihr auch, dement zu sein. Dabei sei ihr Zuhause alles, was sie noch habe. Sie nehme die Rückenschmerzen in Kauf, auch wenn ihr Alltag dadurch erschwert sei. Aber in ein Heim möchte sie nicht. Dann wolle sie lieber vorher sterben. So steht die ehemalige Chefsekretärin vor mir und zeigt sich in ihrer Verletzlichkeit und

Trauer, ihrer Angst und Verzweiflung. In der Stille, die in diesem Moment fast laut wird, erscheint mir ihre Wohnung riesig. Wir stehen uns gegenüber und ich nehme ihre Hände in meine und drücke sie leicht. Frau L. schaut mich an und ergänzt: „Manchmal bin ich wegen den Schmerzen so langsam, dass ich es nicht mehr rechtzeitig auf die Toilette schaffe. Wie habe ich das nur verdient? Ich will nicht weg von hier." Ich spüre ihre Not und würde gerne bei ihr bleiben und mit ihr erarbeiten, was sie genau braucht und wie wir sie im Rahmen der Spitex unterstützen können. Doch die Zeitangabe auf meinem Spitex-Mobiltelefon erinnert mich, dass meine Einsatzzeit abgelaufen ist, ich noch nichts dokumentiert habe und bereits auf dem Weg zur nächsten Klientin sein sollte.

Interpretation und offene Fragen zum Fallbeispiel

Meiner Einschätzung nach handelt es sich hier um ein komplexes Schmerzgeschehen, welches sich über den Wissensfundus von Total Pain differenziert erfassen lässt: Innerhalb der körperlichen Dimension ist Frau L. aufgrund ihrer Osteoporose und Spondylarthrose von chronifizierten Schmerzen betroffen. Diese schränken die Klientin nicht nur in ihrer Bewegungsfreiheit tiefgreifend ein, sondern auch in ihrer Autonomie. Sie kann nicht mehr aufrecht gehen und ist über die Gebrechlichkeit ihres Bewegungsapparates so verlangsamt, dass sie selbst den Weg zur Toilette nicht mehr rechtzeitig bewältigen kann. Mit der Nicht-Einnahme des Novalgin® versucht Frau L. Schwindelgefühle zu vermeiden, jedoch wird sie deshalb mehr körperliche Schmerzen empfinden, welche ihren Aktionsradius weiter reduzieren. Es stellt sich die Frage, warum die Klientin diese unerwünschte Nebenwirkung weder im Pflegeteam noch bei ihrer Tochter angesprochen hat.

Die Tränen der ehemaligen Chefsekretärin können als Ausdruck ihres seelischen Leidens interpretiert werden. Es ist nachvollziehbar, dass der Verdacht auf Demenz und die damit verbundenen möglichen Konsequenzen schwer auf ihr lasten. Wie ist es zu verstehen, dass diese für die Klientin so zentrale und bedrohliche Thematik kaum in der Pflegedokumentation thematisiert wird?

An dieser Schnittstelle wird auch die soziale Dimension spürbar. Die verwitwete Frau muss in den wenigen Begegnungen, die sie hat, wahrscheinlich alle Kräfte mobilisieren, um keinesfalls den Eindruck zu erwecken, womöglich tatsächlich dement zu sein. In dieser ausweglosen Situation kann davon ausgegangen werden, dass sich die Klientin in ihrem Erleben nicht verstanden und auch emotional allein gelassen fühlt. Diese emotionale Einsamkeit wird durch die räumlichen Gegebenheiten mit der Wohnung im dritten Stock und den vielen Treppen, welche ein nahezu unüberwindbares Hindernis darstellen, um an einem erweiterten sozialen Leben teilnehmen zu können, verstärkt. Die wenigen Kontakte zur Außenwelt bestehen nebst der Tochter aus dem Spitex-Team, von welchem die Klientin wenige Stunden pro Woche pflegerische Unterstützung in Anspruch nimmt. Wie lange mag sich ein Tag für Frau L. anfühlen, die mit ihren Schmerzen und Sorgen allein in der Stille ihres Zuhauses festsitzt?

Die Einsamkeit und Ausweglosigkeit der sozialen Dimension greifen auch auf die spirituelle Dimensionsebene über. Frau L. scheint in ihrer Verzweiflung auf eine grundsätzliche Sinnhaftigkeit ihrer Lebensumstände zurückgeworfen. Innerhalb dieses Erlebens hat sich sogar ein Sterbenswunsch eingeschlichen. Wie groß ihre innere Not sein muss, können wir nur erahnen.

Vor diesem vielseitigen Hintergrund wird nachvollziehbar, warum die Komplexität von Total Pain gemäß Kunz (2016) und Büche (2017) nach spezifischem Fachwissen und Erfahrung in der Begegnung mit multimorbiden Menschen verlangt. Weiter bedarf es eines mehrdimensionalen Schmerzassessments, welches nebst den körperlichen auch die psychischen, sozialen und spirituellen Aspekte aufgreift. Doch reicht ein Assessment aus, um das Erleben von betroffenen Menschen zu erfassen?

Von Schlüsseln und Türen

Ein solches Assessment durchführen zu wollen, ohne in einer vertrauensvollen Beziehung miteinander zu stehen, gestaltet sich schwierig. Mit dem Überschreiten der Türschwelle treten wir in das vertraute Zuhause unserer Klient*innen ein, jedoch bedeutet dies nicht automatisch, dass sie uns auch Zugang zu ihrer Innenwelt erlauben. Der Zutritt hinter diese unsichtbaren Türen bedarf besonderer Umstände. Achtsamkeit in der Begegnung, die Vermittlung von Sicherheit und einem Gefühl von bedingungslosem Angenommensein können Menschen helfen, ihr Erleben und Leiden mit uns zu teilen. Wenn wir uns von ihren Worten berühren lassen, kann ein gemeinsames Innehalten und damit ein gemeinsames Aushalten und Tragen einer Situation möglich werden. In einer solchen Resonanz können innere Türen von selbst aufgehen, ohne dass wir in Form von Fragen daran zu rütteln brauchen. Manches Leiden kann auch so tiefgreifend sein, dass sich dafür keine Worte finden lassen. In solchen Momenten sind wir ganz besonders in unserer Menschlichkeit gefragt und auch gefordert.

Schmerzen bedürfen Fachexpertise

Wenn es um Schmerzen geht, scheint in der Regel allen alles klar zu sein. In Supervisionen und Fallbesprechungen bekomme ich manchmal mit, dass sich Kolleg*innen basierend auf der absolvierten Grundausbildung in ihrer Expertise sicher fühlen, hochbetagte Menschen mit chronifizierten Schmerzen ein angemessenes pflegerisches Schmerzmanagement zukommen zu lassen. Es werden oft schwierige Situationen beschrieben, die Total Pain fast wie im Lehrbuch abbilden. Auffallend dabei ist, dass Total Pain aber häufig nicht als solcher erkannt und benannt wird.

Aus dem Fallbeispiel lässt sich interpretieren, dass sich die Pflegenden hauptsächlich auf die körperliche Schmerzdimension fokussierten und die Gesamtsituation nicht in den Kontext eines mehrdimensionalen Schmerzerlebens gesetzt haben. Es ist richtig, dass die Behandlung körperlicher Schmerzen an erster Stelle steht, weil diese alle anderen Dimensionen beeinträchtigen (Fachgesellschaft Palliative Geriatrie (FGPG), 2020; Büche, 2017). Dennoch darf nicht vergessen werden, dass sie nur einen Aspekt des Leidens widerspiegeln und gemäß de Luca et al. (2015) nicht das ganzheitliche Schmerzerleben abzubilden vermögen. So soll der Begriff Schmerz „Management" laut Kunz (2016) darauf hinweisen, dass die Behandlung von Schmerz bei hochaltrigen Menschen viel mehr beinhaltet als eine rein pharmakologische Therapie.

Es stellt sich die Frage, ob sich Pflegende der Komplexität eines Schmerzgeschehens bzw. des Vorhandenseins von Total Pain immer bewusstwerden. Dies könnte erklären, warum spezialisierte Pflege wie die Pain Nurse nicht immer beigezogen wird. Anders verhält es sich, wenn sich Schmerzen in vordefinierte Kategorien zuordnen lassen. Im Gegensatz hierzu werden korrekterweise zeitnah kardiologische Untersuchungen eingeleitet, wenn Klient*innen Thoraxschmerzen beschreiben. Ähnlich wird der Zahnarzt bei Zahnschmerzen oder der Hausarzt bei unklaren Bauch- oder Nierenbeschwerden hinzugezogen. Lassen sich Schmerzen nicht klar zuordnen, beobachte ich immer wieder, dass Pflegende teilweise wenig Zeit dafür finden, die dahinter liegenden Umstände tiefergehend zu hinterfragen, Fachexpertise einzuholen und weitere Abklärungen zu veranlassen. Dies trifft meiner Erfahrung nach nicht nur auf das ambulante, sondern auch auf das stationäre Setting zu.

Aufgrund der Komplexität des ganzheitlichen Schmerzes im hohen Alter ist gemäß Fachgesellschaft Palliative Geriatrie (FGPG) (2020) nebst spezifischem Fachwissen auch eine interprofessionelle Zusammenarbeit erforderlich, um ein umfassend wirkungsvolles Schmerzmanagement sicherzustellen.

Interprofessionalität im ambulanten Setting

Mein Alltag zeigt, dass sich die Strukturen des ambulanten Settings in vielerlei Hinsicht von einer stationären Versorgung unterscheiden. Im Spital ist die Interprofessionalität über die täglichen stationären Visiten am Patient*innenbett sowohl inhaltlich wie auch räumlich gegeben. Verschiedene Berufsgruppen wie das Team der Pflege, Ärzteschaft und des Schmerzdienstes, der Physio-, Ergo- und Ernährungstherapeut*innen sowie der Seelsorge arbeiten zusammen unter demselben Dach und sind teilweise Tag und Nacht verfügbar. Im ländlichen ambulanten Setting arbeiten die Berufsgruppen der Pflege, Haus-, Fach- und Notfallärzt*innen, Wundambulatorien oder Apotheken eng miteinander. Jedoch sind sie räumlich getrennt, so dass sich ein gemeinsamer fachlicher Austausch mit allen an der Schmerztherapie beteiligten Personen einschließlich den Klient*innen und deren Angehörigen zeitgleich selten bis gar nie realisieren lässt. Weiter beschränkt sich deren Erreichbarkeit, mit Ausnahme der Notfallärzt*innen und Angehörigen, in der Regel auf Bürozeiten.

Während es im stationären Setting am Patient*innenbett eher zu nahtlosen Entscheidungsfindungen und Handlungsanweisungen kommen kann, ist dies in der ländlichen ambulanten Versorgung strukturbedingt eher die Ausnahme. Häufig beobachte ich Unterbrechungen und Verzögerungen in der Kommunikation und den daraus resultierenden Entscheidungsprozessen.

Um diesen strukturellen Herausforderungen bestmöglich begegnen zu können, kann eine Pain Nurse eine zentrale Schnittstelle bilden, welche die Koordination und Kommunikation in der Zusammenarbeit übernimmt.

Ach du liebe Zeit

Anders als im Spital haben Spitex-Mitarbeitende einen vorgegebenen Zeitplan, der genau festlegt, wieviel Minuten bei den jeweiligen Einsätzen für welche pflegerische Dienstleistungen zur Verfügung stehen. Folglich wirkt sich jede Verzögerung auf den darauffolgenden Einsatzplan aus. Zwischen den verschiedenen Einsätzen sind in der Regel Wegzeiten eingeplant.

Die Erfassung der Dimensionen des Schmerzerlebens in all seinen Auswirkungsformen ist laut Kunz (2016) eine riesige Herausforderung, die mehrheitlich auf Gesprächen mit den Betroffenen basiert. Malones et al. (2021) haben festgestellt, dass pflegebedürftige Menschen ihre Schmerzen, trotz Nachfragen von Seite der Pflegenden, nicht äußern, wenn sie spüren, dass diese in Zeitnot sind. Von uns Pflegenden erfordert es somit viel Selbstreflexion und Achtsamkeit, um aus den zeitlich eng getakteten Abläufen in die Langsamkeit hochbetagter Menschen einzutauchen und präsent zu sein. Denn während draußen der Puls der Welt immer schneller schlägt, vieles digitaler und moderner wird, ist es in ihrem Zuhause in der Regel eher still und unaufgeregt. Wer auf ein langes Leben zurückblickt, erfährt sich normalerweise im Rhythmus von Entschleunigung, in welchem wesentliche biografische Inhalte sowie persönliche Bedürfnisse ganz im Zentrum stehen.

Wolf et al. (2018) argumentieren, dass „präsent sein" nicht gleichzusetzen ist mit bloßer körperlicher Anwesenheit. Präsent sein erfordert eine geduldige und ausgeglichene innere Verfassung, die es ermöglicht warten zu können, ohne vorschnell zu interpretieren oder zu handeln. Unter Zeitdruck ist es herausfordernd, hinreichend Ruhe und Gelassenheit zu finden. Es ist leichter, sich in einer belastenden Situation zu distanzieren als sich ihr hinzugeben – doch für Menschen, die unsere Präsenz brauchen, lohnt sich das Engagement allemal.

Die fachliche Bezugsperson bei Schmerzen

Nicht nur im Ausland, sondern auch in der Schweiz sehen wir uns im Bereich der Pflege mit Personalmangel und -fluktuation konfrontiert. Viele temporäre Arbeitskräfte sind im Einsatz. Eine Pain Nurse kann in diesen bewegten Zeiten und in diversen Settings dafür sorgen, dass dem Thema *Total Pain* genügend Aufmerksamkeit erteilt wird. Dies erfüllt eines der wesentlichen Kriterien, welche die Sicherstellung einer qualitativ hochstehenden Schmerzversorgung gewährleisten. Dabei ist es mir ein großes Anliegen, dass wir Pflegende uns immer wieder bewusstwerden, dass wir nicht nur dann *gute Pflege* leisten, wenn wir alle verordneten Interventionen *abarbeiten*. In der Begegnung mit hochbetagten Menschen liegt unsere Aufgabe auch darin, sie in ihrem Erleben zu verstehen, auf ihre Bedürfnisse einzugehen und ihrem Tag mehr Leben zu schenken.

21.5 Fazit

- Präsent sein, den Klient*innen genau zuhören und die Gesamtsituation aus einer ganzheitlichen und fachlichen Perspektive reflektieren, kann helfen, Total Pain wahrzunehmen und zu erkennen.
- Das Vorhandensein von Total Pain beim Namen zu nennen, macht eine hoch komplexe Situation, die mit viel Leiden verbunden ist, sichtbar.
- Schmerzlindernde Ansätze liegen nicht nur in der pharmakologischen Therapie, sondern auch in einer interprofessionellen Zusammenarbeit.

Weiterführende Fragen

- Welche Menschen, die Sie kennen und vielleicht auch pflegen, könnten von Total Pain betroffen sein?
- Wie sind Sie bisher mit ganzheitlich erlebten Schmerzen umgegangen und was würden Sie in Zukunft vielleicht anders machen?
- Auf welche Ressourcen können Sie zurückgreifen, wenn Sie an Ihre Grenzen kommen?

Schlussgedanken

Dieses Kapitel ermöglicht einen kleinen Einblick in eine alltägliche Situation in einem ländlichen ambulanten Setting aus der Perspektive einer Pain Nurse. Total Pain ist ein riesiges Themengebiet, weshalb im Rahmen dieses Kapitels nicht alle Dimensionen angesprochen werden können. Weiter bin ich mir bewusst, dass viele Spitexorganisationen sehr vorbildlich im Bereich des ambulanten Schmerzmanagements unterwegs sind. Abschließend wünsche ich allen Klient*innen, Angehörigen und Mitarbeitenden des Gesundheitswesens viele gute Kräfte, Mut und Hoffnung auf ihren Wegen.

Literatur

Büche, D.J. (2017). Phänomene der Chronifizierung des Schmerzes. In B. Steffen-Bürgi, E. Schärer-Santschi, D. Staudacher & S. Monteverde (Hrsg.), *Lehrbuch Palliative Care* (3. Aufl., S. 194–201). Hogrefe.

Bundesamt für Statistik (BFS). (2022). *Gesundheit. Taschenstatistik*. Verfügbar unter https://dam-api.bfs.admin.ch/hub/api/dam/assets/21244126/master

Cedraschi, C., Ludwig, C., Allaz, A.F., Herrmann, F.R. & Luthy, C. (2018). Pain and health-related quality of life (HRQoL): a national observational study in community-dwelling older adults. *European Geriatric Medicine, 9*(6), 881–889. https://doi.org/10.1007/s41999-018-0114-7

de Luca, K., Parkinson, L., Pollard, H., Byles, J. & Blyth, F. (2015). How is the experience of pain measured in older, community-dwelling people with osteoarthritis? A systematic review of the literature. *Rheumatology International, 35*(9), 1461–1472. https://doi.org/10.1007/s00296-015-3268-3

Deutsches Netzwerk für Qualitätsentwicklung in der Pflege (DNQP). (Hrsg.). (2020). *Expertenstandard Schmerzmanagement in der Pflege*. Hochschule Osnabrück.

Fachgesellschaft Palliative Geriatrie (FGPG). (2020). *Grundsatzpapier „Total Pain in der Palliativen Geriatrie" 09/2020*. Verfügbar unter https://www.fgpg.eu/wp-content/uploads/2020/11/20201103_Total-Pain-in-der-Palliativen-Geriatrie_EndV_20200909.pdf

Kunz, R. (2016). Schmerzmanagement bei älteren und kognitiv beeinträchtigten Menschen. In M. Kojer & M. Schmidl (Hrsg.), *Demenz und Palliative Geriatrie in der Praxis. Heilsame Betreuung unheilbar demenzkranker Menschen* (2. Aufl., S. 47–61). Springer. https://doi.org/10.1007/978-3-7091-1851-1_6

Malones, B.D., Kallmyr, S.S., Hage, V. & Eines, T.F. (2021). How hospitalized patients evaluate and report their pain together with nurses: A scoping review. *Nordic Journal of Nursing Research, 41*(4), 197–206. https://doi.org/10.1177/20571585211013480

OdaSanté. (2022a). *Register E. Bildungsplan Fachfrau/Fachmann Gesundheit EFZ*. Verfügbar unter https://www.odasante.ch/

OdaSanté. (2022b). *Rahmenlehrplan für Bildungsgänge der höheren Fachschulen „Pflege"*. Verfügbar unter https://www.odasante.ch/

Ostschweizer Fachhochschule (OST). (2022). *CAS Schmerzmanagement - Pain Nurse*. Verfügbar unter https://www.ost.ch/de/weiterbildung/weiterbildungsangebot/gesundheitswesen/dementia-care/cas-schmerzmanagement-pain-nurse

Saunders, C. (2018). *Sterben und Leben. Spiritualität in der Palliative Care*. Theologischer Verlag Zürich.

Spitex Schweiz. (2022). *Wer kann die Spitex anfordern?* Verfügbar unter https://www.spitex.ch/Spitex/Einsatz-der-Spitex/PZP9s/

Wolf, K., Fengli, L. & Wallner, G. (Hrsg.). (2018). *Präsenztherapie. Neue Psychotherapeutische Implikatonen im Wandel des abendländischen und des fernöstlichen Denkens*. Thieme. https://doi.org/10.1055/b-006-149729

Teil 5:
Man kann doch etwas tun.
Vom gelingenden Umgang mit Total Pain

22 Die Sorgenetze von alleinlebenden älteren Menschen und ihr Beitrag zur Linderung von Schmerzen

Sabine Pleschberger und Paulina Wosko

Die COVID-19-Pandemie hat viele Problematiken und Themen in einer Weise zugespitzt und somit auch offensichtlich werden lassen. Dazu gehört auch die Tatsache, dass ältere und insbesondere hochbetagte Menschen besonders verletzlich sind, wenn es um Einsamkeit und soziale Isolation geht. Die Pandemie bedeutete gravierende Einschränkungen für das soziale Leben, für soziale Kontakte zu Familie und Freundinnen bzw. Freunden und für soziale Aktivitäten. Dies kommt nachweislich in einer Zunahme von Einsamkeit und depressiven Symptomen zum Ausdruck. Diese Faktoren wiederum sind eng verbunden mit dem Phänomen Schmerz: Sei es, dass die Wahrnehmung von Schmerzen unterschiedlicher Herkunft verstärkt wird oder dass im Kontext von Einsamkeit sozialer Schmerz als „eigene Qualität", dem Total-Pain Konzept entsprechend, in Erscheinung tritt (Fachgesellschaft Palliative Geriatrie [FGPG], 2020).

Besonders prekär stellt sich die Situation für alleinlebende Menschen dar, weshalb in diesem Beitrag ausgehend von dieser immer größer werdenden Gruppe die Herausforderungen, aber auch Potenziale zur Prävention, Bewältigung bzw. Linderung aufgezeigt werden sollen. Hintergrund ist u. a. eine Studie zur Situation von alleinlebenden älteren Menschen und ihren informellen außerfamiliären Hilfenetzen (Pleschberger et al., 2019). Letztere wiederum verweisen auf ein Ppotenzial im Umgang mit den Herausforderungen, das zu nutzen eine gesamtgesellschaftliche Aufgabe darstellt.

Zunächst soll jedoch die grundsätzliche Problematik vor dem Hintergrund der COVID-19-Pandemie betrachtet werden.

22.1 COVID-19-Pandemie als Brandbeschleuniger für sozialen Schmerz

Insbesondere die erste Phase des Pandemiegeschehens war dadurch gekennzeichnet, dass zum Schutz der älteren Menschen möglichst alle in der Gesellschaft persönliche soziale Kontakte vermeiden sollten. Damit sollte die weitere, bzw. eine unkontrollierte Ausbreitung der Pandemie verhindert werden. Auch wenn diese einschneidende Maßnahme durch weitere Möglichkeiten sich vor Ansteckung zu schützen – und schließlich auch durch die Verfügbarkeit von Impfungen – schrittweise zurückgenommen wurde, blieb das Grunddilemma der COVID-19-Schutzmaßnahmen noch lange bestehen: Dass ältere Menschen als besonders gefährdete Gruppe zunächst nur über die Maßnahme sozialer Isolation geschützt werden konnten. Letztere hat jedoch ihrerseits negative Folgen versursacht (s. u.), womit die Bemühungen um soziale Teilhabe und Inklusion der Alterspolitik wie der Gerontologie nachhaltig konterkariert wurden (Lob-Hüdepohl, 2021).

Wenig überraschend wirkten sich diese verordneten Maßnahmen zur (vorübergehenden) sozialen Isolation auch *nachweisbar* auf die Befindlichkeit sowie die körperliche Gesundheit von älteren und hochbetagten Menschen aus.[35] Ein Vergleich von Ergebnissen einer Befragung von hochbetagten Menschen in Österreich aus dem Jahr 2021 mit Befragungsdaten einer Stichprobe der Österreichischen Interdisziplinären Hochaltrigenstudie (ÖIHS) aus dem Herbst und Winter 2019/20, also noch vor dem ersten Lockdown, zeigt Zuwachsraten im Hinblick auf Einsamkeit und depressive Symptome (Stückler & Ruppe, 2021): Vor der Pandemie berichteten lediglich 4,6 Prozent der Teilnehmer*innen über zumindest gelegentliche Einsamkeitsgefühle. Zum Zeitpunkt der Erhebung im Juni 2021 waren es hingegen 26,9 Prozent – also mehr als jede(r) Vierte. Davon entfallen 9,3 Prozent auf häufige oder sogar ständige Einsamkeitsgefühle (Stückler & Ruppe, 2021, S. 43). Besonders stark waren Alleinlebende davon betroffen (vgl. auch Pleschberger & Schmidt, 2021).

Die COVID-19-bedingten Schutzmaßnahmen wirkten sich unmittelbar negativ auf die Möglichkeiten aus, der Einsamkeit vorzubeugen bzw. sie zu lindern und verstärkten damit eine gerontologisch wohlbekannte Problematik. Diese bleibt auch jenseits von COVID-19 als große Herausforderung bestehen: Wie können ältere Menschen mit altersbedingten funktionalen Einbußen, aber auch mit dem wachsenden Risiko von Erkrankungen, die sich zur Multimorbidität aufschichten, so am Leben und an Gemeinschaft bzw. in gesellschaftlichen Bezügen partizipieren, dass sie sich nicht (chronisch) einsam fühlen und (chronisch) soziale Schmerzen erfahren?

35 An dieser Stelle sei darauf hingewiesen, dass auch andere Gruppen in der Bevölkerung, insbesondere Kinder und Jugendliche, in hohem Ausmaß unter den pandemiebedingten Maßnahmen gelitten haben. Mitunter schwere Folgen für deren Gesundheit und Wohlbefinden werden erst sukzessive über Studien sichtbar gemacht und thematisiert. Diese sollen keinesfalls relativiert werden, auch geht es nicht darum, das größere Leiden unter verschiedenen Gruppen in der Bevölkerung auszumachen. Lediglich bedingt durch den Gesamtkontext dieser Publikation stehen im folgenden Kapitel alte und hochbetagte Menschen im Mittelpunkt.

22.2 Zuhause leben/bleiben trotz alters- und krankheitsbezogener Einbußen

Der Wunsch der meisten älteren Menschen in der vertrauten häuslichen Umgebung alt werden zu können, ist in Hinblick auf die Problematik von Einsamkeit, und auf das Risiko sozialer Isolation, aus gerontologischer Sicht eine besondere Herausforderung. Andererseits gehört auch der Wechsel des Lebensortes im hohen Alter zu den großen Verlusten, die mit seelischem und sozialem Schmerz verbunden sind (Wiles et al., 2012). Daher geht es mit zunehmendem Alter auch um ein wiederkehrendes Abwägen der Vor- und Nachteile eines Verbleibes im gewohnten eigenen Zuhause (Pleschberger & Wosko, 2017).

In den meisten Fällen leisten das engere familiäre Umfeld sowie Partnerinnen und Partner, die im selben Haushalt leben, Unterstützung dabei, soziale Teilhabe trotz Einbußen möglichst lange aufrechtzuerhalten. Für alleinlebende ältere Menschen stellt sich die Situation völlig anders dar. Sie sind in allen Phasen von wachsender Hilfe- und Pflegebedürftigkeit einem hohen Risiko für Institutionalisierung ausgesetzt (Pimouguet et al., 2016). Diese Problematik spitzt sich zum Lebensende hin zu: Ob ein Sterben zuhause möglich ist, das hängt neben anderen Einflussfaktoren von einem „tragfähigen Versorgungsarrangement" ab (Klindtworth et al., 2017). Dazu gehört (meist) das Vorhandensein (mindestens) einer weiteren Person im Haushalt, die bereit ist, Unterstützung zu leisten und die die damit verbundenen Anforderungen auch bewältigen kann (vgl. Costa et al., 2018).

Eine explorative Studie zeigte anhand von Fallbeispielen, wie es alleinlebenden Menschen gelingen kann, den gesellschaftlichen Institutionalisierungstendenzen „bis zuletzt" zu trotzen

(Pleschberger & Wosko, 2017). Dabei kam informellen außerfamiliären Helfenden wie Freundinnen, Freunden, Bekannten oder Nachbarinnen und Nachbarn eine zentrale Rolle zu, freilich im Zusammenspiel mit formalen Diensten (Pleschberger & Wosko, 2017). Die Ergebnisse haben auch eine hohe Relevanz, wenn es um die Prävention oder Linderung von Schmerzen geht, die als sozialer Schmerz mit dem Alleinleben einhergehen können.

22.3 Alleine leben im Alter

Der Anteil von Menschen, die allein leben, hat in Europa in den vergangenen Jahren stetig zugenommen, wobei insbesondere die Anzahl Alleinlebender in den höheren Altersgruppen zunimmt. So leben laut Angaben der Statistik Austria zwei Drittel der über 85-Jährigen mittlerweile in Singlehaushalten (Statistik Austria, 2021). In Deutschland leben 58 Prozent der Menschen über 85 Jahren allein (Destatis, 2022). Der Anteil alleinlebender Menschen über 65 Jahren liegt in Österreich, Deutschland und der Schweiz immerhin bei etwa einem Drittel (Eurostat, 2021), die überwiegende Mehrheit davon sind Frauen.

Dafür gibt es unterschiedliche Gründe, wobei es im höheren Alter häufig der Verlust der Partnerin oder des Partners, d.h. Verwitwung ist, die zum Phänomen des Einpersonenhaushalts führt. Aufgrund ihrer höheren Lebenserwartung sind davon Frauen häufiger betroffen. Die Form des Alleinlebens findet jedenfalls unabhängig vom Geschlecht bereits im früheren Lebensalter zunehmend Verbreitung – Stichwort „Singlehaushalte". Es ist daher zu erwarten, dass sich in den kommenden Jahren die diesbezüglichen Geschlechterunterschiede etwas nivellieren werden (BMSFJF, 2019).

Aktuell und verstärkt durch Studienergebnisse im Kontext der COVID-19-Pandemie haftet der Gruppe der Alleinlebenden im gerontologischen Fachdiskurs häufig das Vorurteil an, „besonders einsam" zu sein. Eine qualitative Studie mit alleinlebenden älteren Menschen zu den Auswirkungen der COVID-19-Schutzmaßnahmen ergab jedoch das Bild einer sehr heterogenen Gruppe (Wosko et al., 2022): Die Maßnahmen wirkten sich sehr unterschiedlich aus und der Leidensdruck variierte, je nachdem, welche Routinen und Erwartungen es in Hinblick auf soziale Teilhabe gab. Daher gilt es ein differenziertes Bild zu entwickeln, und auch das Phänomen „soziale Isolation" von dem subjektiven Gefühl der Einsamkeit zu unterscheiden (BMSFJF, 2019).

Wichtige Voraussetzungen für das, was in der Gerontologie unter dem Begriff „soziale Teilhabe" als Anspruch bis ins hohe Lebensalter hinein gefasst wird, sind soziale Netzwerke und soziale Unterstützung sowie Konzepte des Sozialkapitals (sowohl als individuelle wie auch als kollektive Ressource konzipiert) (BMFSFJ, 2016). Die Erfahrungen der COVD-19-Pandemie haben zudem sichtbar gemacht, welche Bedeutung sogenannte „lose Kontakte", die sich im Alltag in- und außerhalb des Haushaltes ergeben (z.B. Briefträger*innen, Handwerker*innen, Zustelldienste etc.), für Alleinlebende haben, um sozialer Isolation entgegenzuwirken (vgl. Pfabigan et al., 2022). Dies macht deutlich, dass zunächst ein tieferes Verständnis der vielfältigen Lebenssituationen und Bedarfslagen alleinlebender Menschen essenziell ist, um geeignete Angebote zur Stärkung bzw. Sicherstellung der sozialen Teilhabe von alten alleinlebenden Menschen voranzutreiben.

22.4 OPLA-Studie (Older People Living Alone)

Mit der qualitativen Längsschnittstudie „OPLA: Alleinlebende ältere Menschen – Unterstützung aus dem informellen außerfamiliären Bereich" soll eine Wissensbasis zu den Versorgungsarrangements alleinlebender älterer Menschen geschaffen werden, mit besonderem Blick auf zunehmende Hilfe- und Pflegebedürftigkeit, einschließlich der letzten Lebensphase (Plesch-

Tabelle 22-1: Informationen zu den interviewten älteren alleinlebenden Menschen (Stichprobe)

Ältere alleinlebende Menschen T0 (n = 32)	
Alter	67–99 Jahre (Ø 84,2)
Geschlecht	23 Frauen und 9 Männer
Region	15 städtisch und 17 ländlich. 4 Bundesländer (W, NÖ, OÖ, Stmk)
Familienstand	22 verwitwet, 2 geschieden, 6 nie verheiratet, 2 keine Angabe
Familie	2/3 haben keine Familie, bzw. keine Familie im Nahbereich

berger et al., 2019). Mittels serieller Interviews mit alleinlebenden älteren Menschen wurden alle sechs Monate zu insgesamt vier Erhebungszeitpunkten sowie in vier österreichischen Bundesländern Daten erhoben. In der ersten Erhebungswelle (T0) konnten Gespräche mit 32 Personen geführt werden. Bis zu drei weitere Interviews fanden nach Möglichkeit statt. Ergänzend wurden Perspektiven der informellen außerfamiliären Helfenden (n = 13) erhoben. Für diesen Beitrag werden in erster Linie Ergebnisse aus den Interviewdaten zum Zeitpunkt T0 herangezogen (siehe **Tabelle 22-1**).

Aus den Befunden zu jenen alleinlebenden älteren Menschen, die über Sorgenetze verfügen, lassen sich Hinweise auf präventive und schmerzlindernde Einflüsse/Faktoren ableiten. Bevor im Folgenden die Netzwerke vorgestellt werden, sei auf das Leben im Einpersonenhaushalt und seine Darstellung in den Interviews noch kurz eingegangen, weil es ebenfalls Hinweise für Wahrnehmung und Umgang mit Schmerzen enthält.

Leben im Einpersonenhaushalt

Die Selbstdarstellung der alleinlebenden Menschen kreiste immer auch um eine Auseinandersetzung mit der Tatsache, allein zu leben. Es schien, als wäre dies insbesondere für Frauen angesichts bestehender sozialer Erwartungen und kultureller Normen in dieser Kohorte erklärungsbedürftig. In vielen Fällen wurde daher auch ausgeführt, dass die Lebensform des Singlehaushaltes bewusst gewählt wurde, bzw. dass sie sich bewähren würde. Vielfach prägen bei diesen Menschen langjährig gelebte Rituale den Alltag. Somit ist mit dem Alleinleben auch nicht zwingend sozialer Schmerz verbunden, bzw. wurde in den Daten ein solcher auch recht klar relativiert, wie in den beiden folgenden Zitaten ersichtlich wird:

> „Privat, naja ... ich war immer allein. Ich war immer selbstständig. Ich konnte tun, was ich wollte. Und bitteschön, das ist jetzt keine Übertreibung, es ist wirklich wahr. Ich habe ja zwei Interessensgebiete – Eisenbahnen und Schiffe (...) Und ich habe 19 Kreuzfahrten gemacht (...) Ich habe niemanden fragen brauchen." (m, 92, Stadt)
>
> „Ich wollte keine (...). Schauen Sie, (...) wie ich im Ballett war (...), da konnte ich keine brauchen (...) Ja, da habe ich schon klug gedacht, habe mir gedacht: ‚Nein, ein Kind hat keinen Sinn, wenn ich es in ein Heim geben muss', da hab ich ja nichts von dem Kind und es ist mir nur im Weg und kostet Geld. (...) Ich war viel, viel unterwegs. (...) Ich habe viel erlebt, viel gesehen, ja ... habe alle Situation, was waren, ausgenützt, was gegangen ist, war schön." (w, 99, Stadt)

Die Tatsache, dass man allein lebt, kann als sehr positiv erlebt werden, insbesondere dann, wenn etwa in der Vergangenheit im Zusammenhang mit Verpflichtungen viel Rücksicht genommen werden musste, oder gar auch die Erfahrung als pflegende Angehörige Spuren hinterlassen hat. Dann kann es auch mit einer großen Erleichterung verbunden sein, (endlich) tun und leben zu können, wie man selbst es möchte. Ein gewisser Schmerz der Trauer bleibt in diesen Fällen wohl auch und muss jener Freiheit, die nun gewonnen wurde, auch gegenübergestellt werden: eine Erfahrung, die (verwitwete) Frauen im hohen Alter, die aufgrund der höheren Lebenserwartung ein hohes Risiko für Verlusterfahrungen haben, machen. Ob es ihnen (noch) gelingt, ein Netzwerk aus- oder gar aufzubauen, hängt von vielen Faktoren ab.

Potenziale und Strategien von alten alleinlebenden Menschen im Umgang mit Einsamkeit

In der Auseinandersetzung mit den Sorgenetzwerken vor dem Hintergrund des Schmerzerlebens von alleinlebenden älteren Menschen wurde deutlich, dass sich die interviewten Personen kaum als besonders einsam oder vulnerabel präsentierten. Möglicherweise hätten sehr einsame alleinlebende Menschen auf Anfrage nach einem Gespräch mit einer fremden Person ablehnender reagiert als andere? Bei einem sehr sorgfältigen Auswahlprozess (Sampling) und einer breiten Vielfalt von Lebenssituationen, Biografien und Netzwerken in der Stichprobe kann unser Befund dennoch nicht nur als Bias oder Limitation der Studie interpretiert werden. Welche Hinweise lassen sich also in den Daten und Ergebnissen zur Erklärung finden?

Zunächst sei auf die Unterstützungsnetzwerke von alten alleinlebenden Menschen eingegangen, insbesondere auf das *dichte soziale Netz mit starker Beteiligung von informellen außerfamiliären Helfenden.* Diese Netzwerkform charakterisiert sich dadurch, dass eine breite Vielfalt an Personen außerhalb der Familie in das Leben der alten alleinlebenden Menschen involviert ist. Dies sind vorwiegend Freundinnen und Freunde, Bekannte sowie Nachbarinnen und Nachbarn, aber auch ehrenamtlich tätige Personen und Personen aus diversen Gemeinschaften wie z. B. Kirchenmitglieder. Hervorzuheben ist, dass bei diesem Netzwerktyp die Unterstützung durch die Familie keine wesentliche Rolle spielt.

Diese großen, dichten Netzwerke haben unterschiedliche Ausrichtungen bzw. Schwerpunkte: Liegt letzterer auf gemeinsamen Unternehmungen und Zeitgestaltung, sprechen wir von einem sozialen Netzwerk. Ein Netzwerk kann aber auch vorrangig auf die Sicherstellung von Hilfe und Unterstützung ausgerichtet sein, damit die alleinlebende Person zuhause leben/verbleiben kann, obwohl der Hilfebedarf zunimmt (Hilfenetzwerk). Dies soll jedenfalls nicht als Entweder-Oder verstanden werden, vielmehr bedarf es hier der Perspektive über den Zeitverlauf. Denn es liegt nahe, dass ein besonders dichtes soziales Netzwerk mehr Potenzial enthält für ein tragfähiges Hilfenetzwerk, als wenn ersteres nur sehr schwach geknüpft ist. Ob sich aus einem sozialen Netzwerk in jeden Fall ein solches tragfähiges Netzwerk entwickelt, ist eine noch offen Frage.

Wer verfügt über ein solches dichtes Netz?

Jene alleinlebenden älteren Menschen, die in diesem Sample über solche dichten sozialen Netzwerke verfügen, sind meist Frauen, die schon seit längerem alleinlebend sind (mindestens zehn Jahre). Zum einen, weil sie entweder schon länger verwitwet sind oder weil sie nie mit einem Partner zusammengelebt haben. Zudem handelt es sich meist um kinderlose Personen oder solche, die schon seit längerem keinen Kontakt zu ihren Kindern haben, oder deren Kinder weit entfernt wohnen. Dies gilt auch für andere Angehörige.

Wie werden solche dichten Netze angesichts zunehmenden Alters gestaltet?

In den Daten haben wir Phänomene gefunden, bzw. lassen sich daraus Strategien ableiten, die den Aufbau und Erhalt von dichten Netzwerken im Alter ermöglichen, und somit auch sozialer Isolation sowie dem Gefühl der Einsamkeit entgegenwirken können.

Aktives vorsorgendes Gestalten des Netzwerks

Ältere alleinlebende Menschen mit vielen informellen außerfamiliären Kontakten gestalten ihr Unterstützungsnetzwerk sehr aktiv, damit sie auch im Falle von zunehmender Hilfe- und Pflegebedürftigkeit zuhause bleiben können. Es lassen sich viele Beispiele anführen, wo und wie Personen konkret Vorsorge getroffen hatten, für Situationen und Fälle, in denen es ihnen schlechter gehen könnte. Damit war in der Regel gemeint, das Eine oder das Andere nicht mehr (selbst) tun zu können. Die Vorsorge bestand nun darin, hierfür Personen auszumachen, die Defizite etwa durch Unterstützung ausgleichen könnten. Diese in geeigneter Art und Weise anzusprechen, konkret zu bitten, oder aber auch ganz grundsätzlich auszuloten, was möglich wäre, ist hierfür meist essenziell. In manchen Fällen erfolgen auch Angebote von Seiten der (potenziellen) Helfer*innen. Das Gelingen dieser Prozesse wirkt sich nachhaltig auf die Tragfähigkeit des häuslichen Arrangements aus, und die befragten alleinlebenden älteren Menschen beeindruckten mit einer außergewöhnlichen sozialen Kompetenz bzw. großem Geschick bei der Wahl dieser Personen und getroffenen Entscheidungen.

> „Man darf sich nicht absondern und sagen, ich brauche niemand. Das ist nicht wahr. Man braucht schon jemanden. Man kann nicht ganz allein existieren (...) Mein Glück ist, dass ich rundherum sehr gute Bekannte habe (...) Heute waren wir miteinander essen und die helfen mir, wenn ich jemand brauche. (...) Das sind Nachbarn. (...) Und die Frau, die ruft mich jeden Tag um halb acht in der Früh an. (...) Das haben wir uns ausgemacht, dass sie täglich anruft. (...) Und ihr Mann, der ist ja auch schon in Pension, aber er kann sehr gut handwerklich mit verschiedenen Dingen umgehen. Der hilft mir, wenn irgendwo elektrisch oder so, dann rufe ich und der kommt. Also ich habe gute Helfer." (w, 89, Marktgemeinde)

In diesem Beispiel wird das breite Spektrum an Hilfebedarf erkennbar, aber auch die komplexe Form der Aufteilung dieser Aufgaben in einem relativ dichten sozialen Netzwerk ohne familiäre Unterstützung im engeren Sinn.

Anpassungen von Aktivitäten, Beteiligung und Erwartungen

Alleinlebende ältere Menschen verfügen über eine weitere Strategie, trotz funktionaler Einbußen im Zuge von Älterwerden bzw. Krankheit das bestehende Wohn-/Lebensarrangement aufrechtzuerhalten: Sie nehmen Anpassungen in Hinblick auf Aktivitäten und Tätigkeiten, die sie noch selbst durchführen vor. Um Gefahren zu vermeiden oder Komplikationen vorzubeugen, deren Konsequenzen möglicherweise mit noch größeren Schmerzen verbunden wären, kann der Verzicht auf einzelne Aktivitäten notwendig bzw. sinnvoll sein.

Dabei wird ersichtlich, dass der Zeitpunkt solcher Anpassungen nicht immer einfach zu erkennen ist, und damit oft auch ein persönliches Ringen damit einhergeht. Der rechte Zeitpunkt, das heißt für die meisten so spät wie möglich, um Selbständigkeit und Autonomie zu erhalten. Nachstehend wird ein solcher Prozess am Beispiel einer alleinlebenden Frau zur Illustration angeführt:

> „Ja, naja ich muss ja wissen, was ich tun darf. Und was alles geht, nicht? Weil, wenn ich das nicht probiere, weiß ich es ja nicht, nicht? (...) Und so viel wie geht, so viel sollte man tun (...) Aber wenn es nicht mehr geht, muss man es lassen. Zum Beispiel da raufklettern, das muss ich nicht unbedingt, nicht? Oder da die Vorhänge aufhängen. Das muss ich nicht unbedingt. Weil da kann ich schwindelig werden und runterfallen." (w, 83, Marktgemeinde)

In manchen Fällen wird dies wie ein aktives Gestalten präsentiert, in anderen wurde dieses weniger explizit dargestellt. Sichtbar wird, dass es sich dabei um eine sensible Balance handelt, möglichst lange möglichst viel selbst zu machen – ein Imperativ der Aktivität wird darin oft erkennbar – gleichzeitig aber auch unnötige Risiken zu vermeiden und so weder Stürze noch andere Komplikationen zu riskieren.

Informelle außerfamiliäre Netze – keine Selbstverständlichkeit

Nicht alle befragten alleinlebenden älteren Menschen verfügen über ein solches dichtes informelles außerfamiliäres Netzwerk. So haben wir etwa auch Beispiele für Hilfenetzwerke gefunden, in denen lediglich auf *wenige und/oder lose Kontakte zu informellen außerfamiliären Helfenden* gebaut werden konnte. Es waren darunter auch sehr alte Menschen, deren Netz aufgrund von Todesfällen ausgedünnt war. Der Männeranteil war in dieser Gruppe sehr hoch, und auch damit im Zusammenhang muss die Tatsache gesehen werden, dass vornehmlich Personen darunter waren, die sich in einer soliden ökonomischen Lage befanden.

Schließlich haben wir auch alleinlebende ältere Menschen interviewt, die über *kein Unterstützungsnetzwerk mit informellen außerfamiliären Helfenden* verfügten. Freundinnen und Freunde oder Bekannte fanden kaum Erwähnung, und wenn, dann waren sie bereits verstorben, oder sie schienen keine wesentliche Rolle im Alltag der befragten alleinlebenden älteren Menschen zu spielen.

> „Na wen willst denn jetzt haben? Die, die, die sind schon längst gestorben alle jetzt. Meine Schulfreunde sind schon vor zwanzig Jahren gestorben, hörens, ned. (…) Nein, mit wem soll ich telefonieren? (…) Die was ich gekannt hab, die, die, die leben schon alle nicht mehr, ned, und, und, und ein junger, der ist nicht neugierig auf einen Alten, ned." (m, 95, Stadt)

„Nein … hab ich niemanden. Weil die sind alt, und viele sind schon gestorben." (w, 82, Ortschaft)

In diesen Arrangements liegt der Fokus auf Familie, die hauptsächlich aus Kindern, Schwieger- oder Enkelkindern bestand, wenn diese auch nicht im selben Haushalt oder in der Nähe lebten. Meist waren die Personen in diesem Netzwerk erst seit kurzer Zeit alleinlebend. Die Personen waren in ihrer Mobilität dennoch bereits stark eingeschränkt, und damit bleibt offen, ob es diesen Menschen noch gelingen würde, ein Unterstützungsnetzwerk so zu entwickeln, dass es einen Verbleib zuhause ermöglicht. Die Betreffenden entscheiden sich in solchen Situationen sehr häufig für eine andere Wohnform. Dies kann sich individuell als bessere Wahl entpuppen, vor allem dann, wenn die Ressourcen nicht ausreichen, um der Einsamkeit zu entkommen. Wir erwarten uns in dieser Frage noch Aufschluss auf Basis der Analyse der Längsschnittdaten.

22.5 Resümee

Mit diesem Beitrag sollten ausgehend von alleinlebenden älteren Menschen Potenziale zur Prävention, Bewältigung bzw. Linderung von sozialen Schmerzen aufgezeigt werden. Dabei lag der Fokus auf sozialen Netzwerken auch und gerade außerhalb von Familien, deren tieferes Verständnis Gegenstand eines Forschungsprojektes war.

Die Problematik von sozialer Isolation und Einsamkeit bei alten Menschen wird in der jüngsten Vergangenheit verstärkt über Programme zur Entstigmatisierung aufgegriffen, die auch konkrete Maßnahmen für betroffene Menschen selbst enthalten. Sie reichen von Vorbeugung bis hin zur Verbesserung von bereits vorhandenen sozialen Schmerzen. So werden verschiedene Strategien beschrieben, um der Einsamkeit zu entkommen, wie etwa die „zehn praktischen Hinweise" die das britische National Health Service (NHS, 2018) auf einer Website zugänglich macht. Die Ergebnisse der hier präsentierten Studie zu alleinlebenden älteren Menschen weisen in eine ähnliche

Richtung und zeigen viele Beispiele angewandter Praxis.

Die Ergebnisse haben gezeigt, dass Gemeinschaft so verstanden wird, dass Bekannte, Nachbar*innen und Freund*innen unterstützend zur Seite stehen und eine wichtige Funktion haben, damit sich ältere Menschen – insbesondere dann, wenn sie allein leben – weniger einsam fühlen. Sie sollten die Erfahrung machen können, am sozialen Leben teilnehmen zu können und ggf. auch dieses aktiv zu gestalten. Die besondere Achtsamkeit gegenüber alleinlebenden Menschen und eine damit verbundene Bereitschaft in der Gesellschaft, sich zu engagieren, wurde im Zusammenhang mit der COVID-19-Pandemie nachweislich erkennbar (Pfabigan et al., 2021). Auch frühere Studien zu Hilfebereitschaft bescheinigen ein vorhandenes und oft noch „ungenutztes" Potenzial in der Gesellschaft (Deutscher Bundestag, 2002).

Aus Sicht der älteren Menschen erscheint es jedoch lebensnotwendig zu sein, über die sozialen Kompetenzen zu verfügen, andere Menschen an sich zu binden, sich auf andere Menschen einlassen zu können und zu vertrauen. Dazu gehören auch Mechanismen des Herstellens von Reziprozität – materiell oder immateriell, um Beziehungen in einer Balance des Gebens und Nehmens zu halten. Eine solche „Lebensschule" auf- und auszubauen, erscheint eine wichtige Voraussetzung für Caring Communities zu sein (Heimerl et al., 2018; Wegleitner & Schuchter, 2021). Mitarbeiter*innen im Gesundheitswesen, insbesondere auch in der Langzeitpflege, könnten dabei eine unterstützende Rolle einnehmen. Jedenfalls sollten sie ein verstärktes Augenmerk auf den Bereich der informellen außerfamiliären Hilfe haben. Sie sind es, die mithelfen können, ein solches zu aktivieren. Sie sollten aber auch stets unterstützend darauf achten, dass diese Beziehungen nicht überfordert werden und dann womöglich ganz wegbrechen. Gerade wenn Hilfe- und Pflegebedürftigkeit zunehmen, bedarf es beider Säulen in einem guten Zueinander.

Literatur

Bundesministerium für Familie, Senioren, Frauen und Jugend (BMFSFJ). (2016). *Siebter Altenbericht zur Lage der älteren Generation in der Bundesrepublik Deutschland: Sorge und Mitverantwortung in der Kommune – Aufbau und Sicherung zukunftsfähiger Gemeinschaften und Stellungnahme der Bundesregierung*. Berlin: Bundesministerium für Familie, Senioren, Frauen und Jugend (BMFSFJ).

Bundesministerium für Familie, Senioren, Frauen und Jugend (BMFSFJ). (2019). *Frauen und Männer in der zweiten Lebenshälfte – Älterwerden im sozialen Wandel. Zentrale Befunde des Deutschen Alterssurveys (DEAS) 1996 bis 2017*. Berlin: Bundesministerium für Familie, Senioren, Frauen und Jugend (BMFSFJ).

Costa, V., Earle, C. C., Esplen, M. J., Fowler, R., Goldman, R., Grossman, D., Levin, L., Manuel, D. G., Sharkey, S., Tanuseputro, P. & You, J. J. (2018). The determinants of home and nursing home death: a systematic review and meta-analysis. *BMC Palliative Care, 15*(8).

Destatis. (2022). *Lebensformen älterer Menschen. Destatis Statistisches Bundesamt*. Verfügbar unter https://www.destatis.de/DE/Themen/Querschnitt/Demografischer-Wandel/Aeltere-Menschen/lebensformen.html

Deutscher Bundestag. (2002). *Bericht der Enquete-Kommission „Zukunft des Bürgerschaftlichen Engagements". Bürgerschaftliches Engagement: auf dem Weg in eine zukunftsfähige Bürgergesellschaft (Drucksache 14/8900)*. Berlin: Deutscher Bundestag

Eurostat. (2021). *Verteilung der Bevölkerung im Alter von 65 und mehr nach Haushaltstyp 2003–2020 (Quelle: EU-SILC)*. Verfügbar unter https://ec.europa.eu/eurostat/databrowser/view/ILC_LVPS30__custom_2673570/default/table

Fachgesellschaft Palliative Geriatrie (FGPG). (2020). *Total Pain in der Palliativen Geriatrie. Grundsatzpapier*. Verfügbar unter https://www.fgpg.eu/grundsatzpapiere/

Heimerl, K., Plunger, P., Zechner, E. & Wegleitner, K. (2018). ‚Sorgende Gemeinden' – Demenzfreundliche Kommunen. Ansätze für eine gemeinsame Gestaltung gerechter Lebensbedingungen im Alter. In Fonds Gesundes Österreich (Hrsg.), *Faire Chancen gesund zu altern* (S. 193–204). FGÖ.

Klindtworth, K., Geiger, K., Pleschberger, S., Bleidorn, J., Schneider, N. & Müller-Mundt, G. (2017). Leben und Sterben mit Gebrechlichkeit – Qualitative Interviews mit älteren Menschen im häuslichen Umfeld. *Zeitschrift für Gerontologie und Geriatrie, 50*(2), 151–158. https://doi.org/10.1007/s00391-015-1011-z

Lob-Hüdepohl, A. (2021). Gerechte Priorisierungen? Pflegeethische Aspekte der COVID-19-Maßnahmen für pflegebedürftige Personen. In K. Jacobs, A. Kuhlmey, S. Greß, J. Klauber & A. Schwinger (Hrsg.), *Pflege-Report 2021: Sicherstellung der Pflege: Bedarfslagen und Angebotsstrukturen* (S. 21–31). Springer. https://doi.org/10.1007/978-3-662-63107-2_2

National Health Service. (NHS). (2018). *Loneliness in older people*. Verfügbar unter https://www.nhs.uk/mental-health/feelings-symptoms-behaviours/feelings-and-symptoms/loneliness-in-older-people/

Pfabigan, J., Wosko, P. & Pleschberger, S. (2021). *Aus der Krise erwachsenes soziales Kapital – eine Ressource für die Zukunft?* Corona Blog. Zugriff am 1. Juni 2022 unter https://viecer.univie.ac.at/corona-blog/corona-blog-beitraege/blog117/

Pfabigan, J., Wosko, P., Pichler, B., Reitinger, E. & Pleschberger, S. (2022). Under reconstruction: the impact of COVID-19 policies on the lives and support networks of older people living alone. *International Journal of Care and Caring, 6*(1-2), 211–228. https://doi.org/10.1332/239788221X16308602886127

Pimouguet, C., Rizzuto, D., Schön, P., Shakersain, B., Angleman, S., Lagergren, M., Fratiglioni, L. & Xu, W. (2016). Impact of living alone on institutionalization and mortality: a population-based longitudinal study. *European Journal of Public Health, 26*(1), 182–187. https://doi.org/10.1093/eurpub/ckv052

Pleschberger, S., Reitinger, E., Trukeschitz, B. & Wosko, P. (2019). Older people living alone (OPLA) – non-kin-carers' support towards the end of life: qualitative longitudinal study protocol. *BMC Geriatrics, 19*, 219. https://doi.org/10.1186/s12877-019-1243-7

Pleschberger, S. & Schmidt, A. (2021). Auswirkungen von Schutzmaßnahmen im Rahmen der COVID-19-Pandemie auf ältere und hochbetagte Menschen – Synopse von Ergebnissen der COVALT-Studie. In Bundesministerium für Soziales, Gesundheit, Pflege und Konsumentenschutz (BMSGPK). (Hrsg.), *Ältere Menschen zwischen Schutz und Selbstbestimmung. Lebensqualität im Alter auch in Krisenzeiten* (S. 106–122). Verfügbar unter https://www.sozialministerium.at/Themen/Soziales/Soziale-Themen/Seniorinnen--und-Seniorenpolitik/Lebensqualitaet-und-Wuerde.html

Pleschberger, S. & Wosko, P. (2017). Wie denken alleinlebende hochaltrige Menschen über eine Vorsorgeplanung? Zu den Ergebnissen einer Interview-Studie. *Praxis Palliative Care, 37*, 4–7.

Statistik Austria. (2021). *Mikrozensus-Arbeitskräfteerhebung 2020. Privathaushalte nach Haushaltsgröße, Bundesländern und Alter der Haushaltsreferenzperson-Jahresdurchschnitt 2020*. Verfügbar unter https://www.statistik.at/fileadmin/publications/Arbeitsmarktstatistiken_2020_Ergebnisse_der_Mikrozensus-Arbeitskraefteerhebung_und_der_Offenen-Stellen-Erhebung.pdf

Stückler, A. & Ruppe, G. (2021). Herausforderungen für hochaltrige Menschen im Zuge der COVID-19-Pandemie. In Bundesministerium für Soziales, Gesundheit, Pflege und Konsumentenschutz (BMSGPK) (Hrsg.), *Ältere Menschen zwischen Schutz und Selbstbestimmung. Lebensqualität im Alter auch in Krisenzeiten* (S. 27–48). Verfügbar unter https://www.sozialministerium.at/Themen/Soziales/Soziale-Themen/Seniorinnen--und-Seniorenpolitik/Lebensqualitaet-und-Wuerde.html

Wegleitner, K. & Schuchter, P. (2021). *Handbuch Caring Communities. Sorgenetze stärken – Solidarität leben*. ÖRK. Verfügbar unter https://www.sorgenetz.at/wp-content/uploads/2021/11/Handbuch-Caring-Communities_komprimiert.pdf

Wiles, J. L., Leibing, A., Guberman, N., Reeve, J. & Allen, R. E. S. (2012). The Meaning of „Aging in Place" to Older People. *The Gerontologist, 52*(3), 357–366. https://doi.org/10.1093/geront/gnr098

Wosko, P., Pfabigan, J. & Pleschberger, S. (2022). Die Perspektive alleinlebender Menschen mit Hilfe- und Unterstützungsbedarf. In Bundesministerium für Soziales, Gesundheit, Pflege und Konsumentenschutz (BMSGPK) (Hrsg.), *Ältere Menschen zwischen Schutz und Selbstbestimmung. Lebensqualität im Alter auch in Krisenzeiten* (S. 60–73). Wien.

23 Der Schmerz von hochbetagten Menschen mit Demenz muss Gehör finden!

Validation nach Naomi Feil als Beitrag zur Schmerzerkennung und Schmerzlinderung

Hedwig Neu

23.1 Validation nach Naomi Feil

Validation ist eine auf Wertschätzung und Empathie basierende Kommunikationsmethode zur Begleitung hochbetagter Menschen mit Demenz in ihrer letzten Lebensphase (Feil & de Klerk Rubin, 2017, 2020). Die Betroffenen haben ihre Bedürfnisse und Gefühle oft ein Leben lang unterdrückt. Im hohen Alter verhelfen schwindende Selbstkontrolle und fehlende Einsicht ihren Emotionen endlich zum Durchbruch. Auf das daraus resultierende *herausfordernde* Verhalten reagiert die Umwelt häufig verständnislos und unangemessen. Die Validation gibt den betroffenen Personen Raum und Resonanz, um ihr Leid aufzuarbeiten. Validationsanwender*innen konfrontieren die betroffenen Personen nicht mit ihren Defiziten, sie ignorieren nicht, sie bagatellisieren nicht, sie lenken nicht ab und sie lügen nicht. Stattdessen stellen sie sich mit Empathie auf ihr Gegenüber ein und hören zu.

Die 89-jährige **Frau Schmitt** will immer wieder zu ihrer Mutter nach Hause gehen. Im Altenheim sucht sie verzweifelt nach dem Ausgang und weint. Die Validationsanwender*in erklärt Frau Schmitt nicht, dass die Mutter schon lange tot ist. Sie verspricht ihr auch nicht, mit ihr nach dem Kaffeetrinken auf den Friedhof zu gehen. Sie fragt behutsam nach: „Frau Schmitt, vermissen Sie Ihre Mutter? Haben Sie Heimweh?" Sie nimmt Frau Schmitt, wenn sie weint, in den Arm und anerkennt ihre Trauer, indem sie ein mütterliches Lied mit ihr singt.

Herr Bauer ist fast 100 Jahre alt, inkontinent und auf den Rollstuhl angewiesen. Er hat in seinem Leben schon viele Verluste und Krisen durchgemacht. Im Krieg war er als Soldat an der Ostfront eingesetzt. Nach dem Krieg war er in russischer Gefangenschaft. Danach übernahm er die Schreinerei seines Vaters und baute sie zu einem großen Betrieb aus. Er kann es nicht ertragen, auf Hilfe angewiesen zu sein, verleugnet seine Defizite, seine Inkontinenz und seine Vergesslichkeit. Wenn er morgens in einem nassen Bett wach wird, beschuldigt er die Pflegekraft sie würde Wasser in sein Bett leeren. Validationsanwender*innen ignorieren diese Beschuldigungen nicht, sie nehmen sie aber auch nicht persönlich. Sie fragen nach: „Geschieht das oft? Gibt es auch Zeiten, wo niemand Wasser in Ihr Bett leert? Was ist da anders?" So ermöglichen sie der betroffenen Person, ihr inneres Leid auszudrücken, ohne sich selbst und anderen gestehen zu müssen, wie sehr sie sich schämen.

Für jede Phase der kognitiven Beeinträchtigung kennen Validationsanwender*innen Kommunikationstechniken, die es ihnen ermöglichen, „in den Schuhen der Betroffenen zu gehen" – wie Naomi Feil es ausdrückt – und sie dort abzuholen und zu begleiten, wo sie sich in ihrem inneren Erleben befinden. Im Folgenden wird die Validationsmethode im Hinblick auf Schmerzen und Schmerzäußerungen von Menschen mit Demenz reflektiert. Der Schwerpunkt liegt dabei weniger auf dem körperlichen, sondern auf dem existenziellen, ganzheitlichen Schmerz. Ich orientiere mich dabei an Naomi Feils und Vicki de Klerk-Rubins Aussagen und Büchern.

23.2 Demenz und Schmerz

„**Frau Busch** ist heute nicht gut drauf", berichtet Gabriele, die zuständige Pflegende, bei der Übergabe im Pflegeheim. „Sie ruft ständig ‚aua, aua, aua!" „Hat sie vielleicht Schmerzen?", will die Kollegin der Spätschicht wissen. „Ich habe sie gefragt,", berichtet Gabriele. „Sie hat ‚nein' gesagt. Dann habe ich sie durchbewegt und sie hat sich dabei nicht einmal gemuckst. Wenn wir bei ihr sind, öffnet sie die Augen und lächelt uns an. Wenn wir weggehen, geht das Rufen gleich wieder los. Sie braucht wahrscheinlich nur Aufmerksamkeit."

So oder so ähnlich sehen Versuche der Schmerzerfassung bei Menschen mit Demenz häufig aus.

Auf die Frage „Haben Sie Schmerzen?" können Menschen in fortgeschrittenen Phasen der Demenz oft keine eindeutige Antwort geben.

Frau Busch tut sehr vieles weh. Sie ist fast 90 Jahre alt und schleppt einen Lebensrucksack mit schmerzhaften Erfahrungen mit sich herum. Ihre Mutter starb, als sie 4 Jahre alt war. Ihr älterer Bruder starb an Tuberkulose. Sie wuchs in ärmlichen Verhältnissen auf. Ihr Vater trank und vergaß zeitweise, dass er eine Tochter zu versorgen hatte. Erst die zweite Ehe des Vaters schien etwas Ordnung in Frau Buschs Leben zu bringen, auch wenn sie immer hinter den Stiefschwestern zurückstehen musste, die die Stiefmutter in die Ehe mitgebracht hatte. Sie wuchs mit Angst vor Demütigungen und Schlägen auf. Nach 8 Jahren Volksschule wurde sie in der Nachkriegszeit als Dienstmagd zu einem Gutsherrn geschickt. Dort ging es ihr zunächst besser. Als sie eines Tages in der Nähe des landwirtschaftlichen Gutes verträumt am Flussufer entlang spazierte, rutschte sie aus und fiel ins Wasser. Hätte sie nicht ein Landarbeiter herausgezogen, wäre sie ertrunken.

Eines nachts wurde sie wach und bemerkte, dass der Kuhstall in hellen Flammen stand. Bis ins hohe Alter wurde sie immer wieder von dem charakteristischen Geruch von versengtem Fleisch heimgesucht. In den 50er Jahren heiratete Frau Busch. Sie brachte drei Buben und zwei Mädchen zur Welt. Ihr ältester Sohn starb gleich nach der Geburt, ihre jüngere Tochter verunglückte im Alter von 17 Jahren bei einem Verkehrsunfall tödlich. Als sie 53 Jahre alt war, verstarb ihr Mann nach einem Herzinfarkt. Die Witwenrente reichte nicht aus. Sie nahm eine Arbeit als Putzfrau an und half auf dem Feld der Familie ihrer ehemaligen Dienstherrschaft bei der Kartoffelernte.

Frau Busch hat sich niemals über ihr Leben beklagt. Sie machte einfach weiter. Ihre Kinder zog sie mit Aussagen groß wie „Es muss weitergehen", „Unter jedem Dach ein Ach" und „Weinen hilft auch nicht".

Jetzt ist sie fast blind, sie hört schlecht und ihre Mobilität hat stark abgenommen. Sie bewegt sich mit schlurfenden Schritten vorwärts. Nach ein paar Schritten wirkt sie erschöpft und sitzt dann stundenlang mit geschlossenen Augen in einem Sessel in einer Ecke des Wohnbereichs. Mit ihrem inneren Auge sieht sie ihre Vergangenheit an sich vorbeiziehen. Wenn die Verzweiflung in ihr hochkommt, ruft sie „aua". Auf die Frage, warum sie „aua" ruft, obwohl sie doch sagt, dass sie keine Schmerzen hat, weiß sie keine Antwort. Fragt man sie aber, was geschehen ist, sagt sie klar und deutlich, dass sie ein schlimmes Leben gehabt hat. Es gibt wenig Schönes, an das sie sich erinnert. Der größte Schmerz für sie war, zwei ihrer Kinder zu Grabe zu tragen. Eine Mutter, so meint sie, sollte ihre Kinder nicht überleben. Für kurze Zeit fühlt sich Frau Busch nach der Validation erleichtert. Dann kehren die Schmerzen wieder. Sie überwinden Zeit und Raum. Frau Busch muss „aua" sagen, immer und immer wieder, bis sie ihre Verzweiflung ausreichend ausgedrückt hat.

Frau Busch braucht ihr „Aua", so wie andere Menschen es brauchen, hemmungslos zu weinen, vor Wut zu schreien, auf den Tisch zu hauen, herumzuwandern oder sich die Decke über den Kopf zu ziehen. Der Schmerz hat viele Gesichter. Er muss gehört, verstanden und akzeptiert werden.

Es braucht nicht viel, um eine Reise zu schmerzhaften Ereignissen vergangener Tage anzutreten.

Für **Herrn Albrecht** reicht aus, dass die Hauswirtschaftskraft auf seinem Wohnbereich mit dem Geschirrwagen durch den Speisesaal fährt. Er hört das Rattern der Räder und das Klappern der Teller. Schon wächst seine körperliche Anspannung. Die Augen weit aufgerissen schreit er angstvoll: „Sie schießen wieder, sie schießen wieder!" und kriecht unter den Tisch. Er ist in seine Jugend zurückgekehrt, in die Zeit, als er in seiner Heimatstadt viele Bombenangriffe miterlebte. Sein jüngerer Bruder hatte es nicht rechtzeitig in den Luftschutzbunker geschafft und wurde unter den Trümmern des ausgebombten Mietshauses begraben, in dem Herr Albrecht mit seinen Eltern und Geschwistern lebte.

Die 95-jährige **Frau Schwind** hat eine aufsteigende Blaseninfektion. Ein starker, ziehender Schmerz in der Nierengegend zwingt sie in die Knie. Sie lässt sich vom Stuhl auf den Boden gleiten und rollt sich zusammen. Wenn jemand ihr aufhelfen will, schlägt, tritt und spuckt sie und schreit: „Geh weg, Du hast mich getreten!" Die Schmerzen im Hier und Jetzt verbinden sich für Frau Schwind mit einem Erlebnis in der Vergangenheit. In ihrer Kindheit trat ihr Bruder sie einmal bei einem Streit in den Bauch. Er bereute das zwar sehr und entschuldigte sich bei seiner Schwester, aber diese Schmerzerfahrung ist trotzdem immer noch in Frau Schwind lebendig.

Frau Damian spricht gar nicht mehr. Sie sitzt mit weit aufgerissenen Augen und zusammengekniffenem Mund in ihrem therapeutischen Rollstuhl. Ihre Schultern sind hochgezogen. Die Hände umklammern die Armlehnen ihres Stuhles so fest, so dass die Fingergelenke scharf hervortreten. Ich kann ihre Panik sehen und spüren. Ich kann ihren schnellen Atem hören. Ohne dass sie mir sagt, was mit ihr los ist, weiß ich, dass sie mit etwas Schmerzhaftem beschäftigt ist. Auf meine Frage, ob es sehr schwer ist, nickt sie und schließt die Augen. Wenn ich sie sanft an der Schulter berühre und singe, „Ich weiß nicht, was soll es bedeuten, dass ich so traurig bin", fließt eine Träne und sie atmet durch. Für einen Moment entspannt sie sich. Die Schmerzen lassen nach. Ihr Schmerz ist durch anteilnehmende Beobachtung zu erkennen. Dafür reicht es mit offenem Herzen hinzusehen.

Diese Schmerzgeschichten zeigen, wie wichtig es ist, nicht jedwedes Verhalten von Menschen mit Demenz als grundlos, geistlos und gestört zu interpretieren. Einerseits können Schmerzen, die eine körperliche Ursache haben, dazu führen, dass Menschen mit Demenz ihr Verhalten ändern. Andererseits kann unsere vorurteilsfreie und wertschätzende Grundhaltung wesentlich dazu beitragen, dass die Betroffenen sich angenommen und respektiert fühlen. Wenn Menschen spüren, dass sie anerkannt und geliebt werden, fühlen sie sich sicher und trauen sich wieder mehr zu. Ihr Selbstwertgefühl steigt und ihre Schmerzen lassen nach.

23.3 Die vier Phasen der Aufarbeitung nach Naomi Feil

Wer hochbetagte Menschen mit Demenz begleitet und dabei anteilnehmend wahrnimmt, weiß, dass die Betroffenen einmal mehr und einmal weniger orientiert erscheinen. Je nach Tagesform und Wohlbefinden wirken unter Umständen Personen, die gestern noch sehr verwirrt schienen, heute weitgehend orientiert. Einmal zeigt die Person Interesse an ihrer Umwelt und tritt von sich aus in Kontakt mit anderen, ein anderes Mal wirkt sie in sich zurückgezogen und ist kaum ansprechbar. Heute werden liebe Menschen im Umfeld noch erkannt, am nächsten Tag werden sie vielleicht wie Fremde behandelt. Morgens spricht Frau Paul mit klarer, fester Stimme, abends ersetzt sie ihre Wörterbuchsprache durch Phantasieworte und -laute. Während ein Teil der Betroffenen innerhalb kürzester Zeit zwischen einzelnen Phasen hin- und herpendelt, bleiben andere über Tage, Wochen, Monate auf einem immer gleichen Niveau.

Die Validation unterscheidet vier Phasen der Aufarbeitung. In jeder Phase zeigen die Betroffenen ein Verhalten, das ihnen hilft, unbewältigte belastende Erlebnisse zum Ausdruck zu bringen, ihr inneres Gleichgewicht wieder zu erlangen, Schmerzen zu lindern und ihr Selbstwertgefühl zu stabilisieren. Entsprechend ihrer Fähigkeiten drücken sich die Personen in den einzelnen Phasen unterschiedlich, eher verbal oder eher nonverbal aus.

In der ersten Phase sind sie noch bedingt zu Einsicht und logischer Zuordnung fähig. Ab Phase 2 drücken die Betroffenen ihre Gefühle zunehmend direkt und ungehemmt aus. Die folgenden Beispiele geben einen Überblick darüber, wie Menschen in den unterschiedlichen Phasen der Demenz Schmerzen zum Ausdruck bringen können und welche Möglichkeiten Validationsanwender*innen haben, sie zu begleiten.

„Gott will, dass ich Schmerzen leide“: Frau Konrad in der Phase 1

Menschen in dieser Phase sind noch weitgehend orientiert. Sie realisieren immer wieder ihre zunehmenden Altersbeeinträchtigungen und Verluste und auch ihr schlechter werdendes Gedächtnis, sind aber nicht in der Lage, die damit einhergehenden Veränderungen anzunehmen. Um sich zu schützen, klammern sie sich krampfhaft an das, was noch nicht verloren ist und versuchen aus Furcht vor weiteren Verlusten, sich selbst und andere zu kontrollieren. Sie tun alles, um vor sich selbst und anderen die Fassade aufrechtzuerhalten, dass mit ihnen alles in Ordnung ist. Ihr Sprachvermögen ist intakt. Oft wehren sie schmerzhafte Gefühle und Erlebnisse von sich ab, indem sie anderen die Schuld für ihre Erfahrungen geben und/oder sie anklagen. Dabei wirken sie häufig wütend.

Seit etwa drei Monaten lebt die 92-jährige **Frau Konrad** in einem Senior*innenzentrum. Sie hat eine schwere Arthrose und sitzt vornübergebeugt im Rollstuhl, was einerseits auf ihre Traurigkeit, andererseits aber auch auf ihren „Witwenbuckel“ zurückzuführen ist. Ihre Finger sind durch Arthritis deformiert, daher kann sie nur schwer eine Tasse oder ein Glas in der Hand halten. Sie ist blass, ihre Augen sind meistens geschlossen. Frau Konrad hat ihren Sohn allein großgezogen. Sein Vater hat sie als junge Frau sitzengelassen. Das Kind hat sie mit Hilfe ihrer Schwester und ihrer Mutter großgezogen. Ihren Lebensunterhalt hat Frau Konrad in ärmlichen Verhältnissen als Näherin verdient. Sie musste viel entbehren, um sich und ihren Jungen „durchzubringen“. Als ihr Sohn erwachsen war, lernte Frau Konrad bei einer Busreise einen Mann kennen, mit dem sie dann zusammenzog. Das Glück dauerte nicht lange. Kurze Zeit später verstarb ihr Lebensgefährte bei einem Verkehrsunfall.

Aus Gründen ihrer zunehmenden Vergesslichkeit und drohenden Verwahrlosung brachte der Sohn seine Mutter im Senior*innenzentrum unter. Den Pflegepersonen sagte er, dass das das Einzige wäre, was er für seine Mutter tun könne. Ihre Beziehung sei belastet. Er habe als Kind nichts Schönes erlebt, seine Mutter wäre ihm gegenüber stets gefühlskalt gewesen. Deshalb wolle er nichts weiter mit ihr zu tun haben.

Auf dem Wohnbereich ist Frau Konrad weder bei den Mitbewohner*innen noch beim Pflegepersonal besonders beliebt. Sie ruft ständig mit einer klagenden, lauten, durchdringenden Stimme: „Schwester". Zur herbeieilenden Pflegekraft sagt sie dann, sie müsse auf die Toilette. Sobald sie wieder an ihren Platz gebracht wird, beginnt sie wieder zu rufen. Dieser Vorgang wiederholt sich immer und immer wieder. Sie beschuldigt das Personal ihr Gift in den Kaffee zu geben, sonst hätte sie nicht diesen quälenden Druck im Bauch. Der Hausarzt konnte keine körperliche Ursache für Frau Konrads vermehrten Drang finden. Wegen ihrer Arthrose ist sie schmerztherapeutisch eingestellt.

Die Validationsanwenderin wird eines Tages gebeten, zu ihr zu gehen. Zuvor war Frau Konrad schon zehnmal im Fünf-Minuten-Takt zur Toilette gebracht worden. Daraus entwickelte sich folgender Dialog:

Frau Konrad: „Schwester!"

Die Validationsanwenderin kommt langsam näher und registriert, dass Frau Konrad mit weinerlicher, schriller Stimme spricht. Ihre Lippen sind zusammengekniffen, sie hat eine steile Falte zwischen den Augenbrauen. Die Hände hat sie zu Fäusten geballt. Um auf Augenhöhe zu sein geht die Validationsanwenderin in die Hocke und sagt fragend: „Frau Konrad, Sie haben die Schwester gerufen?"

„Ja", sagt Frau Konrad, „ich habe Druck in mir, ich muss zur Toilette. Die scheinen mir Gift in den Tee zu machen, das ist ja unerträglich!"

„Können Sie es noch ein wenig aushalten?", fragt die Validationsanwenderin. „Die Schwestern sind gerade bei anderen Bewohner*innen. Darf ich mich kurz zu Ihnen setzen, bis jemand von der Pflege kommt?"

Frau Konrad nickt, die Validationsanwenderin setzt sich gegenüber von Frau Konrad hin, dabei achtet sie auf den richtigen Abstand.

Frau Konrad: „Lange halte ich es aber nicht mehr aus! Ich habe Druck!"

Validationsanwenderin: „Ist das schon lange so?"

Frau Konrad: „Seitdem ich hier bin, ist es schlimmer, die machen Gift in den Tee!"

Validationsanwenderin: „Sie werden vergiftet?"

Frau Konrad: „Ja."

Validationsanwenderin: „Was ist am schlimmsten an Ihrer Situation hier?"

Frau Konrad wird sehr traurig und sagt: „Das Alter ist schlimm. Sie können sich gar nicht ausmalen, wie schlimm! Alles tut einem weh, man kann nicht mehr richtig sehen, da sitze ich nun rum und warte auf den Tod!"

Validationsanwenderin: „Wie war das früher, als Sie noch jung waren, Frau Konrad?"

Frau Konrad: „Da war es auch nicht besser. Ich hatte ein schweres Leben. Wir reden besser nicht darüber. Das hilft nichts, sich daran zu erinnern."

Validationsanwenderin: „Sie hatten ein schweres Leben, an das Sie sich lieber nicht erinnern? Wie haben Sie all das Schwere denn nur ertragen?"

Frau Konrad: „Augen zu und durch."

Validationsanwenderin: „Und jetzt, was würde Ihnen jetzt helfen?"

Frau Konrad mit fester Stimme: „Gott will, dass ich Schmerzen ertrage. Wir sollen daran erinnert werden, dass er für unsere Sünden gestorben ist."

Validationsanwenderin: „Hilft denn der Gedanke an Gott?"

Frau Konrad: „Ja, das hilft."

Nachdem sich die Validationsanwenderin vergewissert hat, ob ein „Vater unser" jetzt gut wäre, beten die beiden zusammen das „Vater unser". Frau Konrad betont insbesondere „Und vergib uns unsere Schuld, wie auch wir vergeben unseren Schuldigern." Sie atmet erleichtert durch. Nachdem sich die Validationsanwenderin verabschiedet hat, sitzt sie die kommende Stunde bis zum Mittagessen an ihrem Platz. Sie liest in einer Zeitschrift, schaut aus dem Fenster, wechselt kurze, freundliche Worte mit ihrer Tischnachbarin und nimmt dann ihr Mittagessen ein. Danach wird sie vor ihrem Mittagsschlaf zur Toilette gebracht.

Das Pflegeteam erfährt, dass Frau Konrad offenbar mit der Bewältigung ihrer Vergangenheit beschäftigt ist; das scheint diesen enormen Druck zu verursachen.

In den folgenden Validations-Begegnungen weint Frau Konrad bitterlich, weil ihr Sohn sie nicht mehr besucht. Sie wird regelmäßig von einer Validationsanwenderin begleitet und hat jetzt immer öfter entspannte Phasen. Immer seltener ruft sie nach den Pflegenden, um zur Toilette zu gehen. Der Druck, der auf ihr lastet, hat nachgelassen.

„Geh weg, du Sau!": Frau Jung in der Phase 2
Personen in dieser Phase drücken ihre schmerzhaften Gefühle wie Angst, Wut, Trauer oder Heimweh, ihre gefühlsgeladenen Lebensereignisse und ihre Bedürfnisse ungefiltert verbal und nonverbal aus. Oft teilt jemand sich auch über Symbolsprache mit. In ihrer subjektiven Wirklichkeit bewegen sich die Betroffenen meist in einer lang zurückliegenden Zeit. Vergangenheit und Gegenwart vermischen sich. Schmerzerlebnisse im Hier und Jetzt können Schmerzerlebnisse aus der Vergangenheit auslösen.

Frau Jung ist 94 Jahre alt und wirkt wie ein junges Mädchen. Am liebsten trägt sie rosa. Die Validationsanwenderin kommt zu ihr nach Hause, um sich ein Bild zu machen, warum Frau Jung – wie die Pflegepersonen des ambulanten Dienstes berichten – immer zum Berserker wird. Dann tritt, spuckt und schlägt sie um sich und zieht die Pflegeperson an den Haaren, wenn diese ihr bei pflegerischen Verrichtungen helfen will. Die Pflegepersonen gehen nur mehr zu zweit zu ihr. Anders wäre es gar nicht möglich, Frau Jung zu mobilisieren oder abends zu Bett zu bringen. Das aggressive Verhalten von Frau Jung wird einhellig auf ihre Demenz zurückgeführt. Mit Schmerzen oder schmerzhaften Erfahrungen wird es nicht in Verbindung gebracht.
Als die Validationsanwenderin bei Frau Jung eintrifft, sitzt sie gerade in einem rosa Kleid vor dem Spiegel und probiert ein Krönchen an. Die Begrüßung ist zugewandt und liebevoll, Frau Jung kommt sofort ins Erzählen. Sie sei Weinkönigin, berichtet sie, und bald werde sie zum Ball abgeholt. Schließlich treffen die Pflegepersonen ein, beide begrüßen Frau Jung respektvoll und beginnen mit sachlichen Erläuterungen. „Wir bringen Sie jetzt zu Bett", informiert eine der beiden Pflegenden und obwohl sich Frau Jung in dem Glauben befindet, dass sie jetzt gleich zum Ball abgeholt wird, hat sie keine Einwände. Sie steht auf und lässt sich von der Pflegekraft zum Nachtstuhl führen, wo sie, bevor sie ins Bett gebracht wird, noch ihre Blase entleeren soll. Im Anschluss ist die Intimpflege vorgesehen. Trotz deutlicher, sachlicher Vorinformation durch die Pflegeperson verändert sich Frau Jung schlagartig, sobald sie sich dem Toilettenstuhl nähert und die Pflegekraft beginnen will, ihr beim Ausziehen zu helfen. Sobald die

Pflegende sich bückt, um ihr die Strumpfhosen auszuziehen, fasst Frau Jung mit beiden Händen kräftig in ihre Haare. Dabei sind ihre Augen weit aufgerissen, das Gesicht ist angespannt, sie wirkt panisch. „Geh weg, du Sau, das tut mir weh, das tut mir weh!", schreit sie verzweifelt. „Sie tun mir weh!", sagt die Pflegeperson und versucht sich aus Frau Jungs schmerzhaftem Zugriff zu befreien.

Die Validationsanwenderin, die gerufen worden war, um das Drama zu beobachten, das sich jeden Morgen und jeden Abend wiederholt, greift in das Geschehen ein und fragt nach: „Wer tut Ihnen weh?" „Der da tut mir weh", ruft Frau Jung. „Immer wieder tut er mir weh!" Ihre Augen sind voller Tränen. In diesem Moment realisiert die Pflegekraft, dass es hier um einen Mann geht, und sie daher gar nicht gemeint sein kann. Sie entspannt sich merklich. Mittlerweile ist es ihr gelungen ihren Kopf zu befreien und sie geht auf Abstand. Gleichzeitig kommt die Validationsanwenderin näher und fragt mitfühlend: „Was ist passiert?" Frau Jung beantwortet diese Frage nicht direkt. Sie wiederholt nur immer wieder: „Hier bleib ich nicht, hier bleib ich nicht!" Die erfahrene Validationsanwenderin vermutet, dass Frau Jung in der Vergangenheit sexuelle Gewalt erlebt hat. Die Validationsanwenderin formuliert den Satz in eine Frage um: „Hier konnten Sie nicht bleiben?" Frau Jung nickt. Die Validationsanwenderin fragt nach: „Sind Sie weggegangen?" „Ja", sagt Frau Jung und lächelt erleichtert. „Wie haben Sie es ausgehalten?", fragt die Validationsanwenderin. Diese geschlossenen Fragen ermöglichen Frau Jung, indirekt ihre Not auszudrücken, ohne sie konkret benennen zu müssen. Frau Jung beginnt zu singen: „Kommt ein Vogel geflogen, setzt sich nieder auf meinen Fuß, hat ein Zettel im Schnabel, von der Mutter einen Gruß". Die Validationsanwenderin stimmt ein und berührt Frau Jung mit kreisenden Bewegungen an den Wangen, wie das eine liebende Mutter tut.

In der Nachbesprechung mit der Tochter von Frau Jung stellt sich heraus, dass das junge Mädchen schon mit 15 Jahren das Elternhaus verlassen musste, um als Dienstmädchen zu arbeiten. Dort hat der Sohn der Herrschaft sie sexuell belästigt. Letztlich flüchtete Frau Jung zu ihren Eltern und wurde nicht wieder zurückgeschickt. Anscheinend hat das Pflegeritual die schmerzhafte Erinnerung an den sexuellen Übergriff jedes Mal von Neuem ausgelöst.

Was tun? Die Intimpflege bei Frau Jung ist notwendig und muss durchgeführt werden. Die Pflegekräfte lernten sich Frau Jung behutsamer zu nähern. Sie folgten Frau Jung jetzt zuerst in ihre subjektive Wirklichkeit, bevor sie mit der Pflege beginnen, fragten sie, wie es ihr geht und hörten ihr zu. Auf diese Weise konnte Frau Jung mit der Zeit vertraute Beziehungen zu den Pflegekräften ausbilden und verbindet sie jetzt nicht mehr mit der Erinnerung an ihren Peiniger. Während die Schwester Frau Jung nun zum Toilettenstuhl begleitet, beginnt sie, mit ihr zu singen. Zunächst wurde jedes Mal „Kommt ein Vogel geflogen" gesungen, jetzt kommen auch andere Lieder dran, die an das Gespräch mit Frau Jung bei der Kontaktaufnahme anschließen. Das Singen hat sich als Copingstrategie bewährt. Frau Jung fühlt sich offenbar sicher und geborgen und kann die kritische Situation bei der Intimpflege verkraften, ohne dass quälende Erfahrungen aus der Vergangenheit abermals die Regie übernehmen.

„Es ist zum Schreien!" Herr Ott in Phase 3

Menschen in dieser Phase haben aufgehört zu sprechen; sie ersetzen die Sprache durch sich wiederholende Bewegungen und Laute. Manchmal ist vielleicht auch noch ein deutliches Wort zu hören. In dieser Phase können Schmerzen am besten durch einfühlsame Beobachtung erkannt werden. Die Betroffenen drücken sie z. B. durch wiederholtes Rufen, Klopfen, Trommeln, Schlagen, sich Hin- und Herwiegen, Weinen oder Schreien aus.

Herr Ott ist 88 Jahre alt und bettlägerig. Ausgeprägte Kontrakturen führten dazu, dass seine Beine ständig angezogen, die Arme über dem Brustkorb verschränkt sind. Schon seine Mimik verrät, dass er Schmerzen hat. Die Augen sind geschlossen oder weit aufgerissen. Herr Ott schreit – wie es das Personal empfindet – pausenlos, laut und durchdringend „Hiehiehiehie!" Wenn man ihn fragt „Haben Sie Schmerzen?", unterbricht Herr Ott sein Schreien und schaut das Gegenüber verständnislos an. „Warum schreien Sie dann so?", fragt eines Tages eine Pflegeperson. „Wenn man keine Schmerzen hat, muss man nicht so schreien!" Herr Ott gibt keine Antwort. Er ist nicht mehr zur Selbsterklärung in der Lage. Die Validationsanwenderin hört das Schreien, passt sich dem Ton und der Mimik an. Sie nähert sich vorsichtig dem Bett, ohne den Blick von Herr Ott zu lassen. Sie greift den Ton und die Frequenz des Schreiens von Herr Ott auf, während sie sich ihm annähert und schreit mit ihm. So spiegelt sie seinen Rhythmus und seine Stimme. Aus der Biografie weiß sie, dass Herr Ott viel Grund zum Schreien hat. Er wurde mit Mutter, Großmutter und Geschwistern in der Nachkriegszeit aus dem heutigen Polen vertrieben. Er hat als 12-Jähriger miterlebt, wie sein Vater vor seinen Augen erschossen wurde. Sein erstgeborener Sohn wurde mit 5 Jahren von einem Traktor überfahren. Wahrscheinlich leidet Herr Ott durch seine Kontrakturen täglich unter Schmerzen, die die schmerzhaften Ereignisse aus der Vergangenheit wiederbeleben. Er kann sein Bett nicht mehr verlassen und ist mehrere Stunden in seinem Zimmer allein, darauf angewiesen, dass jemand zu ihm kommt. Wenn die Validationsanwenderin mit Herr Ott schreit, wird seine Stimme zunächst lauter, um dann abzuflachen. Am Ende macht er einen tiefen Atemzug. Er kann dann zulassen, dass die Validationsanwenderin ihm über den Hinterkopf streicht. Die Frage „Tut es sehr weh?" beantwortet Herr Ott immer mit „Ja". Tränen stehen in seinen Augen. Die Validationsanwenderin beginnt zu singen: „Du, Du liegst mir im Herzen, Du, Du machst mir viel Schmerzen, weißt nicht, wie gut ich Dir bin." Herr Ott singt mit. Danach schläft er in der Regel ein.

„In mir verharren und auf ihn warten" – Frau Still in der Phase 4

Menschen in Phase 4 sind völlig in sich zurückgezogen. Sie verbringen ihr Leben überwiegend im Bett oder in einer geriatrischen Liege. Schlucken, Atmen, Ausscheiden erfolgt automatisch; die Betroffenen sind vollständig pflegebedürftig. Ihre Augen sind meistens geschlossen, die Mimik ändert sich kaum. Unter Umständen ist beim Umlagern oder beim Waschen ein leises Stöhnen oder Seufzen vernehmbar; die Mundwinkel wirken dabei angespannt.

Auf diese Art und Weise verbrachte **Frau Still** ihr Leben nun schon seit über einem Jahr. Sie war auf 40 kg abgemagert und die Pflegepersonen waren besorgt, dass ein Wundliegen bald nicht mehr vermeidbar sein würde. In mehreren Fallbesprechungen suchten die Beteiligten nach einem Grund dafür, dass Frau Still trotz ihres elenden Zustands offenbar nicht sterben konnte. Man tat für sie, was man konnte: Auf Verdacht hin erhielt sie eine Schmerztherapie. Eingedickte Getränke und passierte Kost wurden ihr mit dem Löffel angereicht, sie öffnete immer den Mund und nahm einige Bissen zu sich, öffnete dabei aber nie die Augen. Auch Angebote aus der sensorischen Stimulation schienen die Situation nicht maßgeblich zu verbessern. Frau Still öffnete weder die Augen noch machte sie Anstalten zu sterben. Alle, auch ihre Tochter, waren zunehmend verzweifelt.
Anlässlich eines Praktikums kam eines Tages eine Validationsanwenderin in das Pflegeheim, in dem Frau Still lebte. Beim Gespräch mit der Tochter erfuhr sie, dass Frau Still den Tod ihres Mannes nie verwunden hatte. Die beiden hätten sich sehr geliebt. Ihr Vater hät-

te ihre Mutter auf Händen getragen, erzählte die Tochter. Es sei ihr immer schon klar gewesen, dass der Vater seiner Frau den Halt gab, den sie nie von ihren Eltern bekommen hatte. Nach dem Tod ihres Mannes hatte ihre Mutter sich für nichts mehr interessiert und sich zunehmend zurückgezogen. Schließlich war bei ihr eine Alzheimer-Demenz diagnostiziert worden.

Beim Betreten des Zimmers stellte die Validationsanwenderin fest, dass die Wände mit einer Vielzahl von Bildern des Paares geschmückt waren. Angefangen von gemeinsamen Ausflügen auf dem Fahrrad über das Hochzeitsbild, Bilder aus gemeinsamen Urlauben, gemeinsame Gartenarbeit, mit der Tochter auf dem Schoß des Vaters, bei runden Geburtstagen Arm in Arm. Die Validationsanwenderin ließ das alles auf sich wirken. Sie betrachtete die ausdrucksschwache Mimik von Frau Still. Die Atmung ging regelmäßig, aber flach. Die Augenbrauen wirkten zusammengezogen, der Mund angespannt. Die Validationsanwenderin begrüßte Frau Still mit einer Initialberührung am Oberarm und passte sich ihrem Atemrhythmus an. Behutsam und liebevoll ließ sie ihre Hand vom Ohrläppchen zum Kinn wandern, so wie Geliebte sich manchmal berühren und stimmte dabei das Lied an „Ach, wie ist's möglich dann, dass ich dich lassen kann, hab dich von Herzen lieb, das glaube mir". Nach mehr als einem Jahr öffnete Frau Still die Augen. Sie waren voller Tränen. Mit brüchiger Stimme sang sie das Lied mit. Als die Validationsanwenderin sich verabschiedete, schaute sie ihr nach. Frau Still verstarb in der darauffolgenden Nacht.

Validation ist kein Allheilmittel, aber sie kann viel dazu beitragen, Schmerzen von hochbetagten Menschen mit Demenz zu erkennen, anzuerkennen und den Betroffenen zu helfen, ihre *Lebensschmerzen* auszudrücken. Schmerzhafte Gefühle, die ausgedrückt und von einem*einer vertrauten Zuhörer*in anerkannt werden, nehmen allmählich an Intensität ab. Auf diese Weise kann Validation als selbstverständlicher Teil einer ganzheitlichen Schmerztherapie für hochbetagte Menschen mit Demenz einen erheblichen Beitrag zur Schmerzlinderung leisten.

Literatur

Feil, N. & de Klerk-Rubin, V. (2017). *Validation. Ein Weg zum Verständnis verwirrter alter Menschen* (11. Aufl.). Reinhardt.

Feil, N. & de Klerk-Rubin, V. (2020). *Validation in Anwendung und Beispielen* (8. Aufl.). Reinhardt.

24 Tut es im Alter „anders" weh? Schmerztherapie in der Altersmedizin

Eva Müller Eggenberger

Forschungen zur Frage, ob die Schmerzempfindung und -verarbeitung im Alter anders ist, ergeben kein einheitliches Bild. Es ist damit nicht sicher, ob Schmerz im Alter tatsächlich anders wahrgenommen, erlebt und verarbeitet wird. Es wird diskutiert, dass die Schmerzschwelle im Alter aufgrund von pathophysiologischen Prozessen, die vor allem das schmerzverarbeitende System im Rückenmark betreffen, höher sein könnte. Auch der Rhythmus im Tagesverlauf, der dazu führt, dass die Schmerzschwelle in den Nachmittagsstunden am höchsten ist und um Mitternacht am geringsten, kann im Alter gestört sein (Platt & Mutschler, 1999). Hackenthal (1999) kommt zu dem Schluss, dass man mit dem Alterungsprozess einhergehende Veränderungen in der Schmerzwahrnehmung und Verarbeitung nicht überbewerten sollte, da nur wenige Studien mit aufschlussreichen Ergebnissen dazu vorliegen. Zentral ist aber, dass Schmerzen nicht als „normale" und damit hinzunehmende Erscheinung des Alters betrachtet werden dürfen (Harkins, 1990, zitiert nach Kunz, 2017). Es gilt nachzuforschen, welche Einstellung alte Menschen gegenüber Schmerzen haben. Ein beobachtetes Phänomen ist das sogenannte „Underreporting" von Schmerzen bei hochbetagten Menschen. Das bedeutet, dass ältere Menschen ihre Schmerzen oft verschweigen und nicht thematisieren. Das hat mehrere Ursachen. Zum einen gibt es die Narration, dass Schmerzen eine unvermeidbare Begleiterscheinung des Alterungsprozesses per se sind (Bruckenthal, 2008). Dieses Narrativ kann auch bei Betreuenden beobachtet werden. Es scheint auch ein soziologisches Generationenphänomen mitzuwirken, da insbesondere der männliche Teil unserer heute lebenden Hochbetagten noch unter der Prämisse erzogen wurde: „Ein Indianer kennt keinen Schmerz." Andererseits scheinen Frauen aus diesen Generationen eher unter dem unbewussten Leitsatz erzogen worden zu sein, „schon so einiges still aushalten zu müssen". Also wirken auch Genderphänomene in die Schmerzwahrnehmung und in die Kommunikation über Schmerzen hinein (Kunz, 2017). Es gibt Untersuchungen, dass alte Menschen ihrer Umwelt keinesfalls zur Last fallen wollen (Pleschberger, 2005). Dahinter verbirgt sich oft auch die Sorge, dass sich die Betreuungssituation verändern könnte, wenn offen über Schmerzen und damit einhergehende Probleme bei der Bewältigung des alltäglichen Lebens berichtet wird. „Underreporting" führt in weiterer Folge zum „Undertreatment" von Schmerzzuständen. Beeinflussend sind auch psychosoziale Faktoren wie Altersarmut oder Einsamkeit, die für das Schmerzempfinden und die Verarbeitung eine Rolle spielen können. Diesbezüglich ist auf den direkten Zusammenhang zwischen chronischen Schmerzen und depressiven Symptomen hinzuweisen. Chronische Schmerzen können zu Verzweiflung und Zermürbung führen, umgekehrt kann sich der Schmerzausdruck auch als ein Kernsymptom einer Depression präsentieren (Turk et al., 1995). Es ranken sich zahlreiche Mythen und Dogmen um die Themenkreise Schmerz, Schmerzwahrnehmung und Schmerztherapie im Alter, sowohl auf Seiten der Betroffenen als auch der Betreuenden. Auf Seiten der Betreuenden halten sich hartnäckig Mythen wie „Opioide sind schlecht für alte Menschen, die verursachen Atemdepressionen“. Dabei ist die atemdepressive Wirkung eines Morphins oder Opioids fast immer eine Überdosierungserscheinung (Hackenthal, 1999). Oder es wird das bestehende Suchtpotenzial von Opioiden als Argument gegen eine Opioidtherapie beim alten Menschen herangezogen. Diese Angst vor durch die Behandelnden verursachte Abhängigkeit ist unbegründet, da bei therapeutischer Anwendung von opioidhaltigen Analgetika auch in der Langzeittherapie von Schmerzen – auch wenn sie nicht auf eine Krebserkrankung zurückzuführen sind – die Entwicklung einer Abhängigkeit sehr selten vorkommt (Zenz & Jurna, 1993). Die aufgrund der Multimorbidität bei vielen Patient*innen bestehende Polypharmazie (die kontinuierliche Einnahme von >5 Medikamenten/Tag) kann in der Praxis auch zu Unterdosierungen oder zu großen Dosierungsintervallen führen. Selbstverständlich steigt in realiter die Gefahr von potenziell gefährlichen Interaktionen zwischen Analgetika und anderen Medikamenten und die Schmerztherapie im Alter erfordert daher eine spezielle Expertise (Jaksch et al. 2015).

24.1 *Damit man sein Schmerz-„Pulver“ nicht gleich verschießt* – Faktoren, die in der Schmerztherapie beim alten Menschen zu bedenken sind

Erst wenn Schmerzen beobachtet, erkannt und in ihrer Intensität einer Einschätzung zugeführt werden, kann man an ein adäquates Schmerzmanagement denken. Nicht nur die Erfassung von Schmerzen bei hochbetagten Menschen erfordert besondere Kenntnisse, sondern auch das Schmerzmanagement erfordert ein hohes Maß an feinfühliger, exakter geriatrischer Kompetenz. Es gilt einige Besonderheiten bei der Behandlung von Schmerzen im Alter zu beachten.

Bei der Dosisfindung sind die richtige Galenik (Darreichungsform) zu diskutieren und mögliche unerwünschte Nebenwirkungen wie erhöhte Sturzgefahr und Beeinträchtigung der Kognition mitzudenken. Hochbetagte Menschen leiden auch häufig unter der Beeinträchtigung des Sehens, haben eine verringerte Handkraft und Feinmotorik, herabgesetztes Schluckvermögen, oder/und ein beeinträchtigtes Kurzzeitgedächtnis. All diese Faktoren beeinflussen die Adhärenz, sprich die „Therapietreue“ bezüglich der Schmerzmitteleinnahme. Vielleicht können 20 *Metamizoltropfen* nicht mehr gezählt werden, die *Paracetamol* Tabletten sind zu groß, um sie zu schlucken, die Medikamentenblister können nicht selbstständig geöffnet werden, oder die Tabletteneinnahme wird schlichtweg vergessen und für eine Gabe über die Haut durch ein Schmerzpflaster ist aufgrund von Mangelernährung einfach nicht mehr genug Fettgebewebe unter der Haut vorhanden. Daher sind in den meisten Fällen Präparate mit einer verzögerten Freisetzung (Retardpräparate) zu bevorzugen. Mit zunehmendem Alter können auch die abnehmenden Organfunktionen wie die Abnahme von Nieren- und Leberfunktion einen Einfluss auf die Pharmakokinetik (*Was macht der Körper mit dem Medikament?*) und Pharmakodynamik (*Was macht das Medikament mit dem Körper*?) von Schmerzmitteln haben. Durch den verringerten Abbau von Substanzen kann es zu einer Ansammlung von Abbauprodukten des Medikaments und damit zu einer verlängerten oder verstärkten Wirkung kommen. Gleichzeitig führt die Abnahme des Körperwassers im Verhältnis zum Körperfett zu einer veränderten Speicherung von manchen analgetischen Substanzen im Körper. Durch den bestehenden Eiweißmangel im Alter sind auch Bindungsproteine im Blutplasma vermindert, was zu einem höheren Anteil freier Substanzen führt, die die Blut-Hirnschranke passieren und zu Nebenwirkungen wie Verwirrtheit führen können (Kunz, 2017). Grundsätzlich sind all diese Faktoren bei der Wahl einer Schmerztherapie im Alter mitzudenken. Als handlungsanleitendes Prinzip hat sich in der Praxis bei der Behandlung von chronischen Schmerzen der Grundleitsatz „start low, go slow" bewährt. Das heißt, die Dosisfindung in der Schmerztherapie beim alten Menschen ist ein kontinuierlicher, langsamer Prozess. Es ist ein Herantasten an einen Zustand, in dem Schmerzen gelindert werden können, ohne mit unerwünschten Nebenwirkungen andere Probleme zu verursachen.

Soweit möglich muss es sich um eine individualisierte Schmerztherapie handeln. Das bedeutet, dass das übergeordnete Therapieziel des Patienten oder der Patientin definiert werden muss und im Laufe der Therapie auch immer wieder re-evaluiert werden sollte (Pinter et al., 2020). Hinter einer adäquaten Schmerzkontrolle stehen oftmals größere Ziele wie der größtmögliche Erhalt der Selbstständigkeit, die Möglichkeit in den eigenen vier Wänden zu leben oder der Erhalt von sozialer Teilhabe und Aktivitäten aller Art. Diese „hidden agenda" kann nur durch fortwährende Kommunikation und Therapieerfolgsevaluation bearbeitet werden. Dem Konzept der Total Pain folgend, kann nur ein multimodaler Therapieansatz zur Linderung von Schmerzen auf allen Ebenen beitragen. Die medikamentöse Analgetikatherapie ist dabei ein Puzzlestein in einem „bigger picture" an verschiedenartigen Therapieoptionen. Der Begriff des Schmerzmanagements vermittelt die Illusion, dass es möglich ist, jeglichen körperlichen Schmerzen Herr zu werden. Dabei ist die Verwendung der Begrifflichkeit zu diskutieren, nämlich ob es um mit der Verwendung derartiger „Plastikwörter" (Pörksen, 2011) nicht einfach auch um die Vermittlung von Sicherheit für die Behandelnden und Betreuenden geht. Vermutlich wird daher auch gerne von Schmerz- und Symptomkontrolle gesprochen, weil das erklärte Ziel die Kontrolle der Schmerzen sein muss. Beobachtungen aus der Praxis sprechen eine deutlich andere Sprache. Schmerzen können vielfach gelindert werden, aber vollständige Schmerzfreiheit kann vielfach nicht erreicht werden.

24.2 Grundprinzipien der Schmerztherapie im Alter

Zur besseren Visualisierung werden hier die anleitenden Grundprinzipien für eine gelingende Behandlung und Linderung von Schmerzen bei hochbetagten Menschen in Tabellenform kurz und bündig dargestellt (vgl. **Tabelle 24-1**). Die Tabelle soll einen kurzen Überblick bieten, der Behandelnde, Begleitende und Betreuende in ihrer Praxis unterstützt.

Tabelle 24-1: Grundprinzipien der Schmerztherapie für alte Menschen

- Nachfragen beim kognitiv fitten Betroffenen: Ist es Schmerz?
- Beobachten beim demenzerkrankten Betroffenen: Ist es Schmerz?
- Individuelle übergeordnete Ziele erfragen/herausfinden: Biografie
- Radikale Orientierung am Betroffenen: Schmerzbedeutung
- Cave: Organfunktionen: welches Medikament in welcher Dosis?
- By the clock, by the ladder, by the mouth
- Chronischer Schmerz: start low, go slow, but not too low
- Akuter Schmerz: start fast and high, keep it short
- Cave: Nebenwirkungen bei Opioiden: Prophylaxe betreiben
- Sehen/merken/Kraft/schlucken: individuelle Einschränkungen des alten Menschen: welche Galenik?
- Polypharmazie: mögliche Interkationen, nutze Forta oder andere Balanced Prescribing Tools
- Reevaluation: Schmerztherapie ist keine Einbahnstraße: passt die Therapie noch, passt die Dosis? Muss geswitched werden?

24.3 *„Die Pulver helfen gut, Frau Doktor“* – Medikamentöse Optionen zur Schmerztherapie und Linderung

Bei der medikamentösen Schmerztherapie für den alten Menschen sind in der klinischen Praxis einige grundlegende Überlegungen handlungsanleitend. Grundsätzlich wird bei der Auswahl des Analgetikums in der Klinik das WHO-Stufenschema angewendet (Ventafridda et al., 1985). Handelt es sich um die Therapie eines chronischen Schmerzgeschehens, steigt man auf der niedrigsten möglichen Stufe ein und titriert sich je nach Erfolg der Schmerzkontrolle langsam anhand der vorgegeneben Substanzen nach oben. Grosso modo spielen zumeist bei hochbetagten Patient*innen Substanzen der Stufe II eine untergeordnete Rolle. Insbesondere die Substanz Tramadol hat ein ungünstiges Nebenwirkungsschema in Bezug auf Übelkeit und Erbrechen und daher wird oft von Stufe I auf Stufe III eskaliert. Tramadol soll beim alten Menschen nur in retardierter Form gegeben werden, da es bei der Gabe in Tropfenform zu Dosisspitzen und damit leichter zu unerwünschten Wirkungen auch aus dem serotonergen Bereich (unter anderem Schweißausbrüche, Verwirrtheit, Herzklopfen, Bluthochdruck, motorische Unruhe, Muskelkrämpfe) kommen kann. Wird ein neues Opioid-Schmerzmittel etabliert, ist immer an die prophylaktische Therapie der unerwünschten Nebenwirkungen Obstipation durch ausreichende Laxantientherapie und Übelkeit durch eine gute antiemetische Prophylaxe zu denken. Der Leitgedanke des Palliativmediziners Robert Twycross „by the clock, by the ladder, by the mouth“ (Meldrum, 2005) ist mittlerweile auch in der geriatrischen Praxis in der Schmerztherapie in den Köpfen der Mediziner*innen gut verankert. Wobei Twycross selbst konstatiert, dass „die magische Leiter“ nur sinnvoll angewendet wird, wenn sie mit Kreativität für die Lebensqualität und das Wohlbefinden für den individuellen Patienten oder für die individuelle Patientin eingesetzt und die Therapie immer wieder reevaluiert wird. Die bestechende Simplizität des Drei-Stufen-Schemas darf nicht zum mechanischen Einsatz verleiten (Twycross, 1979). Die kontinuierliche Gabe von Analgetika (by the clock) verhindert, dass durch Schmerzspitzen und die Gabe von Bedarfsmedikation erst bei Angabe von starken Schmerzen eine Konditionierung entsteht. Das Alter ist keine Kontraindikation für die Gabe von Opioiden. Gerade bei chronischen Schmerzzuständen nicht onkologischen Ursprungs im Alter zeigen Opioide sehr gute Erfolge bei hochbetagten Patient*innen. Cicely Saunders hat treffend formuliert: „Die Patient*innen müssen ihrem Leid/Elend begegnen und der Erfolg muss ihrer sein, nicht unserer (...). Wir sind hier als Vermittler*innen für das, was sie tun können. Das ultimative Ziel ist nicht nur zu sehen, dass der Schmerz weggeht, sondern einen Patienten/eine Patientin zu sehen, die ohne Schmerz etwas tut“ (Saunders & Liebeskind).

Diese Maxime macht insbesondere in Hinblick auf die Funktionalität und Teilhabe am Alltag von alten Menschen Sinn. Twycross und Saunders wollten ihren Patient*innen mit der Erleichterung von Schmerzen den Weg frei machen für neue Hoffnung und Initiative (Twycross & Clark, 1996).

Wenn möglich wird die Schmerztherapie oral verabreicht (by the mouth). Dieser Punkt ist in der Altersmedizin genauer zu beleuchten, da im Alter aufgrund von verschiedensten Krankheitsbildern wie cerebrovaskulären Ereignissen oder demenzieller Veränderung eine Schluckstörung (Dysphagie) auftreten kann und die Analgetikagabe dann zum Beispiel über die Haut (transdermale Systeme) erfolgen kann. Auch sind oft Tropfen oder Suspensionen leichter zu schlucken oder in flüssige Substanzen einmischbar als große Tabletten. Diese kann man je nach Substanz und Darreichungsform auch mörsern. In der palliativen Geriatrie und zur Schmerzkontrolle beim sterbenden Menschen wird die subkutane Gabe bevorzugt. Beim akuten Schmerz muss die Leiter der WHO

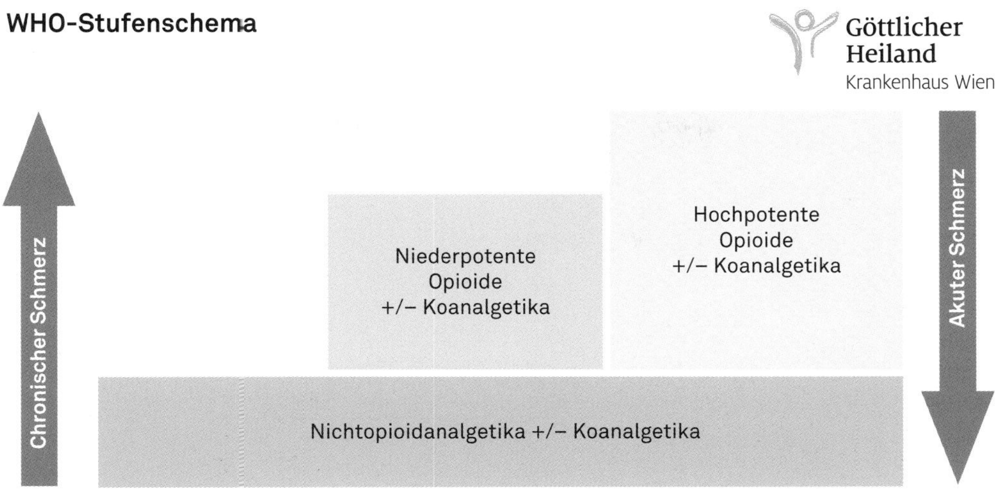

Abbildung 24-1: WHO-Stufenschema nach Grafinger, 2022 (mit freundlicher Genehmigung der Autorin)

von oben nach unten und mit schnellem Schritt genommen werden. Postoperative Schmerzen müssen nach erfolgter Intervention mit einem starken Analgetikum behandelt werden, dasselbe gilt für Schmerzen bei akuten Entzündungszuständen oder traumatischen Verletzungen (WHO, 2018) (**Abbildung 24-1**).

Es stehen im Alter zahlreiche Analgetika zur Linderung von Schmerzen zur Verfügung. Einen Überblick über die Substanzen, ihre Darreichungsform und ihre Dosierung gibt die **Tabelle 24-2.**

24.4 Was sonst noch gut tun kann … Möglichkeiten der multimodalen Schmerztherapie

Es gibt zahlreiche Optionen der nicht-medikamentösen Behandlung und Linderung von Schmerzen im Alter. Gerade die nicht pharmakologischen Optionen entsprechen dem Total Pain Konzept, da auf die komplexen Zusammenhänge der Schmerzentstehung und die vielfältigen Ebenen der Schmerzwahrnehmung und des Schmerzerlebens nur multimodal reagiert werden kann. Die Optionen reichen vom gesamten Spektrum der physikalischen Therapie, der Bewegungstherapie, der Physio- und Ergotherapie bis hin zu Entspannungs- und Meditationstechniken. Lokale Kältetherapie, manuelle Lymphdrainage, Kinesiotaping, TENS-Therapie, Elektrotherapie, Wärmebehandlungen und die klassische Massage können zur Linderung von Schmerzen beitragen. Musik- und Kunsttherapie können einen Einfluss auf den Umgang und die Verarbeitung von Schmerzerleben bieten. Das Angebot der CAM, der komplementären und alternativen Heilverfahren, ist umfassend, die Evidenz für die Wirksamkeit der unterschiedlichen Verfahren gemischt. Akupunktur, Homöopathie, Osteopathie und die traditionelle chinesische Medizin bieten begleitende Maßnahmen zur Schmerztherapie an. Seelsorgerische Betreuung und spirituelle Begleitung können stützend wirken. Psychologische und psychotherapeutische Begleitung kann ebenfalls helfend wirken, gerade wenn es um Awareness-Steigerung und Empowerment im Umgang mit chronischen Schmerzen geht. Generell wird das Management der multimodalen Schmerztherapie idealerweise von einem ausgewiesenen Schmerzzentrum geleitet oder in eigenen rehabilitativen Einrichtungen für chronische Schmerzpatient*innen begleitet.

Tabelle 24-2: Analgetika zur Schmerztherapie im Alter (in Anlehnung an Likar & Stromer, 2020)

Wirkstoff	Verabreichungsform	Dosierung	Hinweise I	Hinweise II
Nicht Opioid Analgetika				
Metamizol	oral, i.v.	500mg–1000mg alle 6h Max 4g/d	CAVE: selten Agranulozytose, Hypotonie, Nierenfunktion beachten gut wirksames Medikament der WHO Stufe I	
Paracetamol	oral, i.v., rektal	500–1000mg alle 4–6h Max. 3g/d	CAVE bei Leberinsuffizienz	
Diclofenac	oral, i.v., rectal, topisch	50–100mg alle 4–8h Max. 150mg/d	CAVE: Magenulcera mit Blutungen, Nierenfunktion, Herzinsuffizienz, Hypertonie, nicht mit SSRIs kombinieren	Nur bei akuten Schmerzen mit Entzündungskomponente, Gelenksschmerzen, kurze Gabe
Ibuprofen	oral, i.v.	400–600mg alle 6h Max. 2400mg/d	CAVE: Magenulcera mit Blutungen, Nierenfunktion, nicht mit SSRIs	Geringste effektive Dosis wählen für die kürzeste notwendige Zeit
Opioid Analgetika				
Tramadol	oral, i.v., s.c., rektal	50mg–150mg alle 4h, retard alle 12h, max 200mg/d	CAVE: oft Übelkeit und Erbrechen, serotoninerge Wirkung, vorsichtige Indikationsstellung	Bei Unwirksamkeit SWITCH auf ein stärkeres Opioid, keine Gabe in Tropfenform
Morphinhydro chlorid	oral, i.v., i.m., s.c., epidural, intrathekal	2.5–10mg je nach Verabreichungsform, alle 4–6h	Faustregel: 15mg p.o. = 7.5mg s.c. = 5mg i.v.	Keine Maximaldosis, wird in der palliativen Geriatrie zur Schmerzkontrolle am Lebensende (und bei Dyspnoe) gegeben

Wirkstoff	Verabreichungsform	Dosierung	Hinweise I	Hinweise II
Hydromorphon	oral, ret.	2-4mg, 2x/d alle 12h, bis max. 24mg/d	Gut geeignet bei Niereninsuffizienz, äquianalgetisch zu Morphin oral 7:1, keine aktiven Metabolite	Rescue Medikation: 1/10 der Tagesdosis mit 1.3mg oder 2.6mg Kapseln
Oxycodon	oral, ret.	10mg 2x/d alle 12h	Äquianalgetisch zu Morphin oral 2:1	Rescuemedikation: 1/10 der Tagesdosis in Tropfenform
Buprenorphin TTS	transdermal niedrig dosiert	5/10/20µg/h	CAVE: Wechsel alle 7d, geeignet bei Niereninsuffizienz	Niedrig dosiert, bei chronischen Schmerzen, CAVE: Sarkopenie, Kachexie
	transdermal	11.6µg/h–35µg/h	Wechsel alle 4d	Rescue Medikation mit Buprenorphin sublingual 0.2-0.6mg
Fentanyl	transdermal	12µg/h–100 µg/h	Wechsel alle 3d	CAVE bei Niereninsuffizienz
Co- Analgetika				
Gabapentin	oral	100mg bis 300mg, 2–3x/d	Einschleichen, Co-Analgetikum, CAVE: Nierenfunktion	Bei neuropathischen Schmerzen
Pregabalin	oral	25mg bis 300mg, 2x/d	Einschleichen, Co-Analgetikum	Bei neuropathischen Schmerzen, postherpetische Schmerzen, diabetische PNP
Venlafaxin	oral	Startdosis: 37,5–75 mg (1-0-0) Zieldosis: 150 mg (1-1-0)	Antidepressivum CAVE: QT Zeit Verlängerung, EKG-Kontrollen	Bei PNP, chronischen Schmerzen,
Duloxetin	oral	30mg bis 60mg 1x/d	Antidepressivum, QT Zeit Kontrollen	Auch bei PNP
Mirtazapin	oral	15–45mg 1x/d	Antidepressivum	Schlafanstoßend, am Abend geben

24.5 Die Komplexität eines Problems ist kein Argument gegen es selbst

Schmerzen sind im Alter häufig, sie haben verschiedenste Ursachen oft in einem komplexen Zusammenspiel im Rahmen von Multimorbidität. Viele Krankheitsbilder bedeuten im Alter auch häufig die Einnahme von einer Vielzahl an Medikamenten mit Wechsel- und Nebenwirkungen. Die körperlichen, organischen und kognitiven Einschränkungen machen besondere Darreichungsformen und Dosierungsanpassungen erforderlich. Es gibt eine Vielzahl an gut wirksamen, sicheren Medikamenten zur Schmerzkontrolle bei hochbetagten Patient*innen. Kein Mensch soll im letzten Abschnitt seines Lebens von Schmerzen geplagt werden und unnötig leiden müssen. Der körperliche Schmerz reiht sich dabei in einen größeren Zusammenhang von anderen Schmerzdimensionen. ABER, jeder, der schon einmal unter quälenden körperlichen Schmerzen gelitten hat weiß, dass, für Menschen, die schmerzgeplagt sind, alle anderen Themen in den Hintergrund rücken und sie sich eigentlich nur Freiheit von dem unangenehmen körperlichen Empfinden wünschen. Daher ist es zentral, sich Wissen um die richtige Analgetika Therapie beim alten Menschen anzueignen, um Schmerzen im Alter gut und sicher behandeln zu können. Es ist wichtig, Schmerzen beim alten Menschen anzusprechen, Verhaltensveränderungen zu beobachten, damit Schmerzen nicht unerkannt und damit unbehandelt bleiben. DENN, besteht eine gute Linderung der körperlichen Schmerzen, kann an allen anderen Dimensionen, wie an der Erhaltung der größtmöglichen Selbstständigkeit, Teilhabe und Funktionalität freudvoll gearbeitet werden.

Literatur

Bruckenthal, P. (2008). Assessment of pain in the elderly adult. *Clinics in Geriatric Medicine, 24*(2), 213–236. https://doi.org/10.1016/j.cger.2007.12.002

Grafinger, A. (2022). *Sinnvolles Symptommanagement bei geriatrischen Patient*innen in der letzten Lebensphase.* Jahrestagung der Österreichischen Gesellschaft für Geriatrie und Gerontologie (21.–23.04.2022), Paracelsus Medizinische Privatuniversität Salzburg.

Hackenthal, E. (1999). Therapie mit Analgetika/nichtsteroidalen Antirheumatika. In D. Platt & E. Mutschler (Hrsg.), *Pharmakotherapie im Alter. Ein Lehrbuch für die Praxis und Klinik* (S. 377–401). Wissenschaftliche Verlagsgesellschaft.

Jaksch, W., Likar, R. & Aigner, M. (2015). *Positionspapier zum Einsatz von Opioiden bei tumor- und nicht tumorbedingten Schmerzen.* Österreichische Schmerzgesellschaft und Austrian Society for Addiction Medicine. Schmerznachrichten. 2aRev.1.

Kunz, R. (2017). Schmerztherapie in der Geriatrie. In B. Steffen-Bürgi, E. Schärer-Santschi, D. Staudacher, S. Monteverde (Hrsg.), *Lehrbuch Palliative Care*. 3 Auflage (S. 231–239). Hogrefe.

Likar, R. & Stromer, W. (2020). *Schmerztherapie im Alter. Compentence Center Integrierte Versorgung.* Verfügbar unter https://www.cciv.at/cdscontent/?contentid=10007.864479&portal=ccivportal

Meldrum, M. (2005). The ladder and the clock: cancer pain and public policy at the end oft he twentieth century. *Journal of Pain and Symptom Management, 29*(1), 41–54. https://doi.org/10.1016/j.jpainsymman.2004.08.004

Pinter, G., Stromer, W., Donnerer, J., Geyrhofer, S., Leeb, B., Mitrovic, N., Pils, K. & Likar, R. (2020). Schmerzen und Schmerzerfassung im Alter: Besonderheiten und Empfehlungen. *Zeitschrift für Gerontologie und Geriatrie, 54*, 507–512.

Platt, D. & Mutschler, E. (Hrsg.). (1999). *Pharmakotherapie im Alter. Ein Lehrbuch für die Praxis und Klinik*. Wissenschaftliche Verlagsgesellschaft.

Pleschberger, S. (2005). *Nur nicht zur Last fallen. Sterben in Würde aus Sicht der alten Menschen in Pflegeheimen.* Lambertus.

Pörksen, U. (2011). *Plastikwörter. Die Sprache einer internationalen Diktatur.* Klett Cotta Verlag.

Turk, D.C., Okifuji, A. & Scharff, L. (1995). Chronic pain and depression: role of perceived impact and perceived control in different age cohorts. *Pain, 61*(1), 93–101. https://doi.org/10.1016/0304-3959(94)00167-D

Twycross, R. (1979). Discussion of the systemic analgesics papers. In J. Bonica & V. Ventafridda (Eds.), *Proceedings of the First International Congress on Cancer Pain. Advances in pain research and therapyy* (Vol. II, S. 302). Raven Press.

Twycross, R. & Clark, D. (1996). *Oral history interview. Hospice History Project Collection, Sheffield Palliative Care Studies Group*. University of Sheffield.

Ventafridda, V., Saita, L., Ripamonti, C. & De Conno, F. (1985). WHO guidelines for the use of analgesics in cancer pain. *International Journal of Tissue Reaction, 7*(1), 93–96.

World Health Organization (WHO). (2018). *WHO guidelines for the pharmacological and radiotherapeutic management of cancer pain in adults and adolescence.* Available from https://apps.who.int/iris/bitstream/handle/10665/279700/9789241550390-eng.pdf

Zenz, M. & Jurna, I. (1993). *Lehrbuch der Schmerztherapie*. Wissenschaftliche Verlagsgesellschaft.

Weiterführende Literatur

Saunders, C. & Liebeskind, J.C. (1993). *Oral history interview. John C. Liebeskind. History of Pain Collection.* UCLA: Louise M. Darling Biomedical Library.

Shega, J.W. (2010). The multidimentional experience of noncancer pain: does cognitive status matter? *Pain Medicine, 11*(11), 1680–1687. https://doi.org/10.1111/j.1526-4637.2010.00987.x

25 Schmerzliche Prozesse und Ermutigung zur sozialen Teilhabe für Menschen mit kognitiven Einschränkungen

Angela Pototschnigg und Johanna Püringer

Johanna Püringer engagiert sich ehrenamtlich bei Alzheimer Austria, einer unterstützten Selbsthilfegruppe für Menschen mit Demenz und deren Angehörigen und lernte dort im Rahmen ihrer ehrenamtliche Tätigkeit Angela Pototschnigg kennen. Angela Pototschnigg lebt mit früh einsetzenden kognitiven Einschränkungen. Es ergab sich eine über etliche Jahre andauernde intensive Zusammenarbeit zwischen Johanna und Angela, sie sind in der Lage, mehr über die Sorgen und Bedürfnisse von sogenannten Frühbetroffenen zu vermitteln. Sie haben gemeinsam die Gruppe „Über den Berg kommen" gegründet, eine unterstützte Gruppe für Austausch und Information über förderliche Möglichkeiten, Rechte und Aktivitäten für Personen mit beginnender oder früh einsetzender Demenz (Alzheimer Austria, 2022).

In der palliativen Geriatrie geht es um hochbetagte Menschen. Bei weitem nicht alle, aber viele Sorgen und Probleme betreffen Menschen mit Demenz in jedem Alter. Die Erfahrungen der beiden können wegweisend sein im Umgang mit einer Demenzerkrankung, auch bei hochbetagten Menschen.

Angela Pototschnigg vertritt Österreich seit 2018 als Mitglied der European Working Group of People With Dementia (EWGPD, 2022) bei Alzheimer Europe und gewährleistet dadurch die internationale Vernetzung von Menschen mit Demenz. Dabei hat sie die Möglichkeit, von Good Practice-Beispielen aus europäischen Ländern zu erfahren und sich mit anderen Betroffenen darüber auszutauschen. Sie unterstützt durch ihre aktive Mitarbeit Wissenschaft und Forschung, leistet Beiträge zu Projekten, an denen Alzheimer Europe beteiligt ist, und nimmt als einzige Betroffene Österreichs an Debatten im Europäischen Parlament teil. Johanna Püringer begleitet sie als ihre Unterstützerin auf allen Reisen und in allen Sitzungen, auch online.

In Österreich vertritt Angela Pototschnigg ihre Anliegen in einer nationalen Arbeitsgruppe für Selbstvertretung. In verschiedenen Gremien, wie z. B. der Österreichischen Demenzstrategie (Gesundheit Österreich GmbH, 2015), setzt sie sich dafür ein, dass die Prioritäten und Anliegen von Menschen mit Demenz angemessen widergespiegelt werden und beteiligt sich aktiv an demenzfreundlichen Projekten, sie hält Vorträge und gibt Medieninterviews. Bei all diesen Aufgaben wird sie ehrenamtlich von Johanna Püringer unterstützt. Diese gelebte persönliche Assistenz für Menschen mit kognitiven Einschränkungen ist in Österreich noch einzigartig.

Der folgende Text ist aus einem Dialog zwischen den beiden Autorinnen zum Thema soziale Teilhabe entstanden, dessen Ergebnisse Johanna Püringer verschriftlicht hat. Der erste Teil beschreibt die schmerzlichen Prozesse, die mit dem Fortschreiten der Demenz verbunden sind. Im zweiten Teil geht es um die Erfahrungen, von denen Angela Pototschnigg in diesem Dialog erzählt hat. Der dritte Teil fasst gemeinsame Schlussfolgerungen zur sozialen Teilhabe zusammen, der abschließende vierte Teil widmet sich der persönlichen Assistenz für Menschen mit kognitiven Einschränkungen und gibt damit auch einen Ausblick darauf, was persönliche Assistenz für hochbetagte Menschen bedeuten könnte.

25.1 Schmerzliche Prozesse

Für Menschen mit demenziellen Beeinträchtigungen hat Schmerz andere, vielleicht auch vielfältigere Aspekte als für andere unheilbar kranke Menschen. Aufgrund ihrer kognitiven Veränderungen können sie häufig Situationen nicht mehr richtig beurteilen oder Vorgänge nicht begreifen. Sie haben zunehmend Schwierigkeiten, ihre Bedürfnisse zu artikulieren und ihre Standpunkte zu vertreten. Aufgrund der kognitiven Einschränkungen werden die Handlungsspielräume kleiner, liebgewonnene Gewohnheiten und Aktivitäten fallen weg, für den Alltag unverzichtbare Fähigkeiten, wie zum Beispiel das Autofahren, gehen verloren. Das schmerzt seelisch und auch sozial.

Besonders der Zeitraum rund um die Diagnosestellung ist geprägt von großer Unsicherheit, von Zukunftsängsten und Gefühlen der Verzweiflung und der Trauer. Die Vorstellung vom bevorstehenden Verlust von Selbstbestimmtheit, insbesondere am Lebensende, macht vielen Betroffenen Angst. Vorausschauende Planung und Menschen, denen man vertrauen kann, helfen gegen diese Angst. Angela Pototschnigg beschreibt – stellvertretend für viele betroffene Menschen – die Phase vom Wahrnehmen der ersten Symptome von Vergesslichkeit über mühsame und verschlungene Pfade durch Untersuchungen und Tests, bis hin zu einem validen Befund als schmerzlichen, beunruhigenden Prozess, in dem sie soziale Ausgrenzung und das angstmachende Gefühl des Auf-sich-allein-gestellt-Seins erlebt hat.

Die Demenz macht auch die Sinnfrage deutlicher. Es stellt sich die Frage noch vehementer: Was ist gut für mich? Gut sind Situationen und Dinge vor allem dann, wenn sie einen inneren Wert für die Betroffenen haben.

25.2 Person mit kognitiven Einschränkungen oder Selbstvertreterin?

Angela Pototschnigg gibt in der Folge Einblicke in ihr Leben mit kognitiven Einschränkungen, dabei zieht sich wie ein roter Faden der Wert und die Bedeutung von persönlicher Assistenz für ihre Krankheitsbewältigung und für die soziale Teilhabe durch ihre Erzählung.

Am Anfang war das Burnout

Gegen Ende meines Berufslebens brauchte ich immer mehr Zeit, um meine Aufgaben ordnungsgemäß zu erledigen, obwohl ich früher zur Arbeit kam und länger blieb, ließen sich Fehler nicht vermeiden. Das hat mir großen Stress verursacht. Auch in meinem Alltag haben die Schwierigkeiten zugenommen: ich habe Fahrpläne falsch gedeutet und kam dann verspätet zu Verabredungen, was manchmal belächelt wurde. Das waren die ersten schmerzhaften Erfahrungen. Das kann passieren, wenn niemand weiß, dass das schon der Anfang einer Vergesslichkeit ist. Auch ich wusste nicht, was das Durcheinander in meinem Kopf zu bedeuten hatte, ich war traurig und beschämt.

Deshalb war es dann ganz wichtig für mich, eine Diagnose zu bekommen. Zu wissen, dass meine Aussetzer mit einer Krankheit zu tun hatten, fühlte sich anders an, als für dumm angesehen zu werden. Somit konnte ich die Diagnose Burnout gut annehmen und konnte auch gut damit umgehen, denn schließlich führte ich mit Beruf, Haushalt und der Betreuung meiner Kinder ein Leben mit vielen Verpflichtungen, viel Verantwortung, aber auch Stress.

Heute lass ich es nicht zu, dass sich jemand über mich lustig macht. Ich denke, es gibt eine

Art von Würde, die ich behalten möchte. Und die Menschen, die mich heute umgeben, sorgen dafür, dass diese Würde erhalten bleibt.

Der Moment der Demenzdiagnose

Als ich meine Diagnose bekam, hat mir die Ärztin gesagt: ‚Machen Sie halt nicht so viel, dann fällt's Ihnen nicht so auf, was Sie nicht mehr können!' Das war ein Schlag für mich, denn ich war immer ein aktiver Mensch und das wollte ich auch bleiben. Ich habe das nicht nur als große Enttäuschung empfunden, sondern auch als Zurückweisung in die Krankheit, nach dem Motto, ergib dich deinen Einschränkungen, bleib bei dem, was du noch kannst und versuch erst gar nicht, mehr zu wollen. Am besten, du vergisst dein bisheriges Leben.

Nach langem Suchen habe ich eine Ärztin gefunden, die auf mich eingeht, was ich sehr genieße. Sie fragt nach, wie es mir in verschiedenen Lebensbereichen und im Alltag geht und zeigt mir Möglichkeiten auf, was ich sonst noch machen könnte. Da fühl ich mich schon sehr gut betreut.

Das Spannungsfeld zwischen Berufstätigkeit in der Großstadt Wien und dem Familienleben in einer kleinen Gemeinde in der Steiermark

Anfänglich habe ich alles für mich behalten. Erst als ich schon beim Arzt war, habe ich zuhause erzählt, dass ich Schwierigkeiten mit meinem Kopf habe und mich in Behandlung begebe. Als ich mein erstes Demenzmedikament bekommen habe, hat man mir gesagt: ‚Das erzählst du aber bitte niemandem!' Und da wusste ich, das kann einfach nicht gut gehen. Das ist eine Krankheit, bei der Hilfe unglaublich wichtig ist! Hilfe von Menschen, die über Demenz Bescheid wissen. Ich hatte so viele Fragen: Was kann ich tun? Wohin kann ich mich wenden? Wo finde ich Unterstützung? Wenn diese Fragen nicht beantwortet werden, ist das ein furchtbar schlechter Anfang. Und wenn es dann noch heißt, über das, was dir am meisten Angst macht zu schweigen, dann führt das zu einer großen Verzweiflung.

Demenz – schon das Wort bedeutet Stigma

Heute denke ich, dass diese Zeit damals besonders schmerzlich war.

Ich empfinde ich es heute nicht mehr so, weil ich von so vielen Menschen umgeben bin, die mir wohlgesonnen sind. Aber an und für sich ist es ein ganz schlechter Beginn, wenn die Einstellung von nahestehenden Menschen eine so negative ist.

Im Laufe der Jahre merkte ich, dass die Einschränkungen zunehmen und dass das eine oder andere längst nicht mehr so funktioniert wie früher. Das bereitete mir große Sorgen, denn die Frage, wie mein Leben weitergehen würde, hing wie ein Damoklesschwert über mir. Nicht darüber zu sprechen, bedeutet auch, nicht an Unterstützungsmöglichkeiten heranzukommen, und auch das Annehmen meiner Erkrankung war mir dadurch kaum möglich.

Sprachlos und ohne Unterstützung

Mein erster Gedanke war: der Alltag funktioniert noch einigermaßen, es ist ja nicht ganz so schlimm. Aber bald war mir klar, dass ich etwas finden musste, wo ich Antworten auf meine vielen Fragen bekam. Ich wollte nicht einfach alles laufen lassen, ich wollte der Krankheit etwas entgegensetzen.

Die nächste Anlaufstelle wäre in Graz gewesen, aber Graz war 40 km entfernt. Da ich durch die ersten Untersuchungen wusste, dass meine Konzentration sehr beschädigt war und alle diesbezüglichen Werte schlecht waren, habe ich sofort aufgehört, Auto zu fahren. Ich dachte, wenn ich jemanden übersehe oder falsch reagiere, kann ich das nie wieder gut machen. Dabei bin ich so gern Auto gefahren! Ich fand das wunderschön und es war für mich ein Stück Freiheit, überall hinzukommen.

Zurück in Wien und der erste Kontakt mit unterstützter Selbsthilfe

Ich hatte noch eine kleine Wohnung in Wien und dachte, in der Großstadt wird es einfacher sein, an Unterstützungsangebote heranzukommen. Im Internet danach zu suchen, war mir nicht möglich und außerdem stieß ich nur auf Angebote für Angehörige. Ich wollte ein fach bei Menschen, die viel Wissen über die Krankheit hatten, meine Fragen loswerden. Bei einer Informationsveranstaltung über Demenz, die sich eigentlich an Angehörige richtete, habe ich all meinen Mut zusammengefasst und mich geoutet.

Es wurde mir eine Selbsthilfegruppe für Betroffene empfohlen, aber ich hatte keine Vorstellung, was mich da erwarten würde. Vor meinem ersten Besuch saß ich mit gemischten Gefühlen eine Stunde im Café gegenüber. Denn meine Vorstellung, auf Menschen zu treffen, denen es viel schlechter ging als mir, die vielleicht nicht mehr sprechen konnten, machte mir Angst. Vielleicht wird man mich abprüfen, mir Fragen stellen, die ich nicht beantworten kann, ähnlich wie die Tests bei der Diagnosestellung?

Doch ich habe mich überwunden und ging hin, weil ich diese Chance nicht vorbeigehen lassen wollte. Und – ganz entgegen meinen Erwartungen – hatte ich viele angenehme Eindrücke: die Menschen, die ich hier traf, konnten alle sprechen, sich ausdrücken und es war ein guter Austausch möglich. Sie hatten ähnliche Einschränkungen wie ich und konnten meine Sorgen verstehen – das war ein freundlicher Empfang! Ihr (Anm.: Johanna Püringer und Monika Kripp[36]) wart bereit, euer Wissen mit mir zu teilen und mir Bücher zu empfehlen. Das hat unglaublich gutgetan!

Ein neues Leben – mit kognitiven Beeinträchtigungen und ersten Erfahrungen mit Selbstvertretung

Bald sah ich, dass es da noch mehr gab. Ich konnte mir vieles anschauen, z. B. ausprobieren, wie es ist, mit Journalist*innen zu sprechen.

So hat alles langsam begonnen ... Heute bin ich unglaublich dankbar für die Möglichkeit, Freundschaften zu knüpfen, auf neue Menschen zu treffen, wie dich, Johanna und Monika, und natürlich auf andere Betroffene. Das wäre in der Steiermark zum damaligen Zeitpunkt nicht möglich gewesen.

Für mich begann ein neues Leben, zwar ein Leben mit Einschränkungen – und ich möchte hier ganz bewusst das Wort Demenz verwenden – aber jetzt war es ein guter Anfang. Bis heute hat sich ein Grundgedanke bei mir eingeprägt: Es ist ganz wichtig, dass wir betroffene Menschen uns rühren und sagen ‚Wir sind da!'.

Ich glaube, wenn man diese Krankheit verstehen will, dann sollte man mit uns sprechen. Einen anderen Weg sehe ich nicht. Unsere Einschränkungen kann man zwar testen und wissenschaftlich auflisten, aber spielt es eine Rolle, ob ich nun weiß, wer unser Außenminister ist? Das ist eine Frage des Interesses oder der Schulbildung, aber für meine Lebenssituation nicht von Bedeutung.

Mit Unterstützung habe ich die Wahl

Ich habe die Wahl, ein gutes Leben zu führen oder in eine unheilbare Krankheit zu gehen. Aber diese Grundgedanken, diese Impulse, die hat man nicht, wenn man alles mit sich selbst austrägt, wenn man allein ist. Dazu braucht es Menschen, die einen unterstützen und Mut machen – und sehr, sehr viele Gespräche.

Du, Johanna, bist mir von Anfang an auf einer besonders empathischen Ebene entgegengekommen, auf Augenhöhe, und durch dein Wissen über Demenz auch mit großem Verständnis. Das war wichtig, denn so konnte ich Vertrauen entwickeln.

Demenz ist die Krankheit der Missverständnisse

Auf meine eigenen Angaben ist nicht immer Verlass. Wenn du an meiner Seite bist, verstehst du, dass es manchmal in meinem Kopf nur so herumwirbelt – aber du, Johanna, fragst lieber nach und sagst nicht von vornherein ‚Das stimmt ja nicht'. Es passiert immer

---

36 Monika Kripp war viele Jahre lang ehrenamtliche Mitarbeiterin bei Alzheimer Austria

wieder, dass ich in Gesprächen mit anderen etwas falsch verstehe. Auch deswegen ist es wichtig, eine Unterstützerin zu haben, die helfen kann, Situationen zu interpretieren. Dabei schätze ich deine feinfühlige Art, du sagst dann manchmal Sätze wie ‚Ich saß einfach näher dran, ich hab's besser hören können'. Es ist schön, wenn es Menschen gibt, die einem so entgegenkommen. Ich spüre zwar, dass ich wahrscheinlich etwas durcheinandergebracht oder völlig missverstanden habe, aber wenn man dann nicht noch auf den Fehler hingestoßen wird, dann ist die Situation entschärft und man fühlt sich wirklich gut aufgehoben.

Ich merke, viele Leute haben keine Ahnung, was ich brauche, was ich mir wünsche und was mir wichtig ist, obwohl ich dachte, dass sie mich gut kennen ... Ich muss dem Vorschub leisten, wenn es um die Pflege geht, denn irgendwann ist es wahrscheinlich soweit ...

Auch für meine Töchter war es anfangs nicht einfach mit meiner Erkrankung umzugehen, sie waren mit dem Thema noch nie in Kontakt gekommen und machten sich Sorgen um mich, aber auch darum, was das für sie bedeuten könnte. Irgendwann haben sie mir vorgeschlagen, eine App auf meinem Handy zu installieren. Zu meiner Sicherheit, damit sie mich finden, wenn ich mich verlaufen habe. Das hab ich abgelehnt, denn es kam mir vor wie eine ständige Überwachung.

Was gut ist für mich

Es ist sinnvoll für mich, anderen einen Einblick in mein Leben mit kognitiven Einschränkungen zu geben. Ich sehe eine Aufgabe darin und tu' das gern, ich verspüre keine Scham. Mein Gehirn wird gefordert und ich kann dadurch aktiv bleiben. Mir fehlen zwar oft die Worte, aber da hilfst du mir aus der Patsche ... das funktioniert, weil wir uns so gut kennen.

Früher hätte ich gar nicht gewusst, was wichtig für mich ist, ich hätte nicht darüber nachgedacht. Ein Segen und ein Glück, dass ich dich, Johanna, und Monika kennengelernt habe! Als Betroffene brauche ich großes Wissen über die Krankheit und alles, was damit zusammenhängt, das ist sehr stärkend.

Früher wollte ich mich mit manchen Dingen gar nicht auseinandersetzen. Ich war eher zurückhaltend und still, denn ich dachte, meine Meinung würde niemanden interessieren. Aber jetzt bin ich kämpferisch!

Mit der Erkrankung habe ich nicht nur Einschränkungen hinzunehmen, sondern sie hat auch meine Einstellungen verändert, ich habe auch etwas dazugewonnen. So als ob ich etwas nachholen müsste, was früher keine Bedeutung für mich hatte. Ich habe schon Liebe empfunden, aber wenn ich heute meine Kinder umarme, dann spüre ich das im ganzen Körper und kann das auch zeigen! Das kannte ich früher nicht. Es freut mich, dass das jetzt Platz hat und dass sich das Gefühlsleben so breit macht. Ich fühle mich ein bisschen beschenkt.

Und wenn ich sage, was ich denke, dann bedeutet das Freiheit für mich! Ich bekomme viel zurück. Kognitives Wissen, wie Fakten und Zahlen abzurufen, ist schwer. Aber wenn mich etwas vom Gefühl her berührt, kann ich mir das dann auch besser merken.

Achtsam sein und das Bild umkrempeln

Die Achtsamkeit gegenüber anderen ist mir sehr wichtig. Aber ich möchte auch achtsam mit mir selbst umgehen. Ich möchte nicht dem allgemeinen Bild von alten Leuten mit Demenz entsprechen, zerknautscht und mit aufgelösten Haaren. Mein Äußeres ist mir wichtig und ich möchte zeigen, dass es auch anders geht. Auch da brauch ich dich, die mir sagt, wenn ich irgendwo einen Fleck habe oder sonst etwas nicht stimmt. Ich würde es selbst manchmal gar nicht merken.

Die soziale Seite hat auch eine ökonomische Seite

Man ist geneigt, ein bisschen in die Knie zu gehen vor dieser Krankheit. Das Leben geht nicht mehr so, wie ich es mir wünsche, aber ich kann schön aufgefangen werden, wenn mich jemand unterstützt. Einen Heimaufenthalt kann man lange hinauszögern! Und wenn wir länger daheim leben können, kosten wir auch weniger Geld.

Verluste

Es ist schwer, kognitive Verluste hinzunehmen. Deshalb ist es wichtig, die Krankheit zu akzeptieren und sich drauf einzulassen – das macht mich gelassener. Es wäre auch schön, wenn gesunde Menschen uns mit etwas mehr Gelassenheit begegnen würden.

Aber ich weiß, meine Einschränkungen werden voranschreiten, und alles, was ich bis dahin nicht gesagt habe, bleibt ungesagt. Ich habe nicht unendlich viel Zeit.

Dass ich Schmerzen empfinde, wenn ich Fähigkeiten, die ich im Laufe meines Lebens erlernt habe, nach und nach verliere, ist wohl sehr verständlich. Denn das bedeutet auch, dass meine Handlungsspielräume kleiner werden und da fällt vieles weg, was ich unglaublich gern getan hab!

Aber das Leben ist gut zu mir, es geht ja nicht auf einmal, es passiert stückchenweise – es ist ein Prozess. Gute Assistenz kann diesen Schmerz zurückdrängen und lindern, denn was allein nicht mehr geht, ist zu zweit noch sehr gut zu erreichen. So können auch wir noch Ziele haben, aktiv bleiben und der Erkrankung etwas entgegensetzen.

Manchmal bin ich recht zufrieden, alles erledigt zu haben, was ich mir vorgenommen habe. Im Nachhinein bemerke ich aber, dass ich nur deshalb ‚alles' geschafft habe, weil ich etwas übersehen oder gar nicht wahrgenommen habe. Auch diese Erkenntnis kann weh tun, denn das bedeutet: Ziel nicht erreicht! Ich habe nur angenommen, dass ich alles erledigt habe. Niemand sollte auf die Idee kommen, dass wir Betroffenen unsere Verluste nicht bemerken! Daran sind oft die Scham und das Stigma schuld, wenn Betroffene nicht sprechen.

Verlust der Autonomie

Angst habe ich ehrlich gesagt vor der letzten Phase, vor dem Nicht-mehr-agieren-Können. Die Selbstbestimmtheit wird mir fehlen, vielleicht werde ich dann auch mürrisch und grantig sein. Jetzt ist es mir wichtig, vieles aufzuschreiben: meine Vorlieben, aber auch, was ich nicht mag. Darüber gibt es immer wieder Gespräche mit meinen Töchtern, denn nur dann können sie gute Entscheidungen für mich treffen. Ich habe gemeinsam mit ihnen auch schon rechtliche Vorsorgemaßnahmen getroffen für die Zeit, in der ich nicht mehr allein entscheiden kann. Das beruhigt mich und lässt mich auf eine gute Zukunft hoffen, auch wenn meine Erkrankung fortschreitet.

Assistenz bedeutet für mich: selbstbestimmt zu bleiben, Möglichkeiten aufgezeigt zu bekommen, die mir dabei helfen, mit den Auswirkungen der Krankheit umzugehen. Gut durch meinen Alltag zu kommen und Lösungen zu finden, dort wo es hakt. Unterstützung im Umgang mit den neuen Situationen, die auf mich zukommen. Hilfe zur Selbsthilfe – solange es geht, und auf jeden Fall am Beginn der Krankheit!

25.3 Ermutigung zur sozialen Teilhabe

Eine demenzielle Erkrankung hat für jüngere Menschen jedenfalls andere Konsequenzen als für Hochaltrige: Dadurch, dass viele von ihnen noch im Erwerbsprozess stehen, finanzielle Verpflichtungen und/oder versorgungspflichtige Kinder haben, sehen sie sich mit dem Ausscheiden aus dem Berufsleben mit massiven existenziellen Sorgen konfrontiert. Oft wird ihnen zeitgleich mit der Diagnosestellung ihr Recht auf ein selbstbestimmtes Leben aberkannt. Stigma und Tabu, aber auch negative Alters- und defizitäre Demenzbilder tragen dazu bei, dass Betroffenen Kompetenz und Verantwortung für das eigene Leben abgesprochen wird – oft auch in einem sehr frühen Stadium. Sie leiden häufig unter einem starken Gefühl der *Entmündigung*, obwohl sie sich selbst noch als kompetent und leistungsfähig erleben.

Der Zeitpunkt der Diagnosestellung
Dieser ist ein sehr schwieriger und bedeutender im Leben. Eine Demenzdiagnose an sich ist schon ein einschneidendes, oft angstauslösendes oder schockierendes Erlebnis, deshalb kommt dem Übermitteln der Diagnose eine besondere Bedeutung zu: Die Dimension des *Wie* nimmt jedenfalls einen hohen Stellenwert ein. In Österreich fehlt ein postdiagnostisches Unterstützungsangebot, wie es in anderen europäischen Ländern üblich ist. Das macht eine professionelle Begleitung besonders wichtig.

Mit dem Begriff *Demenz* beginnt für viele Betroffene – oft automatisch – das Stigma dieser Erkrankung zu wirken: nicht mehr dazuzugehören und sich ausgeschlossen zu fühlen. Die Haltung des *Fremdschämens* und des möglichst Nicht-konfrontiert-werden-Wollens mancher Angehöriger macht deutlich, wie problematisch es ist, mit dem Tabu dieser mit Peinlichkeit, Entwürdigung und dem Verlust der Persönlichkeit konnotierten Krankheit umzugehen.

Gegenseitige Missverständnisse
Menschen mit kognitiven Defiziten fällt es manchmal schwer, eine soziale Situation einzuschätzen und es kann daher sein, dass sie manches missverstehen. Gleichzeitig entstehen auch Missverständnisse bei jenen, die (noch) nicht vergesslich sind. Sie wissen nicht, was es bedeutet, mit einer Demenz zu leben.

Die Balance zwischen Selbstbestimmung und Fürsorge zu halten, ist für Angehörige oft schwierig. Die unterschiedlichen Perspektiven von Angehörigen und Betroffenen entspringen den unterschiedlichen Bedürfnissen und Vorstellungen. Das Nicht-Können der Betroffenen auszuhalten, bedeutet für Angehörige auch, mit eigenen Ängsten und Ohnmachtsgefühlen konfrontiert zu werden. Es gilt abzuwägen zwischen berechtigter Sorge und dem Recht auf Risiko.

Peer-to-Peer Beratung – eine vertrauensvolle Beziehung
Eine grundlegende Voraussetzung in der Unterstützung von Betroffenen ist der Aufbau einer vertrauensvollen Beziehung. Seit dem Jahr 2019 bietet Angela Pototschnigg bei Alzheimer Austria eine Peer-to-Peer Beratung an. Bald hat sich gezeigt, wie sehr sie ihr offener und reflektierter Umgang mit der persönlichen Betroffenheit zu diesen Entlastungsgesprächen befähigt. Als nicht betroffene Unterstützerin begleitet Johanna Püringer die Beratungen im Hintergrund oder führt bei Bedarf währenddessen Gespräche mit den Angehörigen. Wie die Erfahrung zeigt, kommt das Peer-Konzept dem Bedürfnis der Betroffenen nach Beziehungsgestaltung und des Sich-verstanden-Fühlens entgegen. Häufig entsteht bei den Peers der Wunsch nach einem Folgegespräch, oft fühlen sie sich auch soweit gestärkt und motiviert, um an den Treffen unseres unterstützten Selbsthilfe Angebotes „Über den Berg kommen" teilzunehmen.

Unterstützte Selbsthilfe
Die unterstützte Gruppe „Über den Berg kommen" wurde 2020 ins Leben gerufen und wendet sich an Personen, die in jüngeren Jahren mit kognitiven Defiziten konfrontiert sind oder am Beginn der Erkrankung stehen. Die Treffen dienen dem Austausch untereinander, doch unser Anspruch besteht auch darin, mit Expert*innenvorträgen in einfacher Sprache Wissen und Information zu verschiedenen Bereichen der Erkrankung zu vermitteln. Die Betroffenen können so erfahren, welche Möglichkeiten es neben der medikamentösen Therapie gibt, die Krankheitsbewältigung zu unterstützen oder an rechtliche oder finanzielle Hilfen heranzukommen. Die Entwicklung neuer Strategien soll Mut machen und stärken, und die Umsetzung neu entdeckter Möglichkeiten, wie z. B. kognitives Training, körperliche Betätigung oder gesunde Ernährung, kann Symptome lindern oder das Fortschreiten der Krankheit verzögern.

Selbstvertretung

Doch Selbstvertretung von Betroffenen war und ist noch lange nicht selbstverständlich. Oft verhindern Scham und Stigma den Weg in die Öffentlichkeit. Unterstützer*innen von Alzheimer Austria haben 2015 innerhalb ihrer ehrenamtlichen Tätigkeit damit begonnen, Betroffene zu stärken, sie bei öffentlichen Auftritten zu unterstützen und somit in politische Entscheidungen miteinzubeziehen. Dies war nicht immer willkommen, denn es war einfacher, bestimmte Bereiche der Beteiligung zu definieren, anstatt Betroffene in alle Abläufe zu integrieren und echte Mitentscheidung von Menschen mit kognitiven Einschränkungen sicherzustellen.

In den letzten Jahren wurden eine Reihe von Projekten, Initiativen und Maßnahmen entlang der Handlungsempfehlungen der Österreichischen Demenzstrategie ins Leben gerufen bzw. umgesetzt. Doch Selbstbestimmung und soziale Teilhabe betreffen viele Lebensbereiche. Damit Menschen mit frühen kognitiven Defiziten – also, bevor Pflege und Betreuung notwendig sind – in der Gesellschaft eingebunden bleiben, den Alltag meistern, ihre Standpunkte vertreten und selbstbestimmt an der Vielfalt des Lebens teilhaben können, braucht es einen Rechtsanspruch auf persönliche Assistenz (EmpowerMenz, 2022).

25.4 Persönliche Assistenz – Voraussetzungen und Gewinn für soziale Teilhabe

Soziale Teilhabe bedeutet also auch, dass Menschen mit demenziellen Einschränkungen gesunde Menschen an dem Erleben der Demenz teilhaben lassen. Assistenz kann dabei helfen, dass ein besseres gegenseitiges Verständnis entsteht. Soziale Teilhabe ist für Menschen mit Vergesslichkeit ohne Assistenz nicht oder nur sehr eingeschränkt möglich. Die Erfahrungen mit persönlicher Assistenz in diesem Text beziehen sich zunächst auf die Situation von frühbetroffenen Menschen. Dennoch soll betont werden, dass soziale Teilhabe und persönliche Assistenz auch für alte und hochaltrige Menschen von Bedeutung sind.

Assistenz und Unterstützung bei der Selbstvertretung kann nicht im Ehrenamt erfolgen. In Anlehnung an die UN-Behindertenrechtskonvention und die Menschenrechte allgemein bedarf es einer rechtlichen Absicherung und nachhaltiger öffentlicher Finanzierung, um Beteiligung und Nichtdiskriminierung von Menschen mit kognitiven Einschränkungen sicherzustellen.

Nachhaltige Assistenz hat ökonomische Voraussetzungen. Angelehnt an die Vergütung für Assistenzleistung im Behindertenbereich braucht es eine finanzielle Absicherung der Assistenztätigkeit im Bereich Demenz – dies ist derzeit nicht der Fall. An einem Beispiel lässt sich das zeigen: wenn ein Fördergeber in seinen Richtlinien zwar eine Aufwandsentschädigung für Menschen mit Demenz vorsieht (was jedenfalls ein großer Fortschritt ist), aber nicht für

Persönliche Assistenz ...

Ermöglicht ein selbstbestimmtes Leben und ist Voraussetzung für Teilhabe von Menschen mit kognitiven Beeinträchtigungen

Unterstützt bei der Krankheitsbewältigung und verhindert Rückzugstendenzen

Stärkt Ressourcen und Fähigkeiten

Stärkt Selbstbewusstsein und Eigenverantwortung

Befähigt zur Selbstartikulation durch kontinuierliche Selbstwertstärkung in einem fortlaufenden Prozess

Bietet Entscheidungsgrundlagen und zeigt Möglichkeiten auf

Ermöglicht Normalität und Barrierefreiheit

Gibt Sicherheit in Stresssituationen und vermittelt bei Konflikten

Unterstützt bei der Selbstvertretung

deren notwendige Assistenz, macht er die soziale Teilhabe für jemanden, die*der auf Unterstützung angewiesen ist, unmöglich. Dafür fehlt noch weitgehend das Bewusstsein.

Die Grundvoraussetzung für persönliche Assistenz ist der Aufbau einer vertrauensvollen, tragfähigen Beziehung zwischen Assistenznehmer*in und Assistenzperson und setzt eine respektvolle, empathische und wertschätzende Haltung voraus. Die Einzigartigkeit jeder Person und deren individuelle Bedürfnisse erfordern maßgeschneiderte Lösungen und Interventionen in der Assistenz-Partnerschaft.

Besonders wichtig ist eine lösungsorientierte Einstellung, Flexibilität sowie eine umfassende Kenntnis der Krankheitsbilder, ihrer möglichen Auswirkungen und der Unterstützungsangebote im Demenzbereich.

Die Person mit kognitiven Einschränkungen und ihre Wünsche und Bedürfnisse stehen im Vordergrund – sie hat das Sagen!

Literatur

Alzheimer Austria. (2022). *Über den Berg kommen*. Zugriff am 22.05.2022 unter https://www.alzheimer-selbsthilfe.at/angebote/ueber-den-berg-kommen/

EmpowerMenz. (2022). *Menschen mit kognitiven Einschränkungen brauchen Assistenz*. Verfügbar unter https://www.empowermenz.com/kampagne-neu-1/

EWGPD. (2022). *European Working Group of People With Dementia*. Zugriff am 22.05.2022 unter https://www.alzheimer-europe.org/about-us/european-working-group-people-dementia

Gesundheit Österreich GmbH. (2015). *Österreichische Demenzstrategie. Im Auftrag des Bundesministeriums für Arbeit, Soziales, Gesundheit und Konsumentenschutz (BMASGK)*. Wien.

26 Die unerkannte Trauer von Menschen mit Demenz

Carmen B. Birkholz

„besd[37]
seltsam
diese unruhe
sonderbar
die verkrampfung
störend
das ständige schreien!
ja was tätest denn du
ohne sprache
ohne blick
doch voll schmerz!
Johannes Aufgebauer (2011)

Was tätest *du* denn? Diese Frage stellen sich Mitarbeiter*innen in Diensten und Institutionen der Altenhilfe täglich. Sie ringen um ein gutes Leben im Alter, setzen sich oft mit hohem Engagement ein und stoßen regelmäßig an Grenzen des Verstehens und der Handlungsmöglichkeiten.

Ich lege in diesem Text einen Schwerpunkt auf die Vergesslichkeit im Zusammenhang mit Demenz bei hochaltrigen Menschen, da diese Vergesslichkeit, wie ich nachfolgend aufzeigen werde, einen engen Zusammenhang mit der Trauer aufweist und häufig nicht erkannt wird, wenn von Demenz im klassischen Sinn gesprochen wird. Die Verbindung von Total Pain und Trauer im Blick auf Menschen mit Vergesslichkeit kann hilfreich sein, Verhalten zu verstehen und somit zur Bewältigung alltäglicher Herausforderungen beitragen.

Die Haltungen in der Trauerbegleitung und im Konzept von Total Pain (Baines, 1993) berühren sich in einer Wertschätzung, die den Menschen in seiner Verwundbarkeit und Fragilität sieht und achtet (Fachgesellschaft für Palliative Geriatrie [FGPG], 2018). In diesem Beitrag wird das Angebot gemacht, von dieser Wertschätzung her, den anderen als DU zu sehen und Wege zu dem DU zu finden, die jegliche Depersonalisierung vermeiden und Asymmetrien reflektieren. Asymmetrien können überall dort entstehen, wo Machtverhältnisse und Handlungsoptionen der beteiligten Personen nicht ausgewogen sind. In Pflegebeziehungen und Pflegesettings ist dies in der Regel so. Menschen mit Vergesslichkeit benötigen für ihr Leben Assistenz in vielen Lebensbereichen. Assistenz bedeutet, dass sich die Unterstützung an ihnen orientiert und jeweils ihr Einverständnis eingeholt wird. In asymmetrischen Beziehungen „weiß" das Gegenüber, was jetzt richtig für einen Menschen mit Demenz ist und die Pflegeperson folgt den eigenen Werten oder den Werten eines Gesundheitssystems mit den dort formulierten Standards. In der Praxis müssen daher die Spannungsfelder der Bedürfnisse immer wieder reflektiert werden.

37 BESD. Die Beurteilung von Schmerz bei Demenz (BESD) ist eine aus dem Amerikanischen übersetzte Beobachtungsskala. Die Beurteilung erfasst fünf Kategorien: Atmung, negative Lautäußerungen, Gesichtsausdruck, Körpersprache und Trost.

26.1 Leben mit Vergesslichkeit (was man noch Leben mit Demenz nennt)

Schauen Sie sich bitte einmal diese Bilder an (**Abbildung 26-1, 26-2 und 26-3**). Wer von den beiden Damen ist von Demenz betroffen?

Woran machen Sie Ihre Einschätzung fest?

Nehmen Sie sich bitte eine Weile Zeit für diese Frage, bevor Sie weiterlesen. Sie können anhand dieser Frage einmal Ihre eigenen Vorannahmen reflektieren. Woher beziehen Sie Ihr Wissen über das, was wir noch überwiegend Demenz nennen? Welche Lerninhalte, welche Erfahrungen haben Ihr Verständnis geprägt?

Die Vergesslichkeit verunsichert die Betroffenen und eine Fragilität wird spürbar, die das Leben verändert. Das Zutrauen zu sich selbst wird erschüttert. Die betroffene Person spürt die Veränderung und gerät unter Stress, gerade weil sie die Situation mit dem Verstand zunehmend schlechter regulieren kann. Gleichzeitig nimmt die Person die Veränderung in der Reaktion ihres Gegenübers wahr; eine Irritation, die zu Nachfragen und oft zu Ungeduld bis hin zur Aggression führt. Die Vergesslichkeit und das Bewusstsein darüber lösen Trauer aus, Trauer über den Verlust an Fähigkeiten und an Erinnerungen. Was die Person, die zunehmend vergesslich wird, jetzt besonders braucht, ist Sicherheit, Vergewisserung und Mitgefühl (Birkholz, 2020b). An- und Zugehörige werden ebenso in den vertrauten Gewohnheiten irritiert und wehren sie zumeist ab. Sie müssen sich neu ins Verhältnis setzen und sind zu Beginn oft nicht in der Lage, zugewandt, geduldig und freundlich zu sein und so können vertraute und sichere Bindungen auf einmal unsicher und erschüttert werden. Dies ist ein enormer Stress für alle Beteiligten (Bowlby, 2006). Für die Person, die von Vergesslichkeit betroffen ist, beginnt ein Lebensabschnitt, in dem sie zunehmend Kapazitäten verliert und die Selbstständigkeit ihrer Lebensführung bedroht ist. Dies kann als enorm schmerzhaft erlebt werden.

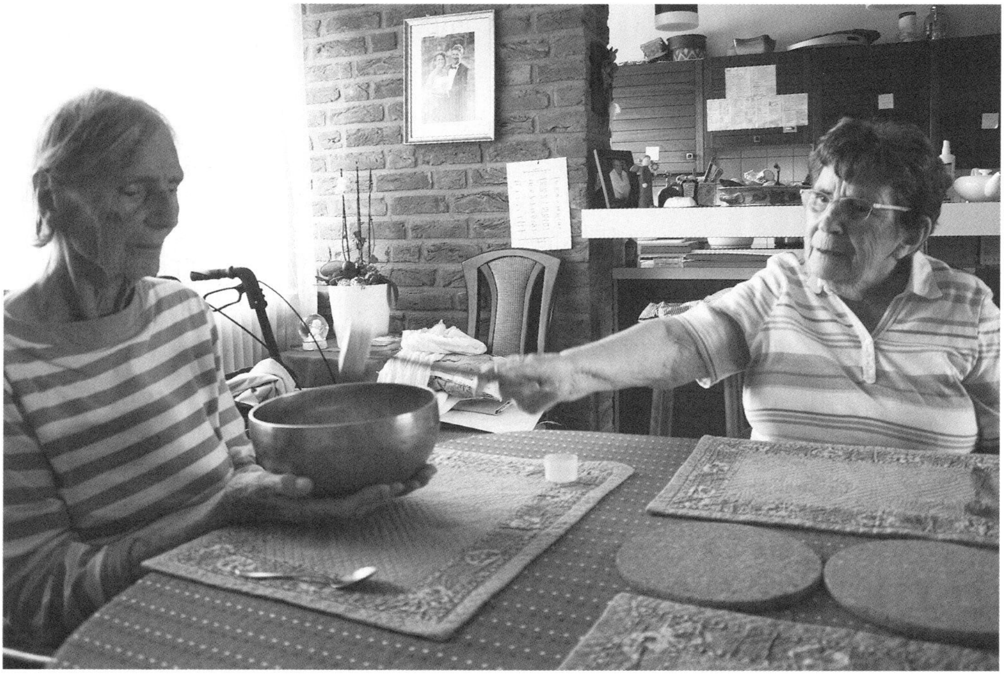

Abbildung 26-1: Zwei Frauen mit Klangschale 1. © Carmen Birkholz

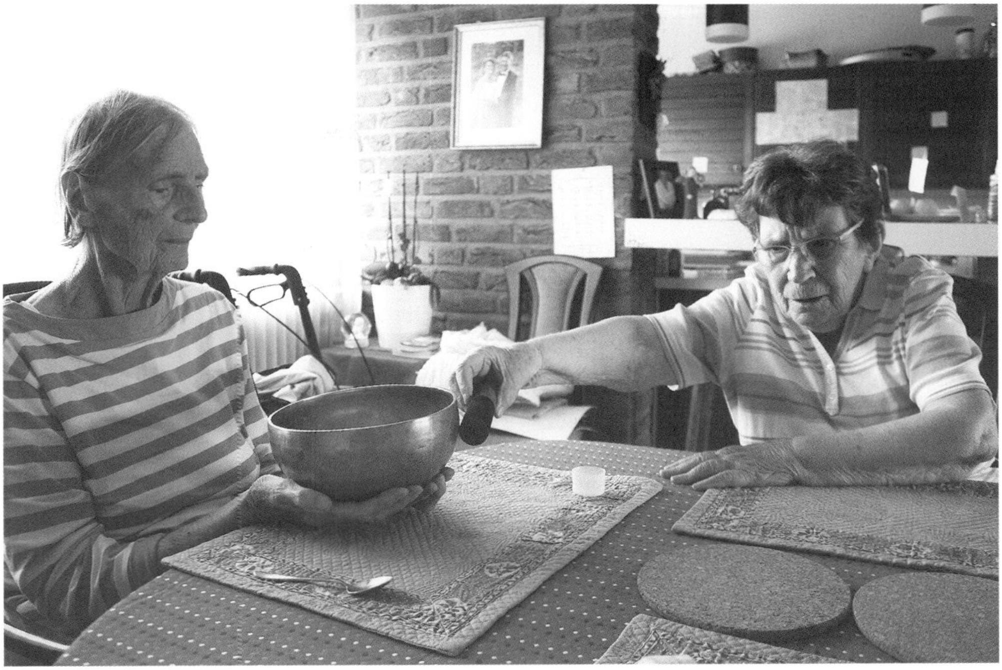

Abbildung 26-2: Zwei Frauen mit Klangschale 2. © Carmen Birkholz

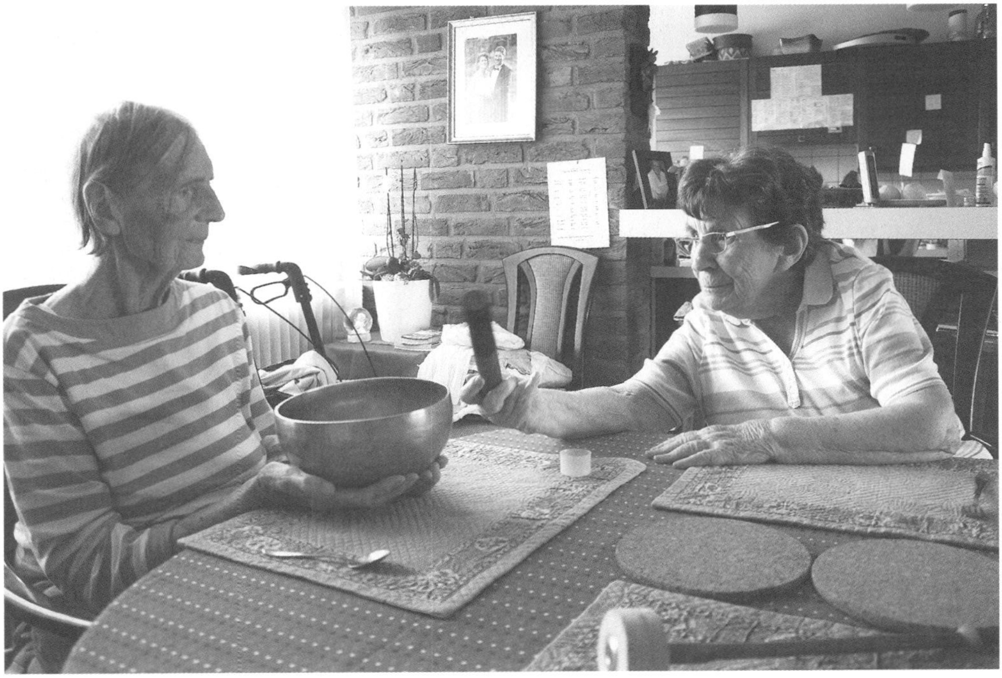

Abbildung 26-3: Zwei F-auen mit Klangschale 3. © Carmen Birkholz

Tom Kitwood, der maßgeblich die personzentrierte Pflege konzeptionell entwickelte, war ein feiner Beobachter und hat eindrücklich beschrieben, wie sich durch die kognitive Fragilität beide Interaktionspartner*innen verändern – ein Mensch mit Demenz in seinem Verhalten und sein Gegenüber in der Reaktion: „George, der extrem höflich und freundlich zu sein pflegte, zeigt bisweilen erhebliche Verwirrtheit und sagt gelegentlich Dinge, die seine früheren Freunde als beleidigend empfinden. Manche von ihnen wissen nicht, wie sie mit Georges scheinbarer Grobheit und Unberechenbarkeit umgehen sollen und verhalten sich daher ihm gegenüber anders. Er wiederum muß nun Wege finden, um mit ihrem veränderten Verhalten zurechtzukommen usw." (Kitwood, 2008, S. 41).

Dieser Prozess ist für alle Beteiligten schwierig und das hat folgenden Grund: Vertraute Beziehungen sind oft von lange gewohnten Verhaltensroutinen geprägt. Man wusste, was man voneinander zu halten und zu erwarten hatte. Dies gehört zu einer sicheren Beziehung dazu, in der man sich emotional entspannen kann. Gerade diese Entspanntheit geht erst einmal verloren. Die Vertrautheit mit dem anderen wird abgelöst durch ein Nichtverstehen und dieses neue Nichtverstehen wird als bedrohlich erlebt (Bosch, 1998). Wenn wir den anderen in seinen Reaktionen nicht mehr einschätzen können, wird das Zusammenleben anstrengend. Dieser Zustand soll sich möglichst bald wieder auflösen und so drängt man danach, die Veränderung im eigenen Verstehen wieder einordnen zu können, damit die Welt wieder handhabbar wird. Diese Veränderung ist dann mit einem mehr oder weniger bewusstem Trauerprozess verbunden, in dem alle Beteiligten ihre Verluste spüren, leiden und nach Heilung suchen.

Der Konstruktivismus beschreibt, dass die Wirklichkeit nicht einfach „objektiv" ist, sondern immer wieder sozial konstruiert wird (Berger & Luckmann, 2016). Daher unterliegen Phänomene in ihrer Deutung dem Wandel. Dies lässt sich auch in Bezug auf Demenz gesellschaftlich beobachten. Viele verschiedene Vorstellungen und Bilder sind mittlerweile gesellschaftlich entstanden, wie das Phänomen der Vergesslichkeit wahrgenommen und in ein gutes Leben integriert werden kann. Verstehenshorizonte für ein gutes Leben mit kognitiver Fragilität bietet hier besonders die partizipativ orientierte Forschung (Birkholz, 2019; Reitinger et al., 2018). Betroffene werden gefragt und melden sich zu Wort. Stadtteilprojekte entwickeln Visionen und eine Praxis der sorgenden Gemeinschaft, die auch Menschen mit Vergesslichkeit einschließt, wie beispielsweise der Achtsame 8. im Wiener Stadtbezirk Josefstadt[38]. Sie lassen Bilder von einem gemeinsamen Leben in Unterschiedlichkeit entstehen. Solche integrativen Erfahrungen können Ängste mindern, die sich oft mit dem Phänomen Demenz verbinden.

Die Vorstellung vom Leben mit dem Vergessen nährt Angst und sie engt den Blick ein und bringt bei Betroffenen und Beobachtenden erschreckende Metaphern hervor, wie der „‚Verlust des Selbst', eine Aushöhlung des Personseins, eine endlose Beerdigung" (Whitehouse & George, 2009, 25). Es kommt durch die pathologisierende Interpretation zu einer Stigmatisierung der Betroffenen und zu ihrer Aussonderung. Die Veränderung führt dazu, dass Menschen mit Vergesslichkeit „anders" werden, „krankhaft anders" und somit geht ein Riss durch die Beziehungen: die Kranken werden von den Gesunden zukünftig „behandelt", „versorgt" und „gepflegt".

Die Gedanken von Total Pain, eines Schmerzes, der die ganze Person erfasst in all ihren Aspekten, findet keine Berücksichtigung bei der Einschätzung der Entstehung von Zuständen der Desorientierung. Trauer, als das Phänomen nach Verlusten zu gesunden, wird in diesem Zusammenhang bisher kaum wahrgenommen. Letztlich geht es um die Würde der Betroffenen und um ein Bleiben in den vertrauten Bindun-

38 https://achtsamer.at/

gen. Betroffene formulieren diesen Prozess sehr deutlich. Christine Bryden lässt in ihrem Buch „Mein Tanz mit der Demenz“ Carol Milliken, ebenso früh von Vergesslichkeit betroffen, zu Wort kommen: „Am Tag vor der Diagnose waren wir in unseren Beziehungen noch wichtige und enge Partner. Am Tag danach waren wir eine Belastung, wie ein Haustier, wie eine Hypothek oder die Wäsche von gestern.“ (Bryden, 2011, 58)

Es ist Schmerz aus diesen Worten herauszuhören und eine Trauer, die nicht durch die Phänomene des Vergessens ausgelöst werden, sondern durch den Verlust der Beziehungen und der eigenen Wertigkeit.

Ein Leben mit Vergesslichkeit bedeutet für die Betroffenen, dass die irritierenden Erfahrungen wahrgenommen und betrauert werden müssen, damit sie sich verwandeln können (Birkholz, 2018). Klaus Dörner nennt das veränderte Leben eine „neue Seinsweise“ (Dörner, 2012, S. 14). Die Veränderungen werden nicht geleugnet, aber sie werden als eigene wertvolle Lebensphase gedeutet. Leben wir mit einem Menschen zusammen, der von Vergesslichkeit betroffen ist, dann kommt eine tiefe Weisheit des XIV. Dalai Lama zum Tragen, wenn er sagt, dass es „lebenswichtig [ist], in den Beziehungen zum anderen viel Raum für Wandel zu lassen. Zu solchen Änderungen kommt es in Übergangsphasen, in denen die Liebe tatsächlich reifen und sich ausweiten kann. Dann ist man in der Lage, den anderen wirklich zu kennen – ihn zu sehen, wie er ist, mit seinen Fehlern und Schwächen, ein menschliches Wesen wie man selbst. Erst in diesem Stadium ist man so weit, dass man sich ehrlich für den andern entscheiden kann – ein wahrer Akt der Liebe“ (Dalai Lama zitiert nach Föllmi & Föllmi, 2003, ohne Seitenangabe).

Für einen Menschen mit Vergesslichkeit ist solch eine Liebeserfahrung essenziell wichtig, denn sie ist entscheidend dafür, ob Bindungen bleiben oder sich auflösen – und das beeinflusst die Lebensqualität des Lebens mit Vergesslichkeit entscheidend.

In meiner Studie zur spirituellen Sorge um Menschen mit Demenz konnte der Zusammenhang von gelingenden Beziehungen spiritueller Sorge und person-zentrierter Haltung gezeigt werden. Je stärker die Person mit Demenz in ihrer Individualität geachtet und angesprochen wurde, desto reziproker und nachhaltiger gestaltete sich die Beziehung und somit auch die Bindung. Begegnungen, die von einer faktischen Depersonalisierung geprägt waren, führten hingegen zur Überforderung in der Begegnung und bei den Betroffenen zu aggressivem Verhalten, das in einen beiderseitigen Kontaktabbruch mündete (Birkholz, 2020a).

Für ein gutes Leben mit Vergesslichkeit ist es daher wesentlich, die Veränderungen zu betrauern. So kann eine Transformation der Selbstwahrnehmung und der Beziehungen in eine neue Seinsweise hinein gelingen. Menschen, die einander vertraut waren, gehen durch eine Krise, trauern und können auf neue Weise Vertrautheit und Bindung aufbauen (Birkholz 2017, 2018, 2020b).

Welche Bedeutung Trauern für ein gutes Leben mit Vergesslichkeit hat, wird im Folgenden entfaltet.

26.2 Trauer

Trauer ist ein Phänomen, das den ganzen Menschen erfasst. Sie ist die heilsame Reaktion auf Verlusterlebnisse (Kast, 1999). Wir gesunden an der Emotion der Trauer. Der Prozess der Trauer hat zum Ziel, die erfahrene Verwundung zu versorgen, zu verarbeiten und der trauernden Person zu ermöglichen, in einen neuen Weltbezug hineinzuleben. Trauern ist somit notwendig, um in diese neue Seinsweise mit der Vergesslichkeit hineinzuleben, in ein Leben, das anders und lebenswert ist – bis zuletzt.

Trauerbegleitung ist ein verstehender Zugang zu Menschen im Kontext von Verlust und Verlustverarbeitung. Er braucht die Bereitschaft, mit der anderen Person ohne pathologisierende Vorannahmen in Resonanz zu gehen.

Trauer als Erfahrung von Total Pain

„total pain
schwestern des schmerz
schwarze schafe
zu fangen nur mit offenheit
und spiegeln.
Angst stärke acht
wunsch unerfüllt
brennend-drückend
stufenschema gegen
einsamkeit.
Johannes Aufgebauer (2011, S. 86)

Trauer ist der Prozess der Heilung von Total Pain. Die Verbindung der Konzepte Total Pain und der unerkannten Trauer bei Demenz sollen an folgendem Beispiel praktisch sichtbar werden.

Frau Maurer[39] erblindete im Alter von 86 Jahren spontan auf einem Auge durch eine zuvor nicht erkannte Arteriitis temporalis. Eine Arterie hinter ihrem linken Auge war irreversibel beschädigt sowie weitere Arterien im Gehirn. Im Krankenhaus wurde in diesem Zusammenhang eine vaskuläre Demenz diagnostiziert. Frau Maurer war seit mehr als 40 Jahren Witwe und gewohnt, selbständig und autark zu leben. Ihre akute Krankheitssituation führte zu einem mehrwöchigen Klinikaufenthalt, zunächst in einer Akutklinik und dann zur Weiterbehandlung in einer Geriatrie. Durch diese Situation erfuhr sie eine doppelte Herausforderung: sie war herausgerissen aus ihren täglichen Rhythmen und Routinen, mit denen sie ein gutes Leben, auch mit ihren Schlafproblemen, geführt hatte. Zum anderen hatte sie jetzt das Handicap der Erblindung und durch die kognitiven Einbußen die vertraute Steuerung ihrer Selbständigkeit verloren. Ihre Nichte, die gleichzeitig ihre Bevollmächtigte war, begleitet sie in dieser Situation. Sie nahm ihre große Traurigkeit wahr, die sie in Weinen und Klagen über die Situation äußerte, aber auch durch Aggression gegen die Umstände und die handelnden Personen. Sie hatte kaum Appetit und aß so wenig, dass sie zusehends an Gewicht verlor. Alle Beteiligten reagierten hilflos bis überfordert auf die Situation. Sie erhielt sedierende Medikamente, die sie schläfrig machen sollten und wurde teilweise mit hochkalorischer Nahrung zum Trinken gezwungen. In der Klinik zog sie sich einen Blaseninfekt zu. Nach erfolgreicher Antibiotika-Behandlung bekam sie eine Lungenentzündung, die auch mit einer Antibiose behandelt wurde. Ihr Allgemeinzustand wurde zusehends schlechter und schließlich wurde sie als palliativ eingestuft und sollte in eine Pflegeeinrichtung überwiesen werden.

Die Nichte von Frau Maurer holte sie zu sich nach Hause und hatte die Möglichkeit, mit den persönlichen Gegenständen ihrer Tante ein Zimmer einzurichten. Es begann eine Zeit des Zusammenlebens, in der die pflegerischen Tätigkeiten überwiegend an einen Pflegedienst abgegeben wurden und die Familie mit Frau Maurer ein neues Zusammenleben gestaltete. Frau Maurer erholte sich und sagte nach einigen Wochen zu ihrer Nichte: „Ich hätte nicht gedacht, dass ich es einmal genießen kann, gepflegt zu werden".

Sie hatte die Zeit und den Raum, von ihrem alten Leben Abschied zu nehmen und sich auf dieses neue Leben, in dem sie regelmäßig Unterstützung brauchte, einzulassen. Sie gewöhnte sich daran, mit einem Auge zu sehen und ihre Nichte, die mit ihrem Leben und Wesen vertraut war, verstand durch manches Handicap hindurch, was Frau Maurer sagen und ausdrücken wollte. Frau Maurer konnte in dieser wertschätzenden Umgebung ihre Identität wieder spüren und ausdrücken, erfuhr Achtung und Selbstwirksamkeit. Oft tranken die beiden Frauen am Nachmittag einen Tee zusammen, so wie Frau Maurer es ihr Leben lang praktiziert hatte. Diese Stunde am Nachmittag war geprägt von einer Vertrautheit, die nichts erwartete. Es wurde geplau-

---

39 Der Name ist ein Pseudonym wie bei allen Beispielen dieses Beitrags

dert, vom Tag erzählt und von alten Zeiten. Die Nichte von Frau Maurer erfuhr von Familienbeziehungen und Ereignissen, die ihr so nicht bekannt waren und Frau Maurer hatte in diesen Gesprächen Raum, auf ihre Art zu reflektieren, wie sie die Lebenssituation erfuhr: „Ich bin irgendwie dazwischen", sagte sie, um zu beschreiben, wie die Veränderungen in ihrem Kopf und Lebensgefühl sich anfühlten.
Frau Maurer hatte in der beziehungsorientierten familiären Umgebung die Chance als Person geachtet zu werden. Ihren Handicaps wurde durch Hilfsmittel (Pflegebett, Rollstuhl etc.) und die Versorgung durch einen Pflegedienst Rechnung getragen. Die Ansprache als vertraute und geliebte Person, deren Verluste gesehen und empathisch mitgetragen wurden, ermöglichte ihr, durch die eigene Trauer hindurchzugehen und zu einem neuen, sinnhaften Lebensgefühl zu gelangen. Ihre „palliative Diagnose" bei Entlassung aus dem Krankenhaus hat sich in ein neues „Leben dazwischen" verwandelt.
Ohne die Beachtung und Wertschätzung ihrer verschiedenen Schmerzebenen, der Linderung auf ganzheitliche Weise, hätte sie vermutlich nicht die Kraft zum Weiterleben mit den Handicaps gefunden.

Das Konzept der unerkannten Trauer bei Demenz

Das Konzept der unerkannten Trauer bei Demenz (Birkholz, 2018) beschreibt die Trauerfaktoren, die nicht erkannt werden, wenn sie als Krankheitssymptom fehlinterpretiert werden.

Was das Phänomen des Vergessens im Leben eines Menschen bedeuten kann, lernt man am besten von den Betroffenen selbst.

Hanne Lorenz, eine lebensfrohe Frau, war gehandicapt durch eine Beeinträchtigung ihres Kurzzeitgedächtnisses. Vor drei Jahren war ihr Lebensgefährte gestorben und seitdem lebte sie allein. Es gab keine weitere Familie und so fiel ihre Veränderung den Nachbar*innen und der Mitarbeiterin ihrer Bank auf, zu der sie mehrfach in der Woche kam, um ihre Rente abzuholen. Sie hatte eine Freundin, die sie etwa vierteljährlich besuchte und der sie bereits nach dem Tod ihres Lebensgefährten eine Vorsorgevollmacht erteilt hatte. Diese Freundin bemerkte von Besuch zu Besuch mehr, dass die lebenslustige Hanne traurig und bedrückt wirkte. Auf ihre kognitive Veränderung angesprochen, verneinte Hanne diese und sah keinen Grund, sich z. B. ärztlich unterstützen zu lassen. Starke Rückenschmerzen ließen sie dann zu ihrer Hausärztin gehen und diese wies sie unter diesem Vorwand in eine geschlossene Psychiatrie ein. Sie hatte Sorge, dass Hanne sich selbst sofort wieder entlassen lassen würde, wenn sie „nur" auf eine geriatrische Station käme. In der Psychiatrie wurde eine Alzheimer-Demenz diagnostiziert. Nach dem Klinikaufenthalt wurde sie direkt in eine Pflegeeinrichtung überwiesen und wurde immer trauriger. Sie fühlte sich dort beobachtet und versteckte ihr Geld unter der Matratze. Geschirr spülte sie im Bad und stellte es in ihren Kleiderschrank. Schon bald wurde ihrer Freundin gesagt, Frau Lorenz sei ein Messie; man müsse regelmäßig ihren Schrank kontrollieren. Sie leide diagnosebedingt an Ängsten und Wahnvorstellungen und würde andere verdächtigen, sie zu beklauen.
In dieser Pflegeeinrichtung wurde ihr Verhalten pathologisiert und es gab kein Verständnis für ihre Handlungslogiken in der Vergesslichkeit. Beispielsweise war sie es nicht gewohnt, dass andere Personen ihren Privatraum betraten und dort ihre persönlichen Dinge nahmen und aufräumten. Dies führte zu einem Gefühl, Wertsachen verstecken zu müssen. Oder auch: Sie spülte das Geschirr im Bad, weil es dort Wasser gab und stellte es in den einzigen Schrank im Zimmer, welcher der Kleiderschrank war.

In Bezug auf Menschen mit Vergesslichkeit ist der Facettenreichtum der Veränderungen und Verluste enorm und betrifft nahezu alle Lebensbereiche. Manche Veränderungen gehen auf die körperliche Gehirnleistung zurück und der größte Teil der Veränderungen hat soziale Auswirkungen auf die Rollen, die zum Selbstbild gehörten, auf Autonomie und Selbständigkeit und auf den Verlust von Wert für eine Gemeinschaft. Diese Verluste begünstigen, dass die Person mit Vergesslichkeit Gewalt erfährt, als herausfordernd erlebt wird und – anstelle von Trauerbegleitung – in ihren Veränderungen stärkere Stigmatisierungen erfährt.

Die Vergesslichkeit bringt Redundanzen ins Leben, die Geduld und Empathie erfordern, wie z. B. beim Vergessen des Abendessens. Sozial anspruchsvoller ist die Begleitung, wenn ein Mensch mit Vergesslichkeit den Tod naher Angehöriger immer wieder vergisst und die Begleitenden in die Rolle geraten, immer wieder erneut die Todesnachricht zu überbringen. Hier wird die Vergesslichkeit zu einer Bürde für alle, die Zeit, Raum und Kraft in der Begegnung erfordert. Die Vielfalt der Trauerauslöser soll in der folgenden **Abbildung 26-4** dargestellt werden:

Das Konzept der unerkannten Trauer (Birkholz, 2018) entfaltet die Zusammenhänge zwischen den Phänomenen der Vergesslichkeit und der Trauer. Um diese zu erkennen und somit aus der Unerkanntheit herauszuführen, müssen zwei Aspekte wahrgenommen werden:

- Ein genaues Hinschauen auf das, was die Betroffenen mit dem Vergessen erleben, ohne die Phänomene einseitig und ausschließlich auf eine Diagnose und somit eine Krankheit zurückzuführen.
- Trauer muss aus dem Verstehensrahmen von Tod „befreit“ werden und in Bezug auf

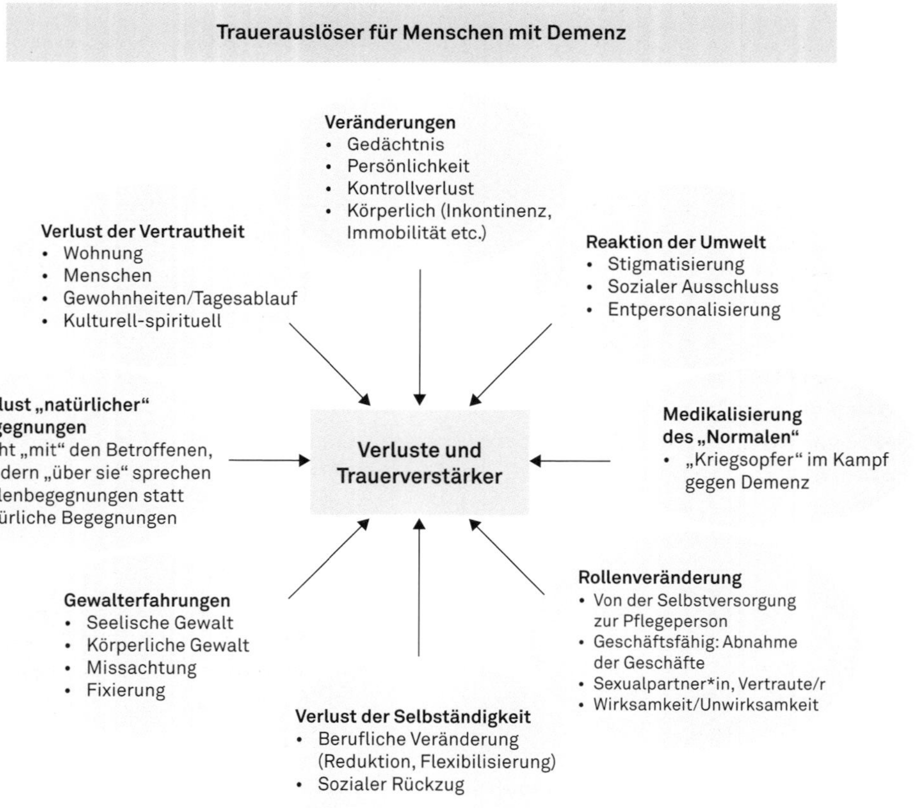

Abbildung 26-4: Trauerauslöser für Menschen mit Demenz (Birkholz, 2018, S. 98)

alle Verlusterlebnisse gesehen werden. Bislang wird Trauer zu eng mit dem physischen Tod von Menschen verbunden und daher die Trauerreaktionen bei anderen (tiefgreifenden) Verlusten nicht ausreichend als Trauerreaktionen wahrgenommen – weder von den Betroffenen noch von Professionellen.

Es gibt bislang im Gesundheitswesen und der Gesellschaft zu wenig Wissen über Trauerprozesse. Dabei ist diese Erkenntnis nicht neu. Verena Kast (1999, S. 184) formulierte bereits in den 1980er-Jahren: „Auch bei unseren alltäglichen Begegnungen mit dem Tod scheint mir das Trauern wichtig zu sein. Wir unterschätzen sonst seine Wichtigkeit und unsere Verletzung. An der Emotion der Trauer, so paradox es klingt, können wir ‚gesunden', denn sie bewirkt Wandlung. Wir können den Tod sehen als jene Macht, die uns ständig antreibt, uns zu wandeln. Der Gedanke der Wandlung kann ein faszinierender Gedanke sein, aber der Preis der Wandlung ist Trennung, ist Verlust. Wenn wir das übersehen, (...) findet kaum Wandlung statt: denn nur die Emotion der Trauer bewirkt Wandlung, lässt wirklich Abschied nehmen und macht den Menschen bereit für neue Beziehungen."

Diese Einschätzung bezieht sich auf alle tiefgreifenden Verluste. Trauer berührt daher alle Empfindungsebenen und Lebensbereiche. Verluste, die unser Leben existenziell verändern, müssen somit verarbeitet und bewältigt werden, damit wir zu einem veränderten und neuen Lebensentwurf finden.

Trauer in Zeiten von Corona als „untergeordnete Trauer"

Maria Lange (Name geändert) ist Betreuungsassistentin und erzählt im Rahmen einer Schulung, dass die Erfahrungen, die sie mit der sozialen Isolation im Pflegeheim gemacht hat, sie nach wie vor verfolgen: „Ich werde die Bilder nicht los von meinen alten Herrschaften, denen ich das Essen ins Zimmer bringen musste, aber nicht bleiben durfte. Wir hatten Corona auf dem Wohnbereich und alle mussten in Quarantäne. Ich höre immer wieder, wie Frau Schmidt mit weinenden Augen sagte: ‚Bleib doch ein bisschen. Gib mir doch einmal deine Hand. Ach, du magst mich nicht mehr'. Ich durfte ja nicht und dann konnte man zusehen, wie Frau Schmidt sich immer mehr zurückzog, ihre sonst so lebhaften Augen erloschen, sie aß nicht mehr, wollte nicht mehr aufstehen, wurde bettlägerig und starb. Sie konnte die Isolation nicht einordnen und nicht ertragen. Sie ist nicht an Corona gestorben, sondern an Einsamkeit."

Die Erfahrungen, die Menschen während der angeordneten Isolation gemacht haben, sind schmerzhaft und schwer auszuhalten – für alle Beteiligten. Die Selbstverständlichkeiten, die vorher gelebt wurden, gingen verloren. Dies bezieht sich auf Arbeitsabläufe und eine zunehmende Arbeitsverdichtung, weil die Hygienemaßnahmen ein stetiges Kontrolliert-Sein erforderten. Abstände mussten eingehalten werden und alte Menschen, die die Pandemie und ihre Maßnahmen nicht einordnen konnten, erlebten eine Entfremdung, die sie beschädigte; zum Teil bis zum vorzeitigen Sterben.

Die Verluste von Autonomie und Nähe lösen massive Trauer aus. Trauer wird in Zeiten von Corona wenig thematisiert. Dies ist erstaunlich, da gerade die Gefährdung des Lebens und der Tod sehr präsent waren und sind. Wie viel mehr müsste es ein Thema sein, wenn gesellschaftlich die Relevanz von Trauer bei Verlusterfahrungen realisiert wird?

Jedoch auch dort, wo Menschen schwer erkrankten und starben, waren sie vielfach isoliert und Besuche von An- und Zugehörigen waren – wenn überhaupt – auf kurze Zeiten beschränkt. Menschliche Zuwendung und die Erfahrung von Bindung sind bei schwerer Erkrankung, Sterben und Tod wesentlich, um solche Erfahrungen ohne potenzielle Traumatisierung zu überleben. In Zeiten der Corona-Pandemie spreche ich daher von untergeordneter Trauer (Birkholz, 2021b). Trauer hat kaum eine Relevanz im Ranking der Relevanzen in Pandemie-Zeiten. Das ist kein Automatismus, der seinen Grund im pandemischen Zustand zwangsläufig hat, sondern es sind eindeutige Relevanzsetzungen, die den Gedanken an eine Wichtigkeit von Total Pain nicht kennen.

In einer Studie zu der Fragestellung, wie Menschen in Zeiten von Corona in Pflegeeinrichtung gestorben sind, konnte ich zeigen, dass in Einrichtungen, in denen eine palliative Haltung und somit Total Pain zur Haltung geworden sind, Angehörige mit Schutzkleidung ausgestattet wurden und jederzeit Abschied nehmen konnten (Birkholz, 2021a). Die Kostenübernahme-Frage wurde hintenangestellt, weil die tiefe Menschlichkeit, die dem Total Pain-Gedanken innewohnt, eine hohe Relevanz hatte. Ebenso wurden auch Menschen mit Demenz nicht fixiert, um sie bei ihrer Suche nach Kontakt zu behindern.

Herr Ostermann (Name geändert) meinte als Einrichtungsleiter dazu: „Ich bin mir sicher, dass sich der eine oder andere angesteckt hat, aber es gibt für mich keine andere Alternative". Zu solch einer Entscheidung gehört eine mutige Übernahme von Verantwortung, die wertegeleitet ist und Sorge für die Menschen trägt. In diesem Haus wurde die Betreuung in kleinen Gruppen organsiert, um das Risiko zu mindern, aber soziale Kontakte zu sichern. Es kam nicht zu einem ungewöhnlich hohen Sterben von Menschen.

26.3 Trauer und Total Pain als Themen der Organisationsentwicklung

Menschen mit Vergesslichkeit werden zunehmend abhängiger von Diensten und Institutionen, die ihren Alltag gestalten, die Versorgung und Pflege leisten. Eine medikalisierte Sicht auf Menschen mit Vergesslichkeit wird ihnen nicht gerecht. Sie sind zudem den Organisationslogiken und systemischen Zwängen ausgeliefert, die vor den persönlichen und individuellen Bedürfnissen stehen (Birkholz, 2020a).

Eine Integration von Trauer als Total Pain in die Einrichtungskonzepte kann Anforderungen an institutionelles Handeln formulieren. In Bezug auf die Wahrnehmung, Berücksichtigung und Begleitung von Menschen in Trauer kann dies ausblickend Folgendes bedeuten:

- Institutionen und Dienste reflektieren ihr Menschenbild und die Basis ihrer Vorannahmen in Bezug auf Menschen mit Vergesslichkeit.
- Sie sind offen für einen Prozess, Traueräußerungen und Trauerauslöser immer differenzierter wahrzunehmen und in ihrem Handeln leitend sein zu lassen.
- Trauer verbinden sie mit dem Total Pain Konzept. So lernen sie Trauer in der Ganzheit von körperlichen, seelischen, sozialen, spirituellen und kulturellen Äußerungen wahrzunehmen und wertzuschätzen.
- Dazu bedarf es einer eigenen institutionellen Rolle der*des zertifizierten Trauerbegleiter*in für alte und hochaltrige Menschen im interprofessionellen Team.
- Trauer in ihrer Vielfalt im Leben im Alter wird explizit in die bestehenden Konzeptionen, wie z. B. das Palliative Care Konzept integriert.
- Es werden Maßnahmen ergriffen, um die Kompetenz zum Erkennen und Begleiten von Trauer bei allen Mitarbeiterinnen zu schulen.
- Die Konzeptionen und das Handeln werden in Bezug auf Trauer regelmäßig evaluiert.

Institutionen und Dienste der Altenpflege, die hospizlich arbeiten und Palliative Care implementiert haben, bedürfen der stetigen Reflektion, da hospizlich-palliative Haltung auch von einer Ressourcenvielfalt lebt, die in den Feldern der Altenpflege häufig fehlt. So klaffen nach wie vor Anspruch und Wirklichkeit häufig auseinander und sind darin systemisch bedingt. Als Qualifizierende des Bundesverbandes Trauerbegleitung e. V. habe ich ein Curriculum entwickelt für eine große Basisqualifikation Trauerbegleitung für alte und hochaltrige Menschen[40]. Diese etwa 220 Unterrichtsstunden umfassende Fachweiterbildung ist geeignet, die Prozesse der Organisationsentwicklung zu unterstützen. Die Expertise von Mitarbeiter*innen in der Pflege und Begleitung kann so zu einer Qualitätsentwicklung in Bezug auf Trauerwahrnehmung und -begleitung führen. Zertifizierte Trauerbegleiter*innen in den Organisationen können zu einer neuen Rolle verankert werden und so fester Bestandteil des Handelns werden. Die Rolle einer*eines zertifizierten Trauerbegleiter*in für alte und hochaltrige Menschen in der Vernetzung im interprofessionellen Team fördert so den Prozess, Menschen auch im Kontext von Institutionen in ihren ganzheitlichen Bedürfnissen gerecht zu werden. Somit tragen sie zu einem guten Leben im Alter – auch mit Fragilität und Handicaps – bei.

Literatur

Aufgebauer, J. (2011). Gedichte. In C. Gerhard (Hrsg.), *Neuro-Palliative Care Interdisziplinäres Praxishandbuch zur palliativen Versorgung von Menschen mit neurologischen Erkrankungen* (S. 86, S. 256). Hans Huber.

Baines, M. (1993). Dem totalen Schmerz begegnen. In C. Saunders (Hrsg.), *Hospiz und Begleitung im Schmerz. Wie wir sinnlose Apparatemedizin und einsames Sterben vermeiden können* (S. 41–54). Herder.

Berger, P. L. & Luckmann, T. (2016). *Die gesellschaftliche Konstruktion der Wirklichkeit* (5. Aufl.). S. Fischer.

Birkholz, C. (2017). *Spiritual Care bei Demenz*. Ernst Reinhardt.

Birkholz, C. (2018). *Trauer und Demenz. Trauerbegleitung als verstehender Zugang und heilsame Zuwendung*. Vandenhoek & Ruprecht. https://doi.org/10.13109/9783666406171.24

Birkholz, C. (2019). Trauer und Demenz. Das Konzept der unerkannten Trauer. In S. M. Probst (Hrsg.), *Das Antlitz der Alten umschönen. Vom Umgang mit dem Älterwerden und dem Alter im Judentum* (S. 117–134). Hentrich & Hentrich.

Birkholz, C. (2020a). *Spirituelle Sorge um Menschen mit Demenz. Eine interpretative hermeneutische Studie im Kontext von Palliative Care*. Springer VS. https://doi.org/10.1007/978-3-658-29957-6

Birkholz, C. (2020b). Bindung, Demenz und Spiritualität. In H. Blonski (Hrsg.), *Bindung und Demenz. Die besten Konzepte zur Beziehungsgestaltung* (S. 161–178). Schlütersche.

Birkholz, C. (2021a). „Es war eine Zeit zum Weinen". Die Begleitung von sterbenden Menschen im Altenpflegeheim in Zeiten von Corona. *die hospiz zeitschrift, 2*, 21–25.

Birkholz, C. (2021b). Nähe in Distanz: Trauer in Zeiten von Corona. Restriktionen und Kreativität als prägende Elemente coronabedingter Trauerkultur. *Leidfaden, 10*(2), 65–68. https://doi.org/10.13109/leid.2021.10.2.65

Bosch, C. (1998). *Vertrautheit. Studie zur Lebenswelt dementierender alter Menschen*. Ullstein Medical.

Bowlby, J. (2006). *Bindung*. Ernst Reinhardt.

Bryden, C. (2011). *Mein Tanz mit der Demenz. Trotzdem positiv leben*. Hans Huber.

Dörner, K. (2012). *Leben und sterben, wo ich hingehöre. Dritter Sozialraum und neues Hilfesystem* (7. Aufl.). Paranus.

Fachgesellschaft für Palliative Geriatrie (FGPG). (2018). *Palliative Geriatrie. Grundsatzpapier*. Fachgesellschaft für Palliative Geriatrie.

Föllmi, D. & Föllmi, O. (2003). *Die Weisheit des Buddhismus Jahr für Jahr*. Knesebeck.

Kast, V. (1999). *Trauern. Phasen und Chancen des psychischen Prozesses*. Kreuz.

Kitwood, T. (2008). *Demenz. Der person-zentrierte Ansatz im Umgang mit verwirrten Menschen* (5. Aufl.). Hans Huber.

Reitinger, E., Pichler, B., Egger, B., Knoll, B., Hofleitner, B., Plunger, P., Dressel, G. & Heimerl, K. (2018). Mit Menschen mit Demenz forschen – ethische Reflexionen einer qualitativen Forschungspraxis zur Mobilität im öffentlichen Raum. *Forum Qualitative Sozialforschung, 19*, (3), Art. 19.

Whitehouse, P. J. & George, D. (2009). *Mythos Alzheimer. Was Sie schon immer über Alzheimer wissen wollten, Ihnen aber nicht gesagt wurde*. Huber.

40 www.institut-lebensbegleitung.de

27 Wenn die Organisation schmerzt. Bürokratische Hürden und andere organisationale Schmerzen

Katharina Heimerl und Dirk Müller

In einem Forschungsprojekt erzählt eine Pflegende von den bürokratischen Hürden, vor denen sie in der häuslichen Betreuung von alten Menschen am Lebensende steht und resümiert: „Das sind Organisationsschmerzen". Wir wollen mit unserem Beitrag darauf hinweisen, dass Total Pain auch durch die Rahmenbedingungen, unter denen Menschen betreut werden und arbeiten, mitverursacht werden kann. Auf der anderen Seite kann so manche Schmerzlinderung durch passende organisationale Bedingungen, gemeinsamen Dialog und Organisationsentwicklung mitbefördert werden. Deutlich wird, dass sich Einrichtungen, die alte und sterbende Menschen versorgen, weiterentwickeln und zusammenarbeiten müssen, wollen sie unter den Rahmenbedingungen und in der sich stetig verändernden Versorgungslandschaft mit hohem palliativgeriatrischem Anspruch bestehen und dabei die Freude an der wichtigen Sorgearbeit nicht verlieren.

27.1 Warum ist der Blick auf die Organisation wichtig?

Wir leben in einer „organisierten Gesellschaft" (Grossmann et al., 1997), wichtige gesellschaftliche Aufgaben wie die Bildung oder die Gesetzgebung werden in und von Organisationen übernommen. Neue Herausforderungen in der Gesellschaft werden organisationsförmig bearbeitet. Insbesondere Care-Aufgaben werden vom Kindergarten über die Schule bis hin zu Pflege und Behandlung im Krankenhaus, Pflegeheim und in der häuslichen Betreuung in Organisationen erfüllt.

Eine Organisation ist – sehr verkürzt und systemtheoretisch gesprochen – ein komplexes soziales System, das aus Kommunikation besteht. Entscheidungen spielen eine entscheidende Rolle in Organisationen (Grossmann, 2000). Darüber hinaus sind Organisationen dadurch charakterisiert, dass sie „nicht trivial" (von Foerster, 1993) sind. Das heißt, welchen Output ein bestimmter Input hervorruft, hängt deutlich vom inneren Zustand der Organisation ab und kann nicht einfach vorausgeplant werden. Soziale Systeme entscheiden autonom, ob ein Impuls von außen wahrgenommen wird und wie er weiterverarbeitet wird. Diese Eigendynamik sozialer Systeme hat weitreichende Konsequenzen für alle Versuche, Organisationen zu entwickeln und zu steuern. Erkenntnisse und Wissen einzelner Personen oder kleiner Gruppen reichen nicht aus, um organisationale Strukturen zu bewegen. Ein Beispiel: Als damals die neue Gesetzgebung zur SAPV (Spezialisierte ambulante Palliativversorgung) in der ambulanten Versorgung in Deutschland eingeführt wurde, war nicht klar, wie sie umgesetzt werden wird. Es war nicht vorhersehbar und sorgt ja auch bis heute für Überraschungen.

Organisationen sind also komplexe soziale Systeme, die aus Kommunikation bestehen (Willke, 2006). Können Organisationen schmerzen? Wir sagen ja, das können sie. Sie können einerseits selbst Schmerzen haben. Sie können vor allem auch Schmerzen zufügen, im Sinne von *soul pain*, von existenziellem Schmerz, von Total Pain.

27.2 Wenn die Organisation Schmerzen hat

„Wie kommt es, dass intelligente Menschen in dummen Organisationen arbeiten und umgekehrt?“, fragt der Bielefelder Systemtheoretiker Helmut Willke (1997, S. 110).

Was können wir uns unter einer *intelligenten Organisation* vorstellen? Eine intelligente Organisation – so möchte man meinen – ist eine, deren Mitglieder über zahlreiche Kompetenzen und viel Wissen verfügen. Kompetenzen und Wissen erwirbt man in Fortbildungen. Die allgemeine Annahme lautet: Je fortgebildeter die Mitglieder, desto intelligenter die Organisation. Diese Verknüpfung erscheint von bestechender Logik und sie wird auf viele gesellschaftliche Bereiche, in denen Innovation angestrebt wird, angewandt.

Dennoch machen viele Mitarbeiter*innen immer wieder die Erfahrung, dass ihre berufliche Situation sich nach einer Fortbildung nicht verbessert, eher sogar im Gegenteil, wie das folgende Beispiel zeigen soll: Eine Mitarbeiterin nimmt an einer Fortbildung in Palliative Care teil und kommt von dort mit der gesicherten Erkenntnis zurück, dass Palliative Care im Pflegeheim eine interprofessionelle Aufgabe ist, an der außer der Pflege auch Medizin, Psychotherapie, Seelsorge und Sozialarbeit zu beteiligen wären. Wieder zurück auf der Station stellt die Mitarbeiterin fest, dass es erstens niemanden gibt, der sich für ihr neu erworbenes Wissen interessiert und dass es zweitens im Pflegeheim keine Strukturen gibt, in denen Interprofessionalität gelebt werden kann. Es gibt keine Besprechungen, zu denen Nicht-Pflegende eingeladen sind; die Zusammenarbeit mit den Hausärzt*innen klappt nicht; für Psychotherapie gibt es kein Geld und keine Stelle, die Sozialarbeiterin des Trägers ist ausschließlich für das benachbarte Krankenhaus zuständig und betritt das Pflegeheim nie; die Mitarbeiter*innen des ehrenamtlichen Besuchsdienstes irren vereinsamt auf der Station herum. Ein solches Pflegeheim kann das wertvolle neu erworbene Wissen seiner Mitarbeiterin nicht aufnehmen, es bleibt als Organisation in seiner Intelligenz hinter der Intelligenz seiner Mitarbeiterin zurück.

Das Streichen der Dienstübergabe macht organisationale Schmerzen

„Wenn zur Krise noch eine Pandemie dazukommt ...“, so formuliert es die genderbewegte Care-Forscherin Barbara Thiessen (2022). Und betont in dem Blog, dass die Arbeitsbedingungen in der Pflege und in verschiedenen sozialen Berufen schon lange vor der COVID-19-Pandemie unzumutbar waren. „Nun ist die Not unübersehbar“, schreibt sie weiter. Care Aufgaben sind auch in den modernsten Gesellschaften noch immer so organisiert, wie zu ihrer Entstehungszeit im 19. Jahrhundert. Nach wie vor werden Sorgeaufgaben den Frauen zugeteilt, abgewertet, unterfinanziert, unsichtbar gemacht, ins Private abgeschoben und semiprofessionalisiert. Jüngste Initiativen, wie zum Beispiel in Österreich, wo die Pflege nun als Lehrberuf angeboten werden soll, tragen – bei allen guten Intentionen – zu Verstetigung der Care-Krise bei.

Diese Situation fügt den Organisationen, die für Pflege, Behandlung und Betreuung zuständig sind, enorme Schmerzen zu. Längst können Dienste wegen Personalmangel und Krankenständen nicht mehr besetzt werden, Betten müssen gesperrt, Operationen abgesagt werden. Am meisten beunruhigen uns die Erzählungen von Pflegenden, denen wir in der Lehre und Weiterbildung begegnen, dass die Zeiten für Reflexion und Austausch gestrichen werden, nach dem Motto: „So viel Zeit haben wir nicht“. Gerade in Zeiten der Krise braucht es die Möglichkeit, sich mit Kolleg*innen, Patient*innen und Leitungen auszutauschen und gemeinsam einen Umgang mit und einen Weg aus der Krise zu suchen und zu finden.

Eine intelligente Organisation, so Hellmut Willke, ist eine, die innovatives Wissen generiert, indem sie Routinen für das Überführen von implizitem Wissen in explizites Wissen entwickelt. Implizites oder *tacit* oder stillschweigendes Wissen ist dabei das Wissen, das einzelne Personen haben (personales Wissen), während explizites oder ausgesprochenes Wissen jenes Wissen ist, das in der Organisation zur Verfügung steht (organisationales Wissen). Die Übergänge zwischen den beiden Wissensformen sind schwierig und voraussetzungsreich. Dazu braucht es „organisationale Prozesse, (...) die fördern, dass individuelles Wissen artikuliert und durch Zugänglichkeit verbreitet wird“ (Willke 1998, S. 165). Kommen wir noch einmal auf unser Beispiel zurück, dass in vielen Care Organisationen die COVID-19-Pandemie zum Anlass genommen wurde, Besprechungen und Reflexionsmöglichkeiten – zum Beispiel Dienstübergaben – ersatzlos zu streichen, noch mehr, als dies schon vor der Pandemie der Fall war. Und dies mit dem Argument, dass der Personalmangel solche Besprechungen nicht erlaubt. Dienstübergaben wären in diesem Beispiel jene organisationalen Prozesse, von denen Willke sagt, dass sie fördern, dass individuelles Wissen zugänglich wird. Wenn es keine Dienstübergaben gibt, wie kann dann das Wissen einzelner Personen darüber, was sich im Nachtdienst zugetragen hat, für den Tagdienst zugänglich werden? Auf einer solchen Station herrscht nicht nur Personalknappheit, sondern auch das Gefühl, dass im Tagdienst nicht auf Sicht gefahren werden kann und dass nicht alles Wissen, das für gute Care gebraucht wird, zur Verfügung steht.

Gesundheitliche Versorgungsplanung hilft bei organisationalen Schmerzen

Dabei ist es wichtig, dass wir uns in der Sorge um alte und sterbende Menschen miteinander verständigen und einen gemeinsamen Plan einer guten Versorgung haben. „Mit einer Stimme zum Erfolg“, dies galt und gilt auch in sozialen Organisationen.

Eine Möglichkeit, sich im Sinne der uns anvertrauten Menschen zu verständigen, ist die sog. *Gesundheitliche Versorgungsplanung für die letzte Lebensphase* (GVP)[41], die zumindest seit 2018 in Deutschland von Krankenkassen für die Langzeitpflege und Einrichtungen der Behindertenhilfe bezuschusst wird und mittels einer Vereinbarung zwischen den Kassen und Leistungserbringerverbänden geregelt wurde.

Dieses Gesprächs- und Beratungsangebot[42] bietet einen fachlich qualifizierten Dialogprozess über das Leben und Sterben und bezieht dabei die jeweiligen Bewohner*innen, deren Nahestehende, das involvierte Einrichtungspersonal sowie die je behandelnden Ärzt*innen ein. So wird sichergestellt, dass sich das Lebensende an den jeweiligen Wünschen der betroffenen Menschen orientiert. Instrumente in der GVP, die sich als längerer Prozess versteht, und bestenfalls mit dem Einzug in eine Einrichtung beginnt, sind z. B. Patientenverfügung, Vorsorgevollmacht oder Betreuungsverfügung sowie Notfallplanung. Diese werden in zumeist mehreren Beratungsgesprächen nachvollziehbar und in leichter Sprache erklärt. Es ist auch möglich, ohne diese Instrumente miteinander zu *Lebens-End-Themen* ins Gespräch zu kommen.

Das setzt voraus, dass ein gewisser Dreiklang beherzigt wird: Die GVP soll (1) von geschulten Personen, bestenfalls aus der jeweiligen Einrichtung (Berater*in, Gesprächsbegleiter*in), (2) unter Einbezug regionaler Kooperationspartner*innen (z. B. Demenz- oder Hospizdienst) sowie (3) im Heimnetzwerk gestaltet und umgesetzt werden. Das gelingt, wenn regelmäßige Fallbesprechungen stattfinden und die GVP realitätsnah geschult und gestaltet wird sowie Teil eines fortlaufenden Bildungs- und Organisationsentwicklungsprozesses ist.

---

41 In der Schweiz Gesundheitliche Vorausplanung; in Österreich: Vorsorgedialog

42 Vgl. Vereinbarung zur GVP in D: https://www.gkv-spitzenverband.de/media/dokumente/krankenversicherung_1/hospiz_palliativversorgung/versorgungsplanung/Vereinbarung_nach_132g_Abs_3_SGBV_ueber_Inhalte_und_Anforderungen_der_gesundheitlichen_Versorgungsplanung.pdf

Die meisten hieran Beteiligten schätzen das, auch die Kolleg*innen aus der Pflege und Betreuung und die beteiligten Ärzt*innen. Denn mehr abgestimmte, an den Bedürfnissen der uns anvertrauten Menschen orientierte Versorgung tut nicht nur sorgebedürftigen Personen gut, sondern auch jenen, die sie umsorgen. Man ist im Gespräch, kommuniziert nicht nur über Dokumentationssysteme oder zeichnet etwas ab. Jede und jeder kann dabei etwas beitragen; denn jede und jeder hat eine Beobachtungs- und Kommunikationsgabe, bringt Erfahrungen und fachliche Kompetenzen ein. Wird das wertgeschätzt, ist dies auch der Teamkultur dienlich und dem Respekt vor dem Wissen und Handeln der Kolleg*innen.

Deutlich wird aber auch, dass GVP dort am besten gelingt, wo die Beschäftigten über eine an der Palliativen Geriatrie ausgerichtete Ausbildung verfügen und eine abschiedliche Kultur und Haltung gelebt wird, dort wo kollegiale Führung herrscht und auf ein verlässliches unterstützendes Netzwerk zurückgegriffen werden kann.[43]

27.3 Wenn die Organisation Schmerzen zufügt

Die Organisation kann aber auch ihren Mitgliedern, Mitarbeiter*innen, Führungspersonen, Bewohner*innen und Angehörigen *organisationale Schmerzen* zufügen.

Für Mitarbeiter*innen: Moralischer Stress (übrigens auch für Mitarbeitende in leitender Funktion)

Fortbildung heißt ja meist buchstäblich, dass die Mitarbeiter*innen *fort* sind, während sie sich bilden. Weit weg von der Realität der Einrichtung, in der sie arbeiten, aber auch räumlich, geographisch und oft gedanklich weit fort von ihren Kolleg*innen und Vorgesetzten. Wenn Mitarbeiter*innen sich fortbilden, begeistert zurückkommen und ihr Wissen auf der Station dann nicht umsetzen können, steigt ihre Frustration und sinkt ihre Motivation. Je weiter das Wissen darüber, wie es sein könnte (nämlich beispielsweise interprofessionell), und die Wahrnehmung der von Einzelpersonen nur schwer beeinflussbaren Defizite im Alltag auseinanderklaffen, desto stärker werden Gefühle der Wut, der Ohnmacht und der Resignation.

Moralischer Stress ist zunächst ein Gefühl. Nämlich jenes Gefühl, das eine Person beschleicht, wenn sie zwar weiß oder spürt, was in einer bestimmten Situation das richtige Handeln wäre, sie diese Handlung aber nicht umsetzen kann. Die am häufigsten zitierte Definition von „moral distress" ist die des US Amerikanischen Philosophen und Ethikers Andrew Jameton aus dem Jahr 1984, die er immer wieder reformuliert und erweitert hat. Zunächst mit Blick auf die professionelle Pflege formuliert, weitet er 2017 sein Konzept auf das gesamte Gesundheitssystem und alle darin tätigen Professionen aus, und beschreibt moral distress so: „(a) die psychische Belastung, (b) sich in einer Situation zu befinden, in der man gehindert wird, (c) nach dem zu handeln, was man für richtig hält" (Jameton, 2017, S. 617).

Als Quelle für den moralischen Stress gilt etwas, was auf Englisch „institutional constraints" (Jameton, 1984) heißt und oft mit „institutionellen Zwängen" (Monteverde, 2019) übersetzt wird. Auf Basis einer ausführlichen Literaturrecherche beschreiben McCarthy und Gastmans (2015) die Auslöser für moralischen Stress so: Einerseits klinische Situationen, die den Patient*innen schaden wie aggressive Therapien, unnötige Untersuchungen oder unzureichende Schmerzlinderung. Anderseits lösen schwierige Arbeitsbedingungen moralischen Stress aus, wie zum Beispiel Personalknappheit, das Fehlen von Leitlinien oder wirtschaftliche Effizienzsteigerungen und erhöhte Arbeitsbelastungen.

Die Reaktion auf die anhaltende Frustration treibt die Mitarbeiter*innen noch schneller ins

43 Weitere Infos: https://www.palliative-geriatrie.de/gvp

Burnout, als dies durch die hohen Belastungen des Berufs nicht selten ohnedies der Fall ist. So könnte sich manche Mitarbeiterin wünschen, sie hätte die Fortbildung nicht besucht und hätte nie erfahren, wie verbesserungswürdig ihre Einrichtung ist (Heimerl, 2015).

Für Patient*innen und Bewohner*innen
Hochbetagte Menschen und vor allem Menschen mit Demenz können sich nicht mehr der Organisation anpassen, die Organisation muss ihnen entgegenkommen. Tut sie das nicht, dann verursacht sie bei den Betroffenen Schmerzen. Krankenhäuser und zunehmend wegen des Personalmangels auch Pflegeheime sind „beschleunigte Organisationen" (Gröning, 2013). Alte Menschen können mit dem Tempo nicht mithalten, sie brauchen länger, um zu verstehen, nicht zuletzt, weil sie schlechter sehen und hören. Und sie brauchen länger, um zu reagieren, insbesondere, wenn sie kognitiv eingeschränkt sind. Ein Wechsel der Inkontinenzversorgung, ohne der alten Person vorher zu sagen, was geschieht, macht ihr Angst, es ist nachvollziehbar, dass sie versucht, sich zu wehren. Langsamkeit in der Betreuung Hochbetagter spart Zeit (Kojer et al., 2022).

27.4 Organisationale Schmerzen lindern

Die Rahmenbedingungen, Regeln, Routinen und Haltungen in einer Organisation der Altenhilfe können aber auch dazu beitragen, Total Pain zu lindern, das zeigt die folgende Geschichte aus einem Nachtdienst im Pflegeheim.

Eine Geschichte aus dem Nachtdienst im Pflegeheim

Ende der 1990er-Jahre fassten die Mitarbeiter*innen der Abteilung für palliativmedizinische Geriatrie im *Geriatriezentrum am Wienerwald* – dem damals größten Pflegeheim Europas mit mehr als 3.000 Bewohner*innen – den Entschluss, gemeinsam ein Buch über ihre Pionierarbeit zu schreiben. Daraus wurde der von Marina Kojer (2022) herausgegebene Band „Alt, krank, verwirrt. Einführung in die Palliative Geriatrie", der mittlerweile in der vierten Auflage erschienen ist. Unter dem Titel „Nachtdienst im Zeitalter der Validation" beschreibt der Altenpfleger Eduard Falkner (2022) einen Nachtdienst, in dem er mit einer zweiten Kollegin für „35–40 schwerkranke, großteils demente Hochbetagte von sieben Uhr abends bis sieben Uhr früh" (S. 129) zuständig war.
„Nachtdienste gehorchten ihren eignen Regeln", schreibt Herr Falkner. „Pflegende hatten zu dieser Zeit ganz bestimmte Aufgaben zu erfüllen. Wir machten in regelmäßigen Abständen unsere Kontrollgänge durch die Zimmer und beobachteten dabei die Bewohner*innen sehr genau" (S. 129).
Es wird umgelagert, Blutdruck, Blutzucker oder Fieber gemessen, Inkontinenzeinlagen gewechselt. Diese erste Beschreibung endet mit der zunächst lapidar wirkenden und gleichzeitig so berührenden Feststellung: *„Wer Hunger hatte oder durstig war, bekam zu essen und zu trinken."* (S. 129) Da ein Schmalzbrot, dort ein Himbeerwasser, dann ein Milchbrot mit Kaffee. Und alle diese Essensreichungen werden von einem kurzen freundlichen Gespräch begleitet. Bei einem Kontrollgang sagt eine Bewohnerin zu Herrn Falkner, sie möchte sterben. Er setzt sich zu ihr ans Bett und spricht mit ihr über das Sterben. Schließlich reicht er auch dieser Bewohnerin ein Schmalzbrot. *„Als sie fertig gegessen hat, ist sie sichtlich sehr zufrieden. Sie sagt mir fröhlich gute Nacht. Vom Sterben keine Rede mehr"* (S. 131). *„Was hatte sich geändert?"*, fragt Herr Falkner. Er erläutert sehr genau, was wir hier nur kurz zusammenfassen wollen: Die Mitarbeiter*innen erhielten die Möglichkeit zu einer Schulung in Validation und wurden von der Leitung dabei unterstützt, dieses Wissen auch umzusetzen.

„Alle Bewohnerinnen, die wir betreuten, waren mittel bis schwer demenziell erkrankt; zudem waren sie bereits bei der Aufnahme älter, kränker und stärker pflegebedürftig als noch einige Jahre zuvor. Trotzdem ging es ihnen und uns viel besser! (...) Wir sprachen jetzt viel miteinander. Die alten Menschen fühlten sich verstanden und öffneten uns freiwillig die Tür zu ihrer Welt." (S. 130).

Weiterbildung nur in Kombination mit Organisationsentwicklung

Grossmann und Krause (1997) nennen als Beispiel für eine Organisation, die intelligenter ist als ihre Mitglieder, den Nationalrat, in dem gut geregelte Abläufe dazu führen, dass Wissen gut zirkuliert und Prozesse erfolgreich abgeschlossen werden. Das Gegenteil ist für sie die Universität, in der zwar die Mitglieder teilweise über sehr viel Wissen verfügen. Da die Abläufe an der Universität jedoch dysfunktional sind, kann das Wissen nicht ausgetauscht werden, bleibt daher individualisiert und steht nicht der gesamten Organisation zur Verfügung – das macht die Universität zu einer dummen Organisation.

Personen lernen anders als Organisationen. Personen lernen in Fortbildungen oder Schulungen. Organisationen lernen, in dem sie ihre Kommunikations- und Entscheidungsstrukturen weiterentwickeln. Das Bestreben intelligenter Organisationen ist es, dass „... das Wissen von Organisationsmitgliedern – einschließlich des impliziten und stillschweigenden Wissens – symbolisch aufbereitet, organisiert und schrittweise in ein eigenständiges Wissen der Organisation transformiert [wird]" (Grossmann & Krause, 1997, S. 107).

Eine lernende Organisation ist unter anderem durch folgendes charakterisiert:

- Die Herausforderungen der Umwelt können in der Organisation aufgenommen werden.
- Widersprüche können balanciert werden.
- Es besteht Übereinstimmung zwischen Kerngeschäft und Außendarstellung.
- Die Ziele der Organisation spiegeln sich in den Kommunikationsstrukturen wider.
- Das Leitbild wird umgesetzt.

Die Bedeutung der Aus-, Fort- und Weiterbildung in der Palliativen Geriatrie ist unumstritten. Wirkung im Sinne der Umsetzung von Palliative Care in Organisationen entfalten Qualifikationen nur dann, wenn sie mit Organisationsentwicklung verknüpft werden (Heimerl, 2015).

Unterhaken und netzwerken

Beispielhaft sind kommunale Netzwerke Palliative Geriatrie (NPG), die es u.a. in Berlin, Hamburg, Jena oder Luxemburg gibt und die in ihrer Grundstruktur auch anderenorts anzutreffen sind.

Das NPG Berlin arbeitet z.B. seit 2011 und durchlief bislang sechs Ausbaustufen (Phasen A bis F). Insgesamt wirken aktuell bis zu 80 von ca. 300 Pflegeheime unterschiedlicher Träger und Trägerverbände mit. Das von der Kommune geförderte stadtübergreifende Netzwerk erweitert sich regelmäßig; aktuell repräsentiert es mehr als 8.500 Pflegeheimbewohner*innen und ca. 5.000 Pflegeheimbeschäftigte.

Das kommunale Netzwerk richtet sein Augenmerk auf die in den Einrichtungen lebenden und arbeitenden Menschen. Ein NPG fungiert als Lern- und Austauschort – immer mit dem grundsätzlichen Anliegen einer nachhaltigen Entwicklung von Hospizkultur und Palliative Care-Kompetenzen für alte Menschen (Palliative Geriatrie). Die hier vernetzten Einrichtungen lernen voneinander und geben ihr Wissen weiter. Regelhaft erfolgt eine Analyse zur palliativgeriatrischen Kompetenz, die sich u.a. am „20-Punkte-Check zur Organisation der Sterbebegleitung"[44] und den FGPG-Grund-

44 Weitere Informationen: https://www.palliative-geriatrie.de/index.php?eID=dumpFile&t=f&f=297&token=eba57dca05fef1a1054a9b84c54de921aba06bc2.

satzpapieren[45] orientiert sowie Ergebnisse vom Merkmalsprozess zu Pflegeheimen mit palliativgeriatrischer Kompetenz[46] berücksichtigt. Über Dokumentationen und Multiplikator*innentätigkeit werden Erkenntnisse der Öffentlichkeit zugänglich gemacht.

Die vielfältigen Aktivitäten eines NPG machen die beteiligten Einrichtungen zu selbstbewussten Partner*innen in der Kommune und der Fachwelt. Gleichzeitig wirken sie als allgemeine palliative Regelversorger in die spezialisierte Hospiz- und Palliative Care-Struktur sowie in das Gemeinwesen hinein. Gezielte Verzahnung von Bildung mit Organisationsentwicklung (Müller et al., 2012) sorgt für den nötigen fachlichen Diskurs und gegenseitige kollegiale Beratung und trägt mit dazu bei, Anliegen der Palliativen Geriatrie in Verbände, Träger sowie politische und öffentliche Bereiche zu transportieren. Beteiligte leitende Mitarbeiter*innen und/oder Qualitätsbeauftragte sichern die Informationsweitergabe innerhalb ihrer Einrichtung und initiieren hier Projekte zur Palliativen Geriatrie und setzen Initiativen zu deren Etablierung.

Mittelbar ist ein NPG somit auf pflegebedürftige Bewohner*innen ausgerichtet, aber auch auf alle (Kooperations)Partner*innen, die an ihrer Versorgung beteiligt sind. In Bezug auf den gesellschaftlichen Diskurs zielt die Arbeit auf weitere Akteure in der Kommune, wie Fach- bzw. Wohlfahrtsverbände, Kranken- und Pflegekassen, Verwaltungen oder Senior*innenorganisationen ab.

Für die Konzeption, Organisation und Umsetzung eines NPG ist je eine in der Kommune und im Versorgungsfeld anerkannte Institution zuständig; in Berlin ist es z. B. das Kompetenzzentrum Palliative Geriatrie[47], in Luxemburg Omega 90[48]. Sie sorgen für die nötige Projektkoordination und Moderation, für fachlich-theoretische Inputs, wissenschaftliche Begleitung, Dokumentation und Ergebnissicherung.

Caring Institution – Sorgende Organisation

Die kanadische Politikwissenschaftlerin Joan Tronto (2010) prägte das Konzept der „Caring Institution". Damit Organisationen zu Caring Institutions werden, sind drei Elemente wichtig:

1. Sorgende Organisationen erkennen an, dass Konflikte in der Pflege und Betreuung unvermeidlich sind. Gerade hochbetagte Menschen haben Bedürfnisse, die in Zeiten von Personalmangel nicht immer voll und ganz erfüllt werden können. Oft kommt es auch zu Konflikten zwischen den alten Menschen und ihren Angehörigen, zum Beispiel wenn ein lebenssatter alter Mensch sein Lebensende herbeiwünscht und die Angehörigen sich noch nicht von ihr oder ihm trennen können. Solche Konflikte liegen *in der Natur der Sache*, sie sind unvermeidlich. Das Anerkennen von diesen Konflikten steht oft im Widerspruch zum Harmoniebedürfnis in der Betreuung hochaltriger Menschen. Voraussetzung dafür, dass eine Organisation eine *Caring Institution* wird, ist aber – so Tronto – dass es eine Bereitschaft gibt, Konflikte anzuerkennen und mit ihnen umzugehen.
2. Sorgende Organisationen kennen die Bedürfnisse aller Mitglieder. Allen voran geht es natürlich um die Bedürfnisse der hochbetagten Menschen, die in einer Einrichtung oder von einem Dienst betreut werden. Sie stehen im Zentrum der Care, der Sorge. Im Sinne der „Unit of care" (Eychmüller, 2015) geht es aber ebenso um die Bedürfnisse der Angehörigen. Mitglieder einer Sorgenden Organisation sind darüber hinaus auch die Mitarbeiter*innen aller Berufsgruppen, von der Reinigung, über die Küche, die Therapeut*innen und die Pflege. In den meisten Organisationen der Altenpflege ist die Medi-

45 Weitere Infos: https://www.fgpg.eu

46 Weitere Informationen: https://www.palliative-geriatrie.de/index.php?eID=dumpFile&t=f&f=1547&token=b8963641a46da6a8590aff19fcc965ecbae59fe3.

47 Weitere Infos: https://www.palliative-geriatrie.de

48 Weitere Infos: https://www.omega90.lu

zin nicht Teil der Organisation, mit ihr müssen tragfähige Kooperationsbeziehungen etabliert werden. Auch die Leitung der Einrichtung oder des Dienstes hat Bedürfnisse, die zu berücksichtigen sind. Eine Organisation kennt die Bedürfnisse ihrer Mitglieder dann, wenn es geeignete Instrumente gibt, diese kennenzulernen und zu dokumentieren. Die Biografiearbeit ist ein Beispiel dafür, sie hilft in der Lebensgeschichte begründete Bedürfnisse zu erfahren und biografischen Schmerz zu lindern.

3. Sorgende Organisationen schaffen Zeiten und Raum für Reflexion. Auch wenn die Personaldecke noch so dünn ist, braucht es Besprechungen, in denen die Mitglieder der Organisation sich miteinander austauschen können. Die Bewohner*innenbesprechung der Caritas Socialis (vgl. Schmidt in diesem Band) ist ein solcher Reflexionsort, an dem darüber gesprochen werden kann, was das Beste für die Bewohner*innen ist. Die von Tronto angesprochenen Reflexionsorte müssen aber nicht unbedingt lange Besprechungen sein, die alle Mitglieder und eventuell sogar externe Kooperationspartner*innen einbeziehen. Oft genügt ein sogenanntes *Blitzlicht*, die kurze Abfrage in der Morgenbesprechung, ob es etwas gibt, was eine*n Teilnehmer*in gerade besonders beschäftigt und was im Laufe des Tages bedacht oder auch weiter besprochen werden soll. (**Abbildung 27-1**).

27.5 Organisationale Schmerzen lindern – ein Resümee

Organisationen der Altenhilfe können Schmerzen zufügen. Starre Rahmenbedingungen können bei den Mitarbeiter*innen moralischen Stress auslösen. Manche Organisationen verlangen von alten Menschen das Unmögliche, nämlich, dass sich die Hochbetagten den Routinen und Regeln der Organisation anpassen und unterordnen. Das alles trägt zu multidimensionalen Schmerzen im Sinne von Total Pain bei. Konflikte anzuerkennen, Bedürfnisse alle Beteiligten zu kennen und Orte für Reflexion zu schaffen, machen eine Organisation zu einer *Caring Institution*, einer *Sorgenden Organisation*, die dazu beiträgt, Total Pain für Hochbetagte zu lindern.

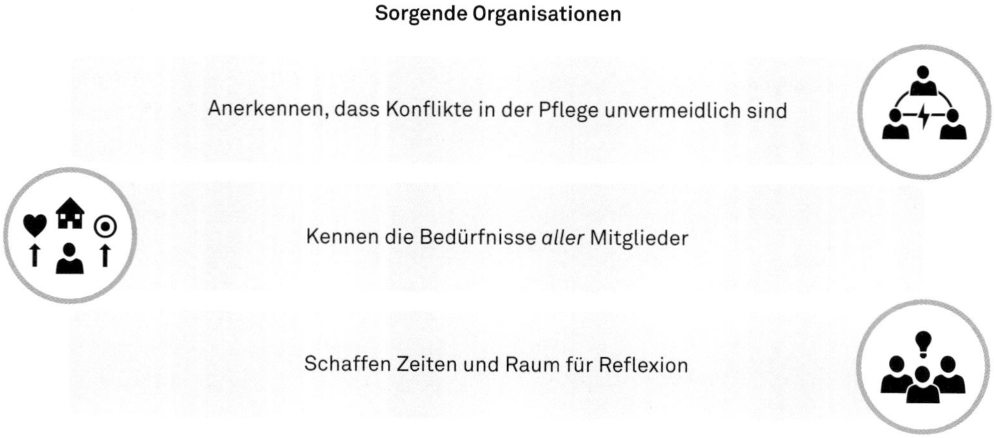

Abbildung 27-1: Sorgende Organisationen (angelehnt an Joan Tronto, 2010, eigene Darstellung)

Literatur

Eychmüller, S. (2015). Schmerzen. In H. Neuenschwander & C. Cina (Hrsg.), *Handbuch Palliativmedizin* (S. 51–87). Hogrefe.

Falkner, E. (2022). Nachtdienst im „Zeitalter der Validation". In M. Kojer (Hrsg.), *Alt, krank, verwirrt. Einführung in die Palliative Geriatrie* (S. 129–133, 4. Aufl.). Kohlhammer.

Gröning, K. (2013). *Demenz im Krankenhaus*. Vortrag am 29. 10. Im Kardinal König Haus in Wien.

Grossmann, R. (2000). Organisationsentwicklung im Krankenhaus. In A. Heller, K. Heimerl, C. Metz (Hrsg.), *Kultur des Sterbens. Bedingungen für das Lebensende gestalten* (2. Aufl., S. 80–105). Lambertus.

Grossmann, R., Heimerl, K., Heller, A. & Scala, K. (1997). Organisierte Gesellschaft. In R. Grossmann (Hrsg.), *Wie wird wissen wirksam?* iff-texte 1. (S. 43–51). Springer. https://doi.org/10.1007/978-3-7091-6853-0_5

Grossmann, R. & Krause, H. (1997). Dumme Universitäten, intelligente Parlamente. In R. Grossmann (Hrsg.), *Wie wird wissen wirksam?* iff-texte 1. (S. 107–109). Springer. https://doi.org/10.1007/978-3-709 1-6853-0_14

Heimerl, K. (2015). Intelligente Organisationen in Hospiz und Palliative Care. *die hospiz zeitschrift, 17*(63), 10–14.

Jameton, A. (1984). *Nursing practice: the ethical issues*. Prentice-Hall.

Jameton, A. (2017). What moral distress in nursing history could suggest about the future of health care. *AMA J Ethics, 19*, 617–628. https://doi.org/10.1001/journalofethics.2017.19.6.mhst1-1706

Kojer, M. (Hrsg.). (2022). *Alt, krank und verwirrt. Einführung in die Praxis der Palliativen Geriatrie*. Kohlhammer. https://doi.org/10.1007/978-3-662-631 64-5

Kojer, M., Müller, D. & Heimerl, K. (2022). Menschen mit Demenz im Krankenhaus. In M. Kojer, M. Schmidl & K. Heimerl (Hrsg.), *Demenz und Palliative Geriatrie in der Praxis* (3. Aufl., S. 393–403). Springer. https://doi.org/10.1007/978-3-662-631 64-5_33

McCarthy, J. & Gastmans, C. (2015). Moral distress: A review of the argument-based nursing ethics literature. *Nursing Ethics, 22*(1), 131–152. https://doi.org/10.1177/0969733014557139

Monteverde, S. (2019). Komplexität, Komplizität und moralischer Stress in der Pflege. *Ethik in der Medizin, 31*, 345–360. https://doi.org/10.1007/s00481-019-00548-z

Müller, D., Wegleitner, K. & Heimerl, K. (2012). *Sorgekultur am Lebensende in Berliner Pflegeheimen. Netzwerk Palliative Geriatrie*. (hrsg. von Palliative Geriatrie). Berlin.

Thiessen, B. (2022). *Großputz! Care nach Corona neu gestalten*. Zugriff am 29.07.2022 unter https://www.fes.de/themenportal-gender-jugend-senioren/gender-matters/gender-blog/beitrag-lesen/grossputz-care-nach-corona-neu-gestalten

Tronto, J. C. (2010). Creating Caring Institutions: Politics, Plurality, and Purpose. *Ethics and Social Welfare, 4*(2), 158–171. https://doi.org/10.1080/17496 535.2010.484259

von Foerster, H. (1993). *KybernEthik*. Merve.

Willke, H. (1997). Wie es kommt, daß intelligente Personen in dummen Organisationen operieren können, und umgekehrt. In R. Grossmann (Hrsg.), *Wie wird Wissen wirksam?* iff-texte 2, (S. 110–111). Springer.

Willke, H. (1998). Organisierte Wissensarbeit. *Zeitschrift für Soziologie, 27*(3), 161–177. https://doi.org/10.1515/zfsoz-1998-0301

Willke, H. (2006). *Systemtheorie I: Grundlagen. Eine Einführung in die Grundprobleme der Theorie sozialer Systeme*. UTB.

28 Das mäeutische Pflege- und Betreuungsmodell. Linderung für alle Dimensionen des Schmerzes

Gerda Schmidt

Dass bei vielen alten Menschen seelische, soziale und spirituelle Schmerzen vorliegen, ist naheliegend. Das Total Pain-Konzept hier einzusetzen und sich die verschiedenen Dimensionen bewusst zu machen, kann dazu beitragen, die Situation dieser Menschen zu verbessern. Die Behandlung körperlicher Schmerzen haben wir inzwischen – auch bei hochbetagten Menschen – sehr gut im Griff (Kunz, 2022). Es gibt eine breite Palette von Schmerzmedikamenten und viele unterschiedliche Applikationsformen. So ist eine Schmerzbehandlung sehr individuell und oft auch gelingend möglich. Wie aber sieht es mit dem seelischen, dem sozialen und dem spirituellen Schmerz aus? Sind wir da schon am Zenit angelangt oder gibt es noch Verbesserungsbedarf? Ist in Zeiten von zunehmendem Personalnotstand in den Pflegeeinrichtungen und noch viel mehr in der mobilen Betreuung überhaupt noch Zeit und Raum dafür, auf diese Dimensionen einzugehen? Diese Dimensionen von Schmerz sind nicht mit einer Pille oder einer Injektion zu behandeln. Sowohl für das Erkennen als auch für die *Behandlung* braucht es viel Zeit, Empathie und Kontakt.

Ich lernte das mäeutische Pflege- und Betreuungsmodell 2003 kennen – es wurde von Dr. Cora van der Kooij persönlich vorgestellt und hat mich von Beginn an begeistert. Als Cora van der Kooij (2007) das Modell entwickelte, hatte sie sicher *nicht* im Sinn, das Total Pain-Konzept zu integrieren. Aus persönlichen Begegnungen mit ihr weiß ich auch, dass – trotz mehrerer Karzinomdiagnosen – Palliative Care sehr lange keinen Raum in ihrem Denken und in ihrem Modell hatte. Trotzdem ist es ihr gelungen, Instrumente zu entwickeln, die es den Anwender*innen ermöglichen, die über den körperlichen Schmerz hinausgehenden Dimensionen einzubeziehen und Linderung in die Betreuung mit einfließen zu lassen. Ich vermute, dass das auch vielen Anwender*innen gar nicht bewusst ist.

Mein Arbeitgeber, die CS Caritas Socialis GmbH[49] in Wien, ist ein Unternehmen, das auf eine katholische Schwesterngemeinschaft zurückgeht, die von Hildegard Burjan 1919 gegründet wurde. Heute betreibt die CS in Wien drei Pflegeheime, eine Palliativstation, ein stationäres Hospiz, zwei Wohngemeinschaften für Menschen mit Demenz, drei Tageszentren, mobile Betreuung in ganz Wien, zwei Kindergärten, ein Mutter-Kind-Heim und Beratungsdienste für Menschen, die soziale Unterstützung brauchen.

Als wir 2004 in der CS mit der Implementierung des Pflegemodells begannen, hatte ich das Glück, sowohl meinen Basiskurs als auch den Aufbaukurs bei der Begründerin machen zu können.

2006 bis 2008 entwickelte ich im Rahmen meines Masterstudiums für Palliative Care ein „mäeutisches Instrument zur Ethischen Entscheidungsfindung“ und hatte da neuerlich sehr viel Kontakt mit Dr. van der Kooij. 2009/2010 besuchte ich bei ihr die Trainer*innenausbildung für das Pflegemodell. Die erste Auflage ihres Buches „Das mäeutische Pflege- und Betreuungsmodell“, das 2010 im Hans Huber-Verlag erschien, durfte ich sprachlich bearbeiten.

49 https://www.cs.at 22.02.2022

Aus den Begegnungen und gemeinsamen Arbeiten in vielen Jahren entstand eine Freundschaft. Ich bin sehr dankbar für die jahrelange Begleitung nicht nur in meinem beruflichen Alltag. Ich durfte von Dr. van der Kooij sehr viel lernen und konnte das Modell immer mehr verinnerlichen.

Wie es Cora van der Kooij gelungen ist, in ihrem Modell und mit den dafür entwickelten Instrumenten an das Konzept von Total Pain anzuknüpfen, ohne es zu benennen, möchte ich im Folgenden gerne erläutern. Ich beziehe mich dabei auf das im mäeutischen Pflege- und Betreuungsmodell beschriebene Menschenbild und die verschiedenen Erlebenswelten. In der Bewohner*innen-Besprechung – dem zentralen Instrument der Mäeutik – und in Dienstübergaben eröffnet das Modell die große Chance, alle Dimensionen des Schmerzes durch das beteiligte Team zu beleuchten.

Im folgenden Text habe ich das Modell in meinen Worten beschrieben – wenn es doch passiert, dass gleiche Formulierungen auch in den Büchern von Dr. Cora van der Kooij vorkommen, dann liegt das daran, dass ich mich seit fast 20 Jahren sehr intensiv mit dem Modell und auch mit den von der Begründerin verfassten Texten beschäftige.

28.1 Die Entstehung des mäeutischen Pflege- und Betreuungsmodells

Das mäeutische Pflege- und Betreuungsmodell wurde von Dr. Cora van der Kooij (1946–2018), einer niederländischen Pflegefachfrau, Pflegewissenschaftlerin und Historikerin in den 80er-Jahren des vorigen Jahrhunderts entwickelt. In ihrer Tätigkeit waren ihr neben dem pflegemedizinischen Handeln die menschliche Zuwendung und der Kontakt immer besonders wichtig. Im Rahmen ihrer Tätigkeit als Praxisanleiterin machte sie immer wieder die Erfahrung, dass Pflegende sehr oft intuitiv – mit dem Bauchhirn – handeln. Sie bezog sich diesbezüglich auf Forschungsansätze zur Entdeckung des enterischen Nervensystems (Van der Kooij, 2017). Im Rahmen ihres Studiums beschäftigte sie sich mit Sokrates und der von ihm entwickelten sokratischen Gesprächsführung. Durch seine spezielle Fragestellung gelang es ihm, bei seinem Gesprächspartner unbewusstes Wissen ans Tageslicht zu führen. Die Frage sollte das Gegenüber erst einmal verwirren und dann zu selbstständigem Denken anregen. Sokrates verwendete für dieses Vorgehen im Dialog das Wort „Mäeutik", es bedeutet auf Deutsch erlösen, befreien, ans Tageslicht bringen – so wie eine Hebamme einem Kind auf die Welt hilft. Mäeutik wird auch als Hebammenkunst bezeichnet. Cora von der Kooji knüpft mit dem Begriff „mäeutisches Pflege- und Betreuungsmodell" an diese sokratische Kunst, Gedanken dazu zu verhelfen, auf die Welt zu kommen, an.

Gleichzeitig nennt sie ihr Modell: „Integrierte erlebensorientierte Pflege und Betreuung" (van der Kooji, 2007). Das bedeutet, dass versucht wird, aus dem Verhalten der betreuten Personen rückzuschließen und zu verstehen, was sie gerade jetzt erleben. Sehr oft findet man die Ursache dafür in ihrer Lebensgeschichte. Wird eine Pflegeperson besonders gemocht oder abgelehnt, muss das nicht an ihr selbst liegen. Vielleicht erinnert ihr Gesicht, ihr Verhalten, ihre Stimme, ... aber an jemanden von früher. Menschen mit Demenz können in solchen Situationen nicht mehr differenzieren zwischen Vergangenheit und Gegenwart. Das Heute ist real, verschwimmt mit dem Gestern und wird so vielleicht zu einer neuerlichen Freude oder Bedrohung.

Cora van der Kooij (2015) entwickelte für das mäeutische Modell mehrere Instrumente: einen Bogen zur Beobachtung von Patient*innen und Bewohner*innen und ein Formular zur Erfassung ihrer Lebensgeschichte – beide Instrumente nutzen die sokratische Fragestellung und ermöglichen so, dass bei Pflegenden unbewusstes Wissen aktiviert und ans Tageslicht gebracht wird. Der Beobachtungsbogen zum Beispiel ist ein Anamneseinstrument, das nicht als Fragebogen verwendet werden soll. Vielmehr sind die Fragen so gestaltet, dass Beobachtungen der Pflegenden – und sie erfassen im Kontakt mit den Menschen, die sie betreuen, viel mehr, als ihnen bewusst ist – ans Tageslicht gebracht werden. Die Fragen sind so gestaltet, dass es auch möglich wird, das Erleben und das Verhalten der Betreuten, aber durchaus auch der Betreuenden in verschiedenen Situationen zu erfassen und festzuhalten. Im Rahmen von Bewohner*innen-Besprechungen oder von Dienstübergaben regt das Modell an, positive Kontaktmomente zu erzählen.

28.2 Gemeinsamkeiten von Palliative Care, Palliativer Geriatrie und Mäeutik

Palliative Care, Palliative Geriatrie und Mäeutik sind Gegenbewegungen zu gesellschaftlichen Ängsten und Nöten. Unsere moderne, leistungsorientierte Gesellschaft grenzt Sterben und Alter gerne aus. Beides erinnert an die Endlichkeit unseres Lebens. Und damit wollen wir uns so lange wie möglich nicht auseinandersetzen.

Sowohl in Palliative Care, in der Palliativen Geriatrie als auch im mäeutischen Pflege- und Betreuungsmodell werden der verletzliche Mensch, sein persönliches Umfeld und die Beziehungen zueinander in den Mittelpunkt gestellt. In der Mäeutik beeinflussen einander die Lebenswelten der Bewohner*innen, der Mitarbeiter*innen und der Angehörigen gegenseitig. Ein wesentliches Merkmal von Hospizkultur und Palliative Care ist die Interdisziplinarität im Team, die es ermöglicht, den Menschen in seiner Ganzheitlichkeit zu berücksichtigen. Beide Modelle sind auf Beziehung und Kontakt angewiesen (Schmidt, 2015).

28.3 Der verletzliche Mensch

Menschen sind im Laufe ihres Lebens – neben oft sehr schönen Erfahrungen – auch vielen Verlusten ausgesetzt. Jeder Mensch schreibt im Lauf seines Lebens seine eigene Lebensgeschichte, entwickelt so seine persönliche Identität und Einzigartigkeit.

Oliver Sacks beschreibt im folgenden Zitat wunderbar, wie einzigartig jeder Mensch ist: „Wenn wir etwas über jemandem erfahren wollen, fragen wir: ‚Wie lautet seine Geschichte, seine wirkliche, innerste Geschichte?‘ Denn jeder von uns ist eine Biografie, eine Geschichte. Jeder Mensch ist eine einzigartige Erzählung, die fortwährend und unbewusst durch ihn und in ihm entsteht durch seine Wahrnehmungen, seine Gefühle, seine Gedanken, seine Handlungen und nicht zuletzt durch das, was er sagt, durch seine in Worte gefasste Geschichte. Biologisch und physiologisch unterscheiden wir uns nicht sehr voneinander – historisch jedoch, als gelebte Erzählung, ist jeder von uns einzigartig“ (Sacks, 2021, S. 164).

Diese Einzigartigkeit entwickelt sich im Lauf eines Menschenlebens immer weiter. Die Identität verfestigt sich und durch Gewohnheiten, Verhalten, Kleidung oder Tagesgestaltung wird dieser Identität auch nach außen hin Ausdruck verliehen.

Positive Erlebnisse und Erfahrungen stärken ein positives Selbstbild. Allerdings gibt es in unserem Leben von Kindheit an auch viele Verluste. Wenn die Lieblingspuppe kaputt wird, tut das weh. Beim Wechsel vom Kindergarten in die Volksschule verlieren wir Freund*innen. Auch das schmerzt. Wir verlieren Menschen durch den Tod. Wir verlieren Fähigkeiten durch Erkrankung und Alter. Jedes Mal neu müssen wir diese Verluste verarbeiten, die entstandenen Lücken füllen und Alternativen finden, die uns erfreuen und unsere Identität neu festigen. Haben wir in jungen Jahren gelernt, mit Verlusten gut umzugehen, wird das auch später leichter sein.

Der Psychoanalytiker Erik. H. Erikson (1902–1994) beschreibt in seinem Stufenmodell der psychosozialen Entwicklung (Erikson, 1966), welche Entwicklungen in einem Menschenleben möglich sind und welche Spannungsfelder es auf den verschiedenen Stufen gibt. Dr. Cora van der Kooij nützt dieses Stufenmodell als Grundlage für ihr Pflege- und Betreuungsmodell.

Es ist erforderlich, dass wir unser Selbstbild immer wieder an die veränderte Situation anpassen, und damit Entwicklungsaufgaben meistern. Menschen, die sich trotz Verlusten ihr positives Selbstbild erhalten können, werden es später leichter haben und werden wahrscheinlich glücklichere Menschen sein. Gelingt das nicht, zerbröckelt das primär positive Selbstbild immer mehr – ein Bild dafür kann ein Spiegel sein, der immer mehr Sprünge bekommt. Dieses Zerbröckeln verursacht seelisches Leid und natürlich auch seelische Schmerzen. Verliert man beispielsweise durch eine Erkrankung seine Arbeit, sind in der Folge soziale Schmerzen fast unvermeidbar. In dieser Situation stellt sich aber auch ganz schnell die spirituelle Frage danach, warum man das erleiden muss. Was ist der Sinn hinter diesen Verlusten?

In der Betreuung von alten Menschen – egal ob stationär oder im ambulanten Bereich – haben wir es mit Menschen zu tun, die in ihrem Leben schon sehr viele Verluste erleiden mussten. So viele Menschen wir betreuen, so viele unterschiedliche Identitäten mit unterschiedlichen Anpassungsfähigkeiten finden wir vor. Viele alte Menschen sind sich ihrer Verluste bewusst. Es ist für sie mit Leid und Unglück verbunden, alt und gebrechlich zu sein. Menschen in einer Krise verhalten sich anders als gesunde Menschen. Einige fügen sich in ihrem Schicksal, ziehen sich zurück und sind schwer zu motivieren. Andere bäumen sich auf, sind ablehnend und verletzend ihrem Umfeld gegenüber. Das muss Pflege- und Betreuungskräften bewusst sein und verlangt viel Empathie und Geduld.

28.4 Die Verhaltensbilder von Menschen mit Demenz

Ähnlich wie Naomi Feil (Feil & de Klerk-Rubin, 2010) in der Validation® vier Phasen der Desorientierung definiert, so hat Cora van der Kooij vier Verhaltensbilder bei Menschen mit Demenz beschrieben. Das Pflegemodell wurde primär für Menschen mit Demenz entwickelt. Ihrem Buch „Ein Lächeln im Vorübergehen“ (van der Kooij, 2007) gibt sie den Untertitel „Erlebensorientierte Altenpflege mit Hilfe der Mäeutik“. Erst später wurde es auch auf eine Anwendung bei Menschen mit somatischen Erkrankungen und für den Behindertenbereich ausgeweitet (van der Kooij, 2019).

Die vier Verhaltensbilder versuchen, eine grobe Differenzierung der am häufigsten vorkommenden Verhaltensweisen aufzuzeigen. In der Regel handelt es sich aber um einen dynamischen Prozess, in dem sich Menschen mit Demenz befinden. Sie weisen nicht nur ein Verhaltensbild auf, sondern ein Wechsel ist durchaus normal. Man bemüht sich dann, jenes Verhalten, das am häufigsten vorliegt, als Basis für die Betreuung und Herangehensweise festzulegen.

Gewählt wurden die Bezeichnungen aus der Sicht der Betroffenen – sie beschreiben das Erleben der Menschen mit Demenz.

Das bedrohte Ich

In der Anfangsphase einer Demenz merken Betroffene ganz oft selbst, dass etwas nicht mehr stimmt, dass sie zum Beispiel Fehler machen oder etwas vergessen. In vielen Fällen ist ihnen das früher bewusst als ihrem direkten Umfeld. Diese Fehler sind ihnen unangenehm, sie versuchen zu verbergen und überlegen sich Begründungen, warum sie z. B. die Küchenschere nicht mehr finden. Sehr oft wird anderen die Schuld zugeschoben. Die ganze Kraft wird darin investiert, gegenüber anderen die Fassade zu wahren. Man will vermitteln, dass alles in Ordnung ist. Das Selbstbild zerbröckelt, aber das Bild nach außen soll möglichst lange unversehrt bleiben.

Diese Menschen wirken auf andere vielfach distanziert mit aufrechter Körperhaltung. Oft lehnen sie Hilfe ab, denn da könnte das Umfeld Defizite erkennen. Körperkontakt wird meist nicht akzeptiert. Menschen gegenüber, deren Demenz weiter fortgeschritten ist, sind sie in ihren Aussagen oft sogar heftig abwertend. Vermutlich macht ihnen die Vorstellung Angst, selbst so zu werden – und da sie in der Erlebenswelt des bedrohten Ich alle Kraft einsetzen, möglichst stabil zu bleiben, ist dieser Gedanke verständlicherweise erschreckend.

Körperlichen Schmerz können Betroffene in dieser Phase in der Regel noch sehr gut äußern und lokalisieren. Man kann Schmerzqualitäten erfragen und auch die Wirkung einer Schmerzmedikation im Gespräch gut evaluieren und anpassen.

Wie aber ist das mit den anderen Schmerzdimensionen von Total Pain?

Wenn körperliche und geistige Verluste so stark bewusstwerden, wird das in der Regel auch zu seelischen Schmerzen führen. Aber um die Fassade wahren zu können, werden sie in der Regel nicht geäußert. Gefühle anzusprechen ist nicht gewollt, weil da das nach außen erwünschte Bild für andere Risse bekommen kann. Betreuungskräften soll diese Dimension aber immer bewusst sein – und sie müssen sich sehr vorsichtig herantasten, um hier auch Hilfe anbieten zu können. Es ist wichtig, diese Hilfe möglichst unaufdringlich und für die Betroffenen unbemerkt anzubieten. Erleichtern kann das ein Wissen um die Lebensgeschichte, aus der wir eventuell erfahren können, wie Verluste früher kompensiert wurden.

Dieses Verhalten gegenüber dem Umfeld (Kritisieren der Fehler anderer, Ablehnung von Hilfe, ...) schafft keine Freundschaften. Menschen im bedrohten Ich sind oft sehr einsam und sozial isoliert. Auch körperliche Einschränkungen, wie z. B. eine beginnende Inkontinenz, führen zum Rückzug und zur Einsamkeit.

Viele stellen sich die Frage danach, welchen Sinn so ein Leben für sie noch hat. Sie hadern mit dem Schicksal und geben Gott oder anderen Menschen die Schuld, dass ihr Zustand so ist, wie er ist.

Bei Menschen in der Erlebenswelt des bedrohten Ich kann man also aus ihrem Verhalten oft sehr gut die verschiedenen Schmerzdimensionen erkennen und die Betreuung mehrdimensional anbieten.

Das Pflegemodell zielt darauf ab, zwischen Betroffenen und Betreuenden positive Kontaktmomente zu erzeugen. Das müssen keine großen Ereignisse sein, dafür genügen kurze Momente des Kontakts, die auf beiden Seiten zu Wohlbefinden führen. In einer Bewohner*innen-Besprechung (siehe später) werden diese ausgetauscht. In Begegnungen mit Menschen im Bedrohten Ich gibt es vielleicht nur wenige solcher positiven Kontakte. Umso wichtiger ist der Austausch im Team – da kann man voneinander lernen und Ideen sammeln, wie positive Kontakte ermöglicht werden können.

Das verirrte Ich

Ein weiteres Fortschreiten der Demenz führt dazu, dass Betroffene ihre Gedanken immer weniger ordnen können. Logisches Denken wird immer mühsamer, daher darf man Menschen mit Demenz auch keine Fragen stellen, in denen sie etwas begründen sollen. Das bildhafte Denken bleibt aber ganz lange erhalten.

Menschen in der Erlebenswelt des verirrten Ich erkennt man daran, dass sie ihr Denken und Handeln zeitlich nicht mehr einordnen können. Zeitweise sind sie im Hier und Jetzt, dann wieder sind sie jung und gehen in die Schule – oder sie müssen dringend aus dem Pflegeheim nach Hause, weil sie meinen, für die Kinder (die oft selbst schon alt sind) oder den Ehepartner (der vielleicht schon verstorben ist) sorgen zu müssen. Sie irren in ihrer eigenen Lebensgeschichte herum. Gerne machen sie sich auf den Weg, weil sie z. B. noch etwas einkaufen oder kochen müssen.

Ihre sprachlichen Fähigkeiten sind in der Regel noch erhalten, trotzdem kann das Gespräch über körperliche Schmerzen schwierig werden, weil sie sich nicht mehr so gut ausdrücken können. Hier muss das Gespräch unbedingt durch die Schmerzbeobachtung mit Hilfe der indirekten Schmerzzeichen (Mimik, Gestik, Körperhaltung, ...) (Kojer, 2022) ergänzt werden. Da Menschen in diesem Verhaltensbild Gefühle frei äußern, ist das auch gut möglich.

Menschen im Erleben des verirrten Ich verhalten sich bei weitem nicht so ablehnend anderen gegenüber, wie Menschen im Erleben des bedrohten Ich. Sie sind gut in eine Gruppe Gleichgesinnter integrierbar und nehmen meist gerne an Gruppenaktivitäten teil. Eine soziale Isolation ist hier also weniger zu befürchten.

Wie intensiv seelische und spirituelle Schmerzen erlebt werden, wird davon abhängen, wie gut Betreuende auf die Bedürfnisse eingehen können. Wenn das Bedürfnis des sich Kümmerns um andere und das Gebrauchtwerden im Vordergrund stehen („Ich muss nach Hause und für meinen Mann das Abendessen kochen!", „Ich muss meine Kinder von der Schule abholen!"), dann hilft ein validierender Umgang, diese Menschen in ihrem Bedürfnis ernst zu nehmen. Sie bei Alltagsaktivitäten (Tisch decken, Geschirrspülmaschine ein- oder ausräumen, Helfen beim Kuchenbacken, ...) einzubeziehen, kann das Gefühl geben, wichtig zu sein und gebraucht zu werden. Die Sinnfrage stellt sich vielleicht gar nicht, weil sie eine Aufgabe haben.

Das verborgene und das versunkene Ich

Die Erlebenswelt des verborgenen Ich und die des versunkenen Ich möchte ich gerne in einem gemeinsamen Abschnitt betrachten. Der Übergang ist oft fließend und kann durch entsprechende Herangehensweisen durchaus verzögert werden.

Menschen in der Erlebenswelt des verborgenen Ich leben sehr intensiv in ihrer eigenen Welt. Man kann auch sagen, sie richten ihre Augen nach innen. Der Blick ist in der Regel nicht zielgerichtet. Oft wirken sie sehr beschäftigt – sie schlurfen über den Gang, wenn sie noch mobil sind. Sie machen immer wieder die gleichen Bewegungen, z. B. wischen sie stereotyp über den Tisch oder klopfen mit der Handfläche auf ihren Oberschenkel. Sprache kann noch vorhanden sein, äußert sich dann aber meist in eigenen Wortkreationen oder in immer wiederkehrenden Lauten, die andere im Wohnzimmer des Pflegeheims auch als sehr belastend erleben können. Gefühle werden gezeigt.

In der Erlebenswelt des versunkenen Ich ist ein Kontakt mit der Außenwelt kaum mehr möglich. In der Regel liegen diese Menschen in Embryonalstellung im Bett, haben die Augen meist geschlossen oder blicken ins Leere. Sprache ist nicht mehr vorhanden. Gefühle werden nur ganz selten gezeigt, eventuell durch Tränen bei einem Lied.

Ein Rückschluss auf körperliche Schmerzen ist hier praktisch nur mehr durch gute Beobachtung von indirekten Schmerzzeichen (Mimik, Gestik, Körperhaltung, ...) möglich. Gibt man in einer Situation, in der körperliche Schmerzen vermutet werden, versuchsweise eine Schmerzmedikation, ist auch danach gute Beobachtung und Dokumentation erforderlich, um nachvollziehen zu können, ob die Medikation Erleichterung gebracht hat.

Ob seelische, soziale oder spirituelle Schmerzen vorliegen, kann man hier nur mehr vermuten. Durch Körperkontakt und Basale Stimulation (Bienstein & Fröhlich, 2021) ist es möglich, das Verhalten zu beeinflussen. Und wenn man beobachtet, dass in Pflegeoasen durch die Anwendung genau dieser Techniken das Abgleiten in die Erlebenswelt des versunkenen Ich reduziert wird, kann man wohl daraus rückschließen, dass sozialer Kontakt in dieser Phase des Erlebens noch einmal eine besondere Bedeutung bekommt. Ich denke doch, dass seelischer und sozialer Schmerz noch immer eine Bedeutung haben.

Das Erleben von Krankheit

Wie schon früher erwähnt, wurde das Pflegemodell primär für die Betreuung von Menschen mit Demenz entwickelt. Erst in späteren Jahren erfolgte eine Ausweitung auch für die Betreuung von Menschen mit somatischen Erkrankungen und vor dem Tod von Dr. van der Kooij wurde das Modell noch einmal weiterentwickelt für Menschen mit geistiger Behinderung (van der Kooij, 2019).

Bei der Implementierung in den Einrichtungen der CS Caritas Socialis GmbH wurde sehr schnell klar, dass im Spezialbereich Neurologie – dort leben viele Menschen, die an Multipler Sklerose leiden – die in weiter oben beschriebenen Erlebensphasen nicht zur Anwendung kommen können. Trotzdem ist der Verlauf im Erleben vergleichbar und es gibt ähnliche Phänomene in der Auseinandersetzung. Umso wichtiger ist es daher, bei der Betreuung von Menschen mit chronischen und einschränkenden Erkrankungen die Frage zu stellen, wie sie ihre eigene Erkrankung und damit verbundene Einschränkungen und Veränderungen erleben.

In der CS wurden die Phasen des Erlebens und die Charakteristik für die Bewohner*innen im neurologischen Langzeitpflegebereich von Dr.van der Kooij gemeinsam mit den Mitarbeiter*innen so angepasst, dass sie auch im Spezialbereich Neurologie gut genutzt werden konnten.

Wie oft kommt es vor, dass jemand eine Erkrankung nicht wahrhaben will und Symptome verdrängt. Auch hier wird versucht, ein positives Selbst- und Fremdbild zu wahren.

Irgendwann gelingt das nicht mehr – und im schlimmsten Fall wird durch medizinische Diagnostik ein befürchteter Befund zur Wirklichkeit. Phasen des Verzweifelns wechseln mit Phasen der Hoffnung und Zuversicht, dass die Krankheit besiegt werden kann. Manche Menschen akzeptieren bis ans Lebensende nicht, dass ihre Lebenszeit begrenzt ist.

Das Vorhandensein von körperlichen Schmerzen und die Intensität hängen von der Erkrankung und ihrem Stadium ab. In vielen Situationen wird es möglich sein, mit den Betroffenen über die Lokalisation, die Intensität und die Art des Schmerzes zu sprechen und die Therapie darauf abzustimmen.

Wird ein junger Mensch durch die Diagnose einer schweren Erkrankung aus dem Alltags- und Berufsleben herausgerissen, bekommen die über den körperlichen Schmerz hinausgehenden Dimensionen von Total Pain eine sehr große Bedeutung. Im Berufsleben eingeschränkt zu sein, die Familie nicht mehr versorgen zu können, auf die Hilfe anderer angewiesen zu sein, veränderte oder verlorene Freundschaften, ... – hier ist völlig klar, dass seelische und soziale Schmerzen eine große Rolle spielen, auch wenn sie vielleicht nicht frei geäußert werden. Und natürlich stellt sich auch bald die Frage nach dem Warum.

Schon Cicely Saunders hat gesagt, dass im Vordergrund die Behandlung des körperlichen Schmerzes steht und dann erst der Blick frei wird auf die anderen Dimensionen. Mäeutisch agierende Pflege- und Betreuungspersonen haben das im Blick. Die Ganzheitlichkeit, die dem Menschenbild in der Mäeutik und dem Total Pain-Konzept zugrunde liegt, ermöglicht es, nach einer erfolgreichen Therapie des körperlichen Schmerzes die Augen und die Sinne auch auf das seelische, soziale und spirituelle Leid zu richten.

Wie schon beschrieben, haben Palliative Care und das mäeutische Pflege- und Betreuungsmodell viele Gemeinsamkeiten – und genau das macht das Modell auch zu einem, das sehr gut in einem Hospiz umgesetzt werden kann.

28.5 Die Bewohner*innen-Besprechung

Zentrales Instrument des Modells ist die Bewohner*innen-Besprechung. Sie findet etwa sechs bis acht Wochen nach der Aufnahme erstmals statt, danach mindestens einmal jährlich, unbedingt aber dann, wenn sich der Zustand und/oder das Verhalten eines Bewohners oder einer Bewohnerin deutlich verändert. Im Rahmen der Besprechung wird für jeden Bewohner und für jede Bewohnerin eine individuelle Charakteristik entwickelt.

Dr. Cora van der Kooij schreibt dazu selbst: „Bewohnerbesprechung und Charakteristik habe ich in den 1990er-Jahren entwickelt. Damals hat es mich betroffen gemacht, dass Mitarbeiter – Pflegende und andere Fachkräfte, wie

Ärzte und Therapeuten – nicht imstande waren, eine ganzheitliche Beschreibung eines Bewohners bzw. einer Bewohnerin zu geben. Ich hörte nur eine Sammlung von Problemen, deren Zusammenhang mir nicht klar war. Auf meine Frage: ‚Wer ist dieser Mensch, was charakterisiert ihn?", konnten sie keine Antwort geben'" (Van der Kooij, 2015, S. 12).

In einer Besprechung wird nur über eine einzige Bewohnerin gesprochen. Eingeladen sind alle Mitarbeiter*innen, die die Bewohnerin kennen und auch Angehörige. Jede*r kann persönliche Beobachtungen und Erfahrungen einbringen, wodurch ein ganzheitlicher und multiprofessioneller Blick auf die Bewohnerin möglich wird. Geleitet wird die Besprechung von einer speziell geschulten Moderatorin.

Der Ablauf der Besprechung erfolgt in mehreren Schritten, die nicht verändert werden sollen:

- Schritt 1 – Über wen sprechen wir? In diesem ersten Schritt wird die Bewohnerin vorgestellt – wir erfahren das Alter, den Grund des Aufenthaltes in der Einrichtung, sprechen über das äußere Erscheinungsbild und das typische Verhalten im Wohnbereich.
- Schritt 2 – Kenne die Bewohnerin. Bei Menschen mit Demenz versuchen wir, die Erlebensphase, in der sich die Bewohnerin befindet, einzugrenzen. Hat jemand eine chronische und körperlich einschränkende Erkrankung, interessiert uns, wie sich die Bewohnerin mit ihrer Krankheit erlebt. Bei geistiger oder körperlicher Behinderung interessiert uns ebenfalls das Selbstbild. Wir erfahren etwas aus der Lebensgeschichte und über seelische Bedürfnisse.
- Schritt 3 – Schätze dich selbst. Hier stehen die Mitarbeiterinnen und die Erzählungen von positiven Kontaktmomenten im Fokus. Im Anschluss wird eine Umgangsempfehlung formuliert – sie dient als Handlungsanweisung für das Team, um positive Kontakte zu ermöglichen.
- Schritt 4 – In einem letzten Schritt überlegt das Team eine für die Bewohnerin sinnvolle Tagesgestaltung und beschäftigt sich mit der Rolle der Familie und deren Einbeziehung in die Betreuung.

Darüber hinaus können aber auch noch weitere für die Bewohnerin relevante Themen besprochen werden. Wenn sie schlecht schläft, können im Team Strategien überlegt werden, die zu einem besseren Schlaf führen. Besteht eine Schmerzsymptomatik, kann hier noch ein besonderer Schwerpunkt gesetzt werden.

Dr. Cora van der Kooij schreibt: „Die Mitarbeiter lernen, den Bewohner als einen Menschen zu erfassen, mit dem sie einen Kontakt herstellen und eine Beziehung entwickeln können oder bereits aufgebaut haben. Mit dieser Beziehungsgestaltung wird eine Brücke von der aufgabenorientierten Pflege hin zu einer personenzentrierten Pflege gebaut. Erleben, Bedürfnisse und Wünsche der Bewohner rücken in den Mittelpunkt" (van der Kooij, 2015, S. 21).

Wie im Total Pain-Konzept betrachtet man auch in der Mäeutik den Menschen ganzheitlich – alle Dimensionen einer Person sind wichtig und werden in der Betreuung berücksichtigt. So können seelisches, soziales und spirituelles Leid und daraus hervorgehende Bedürfnisse definiert werden und in die Umgangsempfehlung einfließen. Geübte Moderator*innen berücksichtigen vor allem im Schritt 2 der Bewohner*innen-Besprechung die bereits beschriebenen Dimensionen und helfen den Mitarbeiter*innen, das Total Pain-Konzept als integrierten Bestandteil im mäeutischen Pflege- und Betreuungsmodell anzuwenden.

Für ein Team, das schon lange mit dem Modell arbeitet und im Laufe der Jahre eine reflektierende Kommunikation entwickelt hat, wird es normal, dass auch in den täglichen Dienstübergaben diese Dimensionen berücksichtigt werden.

Eine besondere Form der Bewohner*innen-Besprechung ist jene zum herausfordernden Verhalten. Wir alle kennen Bewohner*innen, die Körperpflege nicht zulassen, schreien und kratzen, um sich schlagen, ständig läuten, ... Irgendwann wird die Situation kaum mehr erträglich und die Toleranz der Pflegenden stößt an ihre Grenzen. Im Rahmen einer Besprechung zum herausfordernden Verhalten schauen wir noch genauer auf die Lebensgeschichte. Oft zieht sich durch diese ein roter Faden, der das Verhalten erklärt. Oft ist es aber ganz große Not – und die kann alle vier Dimensionen von Total Pain betreffen – die Menschen so handeln lässt. Ziel einer solchen Besprechung ist es, Verständnis zu schaffen für die Bewohnerin und ihr Verhalten. Das fällt uns leichter, wenn wir mehr Wissen über die Ursachen für ihr Verhalten haben, und lässt uns in der Folge im Kontakt entspannter sein. Diese Entspannung merkt irgendwann auch die Bewohnerin, was durchaus auch dazu führen kann, dass sie ihr Verhalten ändert. Die Betreuung ist dann deutlich weniger konfliktgeladen.

Entsteht im Rahmen einer Bewohner*innen-Besprechung zum herausfordernden Verhalten die Vermutung, dass es körperlicher Schmerz ist, der dem Verhalten zugrunde liegt, wird man mit dem*der betreuenden Ärzt*in über eine Schmerztherapie sprechen. Vermutet man seelische, soziale oder spirituelle Ursachen, wird man die Psychologin, einen Facharzt für Psychiatrie, eine Seelsorgerin beiziehen bzw. den Tagesablauf so gestalten, dass diese Bedürfnisse erfüllt werden.

28.6 Resümee

Auch wenn Dr. van der Kooij bei der Entwicklung des mäeutischen Pflege- und Betreuungsmodells das Total Pain-Konzept wahrscheinlich nicht bewusst war, hat sie immer betont, wie wichtig eine ganzheitliche Herangehensweise, die die körperliche, seelische, spirituelle und soziale Dimension des Menschen gleichermaßen berücksichtigt, ist. Stellt man das Pflegemodell und das Total Pain-Konzept nebeneinander und beschäftigt sich intensiv mit beiden, dann kann man sehr bald feststellen, dass sie einander ergänzen und wunderbar miteinander verknüpft werden können. Für mich sind diese Parallelen die Bestätigung, dass das mäeutische Pflege- und Betreuungsmodell hervorragend für die Nutzung im palliativen und palliativ-geriatrischen Setting geeignet ist.

Literatur

Bienstein, C. & Fröhlich, A. (2021). *Basale Stimulation® in der Pflege: Die Grundlagen* (9. Aufl.). Hogrefe.

Erikson, E. H. (1966). *Identität und Lebenszyklus*. Suhrkamp.

Feil, N. & de Klerk-Rubin, V. (2010). *Validation. Ein Weg zum Verständnis verwirrter alter Menschen*. Reinhardt.

Kojer, M. (Hrsg.). (2022). *Alt, krank und verwirrt. Einführung in die Palliative Geriatrie* (4. Aufl). Kohlhammer. https://doi.org/10.1007/978-3-662-63164-5

Kunz, R. (2022). Schmerzmanagement bei älteren und kognitiv beeinträchtigten Menschen. In M. Kojer, M. Schmidl & K. Heimerl (Hrsg.), *Demenz und Palliative Geriatrie in der Praxis* (S. 53–79). Springer. https://doi.org/10.1007/978-3-662-63164-5_7

Sacks, O. (2021). *Der Mann, der seine Frau mit einem Hut verwechselte*. Rowohlt.

Schmidt, G. (2015). *Ethische Bewohnerbesprechung. Ethische Fragen in der Geriatrie – ein Lösungsansatz*. AV Akademikerverlag.

Van der Kooij, C. (2007). *Ein Lächeln im Vorübergehen. Erlebensorientierte Altenpflege mit Hilfe der Mäeutik* (übersetzt von Antje von Glann). Hans Huber.

Van der Kooij, C. (2015). *Die Magie der Bewohnerbesprechung. Die Mäeutik-Toolbox für Teams in der stationären Langzeit-, Alten- und Behindertenbetreuung*. Hogrefe.

Van der Kooij, C. (2017). *Das Mäeutische Pflege- und Betreuungsmodell. Darstellung und Dokumentation*. Hogrefe. https://doi.org/10.1024/85626-000

Van der Kooij, C. (2019). *„Komm doch mal in meine Welt“: Mäeutische Betreuung und Pflege für alternde Menschen mit kognitiven Beeinträchtigungen*. Hogrefe.

29 Institutionelle Perspektiven und Organisationsentwicklung. Total Pain im Pflegeheim

Michael Rogner

„There has always been a human as well as a professional basis that is fundamental to the work that we do.“ (Saunders, 1996, S. 1601)

Leid und Schmerz sind ganz grundsätzlich menschliche Erfahrungen. Gerade bei Bewohnenden in Pflegeheimen sind beide Aspekte allgegenwertiger Teil der multidimensionalen Form von Total Pain. In Summe leben mit 71,4 % mehr Frauen als Männer in Pflegeheimen in der Schweiz. Der Altersdurchschnitt beträgt 80,4 Jahre bei den Männern und 85,4 Jahre bei den Frauen. Die Altersgruppe der 85- bis 89-Jährigen ist dabei am stärksten vertreten (Bundesamt für Statistik [BFS], 2017). In den Pflegeheimen leben demnach vorwiegend hochaltrige Menschen. Sind diese jünger, dann handelt es sich meist um Menschen mit psychischen Erkrankungen.

Die Erfahrungen mit Kränkungen, Ängsten, Verlusten, Einsamkeit, Trauer oder auch die Verletzlichkeit an sich haben nicht selten großen Einfluss auf das Schmerzerleben und den Umgang damit. Schmerz in seiner ganzheitlichen Form kommt nicht selten erst am Ende des Lebens sichtbar an die Oberfläche. Die Auseinandersetzung mit Schmerz und Leid aus mehreren Perspektiven ist somit eine wesentliche Aufgabe in für hochbetagte Menschen sorgenden Organisationen. Aus diesem Grund ist es wichtig, sich auf organisationaler Ebene dem Total-Pain-Konzept zu widmen und Ansätze für eine ganzheitliche Betrachtung zu ermöglichen.

Der Multidimensionalität des Schmerzes muss mit einer Multidimensionalität der Perspektiven begegnet werden. Dazu gehört die Kompetenzentwicklung auf der bio-psycho-sozio-spirituellen Ebene in der Wahrnehmung und Linderung vom Schmerz hochaltriger Menschen. Damit soll verhindert werden, dass durch eine Flucht in die technischen Abläufe einer rein körperlich orientierten Erfassung und einer (scheinbar) perfekt durchgeführten Schmerztherapie der Blick auf den eigentlichen Schmerz dramatisch verstellt wird. Durch das *Nichtwirken* der Interventionen bleiben bei den Pflegenden oft viele Fragen offen und es entsteht ein Gefühl der Ohnmacht und Hilflosigkeit.

Dieser Beitrag hat zum Ziel institutionelle Perspektiven zu Total Pain im Pflegeheim einzunehmen und zu reflektieren. Zudem werden Grundlagen sowie hilfreiche Instrumente vorgestellt. Auf die Grundlagen des Total Pain-Konzeptes wird in anderen Beiträgen dieses Buches detailliert eingegangen.

29.1 Institutionelle Perspektiven – Haltung und Kompetenz

Eine Voraussetzung für die systematische Herangehensweise an das Thema Schmerz innerhalb der Organisation ist die Einbettung von Total Pain in die Kernaufgaben der Palliative Care. Wissen, Kompetenz und Verständnis rund um Palliative Care sind ein guter Nährboden für eine institutionelle Annäherung zum Thema Total Pain. Für die Auseinandersetzung mit Schmerz- und Leiderfahrungen hochbetagter Bewohnenden gilt es eine Organisationskultur und Rahmenbedingungen zu etablieren, die Mitarbeitende dabei unterstützen, diese Prozesse kompetent und verlässlich zu begleiten.

Kernaufgaben der allgemeinen Palliative Care

In der stationären Langzeitpflege findet eine Zunahme komplexer, kritischer und instabiler Pflegesituationen in einem dynamischen Umfeld statt. Auf Grund dessen besteht ein immer höherer Anspruch an interprofessioneller Zusammenarbeit, der Koordination der Schnittstellen, das Chronic Disease Management („Was bedeutet es mit Schmerzen zu leben?") und Fragen der gemeinsamen Entscheidungsfindung („Shared Decision Making"). Zugleich ist es auch jener Bereich, der am stärksten von Rekrutierungs- und Personalengpässen betroffen ist (Zúñiga et al., 2021). Diese Ambivalenzen prägen den Alltag in Pflegeheimen und führen oft dazu, dass wenig Qualitätsentwicklung stattfindet. Im Bereich des Schmerzerlebens kann dies dazu führen, dass pharmakologische Lösungen die erste Priorität haben. Palliative Care (92,4 %) und Dementia Care (85,6 %) gehören bereits heute zu den am häufigsten genannten *Versorgungsschwerpunkten* in den schweizerischen Pflegeheimen (Zúñiga et al., 2021). In beiden erwähnten Schwerpunkten ist der Schmerz ebenso zentrales Thema wie in den *sechs Kernleistungen der allgemeinen Palliative Care.* Alle sechs Kernleistungen haben die Linderung von multidimensionalem Leid und Schmerz im Fokus. Kernleistung 1 bspw. fokussiert die Erfassung, Behandlung und Linderung von körperlichem als auch psychosozialem und spirituellem Leid.

Kernaufgaben der allgemeinen Palliative Care

- Symptome erfassen, behandeln und lindern
- Gestaltung der letzten Lebensphase
- Entscheidungsfindung und Vorausplanung
- Netzwerke bilden und koordinieren
- Unterstützung der Angehörigen
- Trauerbegleitung (Bundesamt für Gesundheit BAG, Schweizerische Konferenz der kantonalen Gesundheitsdirektorinnen und -direktoren GDK und palliative ch, 2015)

Die konzeptionelle Verschiebung zur Palliativen Geriatrie

Bereits 2004 hat die World Health Organisation die Öffnung des Konzepts Palliative Care hin zur Grundversorgung gefordert und in der Publikation „Better Palliative Care for Older People" beschrieben (World Health Organisation, 2004). In dieser wegweisenden Publikation wird argumentiert, dass Palliative Care für ältere Menschen eine Priorität in der Gesundheitsversorgung darstelle. Chronische Krankheiten wie COPD, Herzinsuffizienz, Demenz oder auch Frailty werden künftig noch häufiger auftreten. Deshalb ändern sich auch die Anforderungen an Palliative Care speziell in der stationären Langzeitpflege. Es kommt zu einer konzeptionellen Verschiebung der Palliative Care in Richtung dieser chronischen Krankheiten, die vor allem bei alten Menschen häufig vorkommen (Gómez-Batiste et al., 2012). Wie im Grundsatzpapier der Fachgesellschaft für Palliative Geriatrie zu Total Pain in der Palliativen Geriatrie festgehalten, fördert eine lebendige Hospiz- und Palliative Care Kultur in der Einrichtung die Umsetzung von Total Pain im besten Interesse der hochbetagten Menschen. Folgend sei „der umfassende Schmerz ein Konzept, das eine palliative Grundhaltung voraussetzt und gleichzeitig dazu beiträgt, diese zu festigen und zu vertiefen" (Fachgesellschaft Palliative Geriatrie, 2020, S. 6). Besondere Beachtung bedürfen dabei Menschen mit Demenz mit den besonderen Herausforderungen für die Pflegeeinrichtungen und deren Mitarbeitende.

Das schmerzfreie Pflegeheim?

Im deutschen Sprachraum wurden in der Vergangenheit Pilotprojekte an Kliniken und Pflegeheimen durchgeführt. Die Projekte wurden mit „Schmerzfreies Krankenhaus" oder „Schmerzfreies Pflegeheim" tituliert. Die Ambitionen dahinter sind dabei sehr zu begrüßen, doch es besteht bei solchen Projekttiteln eine Gefahr. Es wird suggeriert, dass man den Schmerz – im technischen Sinne – abstellen kann, wenn man nur die richtige Intervention oder Maßnahme setzen würde. Wäre nicht die Linderung von Schmerz in all seinen Dimensionen oft die realistischere Zielgröße? Wir wissen, dass der Schmerz nie nur körperlich ist, sondern nicht selten andere Dimensionen dominieren. Praktische Erfahrungen zeigen, dass die pharmakologischen Zugänge nicht immer zum Ziel führen. Pflegeheime mit starkem Palliative Care-Fokus zeigen meist positivere Outcomes beim Schmerzmanagement. Pflegeheime, in denen gute Kommunikation herrscht und Teamwork praktiziert wird, haben ein starkes Fundament für Palliative Care. Jedoch sind Kommunikation und Teamwork noch lange nicht ausreichend. So können die Teams gut zusammenarbeiten, wenn jedoch klinisches Wissen über Schmerzmanagement in der Geriatrie oder Strukturen für Palliative Care spezifische Maßnahmen fehlen, kann eine optimale Palliative Care nicht stattfinden (Thompson et al., 2011).

Lebenswelt der Mitarbeitenden

Die Grundhaltung („Core attitude") ist konzipiert als innere Haltung zur Welt und anderen Menschen gegenüber. Sie beschreibt den Weg, auf dem eine Person achtsam zu sich selbst und zu ihrer Umgebung ist, und wo das Fundament ihrer Gedanken und Handlungen errichtet wird. In einer qualitativen Studie zu „Core attitudes of professionals in palliative care" wurde festgestellt, dass die Arbeit im Feld der Palliative Care mit einem hohen Grad an Authentizität, Achtsamkeit und Offenheit in der Beziehung zu anderen Menschen charakterisiert ist (Steffen et al., 2009). Nach Maio (2011) sei es gerade im Umgang mit schwerkranken und hochvulnerablen Menschen „nicht ausreichend, den richtigen Prozess durchzuführen" (S. 38). Es komme vor allem darauf an, in welchem Beziehungsgeschehen dies erfolge. In seiner Sicht sind Zuwendung und persönliche Sorge von zentraler Bedeutung, jedoch schwer messbare und operationalisierbare Kriterien, die im Kontrast zu Dienst nach Vorschrift stehen. Dies spricht dafür, dass Palliative Care-spezifisches Wissen nicht ausreichend ist, sondern die Entwicklung einer Palliative Care-Kultur das Fundament ausmacht, bei der auch persönliche Einstellungen und Erfahrungen eine große Rolle spielen. Deswegen kann die Erfassung der Erfahrungen, Haltungen und Einstellungen der Mitarbeitenden – also deren konkrete Lebenswelt – eine sehr wertvolle Orientierungshilfe sein.

29.2 Organisationale Perspektiven – Konzept und Strategie

In der organisationalen Perspektive geht es mitunter um die Bewältigung von komplexen Situationen. Durch eine Berücksichtigung und Nutzung von verfügbaren individuellen, systematischen, strategischen und kulturellen Kompetenzen kann eine organisationale Kompetenz entstehen. Der Umgang mit Total Pain kann demnach nicht auf ein Pflegethema oder Pflegeprojekt reduziert werden, sondern betrifft die gesamte Organisation mit all ihren Mitarbeitenden. Die Ausgestaltung und Umsetzung dieser gemeinsamen Kompetenzentwicklung ist eine Führungsaufgabe, da hier die Ansätze der Interventionen hinsichtlich Konzept und Strategie – unter Berücksichtigung der Kultur und Würdigung von Bestehendem – gewählt werden.

Konzeptionelle Gemeinsamkeiten erkennen

Konzeptionen entfalten sich in der praktischen Umsetzung häufig dann am besten, wenn diese mit anderen verknüpft und zur Anwendung gebracht werden. Demenentsprechend können die Konzeptionen Palliative Care und Dementia Care für ein ganzheitliches Schmerzmanagement-Verständnis hilfreich sein. Pleschberger (2014) hat im Rahmen einer Analyse von Gemeinsamkeiten und Unterschieden von Palliative Care und Dementia Care fünf Aspekte erarbeitet, die auch als organisationale Grundlage für Total Pain dienen können und folglich skizziert und ergänzt werden.

Aspekte

1. Der personen-zentrierte Ansatz
Der von Tom Kitwood entwickelte Ansatz der personen-zentrierten Pflege stellt die Einzigartigkeit der Person in den Mittelpunkt. Nach Kitwood stellt der Erhalt des Personseins das oberste Ziel einer qualitativ hochwertigen Demenzpflege dar. Es ist sehr wichtig, Bewohnenden das Gefühl zu geben, etwas wert zu sein, etwas tun, etwas bewirken zu können, Kontakt zu anderen Menschen zu haben und das Gefühl von Sicherheit, Urvertrauen und Hoffnung zu spüren (Kitwood, 2019).
2. Angehörigenorientierung
Bewohnende und Angehörige sind in der Regel Teil der sogenannten *Unit of Care*. Sie kennen sich mitunter über Jahrzehnte und kennen wesentliche biografische Erfahrungen und Storys, die für einen ganzheitlichen Blick sehr wertvoll sein können. Ein frühzeitiger Einbezug ist essentiell.
3. Multiprofessionalität
Die Multiprofessionalität ist in der Palliative Care ein integraler Bestandteil. Durch die Integration von Fachpersonen zur Reduktion belastender Symptome wie Schmerz können auch spirituelle Bedürfnisse und Sinnfragen multiperspektivisch betrachtet werden.
4. Orientierung an Würde, Autonomie und Lebensqualität
Die Würde zu achten, Autonomie zu fördern und Lebensqualität zu ermöglichen sind in beiden Ansätzen wichtige Grundpfeiler. Gerade im Schmerzmanagement kann die Autonomie beispielsweise durch Kontrolle der Schmerztherapie realisiert werden. Offene Gesprächsangebote haben das Potenzial *hinter* den Schmerz zu blicken. Bei Personen mit Demenz geht es dabei auch um das Vermeiden von depersonalisierenden Handlungen wie Infantilisierung, Vorenthalten oder Ignorieren.
5. Symptomlinderung als Ziel akzeptieren
Das Schaffen von Wohlbefinden steht in der Priorität ganz oben. Dazu gehört in erster Linie die Reduktion von Schmerz und Leid. Dies ist jedoch in manchen Fällen nicht vollständig möglich. Eine Verhältnismäßigkeit der Intervention zur Schmerzlinderung ist immer eine relevante Diskussions- und Denkgrundlage. Die Unterstützung in der Erfüllung von Bedürfnissen im Rahmen der organisatorischen Möglichkeiten ist eine Kernaufgabe der Pflege und Betreuung in Pflegeheimen.

Bezugspflege als Fundament etablieren

Im Organisationssystem der Bezugspflege (Primary Nursing) setzt die pflegerische Bezugsperson ihre Funktion als Informations- und Kommunikationsdrehscheibe für die ihr zugeteilten Bewohnenden ein. Durch die Kontinuität der Betreuung können Beziehung und Vertrauen entstehen. So können Belastungsfaktoren wie Schmerz und Leid frühzeitig erkannt werden. Beziehung, Vertrauen und Verantwortung sind wesentliche Grundlagen für ein gelingendes Schmerzmanagement. Die pflegerische Bezugsperson ist zudem für den Pflegeprozess zuständig und Advokat oder Advokatin des zugewiesenen Bewohnenden. Durch die direkte Kommunikation mit den Beteiligten kommt es zu einer effektiven Bündelung der Information. Es konnte gezeigt werden, dass im Vergleich zu anderen Pflegesystemen Bezugspflege (Primary Nursing) eine höhere Pflegequalität, höhere Patient*innenzufriedenheit und höhere Berufszufriedenheit der Pflegenden nach sich zieht und darüber hinaus auch noch wirtschaftlicher ist (Sellick et al., 2003). Das System der Pflegeorganisation hat einen wesentlichen Einfluss auf die Qualität im Erkennen, Behandeln und Lindern von Schmerz und Leid von hochaltrigen Menschen im Pflegeheim.

Strategisch weiterbilden

Berufliche Entwicklungsperspektiven sind wichtig für die Motivation im Beruf. Deswegen ist es von Bedeutung, durch eine aktive Bildungsplanung in der Organisation Mitarbeitende zu fördern und zu halten, sowie berufliche Perspektiven und Entwicklungen aufzuzeigen, um dadurch den Leistungsauftrag der Organisation sicher umsetzen zu können. Eine strategische Bildungsplanung kann dafür als Grundlage für die Weiterentwicklung der Organisation dienen. Dabei ist in funktionsspezifische und bereichsbezogene Bildungsmaßnahmen zu unterscheiden. Funktionsbezogene Bildungsmaßnahmen betreffen die einzelnen Mitarbeitenden im Rahmen ihrer Funktion (Bsp. Diplomierte Pflegefachperson). Bereichsbezogene Bildungsmaßnahmen betreffen eine Organisationseinheit (Bsp. Betrieb, Haus oder Station). Im Kontext des Schmerzmanagements sind sowohl funktions- als auch bereichsbezogene Bildungsmaßnahmen notwendig und sinnvoll.

Beispiel einer strategischen Bildungsplanung eines Pflegeheims

In der strategischen Bildungsplanung eines Pflegeheims wurde definiert, dass alle Mitarbeitenden mit direktem Bewohnendenkontakt einen internen Kurs zu Palliative Care Basiswissen innerhalb des ersten Jahres absolvieren. Das Fachpersonal absolviert zusätzlich innerhalb von zwei Jahren den internen Kurs Palliative Care Advanced. Beide Bildungsmaßnahmen sind funktionsbezogen. Zudem wurde in der strategischen Bildungsplanung definiert, dass pro Station eine Fachexpertin Palliative Care und pro Haus eine Fachexpertin Schmerzmanagement (Pain Nurse) eingesetzt werden. Diese Bildungsmaßnahme ist bereichsbezogen.

Fachexpertinnen und Fachexperten einsetzen

Fachexpertinnen und Fachexperten in Pflegeheimen verfügen über geriatrische Fachexpertise und tragen in der Regel in Zusammenarbeit mit der Leitung Pflege die Verantwortung für die Praxisentwicklung, die Unterstützung der interprofessionellen Zusammenarbeit oder die Begleitung und das Coaching von Mitarbeitenden. Ihre Rolle dreht sich primär um die Verbesserung der Pflegequalität, die Förderung der Interprofessionalität und Zusammenarbeit mit Bewohnenden und Angehörigen sowie das Coaching und die Beratung der Pflegeteams. Sie sind jene Personen vor Ort, welche die Umsetzung von Projekten zur Qualitätsverbesserung direkt implementieren (Zúñiga et al., 2021).

Der Einsatz von Fachexpertinnen und Fachexperten ist ein strategischer Entscheid für die Sicherstellung der Pflegequalität. Der Weiterbildungshintergrund ist dabei wichtig, aber nicht zwingend im Vordergrund. Im Vordergrund steht der persönliche Entwicklungsstand im Kompetenzerwerb. Im Sinne des 5-stufigen Modells zum Kompetenzerwerb nach Benner (1994) sollte eine Fachexpertin oder ein Fachexperte mindestens in Stufe 4 sein (erfahrene Pflegende) und Situationen ganzheitlich erfassen und dabei systematisch vorgehen. Fachexpertinnen und Fachexperten im Bereich Palliative

Beispiele für Aufgaben einer Pain Nurse im Pflegeheim

- Ansprechperson, Praxisberatung und Support
- Mikroschulungen und Anleitungen
- Lösungsorientierte methodisch-basierte Fallbearbeitung bei schmerzbezogenen Themenstellungen (Bsp. Herausforderndes Verhalten, Agitation, Aggression, Sinnfragen, existenzielles Leid, Rückzug etc.) mittels geeigneter Instrumente und Methoden
- Fachliches Leadership und Mitarbeit in der Qualitätsentwicklung und -sicherung

Care, Dementia Care oder auch Pain Nurses können im Bereich Schmerzmanagement erweiterte Aufgaben, Verantwortung und Kompetenzen im Alltag übernehmen und dort gezielt wirksam werden.

29.3 Praktische Perspektiven – Ausgewählte Methoden und Instrumente

Methoden der Qualitätsentwicklung nutzen

Wenn man sich für die Einführung eines ganzheitlichen Schmerzmanagements entschieden hat, können bewährte Instrumente des Qualitätsmanagements dienlich sein. Das sind in erster Linie Grundlagen des Projektmanagements wie eine Projektvereinbarung (Konkretes Ziel und Ressourcen), Projektsteuerungsplan (Wer macht was bis wann und wie?) und Projektcontrolling (Sind wir auf Kurs?). Die Umsetzung eines Schmerzmanagements funktioniert in der Regel nur, wenn man auf den Ebenen Struktur, Prozess und Ergebnis agiert. Die von Donabedian angestellte Operationalisierung auf diesen drei Ebenen des Qualitätsbegriffs stellt den gebräuchlichsten Versuch dar, den Definitionsansätzen ein praktisch verwendbares Konzept entgegenzusetzen (vgl. Görres, 1999).

Miniaudits zum Check

Dass unter der Bezeichnung PDCA-Zyklus (Plan – Do – Check – Act) bekannte Modell ist ein systematischer Ansatz zum strukturierten Vorgehen, um Verbesserungen zu initiieren, umzusetzen und nachzuweisen. Dem Modell liegt die Annahme zugrunde, dass jeder Vorgang als Prozess betrachtet und als solcher schrittweise verbessert werden kann. Der PDCA-Zyklus beschreibt verschiedene Aktivitäten, die in einem Prozess eine Verbesserung zum Ziel haben (GÖG, 2012). Das Auditinstrument vom Deutschen Netzwerk für Qualitätsentwicklung in der Pflege (DNQP) zum aktualisierten Expertenstandard „Schmerzmanagement in der Pflege – Aktualisierung 2020“ kann als Impuls für den

Organisatorische Überlegungen und Leitfragen auf Grundlage der drei Qualitätsdimensionen nach Donabedian (1996)

Strukturqualität/Summe sachlicher und personeller Ausstattung in quantitativer und qualitativer Hinsicht.

- Welche Infrastruktur/Instrumente benötigen wir?
- Welche Kommunikationsgefäße/Dokumentationsgefäße benötigen wir?
- Welche Rahmenbedingungen und Grundlagen benötigen wir?
- Welche fachliche Expertise benötigen wir?
- Gibt es eine Rollen- und Aufgabenbeschreibung?

Prozessqualität/Arbeitsabläufe und Verfahrensweisen, die nach nachvollziehbaren und nachprüfbaren Regeln systematisiert erfolgen und dem Stand des professionellen Wissens entsprechen, regelmäßig evaluiert und kontinuierlich verbessert werden.

- Wie gestalten wir den *Schmerz-Prozess* auf den vier Ebenen des Total-Pain-Konzepts?
- Wie können wir diese Prozesse und Verfahrensweisen in die bestehenden Abläufe integrieren?
- Wie gestalten wir die Zusammenarbeit an den Schnittstellen (intern und extern)?
- Wer verantwortet und evaluiert diese Prozesse?
- Wie wird die Umsetzung dieser Prozesse sichergestellt und von wem?

Ergebnisqualität/Messbare Veränderungen der Lebensqualität und der Zufriedenheit eines Bewohnenden als Ergebnis bestimmter Rahmenbedingungen und Maßnahmen.

Wie evaluieren wir die Ergebnisse?

- Welche objektiv messbaren Kriterien verwenden wir (Bsp. Schmerzreduktion etc.)?
- Welche subjektiven Kriterien verwenden wir (Bsp. Lebensqualität, verringertes Leid, Autonomie, Einbezug etc.)?

Bereich „Check“ verwendet werden. Grundlage dafür sind die drei Auditbereiche Mensch mit Schmerz, Pflegepersonal und Einrichtung (DNQP, 2020). Fragestellungen für interne Audits sollen aber immer individualisiert auf die Organisation angepasst werden. Die Miniaudits dienen der Überprüfung der Einhaltung der ausgearbeiteten Richtlinien oder Vorgehensweisen auf Ebene Struktur, Prozess und Ergebnis.

Beispiel Mini-Audit Schmerz

Alle drei Monate führt die Pain Nurse gemeinsam mit der pflegerischen Bezugsperson ein Miniaudit zum Schmerzmanagement auf der Station durch. Dafür verwendet sie eine Miniaudit-Vorlage, die vom Projektteam Schmerz erarbeitet wurde und sich am Ampelsystem orientiert. Folgende Themenbereiche werden dabei beleuchtet:

1. Schmerzeinschätzung
   - Welche Erkenntnisse bringt das initiale Assessment?
   - Welche Methoden/Instrumente wurden gewählt?
2. Verlauf und Dokumentation
   - Was können wir aus dem Verlauf erkennen?
   - Ist ein gemeinsames Ziel formuliert?
3. Interdisziplinärer Fokus
   - Welche pflegerischen Interventionsmöglichkeiten lindern den Schmerz?
   - Welche medizinischen Interventionsmöglichkeiten lindern den Schmerz?
   - Welche psychosozialen Interventionsmöglichkeiten lindern den Schmerz?
   - Welche spirituellen Interventionsmöglichkeiten lindern den Schmerz?
4. Planung weiterer multidimensionaler Massnahmen

Den Care-Dialog initiieren

Das Prinzip von Care-Dialogen (Sorgegespräche) besteht darin, dass Menschen über ihre Geschichten miteinander in Beziehung treten, ohne Lösungen zu suchen und Ratschläge zu erteilen. Dies mit dem Ziel, eine vertrauensbildende Atmosphäre zu schaffen und Menschen mit Themen in Beziehung zu bringen, die sie bewegen (Schuchter et al., 2018). Zuhören und Erzählen (lassen) sind wichtige Fundamente des Care-Dialogs. Unsere Lebenszeit ist begrenzt und es ist eine Illusion zu glauben, dass das Leben(sende) bis ins Detail planbar ist. In der letzten Lebensphase können wir Entscheidungen häufig nicht mehr allein treffen und auch die Selbstbestimmung ist kein Selbstläufer. Fragen der Alltagsethik sowie der Reflexion des Begriffs der Sorge spielen dann eine wichtige Rolle. Hier können Sorgegespräche im Sinne eines Care-Dialogs anknüpfen und durch den Einsatz von Leitfragen den Dialog fördern. Diese Gespräche müssen in die Lebenswelt der Beteiligten gebracht werden, um dort anknüpfen zu können. Neben offenen Fragen zu Sorgen, Wertvorstellungen und Überlegungen hinsichtlich der letzten Lebensphase können Sorgegespräche auch Aspekte der würdezentrierten Therapie enthalten (Chochinov, 2017).

Beispiel für Fragestellungen im Rahmen von Sorgegesprächen – Fragen im Care-Dialog

- Was gibt Ihnen derzeit ein gutes Gefühl oder bereitet Ihnen Freude?
- Was haben Sie über das Leben gelernt, dass Sie gerne weitergeben möchten?
- Welche Erfahrungen haben Sie im persönlichen Umfeld mit schwer erkrankten Menschen oder Menschen am Lebensende gemacht? Was möchten Sie anders haben?
- Gibt es bestimmte Dinge, die Ihre Familie über Sie wissen sollte?
- Gibt es Menschen, denen Sie etwas Wichtiges mitteilen möchten?

Diese Gespräche können über einen längeren Zeitraum – ergebnisoffen – geführt werden. Auch ein einziges Gespräch kann einen großen Unterschied in Bezug auf die Lebensqualität der hochaltrigen Menschen machen.

Fallbesprechungen nach der Total Pain Struktur

Im Rahmen einer interprofessionellen Fallbesprechung oder Fallbearbeitung können in einem ersten Schritt anhand der vier Dimensionen des Total-Pain-Konzeptes alle Beobachtungen und Erfahrungen aus verschiedenen Quellen zusammengetragen werden. Die Moderatorin oder der Moderator (Bsp. Pain Nurse) sammelt alle wahrgenommenen Ausprägungen und teilt diese den vier Dimensionen zu (Bsp. Flipchart, Mindmap). Ziel ist es eine Landkarte zu den Schmerzdimensionen zu visualisieren. Dadurch werden Hinweise auf Schwerpunkte ermöglicht, um zu verstehen, worin der Schmerz oder das Leid des Menschen begründet liegen kann (Schwermann, 2021). Auch Widersprüche und andere Sichtweisen werden so evident und transparent verhandelt. Anknüpfungspunkte für Impulse zu pflegerischen Maßnahmen werden so ersichtlich. Die Voraussetzung ist eine systematische Moderation und die klare Zielformulierung der Fallbesprechung, um ein Ausufern bzw. eine unrealistische Erwartungshaltung (rein auf Lösungen bezogen) zu vermeiden.

29.4 Fazit

Wesentliche Aufgaben von Organisationen sind, Strukturen und Abläufe so zu gestalten, dass sie für die Mitarbeitenden förderlich sind, Handlungsspielräume sichtbar zu machen, grundlegende Sicherheit zu bieten und alle Perspektiven im Blick zu haben. Palliative Care-Prozesse setzen eine Wertorientierung für Total Pain voraus, in der Gerechtigkeit, Partizipation und Sicherung der Menschenwürde handlungsleitend sind. Dafür braucht es organisierte Reflexionsräume, die Zeit und Raum bieten. Es ist bewusst darauf zu achten, dass in Palliative Care-Kontexten der Zeit für Zuwendung Aufmerksamkeit geschenkt wird. Für die Auseinandersetzung auf organisatorischer Ebene mit Total Pain ist Zuwendung der erste Schritt für die Bildung von Vertrauen und bietet eine wesentliche Grundlage für ein gelingendes Schmerzmanagement. Zuwendung – im Rahmen von Rationalisierung und Ökonomisierung der Langzeitpflege – darf nicht jene *Leistung* sein, auf die als erstes verzichtet wird, nur weil sie schlecht *messbar* ist. Die in diesem Beitrag angeführten Instrumente und Methoden der Organisationsentwicklung unterstützen eine strukturierte und nachhaltige Entwicklung der Total Pain-Fokussierung im Pflegeheim. Aus managementbezogener Sicht kann dadurch auch ein Vorteil in der Bindung und Gewinnung von Mitarbeitenden erzielt werden. Denn Qualitätsentwicklung und Sinnstiftung ziehen bei potenziellen Mitarbeitenden (Heimerl & Schuchter, 2013).

Literatur

Benner, P. (1994). *Stufen der Pflegekompetenz – From Novice to Expert*. Hans Huber.

Bundesamt für Gesundheit (BAG). (2015). *Schweizerische Konferenz der kantonalen Gesundheitsdirektorinnen und -direktoren GDK und palliative ch. Allgemeine Palliative Care. Empfehlungen und Instrumente für die Umsetzung*. Bern.

Bundesamt für Statistik (BFS). (2017). *Personen in Alters- und Pflegeheimen 2017*. Verfügbar unter https://www.bfs.admin.ch/bfs/de/home/statistiken/kataloge-datenbanken/publikationen.assetdetail.7267444.html

Chochinov, H.-M. (2017). *Würdezentrierte Therapie. Was bleibt – Erinnerungen am Ende des Lebens*. Vandenhoeck & Ruprecht.

Deutsches Netzwerk für Qualitätsentwicklung in der Pflege (DNQP). (2020). *Expertenstandard Schmerzmanagement in der Pflege*. Osnabrück.

Donabedian, A. (1996). *The Definition of Quality and Approaches to Its Assessment, Explorations in Quality Assessment and Monitoring* (Band 1). Health Administration Press.

Fachgesellschaft Palliative Geriatrie (FGPG). (2020). *Total Pain in der Palliativen Geriatrie. Grundsatzpapier*. Verfügbar unter https://www.fgpg.eu/wp-content/uploads/2020/11/20201103_Total-Pain-in-der-Palliativen-Geriatrie_EndV_20200909.pdf

Gesundheit Österreich GmbH (GÖG). (2012). *Prozesshandbuch Hospiz- und Palliativeinrichtungen*. Wien.

Gómez-Batiste, X., Muñoz-Martínez, M. & Blay, C. (2012). Identifying needs and improving palliative care of chronically ill patients: a community-oriented, population-based, public-health approach. *Current Opinion in Supportive and Palliative Care, 6*, 371–378. https://doi.org/10.1097/SPC.0b013e328356aaed

Görres, S. (1999). *Qualitätssicherung in Pflege und Medizin: Bestandsaufnahme, Theorieansätze, Perspektiven am Beispiel des Krankenhauses*. Hans Huber.

Heimerl, K. & Schuchter, P. (2013). Palliative Kultur in Alten- und Pflegeheimen – ein Beitrag zu einer nachhaltigen Gesellschaft. *Forum Public Health, 21*(80), 17–18. https://doi.org/10.1016/j.phf.2013.06.005

Kitwood, T. (2019). *Demenz. Der person-zentrierte Ansatz im Umgang mit verwirrten Menschen* (8. Aufl.). Hogrefe. https://doi.org/10.1024/86004-000

Maio, G. (2011). Heilen als Management? Zum Verlust einer Kultur der verstehenden Sorge in Zeiten der Ökonomie. *Zeitschrift für Allgemeinmedizin, 87*(12), 36–41.

Pleschberger, S. (2014). Palliative Care und Dementia Care – Gemeinsamkeiten und Unterschiede zweier innovativer Versorgungskonzepte im Lichte der Entwicklung in Deutschland. *Pflege und Gesellschaft, 19*(3), 197–208.

Saunders, C. (1996). A personal therapeutic journey. *British Medical Journey, 313*(7022), 1599–1601.

Sellick, K. J., Russel, S. & Beckmann, J. L. (2003). Primary Nursing: an evaluation of ist effects on patient perception of care and staff satisfaction. *International Journal of Nursing Studies, 29*(3), 680–689. https://doi.org/10.1016/S0020-7489(03)00064-6

Steffen, S., Ramsenthaler, C., Bausewein, C., Krischke, N. & Geiss, G. (2009). Core attitudes of professionals in palliative care: A qualitative study. *International Journal of Palliative Nursing, 15*(8), 405–411. https://doi.org/10.12968/ijpn.2009.15.8.43800

Schuchter, P., Brandenburg, H. & Heller, A. (2018). Advance Care Planning (ACP) – Wider die ethischen Reduktionismen am Lebensende. *Zeitschrift für Medizinische Ethik, 64*, 213–232.

Schwermann, M. (2021). Fallbesprechungen auf der Grundlage des Total-Pain-Konzeptes in palliativen Versorgungsstrukturen. *NOVAcura, 7*(21), 43–46.

Thompson, S., Bott, M., Boyle, D., Gajewski, B. & Tilden, V. (2011). A Measure of Palliative Care in Nursing Homes. *Journal of Pain and Symptom Management, 41*(1), 57–67. https://doi.org/10.1016/j.jpainsymman.2010.03.016

World Health Organisation (WHO). (2004). *Better Palliative Care for Older People*. Verfügbar unter http://www.euro.who.int/_data/assets/pdf_file/0009/98235/E82933.pdf

Zúñiga, F., Favez, L., Baumann, S., Kindlimann, A., Oeri, A., Benkert, B., Blatter, C., Renner, A., Baumgartner-Violand, S., Serdaly, C., Ausserhofer, D., Mabire, C. & Simon, M. (2021). *SHURP 2018 – Schlussbericht. Personal und Pflegequalität in Pflegeinstitutionen in der Deutschschweiz und Romandie*. Universität Basel. Verfügbar unter https://shurp.unibas.ch/shurp-2018-publikationen/

30 Den sozialen Schmerz lindern als Aufgabe sorgender Gemeinschaften. Sorgepotenziale von Caring Communities im Umgang mit Total Pain

Klaus Wegleitner und Patrick Schuchter

Das Konzept und die Philosophie von Total Pain (Saunders, 1984) prägen von Beginn an Sorgekultur und -praxis der Hospizarbeit und von Palliative Care (Clark, 1999). Der darin sehr umfassend und breit angelegte Care-Holismus wurde meist sehr individuumszentriert, vor allem im Sinne der palliativmedizinischen Symptomlinderung, interpretiert. Von Beginn an (siehe die Geschichte von Mrs Hinson im einführenden Kapitel) waren jedoch die Aufmerksamkeit für das jeweilige Beziehungsgefüge, die sozialen und finanziellen Implikationen von Krankheit und Leiden und damit auch für die Frage nach (un)gerechten Lebens- und Sorgebedingungen konstituierend.

Cicely Saunders und Elisabeth-Kübler Ross, die *Mütter* der modernen Hospizbewegung, standen mit ihren gelebten Sorge- und Forschungspraxen für die radikale Infragestellung der *Industrialisierung* von Versorgung und der Verobjektivierung von Menschen in der Moderne. Sie stellten eine Irritation für die Expert*innen-zentrierten, gleichförmigen und stummen medizinisch-diagnostischen und therapeutischen Verfahren und Organisationsabläufe im Krankenhaus dar. Die Prinzipien des Zuhörens und des Dialogs sowie eine hohe Resonanzfähigkeit für die Bedeutung existenzieller Lebensfragen und sozialer Bezüge – dem je individuellen Sorgenetz – prägten ihre mitmenschliche Hinwendung zu den Sterbenden als aktiv handelnde Subjekte. Darin liegt auch ein stark politisch emanzipatorisches Moment der Ermächtigung der sterbenden Menschen und ihres sozialen Bezugssystems und damit von *Empowerment* und *Agency*. Standen bei Saunders selbst vor allem auch die Fragen der psychischen Belastungen, der existenziellen und spirituellen Dimensionen, wie auch das Wahrnehmen der sozialen Probleme im erweiterten Sorgenetzwerk der Sterbenden im Zentrum ihres Interesses, wurde Total Pain dann zunehmend wieder enger auf *Schmerzbekämpfung* bei onkologischen Patient*innen hin ausgelegt. Wie David Clark (1999) auch treffend skizziert, wohnt der Geschichte von Total Pain damit eine Grundambivalenz inne. Einerseits stellte Total Pain durch den holistischen Ansatz eine Care-Revolution als Gegenbewegung zur mechanistischen Medizin in der Betreuung Sterbender – zunächst in der Klinik und dann im Hospiz – dar. Andererseits wurde mit der zunehmenden Dominanz des klinisch-medizinischen Blickes („clinical gaze“) in der Umsetzung von Total Pain wieder eine neue Form biomedizinischer Definitionsmacht (Stichwort: pharmakologische *Painkiller*) geschaffen.

Palliative Care war – obwohl es eine Public Health Strategie der WHO repräsentiert (WHO, 1990, 2002) – in der unmittelbaren Organisation von Sorge am Lebensende lange Zeit blind für viele Aspekte von Public Health. Auf strukturentwickelnder Ebene waren die auf Professionalisierung, auf Integration in die Gesundheitssysteme, auf Erweiterung des Opioid-Zugangs und auf breite Informationskampagnen setzenden Palliative Care-Public Health-Policies zwar sehr erfolgreich (Centeno et al., 2016). Die auf der Alma-Ata-Deklaration (WHO, UNICEF, 1978) und der Ottawa Charta (WHO, 1986) basierenden Traditionen der Community, Lebensumwelt und Setting orientierten Ansätze von New Public Health, spielten in den Palliative Care Entwicklungen jedoch eine untergeordnete Rolle.

Seit Mitte der 1990er-Jahre wurden in Österreich Palliative Care, Gesundheitsförderungsansätze und Organisationsentwicklung (Heller, 1994) in Modellprojekten aufeinander bezogen und die Förderung angemessener organisationaler Rahmenbedingungen – eine „Organisationskultur des Sterbens" - für eine gute Sorge am Lebensende als zentral erachtet. Ende der 1990er war es dann Allan Kellehear (1999), der in Australien begann, die Erkenntnisse der Gesundheitsförderung und der Healthy Cities-Bewegung für die Sorge am Lebensende programmatisch zu übersetzen (Kellehear, 2005). In Analogie zum Healthy Cities-Selbstverständnis, dass Gesundheit jeden angeht – „health is everyone's responsibility" (Tsouros, 1995) –, werden auch die Compassionate Communities und Cities-Entwicklungen von der Philosophie „end-of-life care as everyone's responsibility" (Kellehear, 2013; Wegleitner et al., 2016) getragen.

Eine wesentliche Einsicht von Gesundheitsförderung und Public Health ist es ja, dass ein guter Umgang mit dem Altwerden, dem Sterben, dem Trauern, insgesamt mit der Endlichkeit des Menschen, nicht durch professionelle und institutionelle Versorgung *herstellbar* ist. Die wesentlichen Voraussetzungen und Weichen werden davor und außerhalb des Kontaktes mit den Profis des Gesundheits- und Sozialwesens gelegt: in den gewachsenen Beziehungsmustern der Menschen, den Verwandtschaften und Wahlverwandtschaften, in den seit der Kindheit eingelernten existenziellen Strategien und Denkweise von Individuen und kollektiven Kulturen mit Verlusten und Abschieden umzugehen, in den Chancen oder Hemmnissen, die sich entlang sozialer Unterschiede auftun (Reichtum, Bildung, Zugang zu wesentlichen Institutionen, Habitus, Fremdheit und dgl.) oder im Bezug zur Umwelt (Natur, Lärm- und Lichtverschmutzung und vieles mehr).

Dieser (New) Public Health Palliative Care-Zugang stellt somit quasi die zweite Care Revolution (oder Erweiterung der ersten) in der Sorge am Lebensende dar (Kellehear, 2005, S. 52). Schwerkranke, alte, sterbende Menschen sind demnach nicht primär Adressat*innen von Versorgungshandlungen. Sie werden als Bürger*innen wahrgenommen, eingebettet in ein spezifisches Lebensumfeld. Nicht der strukturelle Ausbau von Versorgungsangeboten steht im Vordergrund, sondern die Förderung von sozialem Kapital in der Community. Dabei kommt den Sorgebeziehungen und Netzwerken besondere Bedeutung zu. In Ergänzung zu Palliative Care-Holismus streicht der *Public Health Palliative Care-Holismus* auch die große Bedeutung der gesellschaftspolitischen und ökologischen Bedingungen für ein gutes Leben bis zuletzt heraus. Zur Realisierung einer solcherart gestalteten, möglichst breit getragenen gesellschaftlichen Mitverantwortlichkeit in Care-Prozessen sind ermöglichende politische, ökonomische und organisationale Rahmenbedingungen erforderlich (Tronto, 2013).

Erste Überblicksarbeiten zu den Wirkungsdimensionen dieses New Public Health-Zugangs in Palliative Care deuten auf vielfältige Potenziale hin, die Sorge am Lebensende mit Community-orientierten Initiativen positiv zu unterstützen (Sallnow et al., 2016). Konkret konnte die Reduktion von Fatigue oder auch von sozialer Isolation von Sterbenden gezeigt werden. Auf einer kommunalen Systemebene wird die Vergrößerung von Sorgenetzwerken und damit auch deren positiver Einfluss auf den Sterbeort und die angemessene, subsidiarische Einbindung von spezialisierten Palliative Care Diensten deutlich. Zudem konnten Aoun und Kolleg*innen (2018) auch zeigen, dass der „compassionate communities approach" (Sallnow et al., 2013; Kellehear, 2005;

Wegleitner et al., 2016) auch in der Trauerbegleitung unterstützende Wirkung entfaltet. Mit Verweis auf die Überblicksarbeit von Librada-Flores und Kolleg*innen (2020) kann jedoch nach wie vor festgehalten werden, dass die vielfältigen, mittlerweile auf allen Kontinenten verbreiteten Compassionate Communities Ansätze nur bedingt dokumentiert und in ihren Wirkungsweisen beforscht sind. Die grundsätzliche Einsicht, dass gute Sorge am Lebensende diesen Public Health und Community-orientierten Ansatz erfordert – *„Supporting the dying is a community responsibility“* (Aoun, 2022) – ist in prominenter und differenzierter Weise im globalen Palliative Care-Diskurs angekommen. Davon zeugen exemplarisch aktuelle Publikationen wie der „Report of the Lancet Commission on the Value of Death: bringing death back into life.“ im The Lancet (Sallnow et al., 2022), oder „Access to palliative care: the primacy of public health partnerships and community participation“ in The Lancet Public Health (Mills et al., 2021), wie auch „Public health palliative care: Reframing death, dying, loss and caregiving“ in der Zeitschrift Palliative Medicine (Abel & Kellehear, 2022).

Kritisch betrachtet bergen jedoch sowohl der Total Pain-zentrierte Palliative Care-Holismus als auch der Public Health Palliative Care-Holismus ob ihres Ganzheitlichkeitsanspruches wesenhaft die Gefahr in sich, in normativer Weise für eine bestimmte Form des *guten Sterbens* und seiner kolonialen Verbreitung zu stehen. Beiden gemein ist auch eine gewisse systematische Blindheit für die Sorge mit und für ältere, mehrfacherkrankte Menschen oder Menschen mit Demenz.

Im Palliative Care-Diskurs haben hier Marina Kojer und Katharina Heimerl (2009) schon vor mittlerweile 15 Jahren die erforderliche Aufmerksamkeitserweiterung von Palliative Care als Zugang für hochbetagte Menschen konzeptionell thematisiert. Für den deutschsprachigen Raum versammelte der von Andreas Heller, Katharina Heimerl und Stein Husebø (2007) herausgegebene Band *„Wenn nichts mehr zu machen ist, ist noch viel zu tun: Wie alte Menschen würdig sterben können“* zudem vielfältige konkrete Palliative Care-Umsetzungsprozesse in Organisationen und Regionen, die sowohl die Sorgekultur für alte Menschen als auch die Verschränkung mit Gesundheitsförderungs- und Public Health Perspektiven in den Mittelpunkt stellen. Für die internationalen Public Health Palliative Care-Diskurse ist diese Erweiterung noch größtenteils ausstehend.

30.1 Brücken aus dem Total Pain Konzept in die Caring Communities

Der „generalized bio-ecological approach“ von Total Pain

In ihrer reflexiven Auseinandersetzung mit dem Wesen, den aktuellen Diskursen und den Zukunftspotenzialen von Total Pain versuchen Krawczyk und Kolleg*innen (2018) die Potenziale eines interdisziplinären und integrierenden „generalized bio-ecological approach“ von Total Pain deutlich zu machen. Dabei werden ökologische, bio-medizinische und systemtheoretische Einsichten aufeinander bezogen und der Mensch in seinen vielschichtigen Wechselbeziehungen, über die gesamte Lebensspanne hinweg, zu den sozialen, ökologischen, kulturellen und politischen Umwelten verstanden. Der Blick durch diese „bio-ecological“-Linse auf Total Pain ermöglicht es beispielsweise expliziter die Care-Bedingungen in Organisationen und Communities, aber auch auf rechtlicher, finanzieller, räumlicher usw. Ebene hinsichtlich ihrer Betroffenenorientierung zu hinterfragen. Auf der Ebene professioneller Sorgepraxen unterstützt dieser Zugang dabei, die letzte Lebensphase und auch Symptome als dynamischen Prozess in Wechselwirkung zu den sozialen und gebauten Umwelten, zu den Lebens- und Sorge-Communities, zu verstehen. Und schließlich, so Krawczyk und Kolleg*innen, trägt diese „bio-ecological“ Sichtweise dazu bei, die engagierte Care-Arbeit in der Sorge am Lebensende in ihrer Mehrdimensionalität zu würdigen. So wird durch diese Linse auch das Dasein, das Begleiten, das Zeit-Schenken als bedeutsamer Teil des Ökosystems der Sterbenden und ihrer Angehörigen wertgeschätzt. Ganz im Ursprungssinne von Saunders geht es also nicht darum, in „totaler Weise“ den Schmerz zu erklären oder gar zu verstehen, sondern vielmehr darum, sich einzulassen auf das je individuelle menschliche Ökosystem, über die Gespräche und das Zuhören. Daraus erwächst die Achtsamkeit für die mehrdimensionalen Bedingungen für ein gutes Leben bis zuletzt.

Die sozialen Dimensionen von Total Pain – eine Frage der (Un)Gerechtigkeit

Die sozialen Dimensionen von Total Pain nehmen sowohl in der Palliative Care-Praxis als auch in der Forschung nach wie vor eine untergeordnete Rolle ein. Dabei ist die Erkenntnis, dass die sozio-ökonomischen Rahmenbedingungen und Armutsfaktoren, zu denen auch die Hochaltrigkeit (Huisman et al., 2003) – vor allem bei Frauen – gehört, einen erheblichen Einfluss auf Gesundheitschancen, auf die Sterblichkeit und damit natürlich auch auf die Fragen der Sorge am Lebensende haben, evident (WHO, 2008).

Die sozialen Determinanten des Sterbens diskutieren Jane Rowley und Kolleg*innen (2021) in einer kritischen Überblicksarbeit zu den Auswirkungen von Armut und vielschichtigen Benachteiligung am Ende des Lebens, unter anderem auch im Lichte des Total Pain Konzeptes. Sie zeigen, in welch vielfältiger Weise Schmerz und Leid „vom Sozialen“ hervorgerufen und geprägt werden können; durch Ungleichheit, Marginalisierung, Ungerechtigkeit, Machtlosigkeit und Verfolgung

Gerade die Sorge am Ende des Lebens ist in besonderer Weise konfrontiert mit den in die Biografien und Lebenserfahrungen der Sterbenden eingeschriebenen sozio-ökonomischen, aber eben auch emotional, psychisch und sozial erlebten Ungerechtigkeits- und Exklusionsmuster. Die fehlende Altersgerechtigkeit unserer Städte, Gemeinden und Gesundheitsorganisationen spiegelt sich in der zu geringen Aufmerksamkeit für Palliative Care für hochaltrige Menschen wider. Auch die strukturelle Blindheit für spezifische Bedürfnisse von hochaltrigen Menschen und Menschen mit Demenz rund um Mobilität, soziale Teilhabe und soziale Isolation – und damit für soziale Schmerzen und existenzielles Leiden – zeugen davon.

Stärkung von Sorgenetzen und Communities

Im „Report of the Lancet Commission on the Value of Death: bringing death back into life“ (Sallnow et al., 2022) werden erstmals in umfassender Weise die aktuellen Debatten zu Palliative Care- und Public Health-Zugängen in der Sorge am Lebensende zusammengeführt. Zumindest ein Absatz ist dabei auch dem Thema „Ageing, dementia, and frailty“ (S. 863) gewidmet. Die Bedeutung dieses Berichtes liegt aber vor allem in einer differenzierten Bestandsaufnahme der globalen Fragen in End-of-Life-Care sowie in der Formulierung von realistischen Utopien zur Zukunft der Sorge am Lebensende. Folgende hoffnungsvollen Zukunftsbilder werden dabei ins Zentrum gerückt (S. 869ff.):

- Die sozialen Determinanten von Tod, Sterben und Trauer werden thematisiert.
- Sterben wird als ein relationaler und spiritueller Prozess und nicht nur als ein physiologisches Ereignis verstanden.
- Sorgenetzwerke stehen im Zentrum der Unterstützung von sterbenden, pflegenden und trauernden Menschen.
- Gespräche und Geschichten über den alltäglichen Tod, das Sterben und die Trauer werden üblich.
- Der Tod wird als etwas Wertvolles anerkannt.

In dieser Priorisierung einer wünschenswerten Zukunft wird der erforderliche paradigmatische Shift von Palliative Care hin zu der erhöhten Aufmerksamkeit für die sozialen Dimensionen, die Bedeutung der Sorgenetze und Communities sowie der Wiederentdeckung und Stärkung narrativer Zugänge deutlich.

Auch im Projekt „Sterbewelten“, in dem Katharina Heimerl und Kolleg*innen (2022) in Österreich die Perspektiven Betroffener auf „gutes Sterben“ in persönlichen Gesprächen erhoben haben, wurde zum einen das Leid, die Tragik und das Schreckliche im Sterben deutlich. Andererseits wurden in den Gesprächen immer wieder schöne, erhebende und genussvolle Momente im Sterben beschrieben. Beziehungsbilder zu den Lieben über den Tod hinaus, intensive und beglückende Naturerlebnisse oder aber einfach der Genuss eines guten Essens oder eines Glases Bier. Als zentral werden dabei die tragenden Sorgebeziehungen und die lokalen Sorgenetze beschrieben. Vielmehr noch als der Sterbeort selbst sind es diese Trost spendenden, soziale Teilhabe ermöglichenden und sozial nährenden Sorgenetze aus Familie, Nachbarschaft, ehrenamtlichen und professionellen Helfer*innen, die ein gutes Leben bis zuletzt ermöglichen.

Im Projekt „Sorgende Gemeinde im Leben und Sterben“ (Wegleitner et al., 2020) haben wir versucht das Verständnis von Sorgenetzen zu vertiefen, indem wir die Perspektive von Angehörigen und bürgerschaftlich engagierten Menschen auf die Bedingungen guter Sorge erhoben haben. Eine Vielfalt unterschiedlicher Sorge-Zutaten wurde dabei sichtbar und der Charakter eines tragfähigen Sorgenetzes im Alter und am Lebensende beschrieben. So machen – aus der Sicht pflegender Angehöriger – nicht nur die direkte Unterstützung bei den Aktivitäten des täglichen Lebens oder die Angebote der professionellen Hilfsdienste relevante Sorge aus, sondern etwa auch der Austausch von Lebenserfahrung zu existenziellen Fragen. Die Sorgekultur wird vor allem auch davon bestimmt, inwieweit Menschen einander nachbarschaftlich im Blick haben. Dass nachbarschaftliche Beziehungen auch hochambivalent sein können, dass Einblick und Nähe auch zu einer Art sozialer Kontrolle führen können oder dass insbesondere in der Situation der Pflege, die mit Scham verbunden sein kann, hier vielfältige soziale Ab- und Ausgrenzungen stattfinden, ist wichtig zu beachten. Aber kleine alltägliche Hilfen unter Nachbar*innen machen auch einen großen Unterschied: vom fast beiläufigen, aber entlastenden *netten Wort* bis hin zu kleinen Erledigungen.

Zwei Aussagen illustrieren diese fern-nahe soziale Wachsamkeit für andere: „Wenn der Blumenschmuck am Balkon fehlt, dann ist das ein Zeichen für den Rückzug alter Menschen.“ Und: „Ich koche sogar meiner bösen Nachbarin eine Suppe, wenn sie krank ist.“

Das hintergründige Im-Blick-Haben und Beispringen mit kleinen Hilfen, das Sich-öffnen-Können, das vielleicht bei der Frisörin oder beim Hausmeister leichter gelingen kann als in der Familie und *barrierefreier* als in der Selbsthilfegruppe, Fürsprache und Hilfe bei der Organisation von Sorge oder aber eine moderierende Rolle für die Familie – all das sind Zutaten, die es gemeinschaftlich zu kultivieren gilt. Die Tragfähigkeit eines lokalen Sorgenetzes, oder soziologisch gesprochen, das soziale Kapital einer Gemeinschaft, hängen davon ab, inwieweit es gelingt, diese Zutaten der Sorge zu kultivieren, im Wissen und in der kollektiven Praxis. Dieses „Gewebe“ von Sorge-Beziehungen erfordert den Beitrag unterschiedlicher „Zutaten“ und Formen von Sorge und Hilfe aus verschiedenen Rollen (Markt, Staat, ehrenamtlich, informell) heraus, die jedoch nicht a priori auf eine jeweilige Rolle festgelegt sind (vgl. Wegleitner et al., 2020). Es geht um ein organisches, dynamisches Zueinander von Menschen und sozialem Netz (informelle und formell), Organisationen und Sorgeformen, die sich situativ aufeinander beziehen (Schuchter et al., 2021).

30.2 „To keep on listening" als Auftrag für Palliative Care und Caring Communities

Auf die Frage des Soziologen Tony Walter, worauf es letztlich ankommt und was es daher in Hospizarbeit und Palliative Care zu bewahren gilt, antwortete Cicely Saunders einst: „We have helped people to listen to dying people and to hear what they're saying, and the challenge for the future is to keep on listening." (Cicely Saunders, in Walter, 1994, S. 67)

In Anlehnung an diese Beschreibung von Saunders hat Tony Walter, wenn er die spezifische kollektive Sorgequalität von Hospizen, den darin arbeitenden Teams, aber auch von Selbsthilfegruppen und anderen *hybriden* (zwischen informeller und formeller Hilfe) Hilfeformen diskutiert, den Begriff der „listening community" oder auch der „systems of listening" geprägt.

Dieses Bild der Zuhörenskultur, der narrative Zugang, beschreibt also das Wesen der Hospizidee und es ist auch der Ausgangspunkt des Total Pain-Konzeptes. Fortwährend wach zu bleiben, gegenüber den Menschen, den Communities und auch kritisch den eigenen Entwicklungen von Hospizarbeit und Palliative Care gegenüber, ist auch die Herausforderung für die Zukunft. Scheinbar ein kleiner Anspruch. Im Lichte der Ökonomisierung von Care und auch der zunehmenden Eingliederung von Palliative Care in die Regelfinanzierungen und -abläufe des Sozial- und Gesundheitssystems vielleicht aber eben eine Mammutaufgabe.

So wenig, wie Hospiz ein Gebäude ist, repräsentieren Caring Communities ein Versorgungskonzept, das mechanistisch umgesetzt, in ein soziales System hinein implementiert oder *ausgerollt* werden könnte. Hospiz ist eine Haltung und Lebensphilosophie. Dies gilt gleichermaßen für Caring Communities. Sie stärken eine hospizliche Lebensphilosophie und Lebenskunst in einer kollektiven Dimension, wobei weniger das Individuum als die jeweiligen Sorgenetze im Vordergrund stehen. Hoffnung gebend dabei ist: Die Caring Community ist immer schon da! Es gibt überall gewachsene Beziehungs- und Hilfestrukturen und eine gelebte Sorgekultur. Daher ist der erste Schritt von Caring Communities immer ein Prozess des Verstehens und Wahrnehmens gelebter Sorge; ein Prozess des Zuhörens. Caring Communities-Prozesse (Wegleitner & Schuchter, 2018) können hier von den narrativen Zugängen und daher auch von einem Total Pain-Konzept lernen, und umgekehrt nehmen Caring und Compassionate Communities vielleicht die bislang in Total Pain zu kurz gekommenen sozialen Dimensionen auf; als soziale und existenzielle Schmerzlinderung in Gemeinschaft.

Der Beitrag soll daher mit solchen kritischen (An)Fragen enden (Wegleitner & Schuchter, 2021), die hinein führen in das Themenfeld von *Caring Communities*. Wichtiger als eine Definition von Caring Communities ist eine bestimme Form von Aufmerksamkeit. Diese oder ähnliche Fragen, in einen gemeinsamen Dialog gestellt, ermöglichen auch schon eine erste Diagnose der geteilten Lebenswelt und des Sozialraums in Hinblick auf Caring Communities. Welche Fragen sind für mich besonders bedeutsam in meiner Rolle als ... – oder einfach als Mensch und Bürger*in? Welche ähnlichen Fragen werden bei mir geweckt und möchte ich stellen? Wie erleben wir es in unserer Nachbarschaft, unserem Grätzel, unserer Gemeinde?

„Wie ist es bei uns ...?" ... mit der Achtsamkeit und Gerechtigkeit für Andere und das Ganze

Wie geht es sogenannten Randgruppen bei uns? Wie *exklusiv* oder *inklusiv* ist es bei uns – für Menschen mit Migrationshintergrund, Menschen auf der Flucht, Menschen mit Behinderung, Demenz, psychischen Erkrankungen, für hochaltrige Menschen? Wie gerecht sind Hilfs- und Sorgeaufgaben verteilt – oder machen das einfach die Frauen und die ohnehin immer Engagierten? Geht es bei uns vor allem um uns – oder kümmern wir uns auch um andere, um ferne Menschen und globale Fragen? Erleben wir

Rassismus und Ausgrenzung? Wie schambelastet und damit ausgrenzungsgefährdend sind Situationen, wo jemand Hilfe braucht?

... mit der Hilfskultur und Versorgungsstrukturen?

Wo gibt es *versteckten* Hilfsbedarf, der trotz aller haupt- wie ehrenamtlicher Angebote nicht gut gedeckt ist? Wir rasch kann bei uns bedürfnisgerecht Hilfe organisiert werden – für welche Problemlagen besser, für welche weniger? Wie arbeiten Profis, Freiwillige und informell Helfende zusammen? Wird für mich gesorgt sein – im Alter, im Krankheitsfall, im Trauerfall, oder auch wenn ich jemanden pflegen muss? Wird mein Umfeld meine Situation verstehen, darauf eingehen können, über elementares Wissen verfügen, mir zeigen, wo ich mich hinwenden kann? Wer sorgt sich um mich – für wen sorge ich?

... mit der Nachbarschaft?

Kann ich meinen Schlüssel beim Nachbarn, bei der Nachbarin lassen? Muss ich mich schämen, wenn ich Hilfe brauche oder annehme? Wie verschlossen oder offen wohnen und leben wir nebeneinander – zwischen videogesicherter Schlafburg und *open house*? Gibt es kleine oder größere Hilfs- und Tauschkreisläufe unter Nachbarn und Nachbarinnen? Merken wir, was beim Nachbarn im Falle los ist oder nicht?

... mit den Alten, den Jungen und den verschiedenen Generationen?

Wie erleben *alte* Menschen unsere Gemeinde/Community? Wie erleben *junge* Menschen unsere Gemeinde/Community? Was braucht wer in welcher Lebensphase – und was gibt es, was fehlt bei uns? Was macht Menschen jenseits von Alter und Status aus – wird das bei uns gewürdigt? Gibt es Begegnungsmöglichkeiten, Orte für das Zusammenkommen der Generationen? Wo und wie lernen Jung und Alt bei uns voneinander? Wie wohnen, arbeiten, bewegen sich Generationen miteinander oder eben nur nebeneinander?

... mit der Einsamkeit?

Wer ist bei uns einsam oder sozial isoliert – warum? Menschen in Krise, Krankheit, Trauer ziehen sich zurück – kann Kontakt, so weit gewünscht, gewahrt bleiben? Welche Bevölkerungsgruppen haben es bei uns besonders schwer? Haben bei uns Menschen, die gepflegt werden oder andere pflegen, die trauern, die alt und krank sind trotzdem Anschluss ans örtliche Leben – oder sind sie auf sich selbst zurückgeworfen und isoliert?

... mit der Sorgekultur an verschiedenen Orten und in Institutionen?

Gibt es Orte der Begegnung und des Austauschs von sonst einander fremden Gruppen in unserem Ort? Wie ist die Hilfskultur, das Füreinander-Sorgen in unseren Unternehmen? Was tragen Unternehmen für das gegenseitige Kümmern, das Zusammenleben bei uns bei? Wenn jemand im Unternehmen, in der Schule, am Arbeitsplatz, unter Kolleg*innen, Mitarbeiter*innen, Kund*innen stirbt, krank wird, trauert oder zuhause pflegen muss, haben wir dafür stützende Umgänge? Wie vernetzt sind bei uns die Hilfsanbieter und wie vernetzt werden Probleme, Krisen, Bedürfnisse wahrgenommen und gemeinsam bearbeitet?

... mit der gesellschaftlichen Organisation von Care?

Wer macht Care-Arbeit? Wer nicht? Welchen Status hat Care-Arbeit bei uns? Was müssen wir politisch und kulturell ändern, wenn die Sorge den Status erlangen soll, den sie im Grunde hat? Wie ist die Sorge bei uns finanziert, welche Verschiebungen in ihrer Organisation sind zu erkennen – und wie wirkt sich all das auf die Praxis der Sorge aus? Wie sehr wird Sorge zu einer Ware, wie sehr wird sie wieder ins Private gedrängt und Frauen zugewiesen?

30.3 Politik der Sorge – Ausblicke

Wollen Palliative Care, Hospizarbeit und Caring Communities sich – hoffentlich in neuen Verbundenheiten – weiterhin als soziale Bewegungen begreifen, die für Gerechtigkeit und die Demokratisierung von Care stehen und gegen die Kommodifizierung (das Zur-Ware-Machen) des Lebens und Sterbens eintreten, dann gilt es Folgendes kritisch mit zu reflektieren: Community-Orientierung birgt, vor allem wenn sie auch mit der Förderung ehrenamtlichen Engagements einhergeht, die Gefahr der Retraditionalisierung und Privatisierung von Care in sich. Sie wird damit sehr leicht Spielball von politischen Ideologien und ist immer auch der wertkonservativ, neoliberal politischen Instrumentalisierung ausgesetzt. Denn durch die feministische Care Ethik-Brille betrachtet, können Hospizbewegung und Caring Communities-Prozesse als Teil neoliberaler Delegation der Care-Verantwortung ins Private gelesen werden, als Community-Kapitalismus (van Dyk & Haubner, 2021).

Umso wichtiger ist die Intensivierung gemeinsamer Anstrengungen auf der Ebene allgemeiner Care-Politik (d.h. nicht *nur* für die Finanzierung der spezialisierten Palliative Care-Strukturen eintreten). Gefordert ist hier sowohl ein Sicherheit gebender Rechts- und Finanzierungsrahmen – Recht auf Care in allen Lebensphasen und ausreichende Finanzierung *ALLER* Care-Kontexte – als auch die Öffnung von Ermöglichungs-, Denk- und Handlungsräumen, die dem Innewohnenden (Sorgen, Hoffnungen, bestehenden Kulturen und Praxen der Sorge) zur Entfaltung verhelfen. In denen das Zu- und Vertrauen in den Prozess des Zusammenwirkens von Betroffenen, sozialem Umfeld, den Nachbarschaften, den ehrenamtlichen Helfer*innen und den Profis groß ist und gerade deshalb daraus gemeinsam getragene Sorgekultur in Communities entstehen kann.

Literatur

Abel, J. & Kellehear, A. (2022). Public health palliative care: Reframing death, dying, loss and caregiving. *Palliative Medicine, 36*(5), 768–769. https://doi.org/10.1177/02692163221096606

Aoun, S. M., Breen, L. J., White, I., Rumbold, B. & Kellehear, A. (2018). What sources of bereavement support are perceived helpful by bereaved people and why? Empirical evidence for the compassionate communities approach. *Palliative medicine, 32*(8), 1378–1388. https://doi.org/10.1177/0269216318774995

Aoun, S. M. (2022). Supporting the dying is a community responsibility. *Palliative Care and Social Practice*, 16.

Centeno, C., Lynch, T., Garralda, E., Carrasco, J. M., Guillen-Grima, F. & Clark, D. (2016). Coverage and development of specialist palliative care services across the World Health Organization European Region (2005–2012): Results from a European Association for Palliative Care Task Force survey of 53 Countries. *Palliative Medicine, 30*(4), 351–362. https://doi.org/10.1177/0269216315598671

Clark, D. (1999). Total pain', disciplinary power and the body in the work of Cicely Saunders, 1958–1967. *Social science & medicine, 49*(6), 727–736. https://doi.org/10.1016/S0277-9536(99)00098-2

Heimerl, K., Schuchter, P., Egger, B., Alexander, L., Frankus, E., Prieth, S., Kaelin, L., Dinges, S., Wegleitner, K. & Reitinger, E. (2022). Dying is never beautiful, but there are beautiful moments: qualitative interviews with those affected on the subject of ‚good dying'. *Mortality*. https://doi.org/10.1080/13576275.2022.2034773

Heller, A. (1994). *Kultur des Sterbens. Bedingungen für das Lebensende gestalten.* Lambertus.

Heller, A., Heimerl, K. & Husebø, S. (Hrsg.). (2007). *Wenn nichts mehr zu machen ist, ist noch viel zu tun: Wie alte Menschen würdig sterben können* (3. Aufl.). Lambertus.

Huisman, M., Kunst, A. E. & Mackenbach, J. P. (2003). Socioeconomic inequalities in morbidity among the elderly; a European overview. *Social science & medicine, 57*(5), 861–873. https://doi.org/10.1016/S0277-9536(02)00454-9

Kellehear, A. (1999). Health-promoting palliative care: developing a social model for practice. *Mortality, 4*(1), 75–82. https://doi.org/10.1080/713685967

Kellehear, A. (2005). *Compassionate Cities: Public Health and End-of-Life Care.* Routledge.

Kellehear, A. (2013). Compassionate communities: end-of-life care as everyone's responsibility. *QJM: An International Journal of Medicine, 106*(12), 1071.

Kojer, M. & Heimerl, K. (2009). Palliative Care ist ein Zugang für hochbetagte Menschen–ein erweiterter Blick auf die WHO-Definition von Palliative Care. *Zeitschrift für Palliativmedizin, 10*(03), 154–161. https://doi.org/10.1055/s-0029-1220406

Krawczyk, M., Wood, J. & Clark, D. (2018). Total pain: Origins, current practice, and future directions. *Omsorg: The Norwegian Journal of Palliative Care, 2018*(2).

Librada-Flores, S., Nabal-Vicuña, M., Forero-Vega, D., Muñoz-Mayorga, I. & Guerra-Martín, M.D. (2020). Implementation models of compassionate communities and compassionate cities at the end of life: a systematic review. *International journal of environmental research and public health, 17*(17), 6271. https://doi.org/10.3390/ijerph17176271

Mills, J., Abel, J., Kellehear, A. & Patel, M. (2021). Access to palliative care: the primacy of public health partnerships and community participation. *The lancet public health, 6*(11), e791–e792. https://doi.org/10.1016/S2468-2667(21)00213-9

Rowley, J., Richards, N., Carduff, E. & Gott, M. (2021). The impact of poverty and deprivation at the end of life: a critical review. *Palliative Care and Social Practice*, 15. https://doi.org/10.1177/26323524211033873

Sallnow, L., Kumar, S. & Kellehear, A. (Hrsg.). (2013). *International perspectives on public health and palliative care*. Routledge. https://doi.org/10.4324/978 0203803189

Sallnow, L., Richardson, H., Murray, S.A. & Kellehear, A. (2016). The impact of a new public health approach to end-of-life care: A systematic review. *Palliative medicine, 30*(3), 200–211. https://doi.org/10.1177/0269216315599869

Sallnow, L., Smith, R., Ahmedzai, S.H., Bhadelia, A., Chamberlain, C., Cong, Y., Doble, B., Dullie, L., Durie, R., Finkelstein, E.A., Guglani, S., Hodson, M., Husebø, B., Kellehear, A., Kitzinger, C., Knaul, F.M., Murray, S.A., O'Mahony, S., Neuberger, J. ... & Wyatt, K. (2022). Report of the Lancet Commission on the Value of Death: bringing death back into life. *The Lancet, 399*(10327), 837–884.

Saunders, C. (1984). The philosophy of terminal care. In C. Saunders (Hrsg.), *The Management of Terminal Malignant Disease* (S. 232–241). Edward Arnold.

Schuchter, P., Wegleitner, K. & Heller, A. (2021). Ethik in der kommunalen Sorge: Lebenskunst und ethische Spannungsfelder. In A. Riedel & S. Lehmeyer (Hrsg.). *Ethik im Gesundheitswesen*. Springer.

Tronto, J.C. (2013). *Caring democracy: Markets, equality, and justice*. NYU Press.

Tsouros, A.D. (1995). The WHO Healthy Cities project: state of the art and future plans. *Health Promotion International, 10*, 133–141. https://doi.org/10.1093/heapro/10.2.133

van Dyk, S. & Haubner, T. (2021). *Community-Kapitalismus*. Hamburger Edition.

Walter, T. (1994). *The revival of death*. Routledge.

Wegleitner, K., Heimerl, K. & Kellehear, A. (Hrsg.). (2016). *Compassionate communities: case studies from Britain and Europe*. Routledge.

Wegleitner, K. & Schuchter, P. (2018). Caring communities as collective learning process: findings and lessons learned from a participatory research project in Austria. *Annual Palliative Medicine, 7*(Suppl 2), 84–98. https://doi.org/10.21037/apm.2018.03.05

Wegleitner, K. & Schuchter, P. (2021). *Handbuch Caring Communities. Sorgenetze stärken – Solidarität* leben. Verfügbar unter https://www.sorgenetz.at/wp-content/uploads/2021/11/Handbuch-Caring-Communities_komprimiert.pdf

Wegleitner, K., Schuchter, P. & Prieth, S. (2020). ‚Ingredients' of a supportive web of caring relationships at the end of life: findings from a community research project in Austria. *Sociology of health & illness, 42*(5), 987–1000. https://doi.org/10.1111/1467-9566.12738

World Health Organization (WHO). (1990). *Cancer pain relief and palliative care. Report of a WHO Expert Committee*. Available from https://apps.who.int/iris/handle/10665/39524

World Health Organization (WHO). (2002). *World Health Organization. National cancer control programmes: policies and managerial guidelines*. Available from https://apps.who.int/iris/handle/10665/42494

World Health Organization (WHO). (1986). *Ottawa Charter for Health Promotion*. Available from https://www.who.int/teams/health-promotion/enhanced-wellbeing/first-global-conference

World Health Organization (WHO). UNICEF. (1978). *Primary Health Care: Report of the International Conference on Primary Health Care. Alma-Ata USSR. 6–12 Sept. 1978.*

World Health Organization (WHO) Commission on Social Determinants of Health & World Health Organization. (2008). *Closing the gap in a generation: health equity through action on the social determinants of health: Commission on Social Determinants of Health final report*. World Health Organization.

31 Frau Annas Flucht nach innen. Eine Geschichte zum Abschluss

Marina Kojer

Frau Annas Vater war Jude. Die ganze Familie kam im 2. Weltkrieg in ein KZ. Die Frau musste in einem Bergwerk arbeiten, ihr Mann überlebte nicht. Die achtjährige Anna übernahm von Anfang an die Pflicht, sich um ihre jüngeren Geschwister zu kümmern. Sie heiratete sehr jung, bekam drei Kinder und hatte später acht Enkelkinder. Sie liebte alle Kinder heiß und kümmerte sich stets mit großer Freude um sie.

Ich lernte Frau Anna in einem Pflegeheim kennen. Sie war damals 83 Jahre alt und körperlich in altersentsprechend gutem Zustand.

Unsere erste Begegnung
Ich sprach Frau Anna mit ihrem Familiennamen an. Sie reagierte sofort, schaute mich mit strahlendem Lächeln an und sagte: „Tante Anni!" Ich fragte: „Sind Sie die Tante Anni?" Sie lachte, nahm mich fürsorglich bei der Hand, etwa so, wie man ein kleines Kind über die Straße geleitet und führte mich zuerst in den Aufenthaltsraum. Durch eine Tür auf der gegenüberliegenden Seite gelangten wir dann in den Gang, der an den Zimmern der Bewohner*innen vorbeiführt und letztlich wieder in den Aufenthaltsraum mündet. Frau Anna plauderte und lachte die ganze Zeit. Sie erzählte „von den Kindern", wie lieb sie waren, was sie sagten, fragten, taten, von ihren kleinen Streichen. Dazwischen blieb sie ein paar Mal stehen, hielt – als müsse sie heimlich lachen – eine Hand vor den Mund, blinzelte mich an und sagte verschmitzt: „Da hab' ich so lachen müssen!" Zwar wusste ich nicht genau, worüber Frau Anna lachen musste, aber ich lachte gerne mit ihr mit und spiegelte dabei ihre Körpersprache. Es war nicht schwer, mit ihr zu lachen: Frau Annas Heiterkeit und Begeisterung waren ansteckend. Sie freute sich sichtlich darüber, jemanden gefunden zu haben, der ihr zuhörte und bereit war ihre Erinnerungen mit ihr zu teilen. Unser Weg führte an einer Bank vorbei. Frau Anna zog mich hin und wir setzten uns. Sie kuschelte sich an mich und lehnte den Kopf an meine Schulter. Nach einer kleinen Weile gingen wir weiter. Frau Anna erzählte wieder von den Kindern.
Von da an besuchte ich Frau Anna regelmäßig.

Nach einem halben Jahr
Einmal fragte Frau Anna: „Hast Du meine Mutter gesehen?" Als ich verneinte, sagte sie nachdenklich: „Sie sagt ‚Anni-Weibi' zu mir". Gleich darauf erzählte sie wieder von den Kindern, von Marlene, die schon etwas größer sein musste, und von Margot, die offenbar noch ganz klein war. Die Erzählungen waren weniger zusammenhängend als zu Beginn unserer Bekanntschaft, die Worte oft unverständlich. Das schien Frau Anna nicht zu stören, sie lachte und wiederholte immer wieder begeistert: „Die Kinder sind ja so lieb!" Sie hielt sich eine Hand vor den Mund und meinte verschmitzt: „Da hab' ich so lachen müssen!" Wir saßen jetzt oft zusammen auf einer Bank im Aufenthaltsraum, ich legte den Arm um sie und Frau Anna kuschelte sich eng an mich.

Einmal, als das Mittagessen kam, fragte die Stationsleitung: „Möchten Sie Blutwurstgröstl oder Huhn mit Reis?" Zu meinem Erstaunen konnte Frau Anna mühelos wählen und entschied sich sofort für das Gröstl. Sie begann zu essen, ich leistete ihr Gesellschaft. Wenn ich sie nicht ständig daran erinnerte, dass sie auch etwas essen sollte, plauderte sie weiter über die Kinder und schüttete dabei den vollen Löffel in den Suppenteller zurück. Schließlich legte sie den Löffel weg und erzählte weiter. Ich führte ihre Hand mit dem Löffel zum Mund und sagte: „Mmh, ein Löffel gute Suppe". Frau Anna lächelte mich an, machte den Mund auf und aß. Immer wieder unterbrochen von Geplauder und Lachen schafften wir zusammen den ganzen Teller Suppe und die halbe Portion Gröstl.

Als ich mich verabschiedete, wollte Frau Anna mich nicht gehen lassen. Sie hielt mich fest und sagte bittend: „Bleib bei mir!" Ich drückte sie an mich und blieb noch ein Weilchen. Dann ließ sie mich lächelnd gehen.

Nach einem Jahr
Frau Anna freute sich, wenn ich kam, lachte viel und plauderte sanft, wenn auch zunehmend unverständlich vor sich hin. Nach einige Minuten wurden ihre Worte jedes Mal wieder etwas verständlicher. Sie war stets heiter, offen, kontaktfreudig und mitteilungsbedürftig. Wir sangen miteinander Kinderlieder. Frau Anna strahlte und sang alle Texte mit. Ihre Gedanken und Gefühle kreisten stets um die Kinder. Wenn sie erzählte, tauchte sie völlig in ihre von den Erlebnissen mit den Kindern erfüllte Welt ein, und ich begleitete sie. Frau Anna ermüdete jetzt rascher. Meine Besuche wurden häufiger und kürzer.

Ein paar Monate später
Einschneidende Ereignisse in meinem Leben führten dazu, dass ich Frau Anna einige Monate nicht besuchen konnte. Als ich wiederkam, saß sie regungslos und starr, mit gesenktem Kopf und hängenden Armen auf einer langen Bank im Aufenthaltsraum. Ich setzte mich zu ihr, begrüßte sie, umarmte sie dann und wiegte sie eine Weile in meinen Armen – Frau Annas Starre löste sich allmählich. Ich fragte nach den Kindern, nannte einige Namen, die sie früher oft genannt hatte. Frau Anna hob für einen Augenblick den Kopf und schaute mich aus matten, tieftraurigen Augen an.

Hatte Frau Anna in der Zwischenzeit vielleicht eine schwere Krankheit durchgemacht? Ich fragte eine Pflegekraft, die gerade in der Nähe war – sie vereinte. „Spricht sie jetzt gar nicht mehr?", erkundigte ich mich. „Na ja, manchmal kann man sie dazu bringen, dass sie ihren Namen sagt", meinte die Pflegekraft, setzte sich auf die andere Seite von Frau Anna und legte ihr gönnerhaft den Arm um die Schulter. Dann sagte sie sehr laut und betont freundlich: „Hallo Tante Anni, kannst Du mir sagen, wie Du heißt?" Als keine Antwort kam nach kurzer Pause: „Na sag' schön wie Du heißt, wie heißt Du?" Frau Anna erstarrte wieder und ihr Kopf sank noch tiefer. Als die Pflegekraft die Frage einige Male wiederholt hatte, sagte sie sehr leise, mit gepresster Stimme: „Anni". „Und wie noch?", fragte die Pflegeperson im gleichen Tonfall wie vorher. Frau Anna schwieg. „Kennst Du Deinen Familiennamen?" Frau Anna schwieg. Schließlich gab die Pflegekraft auf und meinte wegwerfend: „Na ja, das weiß sie nicht mehr". Ich nahm Frau Anna in den Arm und wiegte sie.

Eine alte Frau mit beginnender Demenz setzte sich zu uns auf die Bank. Ein Mensch in dieser Phase lehnt fortgeschritten Demenzkranke oft stark ab. Er möchte nur ja nicht in denselben Topf geworfen werden. Ich wunderte mich daher nicht, als die Frau voller Verachtung sagte: „Die brauchen wir hier nicht, die gehört nicht hierher!" Die Pflegekraft wandte sich ihr zu und erklärte „Solange das Herz schlägt, lebt der Mensch halt noch und muss hier sein, auch wenn gar nichts mehr im Kopf drinnen ist".

Wie viel Leid hatte Frau Anna in den letzten Monaten erlebt?

Menschen mit Demenz sind außerordentlich verletzlich. Durch ihre hohe Sensibilität erleben sie die Haltung ihrer Mitmenschen auf der Gefühlsebene, auch wenn sie die Worte nicht mehr verstehen. Diese *emotionale Intelligenz* liefert sie kränkendem und entwürdigendem Verhalten wehrlos aus. Häufen sich Erlebnisse dieser Art, werden Schmerz und Leid unerträglich. Um sich zu schützen, bleibt nur mehr die Flucht in das tiefste Innere, das von keiner Kränkung erreicht werden kann.

Meist hören die Betroffenen dann auch allmählich zu essen auf, werden bettlägerig und reagieren nicht mehr auf Ansprache oder Berührung.

Die übliche Diagnose: Endstadium der Demenz.

Meine Diagnose: *Total Pain*.

Nachwort. Es gibt keine Hierarchie der Schmerzen!

Marina Kojer

Ich bin 1940 auf die Welt gekommen. In meiner Kindheit spielten Hochbetagte in der Gesellschaft keine wirkliche Rolle. Ihre Wünsche, Bedürfnisse und Nöte beschäftigten weder Politik noch Medizin. Das ist nicht besonders verwunderlich, denn zu dieser Zeit wurden nur sehr wenige Menschen 80 Jahre alt oder älter, und diese wenigen stellten für die Allgemeinheit kein großes Problem dar. Außerdem war der Zweite Weltkrieg noch nicht lange vorbei und man hatte jede Menge anderer Sorgen. Ich selbst habe als Kind keinen einzigen sehr alten Menschen gekannt. Soweit ich das aus Erzählungen und Büchern beurteilen kann, sind die wenigen Hochbetagten, die es doch schon gab, meist geschätzt, geachtet und nach Möglichkeit gut versorgt worden. Im bäuerlichen Umfeld konnten die alten Frauen sich nützlich machen, sie passten auf die kleinen Kinder auf, hatten Zeit ihnen Märchen und Geschichten zu erzählen oder schälten auch einmal für den ganzen Hof die Kartoffeln. Von meinem Mann, der auf dem Dorf aufwuchs, weiß ich, dass alte Männer oft für ihre besonderen Fähigkeiten geschätzt wurden, zum Beispiel für das Dengeln von Sensen oder das Anfertigen schöner Holzzäune ohne Nagel und Draht. So hatten auch sehr alte Menschen noch ihre Aufgaben und konnten sich weiterhin als wertvolle und geschätzte Mitglieder der Gesellschaft fühlen. Freilich war das nicht immer und überall so: Nicht wenige Alte wurden auch in ein eher dürftiges „Ausgedinge“[50] ausgelagert, wo sie dann bis zu ihrem Tod ein ziemlich elendes Dasein fristeten.

Auch in den 70er und 80er-Jahren des 20. Jahrhunderts, als die durchschnittliche Lebenserwartung rasch zunahm und sich ein Wohlstand in Mitteleuropa ausbreitete, führte die wachsende Gruppe der Hochbetagten ein kaum beachtetes Schattendasein. Noch in den 1990er Jahren wurden zum Beispiel in medizinischen und pharmakologischen Studien im Allgemeinen nur Probanden (es waren ausnahmslos Männer!) bis zu ihrem 65. Lebensjahr aufgenommen. Das ist umso erstaunlicher, als man auch damals schon ziemlich genau wusste, dass die Menschen immer länger leben und dass Stoffwechselbedingungen und Organleistungen sich mit dem zunehmenden Alter deutlich verändern.

Mittlerweile ist in der westlichen Welt rund 20 Prozent der Bevölkerung älter als 65 und ein Großteil der Menschen stirbt erst nach dem 80. Geburtstag. Das Erleben des hohen Alters ist für die Betroffenen bei weitem nicht nur ein Geschenk, es ist auch – und sehr oft sogar vor allem – eine schwere Bürde, die niemand ohne die Hilfe anderer bis zuletzt bewältigen kann. Man könnte meinen, dass die zunehmende Hilfsbedürftigkeit und das Leid so vieler Mitmenschen das längst fällige große Umdenken in Gang gesetzt hat. Doch auf der Agenda von Politik und Gesellschaft ist die Sorge um Hochbetagte auch weiterhin nur unter ferner liefen vertreten.

---

50 Österreichisch für Altenteil, in dem festgelegt ist, was einem Altbauern an Zuwendungen zusteht.

Wohl werden – was auch immer darunter verstanden wird – ordnungsgemäße Pflege und Betreuung sehr alter Menschen vom Großteil der Gesellschaft jetzt als (unerfreuliche) Verpflichtung wahrgenommen. Die Konsequenz, die daraus gezogen wird, besteht vor allem darin, über die horrenden Kosten der Altenpflege den Kopf zu schütteln. *„Wie soll das ein Staat leisten können?“* Die Sorge für alle, auch für Hochbetagte, ist noch immer nur für eine verhältnismäßig kleine Zahl von Menschen ein wirkliches Anliegen (vergl. z. B. Dressel et al., 2020).

Machen wir doch endlich die Augen auf! Solange sich das Gros der Gesellschaft dafür entscheidet, andere Prioritäten zu setzen, fällt es damit das Urteil über seine eigene Zukunft! Ein großer Teil der Menschen in der westlichen Welt wird voraussichtlich ein hohes Alter erreichen. Und was dann? Am liebsten würde ich den Jüngeren und Jungen zurufen: *„Wie jung und kräftig ihr jetzt auch seid, euer Alter wird euch mit Sicherheit einholen!“* Und wünschen wir uns nicht alle ein gutes Leben, nicht nur bis zu einem bestimmten Alter, sondern bis zuletzt?! Dazu wird es jedoch niemandem genügen, im hohen Alter „warm, satt und sauber“ am Leben erhalten zu werden!

Viele Arbeitsnehmerinnen und Arbeitsnehmer sind heute bereits ab Mitte 50 von Altersdiskriminierung betroffen. Dabei ist sattsam bekannt, dass das Pensionsalter steigen muss, um die Kosten für längere Ausbildungszeiten und für die steigende Lebenserwartung stemmen zu können. Sind die Betroffenen aber einmal in Pension, sind sie die *„jungen Alten“*, die *„erfolgreich Alternden“* und damit eine stark umworbene Gruppe, ist doch ihr Konsumverhalten zu einem wesentlichen Wirtschaftsfaktor geworden. Die jungen Alten kaufen, reisen, betreiben Sport und füllen Theater und Konzertsäle. Für das, was sie – noch – können und leisten, werden sie nicht selten gelobt, bewundert und zum Weitermachen angespornt.

„Alt werden – jung bleiben!“ Vor der bitteren Wahrheit, dass auch das *„erfolgreichste Altern“* nur begrenzt möglich ist, schließt man gerne die Augen. Klaus Dörner (2007, S. 7) beginnt sein Buch *„Leben und Sterben, wo ich hingehöre“* mit dem modifizierten Text eines Beatles-Songs *„Will you still need me, will you still feed me, when I am eighty-four.“* Diese Zukunftsperspektive ist mir bereits recht vertraut. In meinem Alter blickt man bereits auf eine lange Vergangenheit zurück und die Lebensspanne, die noch vor einem oder einer liegt, ist bemessen. Leistungseinbußen wie nachlassendes Gedächtnis, Verlangsamung, abnehmende Muskelkraft und zunehmende körperliche Beschwerden sind längst zu vertrauten Begleitern geworden. Ganz zu schweigen von dem täglichen Frust, wenn kleine, alltägliche Leistungen nicht gelingen, weil die Kraft dafür nicht reicht. Immer mehr vertraute, nahestehende Menschen sterben. Das Leben wird allmählich einsamer und kälter. Die Zeit rückt näher, zu der es niemanden mehr geben wird, zu dem bzw. der man sagen kann: *„Erinnerst Du Dich noch?“*

Den Satz *„Toll, was DU noch alles machst, was DU noch alles kannst!“*, kenne ich, die gar nicht mehr junge Alte, sehr gut aus eigener Erfahrung. Wenn ich ihn höre, denke ich manchmal daran, wie sich das Blatt wohl wenden wird, wenn ich – vielleicht schon bald, in einigen Monaten, in einem oder in zwei Jahren – gar nichts mehr mache und gar nichts mehr kann? Was wird sein, wenn mich eine schwere Erkrankung, ein verhängnisvoller zerebraler Insult ins Bett zwingt oder wenn eine rasch fortschreitende Demenz mich gerade der Fähigkeiten beraubt, für die ich heute noch geschätzt werde? Für wen bin ich dann noch wichtig? Wird mich noch jemand lieben? *„Will you still love me, when I am eighty-four?“* Gestern noch beklatscht, heute schon – wenn auch mit Bedauern – abgeschrieben. *„Ach ja, sie ist jetzt wirklich arm.“ „Wirklich traurig so etwas.“ „Schade, sie war doch vor Kurzem noch so …“* Werde ich dann noch Freundinnen und Freunde haben? Wird es Menschen geben, die spüren, dass das hier, dieses hilflose Bündel Mensch, immer noch ich bin? Noch immer ich, mit meinem mein Leben umfassendem Leid, mit quälenden Zweifeln, Ängsten,

Ratlosigkeit? Wer wird meine stumme Bitte um Geduld fühlen, meine große Sehnsucht auch jetzt, so wie ich bin, um meiner selbst willen geliebt zu werden? Wird es Freundinnen, Freunde geben, die verstehen, dass ich sie gerade jetzt dringend brauche?

Für sehr viele Menschen im vierten Lebensalter, dem hohen Alter, ist die oft lange Zeit bis zu ihrem Tod vor allem eine Zeit des Leidens. Zunehmende Leistungseinbußen und Verluste machen das Leben schwer, chronische Erkrankungen schreiten fort, bringen Schmerzen aller Art mit sich und verkleinern stetig den Aktionsradius. Es bleiben viel zu viele leere Stunden, um über das eigene Leben nachzudenken. Quälende Gedanken an alles, was man falsch gemacht hat, nun zwar zutiefst bereut, aber nicht wieder gutmachen kann, lassen sich nicht mehr verdrängen. Körperkraft und geistige Leistungsfähigkeit sinken, liebe, vertraute Menschen sterben weg. Zunehmende Abhängigkeit, steigende Ratlosigkeit und drohende Vereinsamung schüren Ängste vor der Zukunft, vor dem nächsten und dem übernächsten Tag.

Das Thema Total Pain im hohen Alter beschäftigt mich nicht nur aufgrund meines eigenen ziemlich hohen Alters und der Erlebnisse und verlustreichen neuen Erfahrungen, die für mich jetzt fast jeder Tag mit sich bringt. Das Wissen um die Bedeutung von Total Pain für Hochbetagte ist vor allem ein wesentlicher Teil meiner Berufsbiografie. Für mich reicht der Beginn der Auseinandersetzung mit diesem Thema schon jahrzehnteweit zurück. Als ich Ende der 1970er Jahre als Ärztin begann, alte und sehr alte Menschen zu behandeln und zu betreuen, war es mein erstes Ziel, zu ihnen tragfähige Beziehungen herzustellen. Ich wollte meine Patientinnen (ich betreute zu Beginn eine große Frauenstation) näher kennenlernen, mit ihnen kommunizieren und ihr Vertrauen erwerben. Als dies schließlich nach einiger Zeit gelang, waren die alten Damen froh darüber, in mir nicht nur die amtshandelnde Ärztin vor sich zu haben, sondern auch einen mitfühlenden Menschen, dem sie von ihrem Leben, von ihren Sorgen und Nöten erzählen konnten. Von Cicely Saunders wusste ich damals noch nichts und den Begriff Total Pain hatte ich noch nie gehört. Aber ich hörte mitfühlend zu und erfuhr so, wie schwer es ist, sehr alt zu werden. Wer den Berg des Lebens bis in die Zeit des hohen Alters besteigt, schleppt einen Rucksack an Erschwernissen mit, der von Jahr zu Jahr schwerer wird, während gleichzeitig die Müdigkeit zu- und die Kraft abnimmt. Ich lernte von meinen Patientinnen, wie weh es tut, sich hilflos zu fühlen, einsam zu sein, die eigene Wohnung, diesen letzten kleinen Hort der Geborgenheit, zu verlieren. Es tut so weh, eine schwere, nie ganz bewältigte Vergangenheit mit sich zu tragen. Es ist schlimm, mit dem Gefühl zu leben, nichts mehr wert zu sein. So viele seelische, soziale und spirituelle Schmerzen – ich habe sie damals noch nicht so genannt – und so wenig Kraft sie zu ertragen, zu bewältigen!

Im Nachhinein, nach Jahrzehnten der Arbeit mit alten und hochbetagten Menschen kann ich nur verwundert den Kopf darüber schütteln, wie sensibel ich zwar all diesen Leiden gegenüber war, aber wie wenig präsent mir zur gleichen Zeit die beträchtlichen chronischen, körperlichen Schmerzen meiner Patientinnen waren. Über sie habe ich mir damals tatsächlich nicht viele Gedanken gemacht. Akute Schmerzen durch Koliken oder nach Sturz wurden natürlich bestmöglich behandelt. Das Vorhandensein belastender chronischer Schmerzen war dagegen nur selten Thema. Ein wesentlicher Grund dafür war sicher, dass die alten Damen kaum über Schmerzen klagten. Erst viel später kam ich darauf, dass sich das die meisten längst abgewöhnt hatten, weil ihre Klagen bisher kaum Beachtung gefunden hatten. Auch ich war zu dieser Zeit, ohne genau darüber nachgedacht zu haben, noch der gängigen Ansicht, dass ein gewisses Ausmaß an Schmerzen zum Alter gehört wie das Salz in die Suppe. Wie falsch diese Meinung war, wurde mir erst Jahre später voll bewusst, als mein multiprofessionelles Team und ich endlich erkannt hatten, dass unsere alten Patientinnen und Patienten mit und ohne Demenz genauso palliativbedürftig sind wie Menschen mit einem Karzinom oder einer schweren neurologischen Erkrankung, zum Beispiel der Amyotrophen Lateralsklerose (ALS). Erst dann fiel es uns wie Schuppen von den Augen! Wir hatten endlich begriffen, dass ein osteoporotischer Wirbeleinbruch ebenso stark wehtun kann wie eine Knochenmetastase. Ein karzinombedingter Schmerz ist nicht per se stärker oder behandlungswerter als eine Kniegelenksarthrose!

Als sich in den 90er Jahren des vorigen Jahrhunderts moderne Methoden der Schmerztherapie, darunter vor allem die oralen Opioide, durchzusetzen begannen, verbesserten sich unsere Möglichkeiten, peinigende physische Schmerzen zu behandeln sprungartig. Wir erkannten noch klarer, wie wichtig es ist diese Schmerzen rasch zu erkennen und kompetent zu lindern, bevor an anderes zu denken ist. Einen Schwachpunkt bildeten auch dann noch das Erkennen und Behandeln der Schmerzen von Menschen mit Demenz. Im Lauf der Jahre wurden uns auch immer deutlicher bewusst, wie wenig wir überhaupt über das umfassende Leid von Menschen mit Demenz wissen und wie stümperhaft unser Bemühen war, mit ihnen in Kontakt zu kommen und ihren Schmerzen gerecht zu werden. Erst durch die Ausbildung ganzer Stationsteams, einschließlich der Ärztinnen und Ärzte, in Validation nach Naomi Feil wurde es uns möglich, körperliches und seelisches Leid von Demenzkranken sicherer zu erkennen und den Betroffenen zu einem besseren Leben zu verhelfen.

Es darf nicht länger ein Unglück sein sehr alt zu sein! Die Betroffenen spüren nur allzu deutlich, dass sie eigentlich nur ein Kostenfaktor sind, darüber hinaus aber nur mehr eine Last für die Allgemeinheit bedeuten. Die Erkenntnis, dass auch Hochbetagte Adressatinnen und Adressaten von Palliative Care sind und dass auch sie, ja gerade sie, in ihrer letzten Lebensphase ganz besonders unter Total Pain leiden, ist noch nicht sehr alt und steht bis heute in der geriatrischen Praxis und im fachlichen Diskurs nur selten im Fokus. In der geriatrischen Fachliteratur hat dieses so wesentliche Thema meines Wissens auch noch kaum Niederschlag gefunden.

Umso wichtiger und erfreulicher ist es, dass es Katharina Heimerl und Sabine Millius nun mit diesem Buch gelungen ist, den zahlreichen Dimensionen von Total Pain im hohen Alter Raum zu geben und die große Verantwortung, die die menschliche Umwelt für Wohl und Wehe der Betroffenen trägt, klar aufzuzeigen. Zu meiner besonderen Freude wird dabei auch dem oft übersehenen großen Leid von Menschen mit Demenz ausreichend Raum gegeben.

Der leidende hochbetagte Mensch, seine Geschichte, sein je einmaliger und einzigartiger Leidensweg rücken bereits in der Konzeption des Werks in den Vordergrund. Die großen Abschnitte des Buches beginnen und der letzte Abschnitt endet mit einer Geschichte, die vom umfassenden Schmerz eines alten Menschen erzählt und sein Leid hautnah an die Lesenden heranbringt. Schmerz und Leid berühren, werden miterlebbar und bereiten so den Boden für die folgenden Texte vor.

Ich hoffe, dass dieses Buch dazu beitragen wird, Total Pain hochbetagter Menschen stärker in den Blick zu nehmen und die Sorge um ein gutes Leben im 4. Lebensalter endlich zu einem gesamtgesellschaftlichen Anliegen zu machen. Freilich gibt es vieles, was man den Betroffenen nicht abnehmen kann, aber auch genug, womit man dafür sorgt, dass sie trotz allem bis zuletzt ein gutes Leben haben. Dazu braucht es nur offene Augen und ein offenes Herz, Zuwendung, Geduld und die Bereitschaft dazubleiben und Schweres für eine Weile mitzutragen.

Von ganzem Herzen wünsche ich diesem schönen und wichtigen Buch eine große Leserschaft!

Literatur

Dressel, G., Auer, E., Müller, G., Pichler, B. & Reitinger, E. (2020). *Who cares?* der hospiz verlag.

Dörner, K. (2007). *Leben und sterben, wo ich hingehöre.* Paranus-Verlag.

Anhang

Anhang 1: Grundsatzpapier Total Pain in der Palliativen Geriatrie

Anhang 2: Neumünster Assessment für Spiritual Care im Alter (NASCA)

Anhang 3: SENS Modell

Anhang 4: Doloplus

FACHGESELLSCHAFT PALLIATIVE GERIATRIE

TOTAL PAIN IN DER PALLIATIVEN GERIATRIE

GRUNDSATZPAPIER

Zusammenfassung

Das Konzept von Total Pain wurde in den 1960er Jahren von Cicely Saunders geprägt. Es ist auch für die Palliative Geriatrie von großer Bedeutung. Gerade für hochbetagte Menschen ist Schmerz ein ausnehmend wichtiges Thema. Es ist davon auszugehen, dass alle Hochbetagten Bekanntschaft mit jeder Form von Schmerz gemacht haben, mit körperlichem, seelischem, sozialem und spirituellem Schmerz. Das Erkennen und Behandeln starker bis unerträglicher körperlicher Schmerzen hat Priorität vor allen anderen Maßnahmen. Dazu ist entsprechendes Fachwissen erforderlich, insbesondere was die Besonderheit von medikamentöser Schmerztherapie für hochbetagte Menschen und nichtmedikamentöser Maßnahmen bei chronischem Schmerz betrifft. Aber auch die „Sinnfrage“ als Ausdruck von spirituellem Schmerz stellt sich im hohen Alter oft mit großer Dringlichkeit. Durch Zuwendung und Aufmerksamkeitslenkung sowie durch Berührung und Achtsamkeit kann das Leid gelindert werden. Eine lebendige Hospiz- und Palliativkultur in der Einrichtung oder im ambulanten Dienst fördert die Umsetzung von Total Pain im besten Interesse der hochbetagten Menschen.

Einleitung

Der deutschsprachigen Fachgesellschaft Palliative Geriatrie (FGPG) gehören Personen und Institutionen in Deutschland, Österreich, der Schweiz, Luxemburg und Südtirol an. Ziel der FGPG ist die Etablierung und nachhaltige Umsetzung von Palliativer Geriatrie in diesen Ländern mit ihren unterschiedlichen Versorgungssettings.

Um ein gemeinsames, länderübergreifendes Verständnis zum Stellenwert von Total Pain in der Palliativen Geriatrie zu erzielen, war ursprünglich für das Frühjahr 2020 in Wien eine Mitgliederakademie geplant. Da diese – CoVid-19 bedingt – leider nicht stattfinden konnte, startete die FGPG einen gemeinsamen Diskussions- und Schreibprozess, bei dem zahlreiche Mitglieder ihre Überlegungen schriftlich einbrachten. Die Ergebnisse sind in dieses Grundsatzpapier eingeflossen. Im Herbst 2020 fand der Fachdialog der FGPG in Berlin mit Diskussionen zu Total Pain in der Geriatrie statt. Der Vorstand der FGPG fasste die daraus resultierenden Überlegungen zusammen, ergänzte sie und verabschiedete das vorliegende Papier im Oktober 2020.

Das Total Pain Konzept (Cicely Saunders)

Das Konzept von Total Pain wurde in den 1960er Jahren von Cicely Saunders im Kontext von Menschen mit terminalen Krebserkrankungen geprägt und ist seit damals zentraler Bestandteil von Palliative Care. Total Pain, der umfassende Schmerz bedeutet – so Cicely Saunders (2000, Seite 9)

„Körperliche, emotionale und soziale Schmerzen und das spirituelle Bedürfnis nach Sicherheit, Sinn und Selbstwert".

Diese Sichtweise hat auch dazu beigetragen, die vorwiegend medizinisch-pflegerische und defizitorientierte Betrachtung hochbetagter Menschen unter dem Blickwinkel der „Ver-Sorgung" abzulösen und den ganzen Menschen, Körper, Geist und Seele in den Blick zu nehmen. Die Realität kann niemals ganzheitlich, in all ihren Dimensionen erfasst werden; die menschliche Wahrnehmung erfasst stets nur bestimmte Teilbereiche. Das Modell von Total pain will verdeutlichen, dass Schmerz ein multidimensionales Geschehen ist, das den ganzen Menschen erfasst. Die einzelnen Schmerzqualitäten bestehen gleichzeitig, beeinflussen sich gegenseitig und weisen – je nach individueller Situation – unterschiedliche Gewichtungen auf. Rückt nur eine Dimension in den Fokus, greifen alle Maßnahmen zu kurz.

„Hinter diesen trockenen Begriffen stehen alle aufrüttelnden Sorgen, alle mitmenschlichen Probleme und existentiellen Sinnfragen, mit denen wir Menschen es in der Seinsbetrachtung zu tun haben, besonders in Lebenskrisen. Gibt es einen Schmerz oder ein Problem das stärker im Zentrum steht als die Frage nach der eigenen Existenz oder dem Sterben?" (Abt-Zegelin, Knipping 2007, S. 387)

Total Pain in der Palliativen Geriatrie

„Pain is what the patient says hurts". (Cicely Saunders) Schmerz ist das, was die/der Betroffene sagt. Dies ist auch in der Palliativen Geriatrie die wichtigste Prämisse für den Umgang mit Schmerz. Sie setzt eine Haltung voraus, die die Einzigartigkeit jedes hochbetagten Menschen resepktiert und ihn mit seiner Biographie und seinen Eigenheiten akzeptiert und respektiert.

Gerade bei alten Menschen und bei Menschen mit Demenz ist Schmerz ein ausnehmend wichtiges Thema. Es ist davon auszugehen, dass alle Hochbetagten schon Bekanntschaft mit jeder Form von Schmerz gemacht haben. Noch immer werden körperliche Schmerzen sehr alter Menschen vielfach für „normal" gehalten („Was wollen Sie in Ihrem Alter?"), seelische und soziale Schmerzen ignoriert und die Existenz spiritueller Schmerzen den Betroffenen nicht zugetraut. Menschen mit Demenz wird das Schmerzempfinden von Manchen noch immer schlichtweg abgesprochen. Die Folge davon ist, dass körperliche Schmerzen einfach übersehen und daher nicht gelindert werden. Auf den Schmerz hören und seine Sprache verstehen ist ein wesentlicher Auftrag in der palliativen Geriatrie (Staudacher 2017) um ihn im ganzheitlichen Sinne zu erkennen und zu lindern.

Körperlicher Schmerz im hohen Alter

Viele alte Menschen leiden an mehreren chronischen Erkrankungen gleichzeitig, sie sind multimorbid (Britt et al. 2008). Damit nehmen auch chronische Schmerzen mit dem Alter zu (Kunz 2016). Die Zahl der möglichen Schmerzursachen steigt, und die Schmerzen sind oft nicht eindeutig einer Ursache zuzuschreiben.

Das Erkennen und Behandeln starker bis unerträglicher körperlicher Schmerzen hat Priorität vor allen anderen Maßnahmen. Schmerzgepeinigten Menschen ist mit guten Worten – seien sie auch noch so zutreffend – nicht zu helfen, solange ihre körperlichen Qualen nicht ausreichend gelindert sind (Kojer 2016). Dazu ist entsprechendes Fachwissen erforderlich, insbesondere was die Besonderheit von medikamentöser Schmerztherapie für hochbetagte Menschen (Kunz 2016) und nichtmedikamentöser Massnahmen bei chronischem Schmerz (Bulechek 2016) betrifft.

In der Praxis sind in einer Reihe von Einrichtungen und Diensten noch viele Fragen in Hinblick auf das Schmerzmanagement offen. Auch die altbekannten Mythen im Umgang mit Opiaten begegnen uns weiterhin regelmäßig, allen voran die Sorgen, Opiate könnten abhängig machen, das Leben eines Menschen verkürzen oder gar seinen Tod verursachen. Diese unbegründeten Ängste müssen in Fortbildungen angesprochen und bearbeitet werden.

Seelischer Schmerz - Verlust und Trauer

Das hohe Alter ist gekennzeichnet durch die enorme Zunahme von schmerzlichen Abschieden. Es sind dies vor allem der Abschied von der Gesundheit, von der Lebenskraft, von der Mobilität, von geliebten Menschen und geliebten Umwelten, für viele auch vom eigenen Zuhause, von sozialem Status und von Autonomie.

Viele heute Hochaltrige haben im Laufe ihres Lebens erhebliches Leid erfahren, unter anderem durch Krieg, Nachkriegswirren und Vertreibung. Biografische Erfahrungen können sich darauf auswirken, wie körperliche Schmerzen geäußert und erlebt werden und können dazu führen, dass alte, verdrängte und nie aufgearbeitete Traumata wieder aus der Tiefe auftauchen und wiedererlebt werden. Seelische Schmerzen und Verzweiflung sind die Folgen. Durch Zuwendung und Aufmerksamkeitslenkung (von Wachter, Hendrischke 2016) sowie durch Berührung und Achtsamkeit kann das Leid gelindert werden.

Sozialer Schmerz – Einsamkeit im hohen Alter

Viele Menschen sind im hohen Alter einsam. Dies hat unter anderem damit zu tun, dass Bezugspersonen wie EhepartnerInnen, Geschwister und gleichaltrige Freunde oft schon gestorben sind. „Ich habe nur mehr liebe Menschen auf dem Friedhof“ – so beschreiben Hochbetagte ihre Situation (Heimerl, Kojer 2007). Die CoVid-19 Pandemie mit ihren Kontakt- und Besuchseinschränkungen trägt zusätzlich zur Vereinsamung von hochbetagten Menschen bei. Wir nehmen hier wahr, dass die nachbarschaftliche Hilfe eine neue und unterstützende Bedeutung erhält. Die Erzählungen über gelebte Nachbarschaft nehmen zu (Rösler et al. 2020).

Spiritueller Schmerz im hohen Alter

Menschen im hohen Alter sind mit vielen Verlusten konfrontiert. Viele von ihnen sprechen deutlich aus, dass sie sich unnütz oder wertlos fühlen. Gerade im hohen Alter stellt sich die „Sinnfrage“ oft mit großer Dringlichkeit. Häufig fragen sich ältere Menschen beim Eintritt in ein Pflegeheim, ob ihr Leben dort noch einen Sinn haben kann, ob sie überhaupt noch für etwas gut sind. Unter diesem Sinnlosigkeitsgefühl, dem „existentiellen Vakuum“ (Frankl 1985), leiden die Betroffenen sehr, zumal dieser Schmerz von der Umwelt häufig negiert oder nicht ernst genommen wird. Hilfreich ist eine Haltung der Betreuenden, die Spiritualität nicht nur als einen von vier Teilbereichen menschlichen Leidens sieht, sondern als Kern des menschlichen Seins versteht (Raisch 2019). Hochbetagte erleben spirituellen Schmerz verstärkt, gleichzeitig fällt es ihnen oft schwer ihn auszudrücken.

Spirituelle Unterstützung ist Aufgabe des interdisziplinären Teams. Die Seelsorge als spezialisierte Spiritual Care (palliativ ch 2019) ist Teil davon und ist dazu aufgerufen auf ihre Art für die Seele hochbetagter Menschen zu sorgen.

Schmerzen von Menschen mit Demenz

Im Verlauf der Demenz gehen Orientierung, Gedächtnis und Denkfähigkeit zunehmend verloren. Die Leidensfähigkeit bleibt davon unberührt. Die Betroffenen leiden ganz besonders darunter, andere nicht zu verstehen und von ihnen nicht verstanden zu werden.

„Von niemandem verstanden zu werden führt zu Gefühlen tiefster Verlassenheit und völliger Hilflosigkeit. Das daraus erwachsende, meist unerwünschte Verhalten löst neuerlich Missverständnisse und Schmerzen aus“ (Kojer 2021).

Die wachsenden kognitiven Einschränkungen sind Ursache vielfältiger schmerzhafter Erfahrungen. Sich nicht mehr zurechtzufinden in Raum und Zeit, die Selbständigkeit für Alltagsaufgaben wie den Toilettengang zu verlieren oder nicht zu verstehen, was mit einem geschieht sind wichtige Aspekte des Total Pain.

Es gibt keine Hinweise darauf, dass Menschen mit Demenz weniger Schmerz empfinden, als kognitiv intakte Menschen. Hingegen haben kognitiv Eingeschränkte oft Schwierigkeiten, der Umgebung verständlich zu machen, was sie quält. Sie erleben den Schmerz als Gefühl, das sich langsam anschleicht oder plötzlich da ist. Störungen des Gedächtnisses, der Wahrnehmung und der exekutiven Funktionen erschweren das Erkennen von Schmerzen (Kunz 2012). Dies führt dazu, dass Menschen mit Demenz in derselben Situation weniger Schmerzmittel erhalten, als kognitiv intakte PatientInnen (Bernabei et al 1998, Morrison und Siu 2000, Husebo et al 2016). Umso wichtiger sind die „indirekten Schmerzzeichen“ (Kojer 2016) wie Schlafstörungen, sozialer Rückzug, Aggressivität und Abwehrverhalten, Apathie und Indifferenz (Kunz 2016).

Der Fremdbeobachtung kommt für die Behandlung körperlicher Schmerzen von Menschen mit Demenz besondere Bedeutung zu. Neben einem guten Assessment geht es um die Eruierung von möglichen Schmerzursachen.

©FGPG Grundsatzpapier „Total Pain“ (Final/20200907) Seite 4 von 7

Sozialer, psychischer und spiritueller Schmerz können über lange Zeit im Vordergrund stehen. In der beginnenden Demenz quält die Betroffenen vor allem die Angst, die Kontrolle über ihr Leben zu verlieren. Dazu kommt die große – oft verleugnete – Angst vor der ungewissen Zukunft. Menschen am Beginn ihrer Demenz empfinden in dieser Situation seelischen und spirituellen Schmerz. Immer noch geht Demenz mit Stigmatisierung einher, mit Scham der Betroffenen, oft auch ihrer Angehörigen. Dies führt häufig zu einer deutlichen Einschränkung von Kontakten und damit zu sozialen Schmerzen.

Schmerzen der Angehörigen

Total Pain betrifft auch die nicht selten selbst schon hochbetagten Angehörigen. Sie leiden an körperlicher Überforderung, zunehmender sozialer Isolierung, Rat- und Hoffnungslosigkeit. Die fortschreitende Demenz des geliebten Menschen erfüllt sie mit lebensbegleitender, oft auch vorweggenommener Trauer. Angehörige von Menschen mit Demenz leiden oft unter uneindeutigen Verlusten und brauchen Unterstützung im Umgang damit. "Ein uneindeutiger Verlust hat kein Ende, keinen Abschluss“ (Boss 2014) und zeigt sich z. B. in der Frage: Wenn mein Partner mich nicht mehr erkennt, sind wir dann noch verheiratet? Das kann eine wichtige Aufgabe für psychosoziale Berufsgruppen sein.

Schmerzen erkennen und lindern

Gelingende Kommunikation und einfühlsame Beobachtung sind Voraussetzungen für einen guten Umgang mit Total Pain. Im Zentrum steht der Aufbau einer vertrauensvollen Beziehung auf Basis einer validierenden Haltung. Gerade im Umgang mit dem umfassenden Lebensschmerz von Menschen mit Demenz gewinnt die Intuition, die oft auf unterschwelligen Beobachtungen beruht, einen höheren Stellenwert.

Unabdingbare Voraussetzungen für eine rechtzeitige und bedarfsgerechte Schmerztherapie bei Hochbetagten mit und ohne Demenz sind:

- Einfühlsame Beobachtung, sorgsame Beachtung indirekter Schmerzzeichen (z.B. Unruhe, Appetitverlust, zunehmende Verwirrtheit).
- Gelingende, von Vertrauen getragene Kommunikation mit den Betroffenen, im betreuenden Pflegeteam und zwischen den beteiligten Berufsgruppen.
- Verlässliche Dokumentation
- Beachtung möglicher Schmerzursachen

Sind diese Voraussetzungen gewährleistet, bewähren sich Assessmentinstrumente und die Einführung eines Schmerzmanagements in der Einrichtung oder im Dienst, in den Schritten: 1. Beschreiben 2. Interpretieren 3. Hypothesen formulieren 4. Intervenieren 5. Evaluieren 6. Anpassung der Intervention (Büche 2019, Thomm 2016).

Professionell Sorgende können nicht alle Schmerzen lindern, nicht alles auflösen, auch wenn sie sich um den optimalen Umgang mit Menschen mit Demenz und ihren

Schmerzen bemühen. Oft müssen Betroffene und mit ihnen auch MitarbeiterInnen ein bestimmtes Maß an erträglichen Schmerzen einfach aushalten. Es ist stets hilfreich und eine Erleichterung für die Betroffenen, wenn sie ihre Schmerzen und Nöte ausdrücken können und damit ernst genommen werden.

Besteht der Verdacht, dass ein Mensch mit Demenz Schmerzen hat, kann es sinnvoll sein, mit einer nieder dosierten probatorischen Schmerztherapie zu beginnen und das Verhalten gut zu beobachten. Beruhigt und entspannt sich die/der Betroffene daraufhin, kann rückgeschlossen werden, dass die Vermutungsdiagnose richtig war.

Das interdisziplinäre Team in der Palliativen Geriatrie

Der Umgang mit ganzheitlichem Schmerz erfordert ein interdisziplinäres Team. In der Palliativen Geriatrie begegnen wir leider nicht oft einem interdisziplinären Team. Allerdings werden vielfach die Potentiale einer Einrichtung nicht ausreichend genutzt: Betreuungskräfte, regelmäßig wiederkehrende ÄrztInnen, AlltagsbegleiterInnen, Präsenzkräfte, SeelsorgerInnen, Ehrenamtliche bzw. HospizhelferInnen und Angehörige sollten zumindest punktuell an der Schmerzerfassung und – je nach Kompetenzbereich – an der Linderung der Schmerzen beteiligt sein. Ganzheitlichkeit kann auch dadurch entstehen, dass die individuellen Stärken und Schwächen jedes Einzelnen im Team gesehen, respektiert und genutzt werden, auch wenn das Team nicht interdisziplinär zusammengesetzt ist. Vernetzung mit Palliativdiensten ermöglicht auch dann interdisziplinäre Zusammenarbeit.

Umgang mit Total Pain in sorgenden Organisationen

Palliative Geriatrie ist ein Thema, das die gesamte Institution betrifft. Eine lebendige Hospiz- und Palliativkultur in der Einrichtung oder im ambulanten Dienst fördert die Umsetzung von Total Pain im besten Interesse der hochbetagten Menschen. Der umfassende Schmerz ist ein Konzept, das eine palliative Grundhaltung voraussetzt und gleichzeitig dazu beiträgt, diese zu festigen und zu vertiefen. In der Umsetzung braucht es konkrete strukturierte Vorgehensweisen, interdisziplinäre Fallbesprechungen, regelmäßige Dienstübergaben, die über das Augenfällige (Fieber, Zustand einer Wunde etc.) hinausgehen und bewährte Assessmentinstrumente. In der Verantwortung der Leitung liegt es, für einen bedarfsgerechten Personalstand zu sorgen, der ausreichend Zeit für den Umgang mit komplexen Schmerzgeschehen gewährleistet und für die Vermittlung von relevantem Wissen in Fortbildungen zu sorgen.

Literatur

Abt-Zegelin Angelika Knipping Cornelia (2007). In: Knipping Cornelia (Hg.): Lehrbuch Palliative Care, 2. Auflage. Bern: Hans Huber, 387ff

Boss Pauline (2008): Verlust, Trauma und Resilienz. Die therapeutische Arbeit mit dem "uneindeutigen Verlust". Stuttgart: Klett Cotta

Boss Pauline (2014): Da und doch so fern. Vom liebevollen Umgang mit Demenzkranken. Zürich: rüffer & rub

Britt HC, Harrison CM, Miller GC, Knox SA (2008): Prevalence and patterns of multimorbidity in Australia. The Medical Journal of Australia 189 (2): 72-77

Bulechek, Gloria M. Butcher Howard K., Dochterman Joanne M., Wagner Cheryl M.et al (2013). Pflegeinterventionsklassifikation (NIC). Bern: Hogrefe.

Frankl Viktor (1985) Der Mensch vor der Frage nach dem Sinn. München: Piper

Heimerl Katharina, Kojer Marina (2007): Trauer im hohen Alter. In: Heller Andreas, Heimerl Katharina, Husebø Stein (Hg.): Wenn nichts mehr zu machen ist, ist noch viel zu tun. Wie alte Menschen würdig sterben können. Freiburg: Lambertus, 303-316

Kojer Marina, Heimerl Katharina (2010): Leben in Parallelwelten. Können Menschen mit Demenz trauern? In: Trauern kann dauern. *Praxis Palliative Care* 2010:9, 13-16

Kojer Marina (2016): Schmerz hat viele Gesichter. In: Kojer Marina, Schmidl Martina (Hrsg.): Demenz und Palliative Geriatrie in der Praxis. Wien NewYork: Springer, 2. Auflage, S. 39-44

Kojer Marina (2021) Was kann ihren Schmerz lindern? „Total soothing" bei demenzkranken Hochbetagten. In: Bernatzky Günther, Likar Rudolf et al Nichtmedikamentöse Schmerztherapie. Wien: Springer, 3. Auflage im Druck

Kunz Roland (2016): Schmerzmanagement bei älteren und kognitiv beeinträchtigten Menschen. In: Kojer Marina, Schmidl Martina (Hrsg.): Demenz und Palliative Geriatrie in der Praxis. Wien NewYork: Springer, 2. Auflage, S.45-68

Palliative ch (2019): Leitlinien. Seelsorge als spezialisierte Spiritual Carei in Palliative Care. Bern: palliative ch

Raischl Sepp (2019): Spirituelle Dimensionen des Schmerzes – was „total pain" auch noch bedeuten könnte. *die hospizzeitschrift* 3/2019; 22 – 28

Rösler Petra, Heimerl Katharina, Dressel Gert, Bachinger-Thaler Nicole, Schönborn Raphael, Wegleitner Klaus (2020): Care trotz Corona mit und für Menschen im Alter. Ein Nachdenk- und Diskussionspapier. Wien: Kardinal König Haus.

Saunders Cicely (2000): The evolution of palliative care. Patient Education and Counseling 41 (2000) 7 –13, p. 9

Staudacher Diana (2017): "Schmerzarbeit als palliativer Auftrag.In: Steffen-Bürgi, B. et al. Lehrbuch Palliative Care. 3. vollständig überarbeitete und erweiterte Auflage. Bern: Hogrefe

Thomm Monika (Hrsg.) (2016): Schmerzmanagement in der Pflege. Wien NewYork: Springer

Von Wachter Martin, Hendrischke Askan (2016): Psychoedukation bei chronischen Schmerzen. Wien NewYork: Springer

Autor*innen (alphabetisch)

Karin Böck I A; Clara Dos Santos I LUX; Andrea Egger I CH; Nathalie Frevel I LUX; Martina Heim I CH; Katharina Heimerl I A; Kerstin Hummel I D; Katrin Intelmann I LUX, Marina Kojer I A; Achim Konrad I D; Roland Kunz I CH; Ulla Lauterbach I D; Marie-France Liefgen I LUX; Andreas Lüdeke I D; Sabine Millius I CH; Dirk Müller I D; Ursa Neuhaus I CH; Manuela Röker I D; Katharina Ruth I D; Gerda Schmidt I A; Bärbl Sievers-Saarschmidt I D; Christa Thorand I D; Nicole Weis-Liefgen I LUX

Verabschiedet im Vorstand der FGPG, Oktober 2020

Dirk Müller I Berlin, Katharina Heimerl I Wien, Roland Kunz I Zürich,
Ursa Neuhaus I Bern, Marina Kojer I Wien

FACHGESELLSCHAFT PALLIATIVE GERIATRIE

Geschäftsstelle
Kimmichsweilerweg 56
D-73730 Esslingen

Fax: +49 (0)711/18 42 09 55
verwaltung@fgpg.eu

Vereinssitz/Sekretariat
c/o Kompetenzzentrum Palliative
Geriatrie vom UNIONHILFSWERK
Richard-Sorge-Straße 21A | D-10249 Berlin
Telefon: +49 (0)30/422 65 826
Mobil: +49 (0)1520/317 49 82
info@fgpg.eu

www.fgpg.eu

7.2 Leitfragen des Neumünster Assessment für Spiritual Care im Alter (NASCA)

Biografiegespräche zur Konfessions- und Religionszugehörigkeit, wie sie beispielsweise beim Eintritt in eine Alters- und Pflegeinstitution geführt werden, geben oftmals erste Hinweise für die spirituelle Begleitung älterer Menschen. Im Zentrum von NASCA stehen allerdings nicht Gespräche und Informationen, sondern kontinuierliche Beobachtungen im Alltag. Die Wahrnehmungs- und Beobachtungsfragen unterstützen Pflegende und Begleitende dabei, sich immer wieder neu auf die Ressourcen älterer Menschen einzustellen und die spirituellen Bedürfnisse und Leiden im weiten Horizont der existenziellen Grundfragen nach dem Woher, Wohin und Wozu zu verstehen.

Informationen zur religiösen Biografie

- Sind Sie Mitglied einer Kirchengemeinde / einer Pfarrei? Fühlen Sie sich einer anderen religiösen oder spirituellen Gemeinschaft nahe? Hat diese Mitgliedschaft jetzt für Sie eine Bedeutung? War sie früher wichtig?
- Gibt es in der Gemeinde Personen, die Ihnen nahestehen? Von denen Sie gern besucht würden (z. B. Pfarrerin, Sozialdiakon oder andere)?
- Gibt es in Ihrem Tagesablauf Gewohnheiten, die für Ihren Glauben wichtig sind?
- Gibt es regelmäßige Zeiten am Tag, zu denen Sie ungestört sein möchten? Um etwas zu lesen, zu beten oder ein persönliches Ritual zu vollziehen?
- Würden Sie gern regelmäßig an religiösen Angeboten teilnehmen, z. B. Gottesdienst/Andacht? Möchten Sie den Gottesdienst in einer Kirche besuchen, den Radiogottesdienst hören oder den Fernsehgottesdienst sehen? Brauchen Sie für Ihren Gottesdienst etwas von uns?
- Welche Feiertage sind für Sie bedeutsam? Welche Bräuche sind für Sie damit verbunden? Wie möchten Sie die Feiertage gestalten?
- Welche Regeln, Vorschriften oder Gewohnheiten halten Sie aufgrund Ihres Glaubens ein? Zum Beispiel Essgewohnheiten, Bekleidung?
- Gibt es bei der Körperpflege bezüglich Ihres Glaubens etwas zu beachten?

Wahrnehmungs- und Beobachtungsfragen zur Spiritualität

Bereich Geborgenheit (Woher komme ich?)

Ressourcen:

- Bei und mit wem fühlt sich die Person wohl und aufgehoben?
- Gibt es persönliche Rituale, in denen sie sich geborgen fühlt (Abendgebet, sich bekreuzigen, eine Kerze anzünden, Gebetskette u. a.)?
- Erlebt die Person es als angenehm, berührt und gestreichelt zu werden? Welche körperlichen Berührungen und Kontakte geben ihr Geborgenheit?
- In welcher Situation fühlt sie sich geborgen? In der Natur, in einer Gruppe, für sich allein, in ihrem Zimmer, im Bett?
- Woran ist das Gefühl, geborgen zu sein, zu erkennen? Am Klang der Stimme? An der Körperhaltung? Am Blick? Auf andere Weise?
- Gibt es Erinnerungsstücke wie Familienfotos, die der Person Geborgenheit vermitteln?

- Fühlt sich die Person in einer religiösen Feier wie Abendmahl- oder Eucharistiefeier aufgehoben? Wie äußert sich das?
- Fühlt sich die Person von einem liebevollen Gott behütet und getragen? Wie zeigt sie das? (Wie) spricht sie davon?

Leiden:

- Fühlt sich die Person einsam? Wie zeigt sich das?
- Sondert sie sich von den anderen ab? Zieht sie sich in ihr Zimmer zurück, nimmt sie nicht an gemeinsamen Aktivitäten teil?
- Gibt es Konflikte mit der Familie? Was lösen Besuche von Angehörigen aus?
- Gibt es dauerhafte Konflikte mit anderen Bewohnern?

Bereich Hoffnung (Wohin gehe ich?)

Ressourcen:

- Gibt es besondere Orte, Zeiten, Gegenstände, die der Person Kraft geben?
- Gibt es spezifische Aussprüche wie z. B. »Nichts geht verloren, das tröstet mich« oder »Der liebe Gott hat immer für mich gesorgt«, die sie wiederholt und die eine existenzielle Bedeutung zu haben scheinen?
- Gibt es Lieder, religiöse Texte, Gedichte, Gebete, die vertraut und bedeutsam sind und in schwierigen Situationen Trost und Hoffnung vermitteln? Woran ist das zu erkennen?
- Wie gelingt es der Person, mit Schmerzen und mit Einschränkungen zu leben? Was hilft ihr, schwierige Situationen zu ertragen?
- Mit welchen Symbolen weist sie auf Ewiges hin? Himmel, Paradies, »ein Bäumlein, das auf meinem Grab wächst«, Schutzengel, welkende Blumen als Symbol für das eigene Sterben u. a.?
- Welche Hinweise gibt die Person auf bevorstehendes Sterben? Bedeutsame Träume, Wunsch, in Ruhe gelassen zu werden?

Leiden:

- Äußert die Person Ängste im Hinblick auf Sterben und Tod? In welchen Situationen?
- Leidet die Person unter einem destruktiven Gottesbild, einem richtenden, strafenden Gott? Wie zeigt sich das?
- Gibt es spezifische Aussprüche wie z. B. »Der liebe Gott hat mich vergessen« oder »Wenn ich nur gehen könnte«, die auf ein spirituelles Leiden und Perspektivenlosigkeit hinweisen?

Bereich Sinn (Wozu bin ich da?)

Ressourcen:

- Was war im bisherigen Leben bedeutsam? Worauf ist die Person stolz? Was hat sie geleistet (Familie, Beruf, Hobby, Vereine)?
- Sind Gegenstände im Zimmer, die wichtig für ihr Leben sind? Fotos, Bücher, Bilder, Urkunden, Schmuck?
- Worauf legt sie besonderen Wert? Gepflegtes Aussehen, Geselligkeit, etwas für andere tun, für sich sein können?
- In welchen Situationen lebt die Person auf, strahlt, lächelt sie?
- In welchen Situationen ist sie eifrig bei der Sache, vergisst sie die Zeit?
- Woran möchte sie sich beteiligen? Möchte sie mithelfen? Abtrocknen, Tisch decken, Blumen ins Wasser stellen, Post verteilen, vorlesen, mit jemandem spazieren gehen, spielen u. a.?
- Was gibt sie anderen Menschen durch ihr Dasein? Erkennt sie das?
- Welche sinnlichen Erfahrungen genießt die Person besonders? Zum Beispiel
  Hören: Musik, Vögel, Stille …
  Sehen: Blick in die Natur, Bilder, Filme, Fotos, liebevoll angerichtetes Essen …
  Riechen: Raumdüfte, Backgerüche, Blumen, Bad mit Duftessenzen, Massageöl …
  Schmecken: gutes Essen, bestimmte Getränke …
  Tasten: den Wind spüren, Bäume berühren, Tiere streicheln, berührt werden, eingecremt und massiert werden …

Leiden:

- Wirkt die Person verzweifelt, verbittert, resigniert angesichts ihrer Lebenssituation? Was führt zu dieser Einschätzung?
- Wann ist sie unruhig, auf der Suche nach etwas? Was konnte im Leben nicht gelebt, erfüllt werden? Kinder großziehen, einen Garten pflegen, einen Beruf erlernen, tanzen, singen u. a.?
- Fühlt sie sich nutzlos, anderen zur Last fallend? Wie äußert sich das?

Diesen Leitfaden finden Sie auf www.careum.ch/service

Abb. 4: Vorlage zur Dokumentation der spirituellen Ressourcen und Leiden

Existenzielle Grundfragen	Woher komme ich?	Wohin gehe ich?	Wozu bin ich da?
Wahrnehmungen zu spirituellen Ressourcen	Geborgenheit	Hoffnung	Sinn
Wahrnehmungen zu spirituellen Leiden	Einsamkeit	Angst	Verzweiflung

Palliative Care

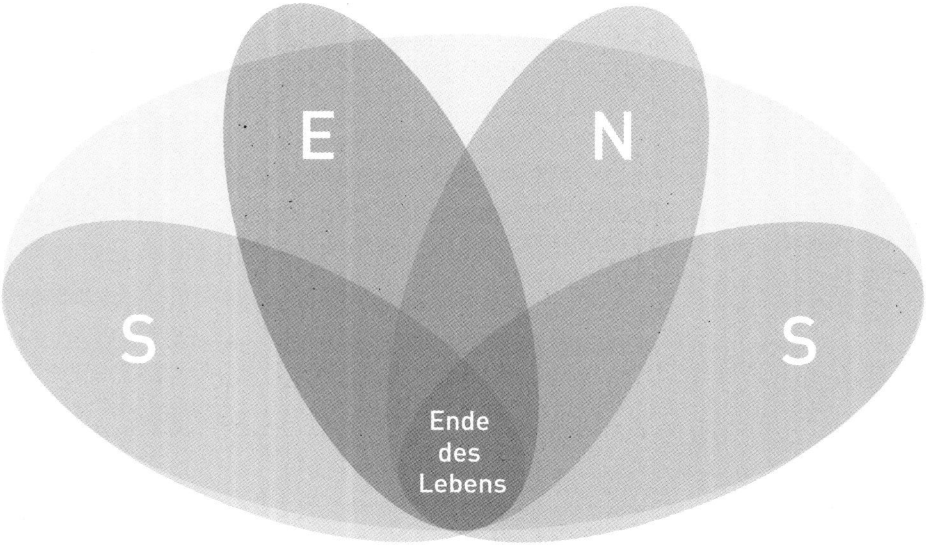

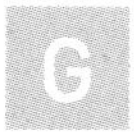

Grundlagen
Transversale Kompetenzen, die sowohl für das Symptom-Management, die Entscheidungsfindung, das Netzwerk und den Support als Grundvoraussetzungen gelten damit Palliative Care/die Palliativversorgung erfolgreich umgesetzt werden kann.

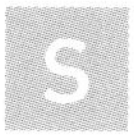

Symptom-Management
Beste Möglichkeiten der Symptombehandlung und Empowerment zur Selbsthilfe in der Symptombehandlung.

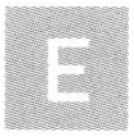

Entscheidungsfindung
Definition der eigenen Ziele und Prioritäten, schrittweise, selbstgesteuerte Entscheidungsfindung und präventive Planung für mögliche Komplikationen.

Ende des Lebens
Hat seine eigenen Herausforderungen, die sowohl das Symptom-Management, die Entscheidungsfindung, das Netzwerk und den Support betreffen. Die Entscheidungsfindung wird jedoch meist als am schwerwiegendsten empfunden.

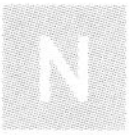

Netzwerk
Aufbau eines Betreuungsnetzes unter Zusammenführung von ambulanten (Betreuung zuhause) und stationären Strukturen.

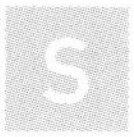

Support
Aufbau von Unterstützungssystemen für die Angehörigen, auch über den Tod hinaus; Unterstützungmöglichkeit auch für die beteiligten Fachpersonen.

1

Patient: .... Datum der Untersuchung: ....

Doloplus-2-Short-Skala		
Verbaler Schmerzausdruck	Keine Äußerungen	**0**
	Äußerungen nur bei Patientenkontakt	**1**
	Gelegentliche Äußerungen	**2**
	Dauernde spontane Äußerungen	**3**
Schonhaltung in Ruhe	Keine Schonhaltung	**0**
	Vermeidet gelegentlich gewisse Haltungen	**1**
	Ständige, wirksame Schonhaltung	**2**
	Ständige, ungenügend wirksame Schonhaltung	**3**
Schutz von schmerzhaften Körperzonen	Kein Schutz	**0**
	Bei Patientenkontakt, ohne Hinderung von Pflege und Untersuchung	**1**
	Bei Patientenkontakt, mit Hinderung jeglicher Handlungen	**2**
	Schutz auch in Ruhe, ohne direkten Kontakt	**3**
Soziale Aktivitäten	Teilnahme an gewohnten Aktivitäten (Essen, Ergotherapie, Anlässe)	**0**
	Gewohnte Aktivitäten nur auf Anregung oder Drängen	**1**
	Teilweise Ablehnung gewohnter Aktivitäten	**2**
	Ablehnung jeglicher sozialer Aktivität	**3**
Verhaltensstörungen	Gewohntes Verhalten	**0**
	Wiederholte Verhaltensstörungen bei Patientenkontakt	**1**
	Dauernde Verhaltensstörungen bei Patientenkontakt	**2**
	Dauernde Verhaltensstörungen ohne äußeren Anlass	**3**

Summe ▸ ☐

Doloplus-2-Short

Doloplus-2-Short ist eine Weiterentwicklung von Doloplus 2

Die Doloplus-2-Skala ist ein französisches Instrument zur Schmerzerfassung bei älteren nonverbalen Menschen, welches ursprünglich für die Anwendung bei Kindern entwickelt wurde

Die insgesamt 5 Items werden in vier Dimensionen unterteilt und ermöglichen eine multidimensionale Betrachtung. Jedes Item wird mit einem Wert zwischen „null" und „drei" beurteilt, somit sind maximal 15 Punkte zu erreichen. Drei Punkte werden als der Schwellwert für Schmerzen identifiziert.

Auswertung Skala Doloplus-2-Short
0=kein Schmerz, 15=stärkster vorstellbarer Schmerz;
bei Score ≥ 3 besteht Handlungsbedarf

Herausgeberinnen und Autor*innen

Katharina Heimerl, Dr. med., Master of Public Health, Gesundheitswissenschaftlerin, Assoziierte Professorin am Institut für Pflegewissenschaft der Universität Wien. Habilitation in Palliative Care und Organisationsentwicklung. Mitbegründerin und Beisitzerin im Vorstand der Fachgesellschaft für Palliative Geriatrie. Schwerpunkte: Partizipative Forschung zu Sterben, Tod und Trauer, Caring Communities und demenzfreundlichen Organisationen.

Sabine Millius, Pflegefachfrau BSc HES-SO in Nursing, MAS Palliative Care (Universitätslehrgang), langjährige Praxis (Innere Medizin, Onkologie, Langzeitpflege, Palliative Care). Mitarbeit beim Aufbau der ersten Palliativabteilung im Kanton Wallis und der Walliser Sektion von palliative.ch. Lehrtätigkeit und Referentin. Mitglied Leitungsgruppe Pflege, palliative.ch. Fachverantwortliche Gesundheit & Lebensbegleitung, Institut Neumünster in Zollikerberg, Zürich. Arbeitsschwerpunkte: Palliative Care, Caring Communities, Einsamkeit im Alter.

Manfred Baumann, Dipl.-Theol., M.Sc. Pflegewissenschaft, Gesundheits- und Krankenpfleger, Palliative Care-Fachkraft, Ethik-Berater im Gesundheitswesen, Etablierung des Formats „Ethik-Café im Sozial- und Gesundheitswesen" an verschiedenen Standorten, Erwachsenenbildung, Gesamtleitung des HOSPIZ STUTTGART. Schwerpunkte: Palliative Care und Ethik im Sozial- und Gesundheitswesen.

Carmen Birkholz, Dr.in phil., Dipl.-Theologin, Institut für Lebensbegleitung in Essen und Wilhelmshaven. 1. Vorsitzende des Bundesverbandes Trauerbegleitung e. V. (BVT). Freiberufliche Theologin, Supervisorin, Palliative-Care Trainerin und Beraterin von hospizlich-palliativ orientierten Institutionen, Lehrbeauftragte an mehreren Hochschulen.

Karin Böck, MAS (Palliative Care), Dipl. Gesundheits- und Krankenpflegerin, Aufbauarbeit und langjährige Erfahrung in der Mobilen Pflege (Hauskrankenpflege, Mobiles Palliativteam), Lehrtätigkeit und Referentin Schwerpunkt Palliativpflege, langjährige ehrenamtliche Tätigkeit und Aufbauarbeit Krisenintervention Rotes Kreuz Niederösterreich.

Christoph Cina, Dr. med., langjährige Praxistätigkeit als Hausarzt und Gründer des interprofessionellen „MediZentrum Messen AG", Gründungsmitglied und Präsident der Sektion palliative.so, Mitglied der Fachgruppe Ärzte palliative.ch. Mitherausgeber „Handbuch Palliativmedizin" Neuenschwander/Cina, Dozent CAS Palliative Care Uni Bern/Uni Luzern. Projektleiter nationale Nutzenstudie „Betreuungsplan". Schwerpunkt: interprofessioneller, konsensbasierter „Betreuungs-" und „Medikamentenplan" in Palliative Care.

Ursula Costa, PhD, Mag. art., Ergotherapeutin, Handlungswissenschaftlerin, Gesundheitswissenschaftlerin; leitend, forschend und lehrend im Bereich Ergotherapie und Handlungswissenschaft (BSc, MSc) an der fh gesundheit in Innsbruck. Schwerpunkte: sinnstiftendes Handeln; Wirkfaktoren der Ergotherapie; salutogene, Resilienz stärkende, partizipative Praxis, KRAH®-basiertes Arbeiten; Betätigungsgesundheit. Konzeption, Entwicklung, Evaluierung von LEBENSFREUDE – im Alltag tun, was gut tut®.

Gert Dressel, Dr. phil., Historiker, „Biografiearbeiter", Fortbildner am Institut für Pflegewissenschaft und der Doku Lebensgeschichten (beides Uni Wien) sowie beim Verein Sorgenetz (www.sorgenetz.at). Initiator, Leiter, Mitarbeiter und Berater zahlreicher partizipativer, erzähl- und/oder biografieorientierter Projekte sowie von Caring Community-Initiativen.

Susanne Hirsmüller, Dr. med., MSc Palliative Care, M.A., QPÄ, Fachärztin für Gynäkologie und Geburtshilfe, Professorin für Hebammenkunde, Palliative Care und Ethik im Gesundheitswesen an der Fliedner Fachhochschule Düsseldorf, Lehrbeauftragte in den Masterstudiengängen Palliative Care an der Hochschule Bremen und der Albert-Ludwigs-Universität Freiburg. Sie hat in Düsseldorf 14 Jahre lang ein stationäres Hospiz mit SAPV und ambulantem Hospizdienst geleitet.

Malcolm Johnson, Visiting Professor of Gerontology and End of Life Care, Centre for Death and Society, University Bath. Professor Emeritus of Health and Social Policy, University Bristol. Former Director of the School for Policy Studies and of the International Institute on Health & Ageing. First Dean of the School of Health and Social Welfare at the Open University. Founding Editor of „Ageing and Society".

Helen Kohlen, Dr. phil., Gesundheits- und Sozialwissenschaftlerin, Lehrstuhl für Care-Policy und Ethik an der Pflegewissenschaftlichen Fakultät der Vincenz Pallotti University Vallendar, Schwerpunkte: Care Ethik und Politik, Klinische Ethik und Palliative Care, verbunden mit den Querschnittsthemen Gender, soziale Ungleichheit und Race. Mitglied im Wiss. Beirat des Deutschen Hospiz- und Palliativ Verbandes sowie der Schriftleitung der Zeitschrift „Ethik in der Medizin" und „Nursing Ethics".

Marina Kojer, Dr.med. Dr.phil., Ärztin für Allgemeinmedizin, Additivfachärztin für Geriatrie, Psychologin, Honorarprofessorin, Ehrenvorsitzende der Fachgesellschaft für Palliative Geriatrie (FGPG). Gründerin und ehem. Chefärztin der Abteilung für palliativmedizinische Geriatrie im Geriatriezentrum am Wienerwald in Wien.

Roland Kunz, Dr. med., Facharzt für Innere Medizin, Geriatrie und Palliativmedizin, ehemaliger Chefarzt am Stadtspital Zürich. Mitbegründer und Mitglied des geschäftsführenden Vorstands der Fachgesellschaft für Palliative Geriatrie.

Erich Lehner, Mag. Dr., Psychoanalytiker in freier Praxis; lehrt und forscht im Bereich der Palliative Care und der Männlichkeits- und Geschlechterforschung.

Andreas Lüdeke, Krankenpfleger, Palliative Care Fachkraft, Lehrer für Pflegeberufe und langjähriger Schulleiter der Schulen für Pflegeberufe Herford-Lippe, stellvertretender Vorsitzender des Ambulanten Hospiz- und Palliativ-Beratungsdienstes Lippe e.V., Beisitzer im Vorstand der FGPG, Mitglied im Beirat des Hospiz- und PalliativVerbandes NRW

Caterina Mosetter, Pflegefachfrau FH, cand. MScN Universität Basel Institut für Pflegewissenschaft, CAS Pain Nurse FH St. Gallen, Myoreflextherapeutin, Kunsttherapeutin mit Schwerpunkt Trauma. Langjährige Praxiserfahrung mit Fachverantwortung und Mitarbeit im Schmerzdienst im akut-stationären und ambulanten Setting. Forschungsassistentin Basler Demenz Delir Programm. Arbeitsschwerpunkte: Demenz und Delir, Spiritual Care, Trauma, Entwicklungsaktivierung.

Dirk Müller, Exam. Altenpfleger, MAS (Palliative Care), Fundraising Manager (FH), Bereichsleiter Hospiz und Palliative Geriatrie im UNIONHILFSWERK/Kompetenzzentrum Palliative Geriatrie (KPG) Berlin. Leitungsmitglied des Interdisziplinären Lehrgangs für Palliative Geriatrie. Gründungsmitglied und Vorstandsvorsitzender der Fachgesellschaft Palliative Geriatrie.

Eva Müller-Eggenberger, Mag.phil. Dr. med. univ., Assistenzärztin für Innere Medizin und Geriatrie am Zentrum für Altersmedizin, KABEG Klinikum Klagenfurt am Wörthersee, Kommunikationswissenschafterin, Lehr-, Forschungs- und Publikationstätigkeit in der studentischen Lehre und Erwachsenenbildung. Schwerpunkte: Dementia Care, Kommunikation mit Menschen mit Demenz, Palliative Geriatrie, interpersonelle Kommunikation im Gesundheitsbereich.

Hannah Müller-Pein, Sozialpädagogin (M.A.), Wissenschaftliche Mitarbeiterin an der Universität Kassel, Institut für Sozialwesen, Fachgebiet Theorie, Empirie und Methoden der Sozialen Therapie. Beauftragte für Medien und Kommunikation des Nationalen Suizidpräventionsprogramms für Deutschland (NaSPro). Arbeitsschwerpunkte: Suizidprävention, Versorgung von Kindern mit psychisch erkrankten Elternteilen.

Hedwig Neu, Krankenschwester, Fachkraft für Intensivpflege und Palliative Care, Lehrerin für Pflegeberufe, Naomi- Feil-Validationsmaster. Leiterin des Autorisierten Zentrums für Naomi-Feil Validation, Diakonissen Speyer. Arbeitsschwerpunkte: Weiterbildungen nach den Qualitätsstandards des Validation-Trainings-Institute, USA durchführen, Beratung von Seniorenzentren zur Einführung von Validation nach Naomi Feil in den Einrichtungsalltag, Validationsanwendung.

Ursa Neuhaus, lic. phil., RN, EduN, Pflegefachfrau HF, Berufsschullehrerin im Gesundheitswesen mit Lizentiat in Pädagogik und Ethik. Selbstständige Tätigkeit in der Firma bilden + beraten Neuhaus. Langjährige Erfahrung im Langzeitbereich, mit Menschen mit Demenz und in palliativer Geriatrie. Vorstandsmitglied in der Fachgesellschaft Palliative Geriatrie FGPG, Leitungsmitglied des Interdisziplinären Lehrgangs für Palliative Geriatrie, Vorstandsmitglied im Verein Anthroposophische Pflege in der Schweiz.

Simon Peng-Keller, Dr. theol., Professor für Spiritual Care an der Theologischen Fakultät der Universität Zürich. Bis 2020 Seelsorger am Kompetenzzentrum Palliative Care des Universitätsspitals Zürich. Begleiter kontemplativer Exerzitien in St. Peter im Schwarzwald und im Lassalle-Haus/Zug. Forschungsschwerpunkte: Interprofessionelle Spiritual Care in unterschiedlichen Settings (Palliative Care, Demenz, chronischer Schmerz), Digitalisierung im Bereich der Seelsorge, Theologie der Spiritualität.

Franzisca Pilgram-Frühauf, Dr. phil., Germanistin und Theologin, ehemalige Projektmitarbeiterin an der Professur für Spiritual Care der Universität Zürich und langjährig tätig als Fachverantwortliche für Spiritualität & Lebenssinn am Institut Neumünster (Zollikerberg bei Zürich); Lehrtätigkeit in Weiterbildungsstudiengängen und in Kirchgemeinden, Mitarbeit im ökumenischen Medienzentrum Relimedia (Zürich). Arbeitsschwerpunkte: Spiritualität im Alter, Lebensgeschichten, Symbolsprache bei Demenz.

Sabine Pleschberger, Univ.Prof.in, Dr. rer.soc., MPH, DGKP, Pflege- und Gesundheitswissenschaftlerin; Gastprofessorin am Institut für Pflegewissenschaft der Universität Wien sowie Senior Health Expert an der Gesundheit Österreich GmbH, Wien. Thematischen Schwerpunkten: Pflege im Alter, Hospizarbeit und Palliative Care, Berufsentwicklung in der Pflege(n) sowie ethische Fragen.

Angela Pototschnigg, Mitglied der European Working Group of People With Dementia bei

Alzheimer Europe, Peer-Beraterin bei Alzheimer Austria, Gründungsmitglied der Unterstützten Selbsthilfegruppe „Über den Berg kommen“. Vortragende, Selbstvertreterin und Autorin redaktioneller Beiträge in Fachmagazinen, Betroffenen-Beirat im Dachverband Demenz Selbsthilfe Austria.

Johanna Püringer, Gedächtnis- und Kommunikationstrainerin, Coach, psychosoziale Beraterin. Jahrelange ehrenamtliche Tätigkeit bei Alzheimer Austria: Aufbau, Moderation und Leitung von Selbsthilfetreffen für Menschen mit kognitiven Veränderungen und deren Angehörigen. Assistenz von Menschen mit kognitiven Defiziten bei Selbstvertretung und Selbstartikulation. Lobbying und Engagement in Gremien, Initiativen und Projekten zu Demenz in Österreich und Europa. Obfrau Dachverband Demenz Selbsthilfe Austria.

Elisabeth Reitinger, Assoc. Prof.[in] Dr.[in], Studium der Betriebswirtschaftslehre und der Psychologie, Doktorat in Sozial- und Wirtschaftswissenschaften, Habilitation in Palliative Care und Organisationsforschung. Assoziierte Professorin am Institut für Pflegewissenschaft der Universität Wien und Leiterin des Studienprogramms Pflegewissenschaft. Arbeitsschwerpunkte: Palliative Care, Dementia Care und Care Ethik.

Michael Rogner, dipl. Gesundheits- und Krankenpfleger, Studium Pflegewissenschaft (Schwerpunkt Palliative Care, Demenz und Public Health), Weiterbildungen in Pflegemanagement (MSc) und Organisationsethik (Universitätslehrgang). Leitung Pflegeentwicklung der Pflegeheime der Liechtensteinischen Alters- und Krankenhilfe LAK, Vorstandsmitglied im Palliativnetz Liechtenstein, Mitglied in Arbeitsgruppen sowie Lehrtätigkeit in Lehr- und Studiengängen. Schwerpunkte: Fach- und Organisationsentwicklung, Palliative Care, Qualität.

Gerda Schmidt, DGKP; MAS Palliative Care; Wohnbereichsleitung und stellvertretende Pflegedienstleitung bei CS Caritas Socialis GmbH Wien; Mäeutik-Dozentin; Ausbildung in Ethikberatung; Mitglied im Geschäftsführenden Vorstand der Fachgesellschaft für Palliative Geriatrie; Referentin für Palliative Care, Ethik und Mäeutik; Lehrgangsleitung im Interdisziplinären Lehrgang für Palliative Geriatrie.

Margit Schröer, Dipl.-Psychologin, Psychologische Psychotherapeutin, Supervisorin BDP, Psychoonkologin DKG, Mitherausgeberin der Fachzeitschrift „Leidfaden für Krisen, Leid und Trauer“. Ethikerin im Gesundheitswesen, Mitglied in drei klinischen Ethikkomitees. Fachautorin, Lehrtätigkeit in Masterstudiengängen Palliative Care. Arbeitsschwerpunkte: Belastende Emotionen sowie Poesie in der Sterbe- und Trauerbegleitung, Humor als Ressource, Ethik, Trauerkultur (besonders Todesanzeigen und Friedhofskultur).

Patrick Schuchter, Dr., MPH, Philosoph, Krankenpfleger, Gesundheitswissenschaftler. Er leitet aktuell den Bildungsbereich „Hospiz, Palliative Care, Demenz“ am Kardinal König Haus in Wien und ist wissenschaftlicher Projektmitarbeiter am CIRAC, Zentrum für Interdisziplinäre Alterns- und Care-Forschung, Universität Graz. Seine Schwerpunkte sind Philosophische Praxis und Sorgekultur in Organisationen und „Caring Communities“ sowie partizipative Forschung. Aktuell leitet er das FWF-Projekt „Philosophische Praxis in Palliative Care und Hospizarbeit“.

Claudia Sollberger, Pflegeexpertin, Dipl.-Erwachsenenbildnerin HF im Gesundheitswesen, Moderatorin von Erzählcafés, erzaehlcafe.com, Co-Geschäftsführerin Erzählbistro, erzaehlbistro.ch, Stadtführerin Tourismus Solothurn. Schwerpunkte: Arbeiten mit Biografien, Lebensgeschichten erzählen und schreiben, Begegnung und Austausch für Betroffene von fürsorgerischen Zwangsmaßnahmen.

Verena C. Tatzer, Dr.[in] phil. Palliative Care und OrganisationsEthik, Master of Science in

Occupational Therapy, wissenschaftliche Mitarbeiterin am Studiengang Ergotherapie der Fachhochschule Wiener Neustadt. Vorstandsmitglied der österreichischen Gesellschaft für Geriatrie und Gerontologie (ÖGGG). Schwerpunkte: Ergotherapie und Occupational Science mit Menschen mit Demenz und Delirium, partizipative und narrative Forschungsansätze, Gesundheitsförderung im Alter und in Organisationen.

Klaus Wegleitner, Assoc. Prof. Mag. Dr., Soziologe und Sorgeforscher, Assoziierter Professor am Zentrum für Interdisziplinäre Alterns- und Care-Forschung und an der Abteilung Public Care an der Universität Graz (CIRAC). Habilitation in Public Health & End-of-Life Care. Mitgründer und Obmann des Verein Sorgenetz, Wien. Schwerpunkte: Caring Communities, Public Health, Care Ethik, Soziologie des Alter(n)s und Sterbens, Demokratisierung der Sorge, partizipative und transdisziplinäre Forschungsmethoden.

Paulina Wosko, Dr. phil., Pflegewissenschaftlerin, Health Expert an der Gesundheit Österreich GmbH, Wien sowie Lektorin an diversen Fachhochschulen und Universitäten. Forschungsschwerpunkte: Versorgung im Alter, Soziale Teilhabe älterer alleinlebender Menschen, Nachbarschaftliches Engagement, HIV/AIDS, qualitative Forschungsmethoden.

Sachwortverzeichnis

F

G

H

I

K

L

M

Q

R

S

T